AF369275

ADDITIONS

A

L'ANATOMIE GÉNÉRALE

DE BICHAT.

PARIS. — IMPRIMERIE DE COSSON,
RUE SAINT-GERMAIN-DES-PRÉS, N. 9.

ADDITIONS

A

L'ANATOMIE GÉNÉRALE

DE **BICHAT.**

PAR F. BLANDIN,

CHIRURGIEN DE L'HÔPITAL BEAUJON ET DE L'ASILE ROYAL DE LA PROVIDENCE,
AGRÉGÉ A LA FACULTÉ DE MÉDECINE DE PARIS, PROFESSEUR D'ANATOMIE
ET DE CHIRURGIE, ETC.

Avec celles publiées précédemment

PAR BÉCLARD,

ET HUIT PLANCHES EN TAILLE-DOUCE.

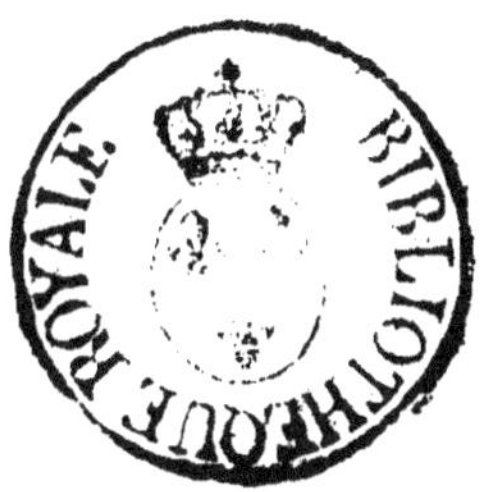

PARIS,

J. S. CHAUDÉ, LIBRAIRE-ÉDITEUR, RUE DE LA HARPE, Nº 64.

A MONTPELLIER, CHEZ SÉVALLE.
A BRUXELLES, AU DÉPÔT DE LA LIBRAIRIE MÉDICALE FRANÇAISE.

1830.

NOTES ET ADDITIONS

AUX

CONSIDÉRATIONS GÉNÉRALES.

Anciennes éditions, T. 1, *pag.* xxxvj, *lig.* 15 : — édition Béclard, T. 1, *pag.* 2 , *lig.* 18 : — « En donnant l'existence à chaque corps, la nature lui imprima un certain nombre de propriétés qui le caractérisent, etc... »

Il résulte de ce passage remarquable de l'*Anatomie générale,* que Bichat prend pour synonymes les expressions *lois* , *propriétés* de la matière, et qu'il considère comme identiques les idées qu'elles représentent à l'esprit : or c'est là une erreur très-grande, à mon avis, et qu'il importe d'autant plus de signaler en commençant, qu'elle a été la source d'erreurs plus graves, sur esquelles j'appellerai par la suite l'attention des physiologistes. En effet, les *lois* , toujours placées au-dessus de la matière , la tiennent dans leur dépendance , sans être en rien influencées par elle ; les *lois* déterminent les formes et la composition des corps ; formes et composition desquelles résultent pour ceux-ci les *propriétés* qui les caractérisent ; les *lois* sont immuables comme la source première de laquelle elles émanent ; la matière seule est changeante, et ses modifications entraînent comme conséquence nécessaire la modification des *propriétés* qu'elle revêt d'une manière plus ou moins durable. *Le chaos,* sans doute , *était la matière sans propriétés :* mais pour créer l'univers, l'auteur de toutes choses resta dans une sphère plus élevée que celle qui lui est assignée par Bichat ; il institua les *lois* qui nous régissent , physiques , et vitales ; et aussitôt un grand mouvement, une sorte de fermentation s'établit au sein de la matière jusqu'alors immobile , inerte ; et l'on vit apparaître mille composés , différens les uns des autres sous les rapports de la structure et des propriétés. Tous furent doués de *gravité*, d'*élasticité*, d'*affinité*, etc., et quelques-uns , plus privilégiés, possédèrent en outre la *sensibilité* et la *contractilité*. A côté du fer , remarquable par sa dureté , vint se placer la molle argile ; à côté du végétal fixé au sol , l'animal qui se meut à sa surface ; le fer et l'argile , peu compliqués de composition , eurent des propriétés simples et faciles à apprécier, leurs élémens peu nombreux eurent beaucoup d'affinité réciproque, ils devinrent moins attaquables par les agens extérieurs, et partout leurs *propriétés* furent remarquables par leur stabilité ; le végétal et l'animal , au contraire , d'une structure plus complexe, formés d'élémens plus variés , et pour cela même moins cohérens , furent plus attaquables par les circonstances extérieures, et leurs *propriétés* présentèrent un caractère tout spécial de mobilité.

En résumé , dans un corps quel qu'il soit , il faut distinguer trois choses : 1° la *matière* qui le compose ; 2° ses *propriétés* , qui ne sont que la traduction extérieure de sa structure ou composition ; 3° les *lois* qui ont déterminé cette structure, et qui la maintiennent pour un temps variable. (F. BLANDIN.)

Anciennes éditions, T. 1, *p.* xxxix, *lig.* 23 ; — édition Béclard , T. 1, *p.* 6, *lig.* 5. — « Voyez combien les sciences physiologiques diffèrent encore des sciences physiques, etc... »

Que l'on reconnaît bien, dans ce passage, Bichat tout entier ! Combien, par ce peu de mots, se trouve caractérisé ce génie impatient et créateur, qui plus d'une fois sans doute dépassa les limites posées à son époque par les faits, mais qui le plus souvent sut lire juste dans le livre à peine ouvert de la nature, et remplit ses ouvrages de ces aperçus lumineux et nouveaux qu'ont déjà fécondés, et que féconderont encore les médecins les plus habiles ! Bichat s'indigne en voyant les sciences physiques l'emporter sur la physiologie , sous le rapport de la perfection; et, sans s'arrêter à rechercher la véritable cause de cette différence, il médite, par une conception hardie, d'élever les unes et les autres au même niveau, en posant pour les sciences physiologiques des principes d'où l'on puisse déduire, comme conséquence, les faits qui les composent. Mais, il faut le dire, telle n'est pas la marche que doit suivre l'esprit humain dans la recherche du vrai : loin de descendre de principes établis *à priori*, à l'observation postérieure des faits particuliers, il doit au contraire considérer ceux-ci comme les degrés qui conduisent au faîte de l'édifice de la science. Cette méthode, à la vérité, est lente dans ses progrès, mais elle est infaillible dans ses résultats : tandis que la première, plus rapide et plus séduisante, est trop souvent trompeuse et stérile; trop souvent surtout, elle oppose de fâcheuses entraves au perfectionnement de la science, en la représentant comme parvenue à son terme, alors qu'elle touche encore à son berceau. La tentative de Bichat, relativement aux lois vitales, est malheureusement trop empreinte des vices de cette méthode. Il ne fallait pas, en effet, créer quelques lois vitales, comme on verra plus loin que Bichat l'a fait réellement; mais il fallait observer les phénomènes des êtres vivans, il fallait les comparer, les généraliser, et s'élever ainsi à la connaissance d'un certain nombre de lois premières, qu'alors on aurait appelées *vitales*, si l'on avait voulu, mais en convenant que cette dénomination n'est et ne peut être que provisoire, que les choses qu'elle représente à l'esprit ont besoin d'être analysées, et que des recherches ultérieures sont nécessaires sous ce rapport, soit pour classer ces lois d'après leur nature intime, soit pour calculer leur force et leur influence. C'est ainsi qu'a procédé le célèbre Newton, et c'est par cette méthode qu'il est arrivé aux découvertes qui perpétueront à jamais sa mémoire. En effet, qu'on ne s'y trompe pas, Newton n'a jamais dit que l'attraction fût chose bien réelle, bien établie : il a montré que tout se passe comme si cela était. On savait d'ailleurs, avant ce grand homme, que les corps sont attirés les uns vers les autres : aussi sa gloire véritable, son titre à l'immortalité, ne consiste-t-il pas dans la considération de l'attraction comme loi générale des corps ; mais dans la mesure de cette attraction, qui agit *en raison directe des masses et inverse du carré des distances*, et surtout dans l'application du calcul au système planétaire, application grande et sublime, qui nous a révélé le mécanisme du monde, en nous montrant, suivant l'expression de Bichat, la simplicité des causes réunie à la multiplicité des effets. (F. BLANDIN.)

Anciennes éditions, T. 1, *p.* xliij, *lig.* 26 ; — édition Béclard, T. 1, *p.* 10, *lig.* 19 : — « L'homme et les espèces voisines jouissent de toutes les propriétés vitales, etc... »

Que, par le nom de propriétés *vitales organiques*, Bichat exprime les lois qui régissent la matière dans les êtres organisés en général, et qu'il applique spécialement la qualification de *propriétés vitales animales* aux lois de cette matière plus compliquée sous le rapport de composition qui forme certaines parties des animaux, la chose se comprend : c'est sa manière de voir ; elle est très-ingénieuse, et sous ce rapport, au moins, elle doit être préférée à beaucoup d'autres ; mais il ne faut pas perdre de vue que c'est là seulement une manière de concevoir les choses, et non l'expression d'un fait réel.

Qu'est-ce en effet, par exemple, qu'une *sensibilité* et une *contractilité* organiques qui ne tombent point sous les sens ? Je le demande : une explication de certains phénomènes vitaux, qui aurait pour base ces deux prétendues propriétés vitales, ne ressemblerait-elle pas assez bien à celle que le célèbre Galilée, dans un accès d'humeur, donna jadis à ces fontainiers de Florence, qui le consultaient sur la cause, alors inconnue, de l'ascension de l'eau bornée à une certaine hauteur dans les pompes ? (F. BLANDIN.)

Anciennes éditions, T. 1, *p.* xliv, *lig.* 19; — édition Béclard, T. 1, *p.* 11, *lig.* 14 : — « De l'influence de la contractilité organique sensible... »

La contractilité organique sensible ne diffère en rien essentiellement dans les muscles qui en sont doués, de la contractilité animale ou volontaire que possèdent la plus grande partie des agens moteurs : lorsque ces propriétés sont mises en jeu, toujours la fibre se comporte de la même manière dans les deux cas. Or, suffit-il que la contraction dans les muscles du squelette soit soumise à la volonté, et qu'elle en soit indépendante dans les muscles du cœur, pour que l'on attribue à ces organes des forces contractiles différentes? Je ne le pense pas ; la raison de ces variétés pourrait bien se trouver en dehors des muscles. En effet, la disposition des nerfs et leur structure ne sont pas les mêmes de l'un et de l'autre côtés, et comme ces cordons sont partout les conducteurs des influences motiles, n'est-il pas très-probable que de là seulement découle la variété des phénomènes que l'on observe? Il est tellement vrai, au reste, que, les nerfs, suivant les circonstances dans lesquelles ils se trouvent, ont une grande influence sur le mode de contraction des muscles, que, dans les affections nerveuses, alors que les nerfs de la vie animale subissent des modifications évidentes, sinon pour l'anatomiste, du moins pour le médecin, les muscles ordinairement soumis à la volonté sont soustraits à son influence, jusqu'au moment où, l'orage cessant, le système nerveux reprend son état normal. Vainemènt, pour expliquer ces phénomènes, dirait-on, avec Bichat, que les muscles ont aussi la contractilité organique sensible, et que c'est elle qui, exaltée dans les circonstances que je viens de signaler, annihile la contractilité animale : on n'échapperait ainsi à l'objection que par une subtilité très-ingénieuse, sans doute, mais dont le peu de fondement frapperait tous les bons esprits. (F. BLANDIN.)

Anciennes éditions, T. 1, *p.* xlv, *lig.* 18 ; — édition Béclard, T. 1, *p.* 12, *lig.* 15 : — « Tous les phénomènes physiologiques, tous ceux des maladies, se rapportent en dernier résultat à une des propriétés vitales... »

Sans doute il est d'une incontestable vérité, que les maladies apportent des modifications très-remarquables dans l'état physiologiqne des organes qui en sont affectés ; mais est-ce à dire pour cela qu'alors les lois de la vie ont été modifiées en elles-mêmes ? Quoi ! parce qu'un agent étranger, et partant nuisible, s'est introduit dans l'organisation et en dérange les ressorts cachés, suivant ses qualités particulières, les lois de l'organisation seraient altérées ! Non, la chose est impossible ; il n'y a de changé, d'altéré, dans ces cas, que la matière organique, et les phénomènes qu'elle accomplit sous l'influence des lois vitales. Mais ces lois restent constamment en dehors de toute atteinte ; de même que, dans le monde inorganique, l'attraction et les autres lois de la matière demeurent toujours essentiellement les mêmes, quelque modification que subissent les corps, suivant les circonstances dans lesquelles ils se trouvent. Ici évidemment l'erreur est née de la confusion de ces expressions, *lois de la vie*, et *propriétés des corps vivans :* car, ces dernières sont réellement altérées, dans les maladies, mais autrement que le dit Bichat, c'est-à-dire d'une manière consécutive à une altération de la matière organique elle-même. Trop enthousiaste des lois vitales qu'il avait créées d'un trait de son génie, Bichat s'est trop laissé entraîner à les faire entrer dans le domaine de la thérapeutique. Croit-on, en effet, que la science est beaucoup plus avancée, quand on a dit que les cataplasmes, etc., agissent sur la sensibilité organique et sur la contractilité organique insensible ; que l'émétique met en jeu, au contraire, dans l'estomac, la contractilité organique sensible, (ce qui, soit dit en passant, n'est pas exact, comme l'ont prouvé les expériences de M. Magendie). Ces phrases sont plus sonores, sans doute, elles paraissent plus savantes au vulgaire des hommes ;

mais en réalité elles sont obscures, vides de sens, et n'expliquent en rien les phénomènes.   (F. Blandin.)

———

Anciennes éditions, T. 1, *p.* lij, *lig.* 17; — édition Béclard, T. 1, *p.* 19, *lig.* 20 : — « Un intervalle presque immense sépare les phénomènes physiques et physiologiques : or, cet intervalle naît de celui qui existe entre les lois des uns et des autres... »

Sans doute, un immense intervalle sépare les phénomènes que nous voyons journellement s'accomplir dans les êtres organisés, et dans ceux que nous appelons inorganiques; mais cette différence dans les phénomènes entraîne-t-elle nécessairement une différence dans la cause qui les produit, comme Bichat l'indique ici? Voilà une première question qu'il faut examiner : elle touche de trop près celle de l'essence des propriétés vitales et physiques comparées. Or, il est évident que de la même cause, du même principe, peuvent découler mille conséquences différentes, mais non pas opposées, non pas contraires. En effet, qui ne sait toute la différence qui existe entre les phénomènes de la chute des corps, et ceux de l'agrégation des molécules d'un même corps? Eh bien, cependant, les uns et les autres découlent d'une source, d'une raison communes, l'attraction. Là, c'est l'attraction à distance; ici, c'est encore l'attraction, mais agissant entre des molécules, et presque au point de contact. Qui ne sait la distance qui sépare les phénomènes précédens, de ceux qui sont caractérisés par le passage dans les vaisseaux de nos organes, d'un corps fluide avec lequel ceux-ci se trouvent en contact, dans certaines circonstances? Eh bien! cette pénétration d'un corps dans le nôtre, cette absorption enfin, paraît cependant reconnaître encore pour principe cette loi si générale de la nature, *l'attraction.* C'est encore, en effet, par une simple propriété d'attraction capillaire, ainsi qu'il résulte des expériences les plus récentes, que nos organes se

laissent hygrométriquement imbiber des fluides , et que ceux-ci,
arrivant dans nos vaisseaux, sont emportés par les courans
qu'ils y trouvent établis. (F. BLANDIN.)

———

Anciennes éditions , T. 1, *p.* liij, *lig.* 10; — édition Béclard, T. 1, *p.* 20, *lig.* 18 : — «Nous n'avons sur les phénomènes des fonctions vitales que des approximations, le plus souvent même incertaines... »

Certainement la science est encore loin d'être fixée sur ce qui touche la nature intime des lois qui régissent les êtres appelés *organisés ;* certainement, nous croyons que jusque-là il est rationnel de désigner par le nom de *lois*, de *forces vitales* , les lois , les forces qui produisent les phénomènes organiques : mais aussi gardons-nous de croire que par cette qualification nous avons tranché la question ; loin de là, ainsi que nous l'avons déjà fait observer , cette qualification doit être considérée comme purement provisoire, et à la suite seule, il appartient de montrer si elle doit être conservée ou bien remplacée par une autre plus convenable. La doctrine du pur vitalisme physiologique, que Bichat veut établir, séduit au premier abord; mais quand on l'examine sans prévention , elle paraît assise sur des bases bien plus fragiles qu'on ne le croit généralement: je n'en veux pour preuves que les faits cités par Bichat lui-même. En effet, que prouve, contre la doctrine de l'identité des lois physiques et vitales , le fait du calcul exact appliqué aux phénomènes purement physiques, et celui de l'impossibilité dans laquelle nous avons été jusqu'à ce jour , de faire cette application aux phénomènes appelés vitaux? Rien , absolument rien. D'un côté seulement on voit des phénomènes simples, découlant de lois simples elles-mêmes , lois et phénomènes dont la relation est très-facile à saisir ; mais de l'autre, au contraire, la scène change complétement : les faits sont nombreux, compliqués, ils se pressent et s'associent de telle façon , que leur enchaînement est fort difficile à suivre , et que par suite il est plus difficile encore de remonter à la cause qui les domine et les produit. Et si, jusqu'à ce jour, notre fragile intelligence n'a pu nettement apercevoir cette cause ; si son impuissance s'est déclarée plus encore, lorsqu'il a fallu prédire et calculer ses conséquences ; il se peut cependant que nous ayons considéré comme très-mobile et très-variable, ce qui, au contraire, est parfaitement constant et déterminé, lorsque les mêmes circonstances se rencontrent. En résumé, la différence que Bichat indique ici entre les êtres organisés et ceux qui ne le sont pas, est réelle dans l'état actuel de la science ; mais gardons-nous de la regarder comme absolue et comme posée à tout jamais. Plus tard, en effet (il est permis au moins de l'espérer), lorsque nous aurons pénétré plus avant dans les mystères cachés de la structure intime de nos organes ; lorsque nous connaîtrons minutieusement le nombre et la proportion des élémens divers qui s'associent pour établir la composition chimique de nos tissus, en tenant compte exactement des diverses conditions extérieures ou intérieures dans lesquelles nous nous trouvons ; alors peut-être, mais seulement alors, on pourra *prévoir, prédire et calculer les phénomènes appelés vitaux*, comme on le fait pour quelques-uns, et non pour tous les phénomènes *physico-chimiques ;* alors aussi peut-être on verra tomber les barrières qu'ont posées les physiologistes, entre les lois physiques et vitales ; et le problème si difficile et si compliqué de la vie sera résolu.   (F. Blandin.)

———

Anciennes éditions, T. 1, *p.* liv, *lig.* 2 ; — édition Béclard, T. 1, *p.* 21, *lig.* 8 : — « Rien, dans les sciences physiologiques, ne correspond à ce qu'est la thérapeutique dans les physiologiques... »

Poursuivant l'exposition de ses idées sur le vitalisme physiologique, Bichat établit ici comme une preuve nouvelle, en faveur de la fixité des lois physiques d'une part, et de l'instabilité des lois vitales de l'autre, *l'altération* de ces dernières dans les *maladies*, *altération*, ajoute-t-il, qui n'a rien d'analogue dans les lois physiques. Il est nécessaire d'examiner ce point important avec toute l'attention dont il est digne. D'abord je ne rappellerai pas ce que j'ai dit pour montrer que les lois qui régissent les êtres organisés ne sont pas altérées dans les maladies ; mais que seulement des élémens hétérogènes venant à pénétrer dans le sein de l'organisation, celle-ci se trouve modifiée ; modification matérielle, qui se traduit nécessairement à l'extérieur par un état différent de celui que l'on observait auparavant, et qui constitue la *maladie*. Et en second lieu, qu'on ne s'y trompe pas ; on peut trouver dans les êtres organisés des déviations de l'ordre normal, comme dans la classe des êtres doués d'organisation ; et ces déviations, bien que qualifiées d'une manière différente, ne sont pour cela ni moins réelles, ni moins remarquables. Ainsi, dans l'état ordinaire, abandonnez à l'évaporation solaire une forte solution d'hydrochlorate de soude, vous verrez bientôt se former, sur les parois du vase dans lequel vous ferez l'expérience, de beaux cristaux cubiques : mais changez un peu les conditions premières ; doublez la proportion de calorique employé à la vaporisation de l'eau ; alors cet élément nouveau que vous introduisez, altère votre cristallisation ; celle-ci se fait encore, mais d'une manière confuse, d'une manière anormale, j'allais presque dire *morbide*. Mille autres preuves du même genre pourraient être citées, et s'éleveraient contre la théorie établie par Bichat, dans ce passage de l'anatomie générale. Sans doute les grands bouleversemens du globe sont rares, mais ils sont bien réels ; Bichat lui-même ne peut les nier ; ils ne sont pas nouveaux ; et force est bien de reconnaître qu'ils tiennent, comme les maladies dans les êtres vivans, à des conditions différentes et accidentelles de la matière et nullement à des altérations dans les forces qui régissent celle-ci.

(F. Blandin.)

Anciennes éditions, T. 1, *p*. liv, *lig*. 28 ; — édition Béclard, T. 1, *p*. 22, *lig*. 4 : — « Appliquer les sciences physiques à la physiologie, c'est expliquer par les lois des corps inertes les phénomènes des corps vivans : principe évidemment faux... »

Peut-être ce principe n'est-il rien moins que faux, et

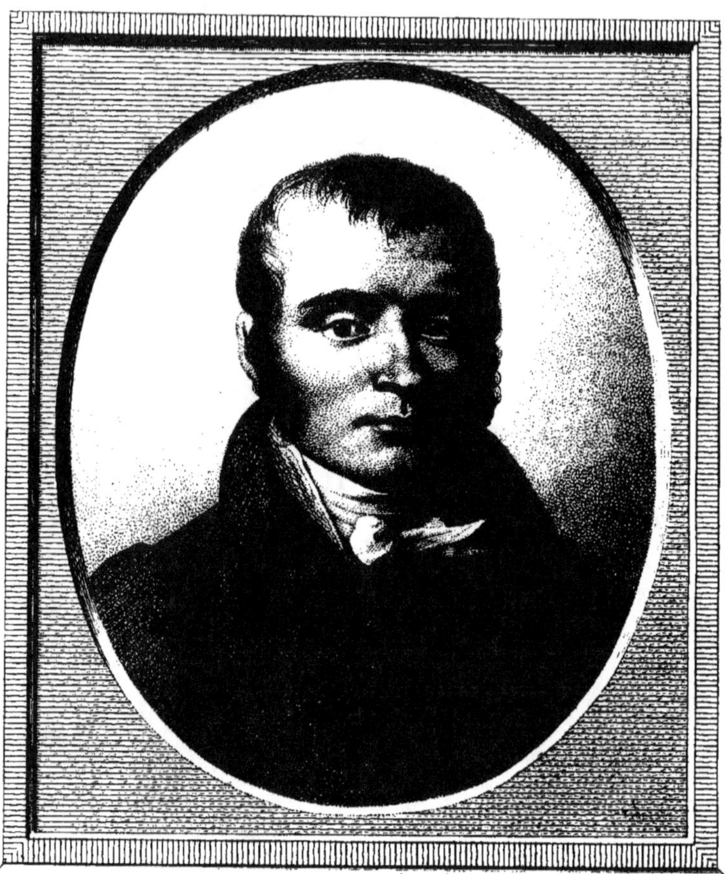

BICHAT.

[…] […] […] mal compris et mal appliqué. En effet, […] suppose[…] [qu]'il démontre la manière la plus positive que des […] qui régissent les êtres doués […] […] […] que ces êtres, formés […] […] […] porte[…] […] aux lois de […] : par conséquent […] […] […] certain rôle dans les êtres vivans, […] […] […] plus co[m]pliqué[e]s, parce qu'e[lles] […] […] […] élémen[t]aires beaucoup plus […] […]. Ainsi, […] […] tendre à trouver les phén[om]ènes […] […] […] soit dans les êtres inorga[n]iques, et […] […] deux côtés, soit que l'on veuil[le] trouve[r] […] […] […] vivans les propriétés du monde […] […] nique a[…] […] qui les caractérisent, et leurs […] […] simple […] […] cherche à démontrer que ces propriétés sont […] […] étrangères à la matière qui a […] un degré plus élevé d[']orga[ni]sation, […] […] BLANDI[N]

───

Ancienne[s] éditions, *T.* 1, *p.* lvj […] 19, *édition Béclard*, *T.* 1, *p.* 23, *lig.* 28 : — « Il y a[…] identité **constante** dans les élém[ents] des fluides inertes, tandis **que les fluides des corp[s]** […] […] rient sans cesse... »

Aussi long-temps que […] […] […] […] […] sur les corp[s] inertes, comme […] […] qui […] […] [c]omposition des solides ou des fluid[s] […] […] et sous […] rapport il […] a […] […] […] […] différence. Mai[s] changez, ass[urément], les condi[ti]ons extérieures et antérieures dès lors aussi […] affinités […] que […] vitales […] rel[âch]ées, im[…] priment aux corps et à leurs […] de notable[s] modifications Plus souvent […] aucun doute, […] presque à chaque instant […] observe ce[tte] variabilité dans les […] organisé[s] mais […] […] vous de […] […] […] lui-même […] […] […] caractère propre et distinctif de ces corps ; là seulement enfin l'échelle des variations matérielles offre plus d'étendue, et par

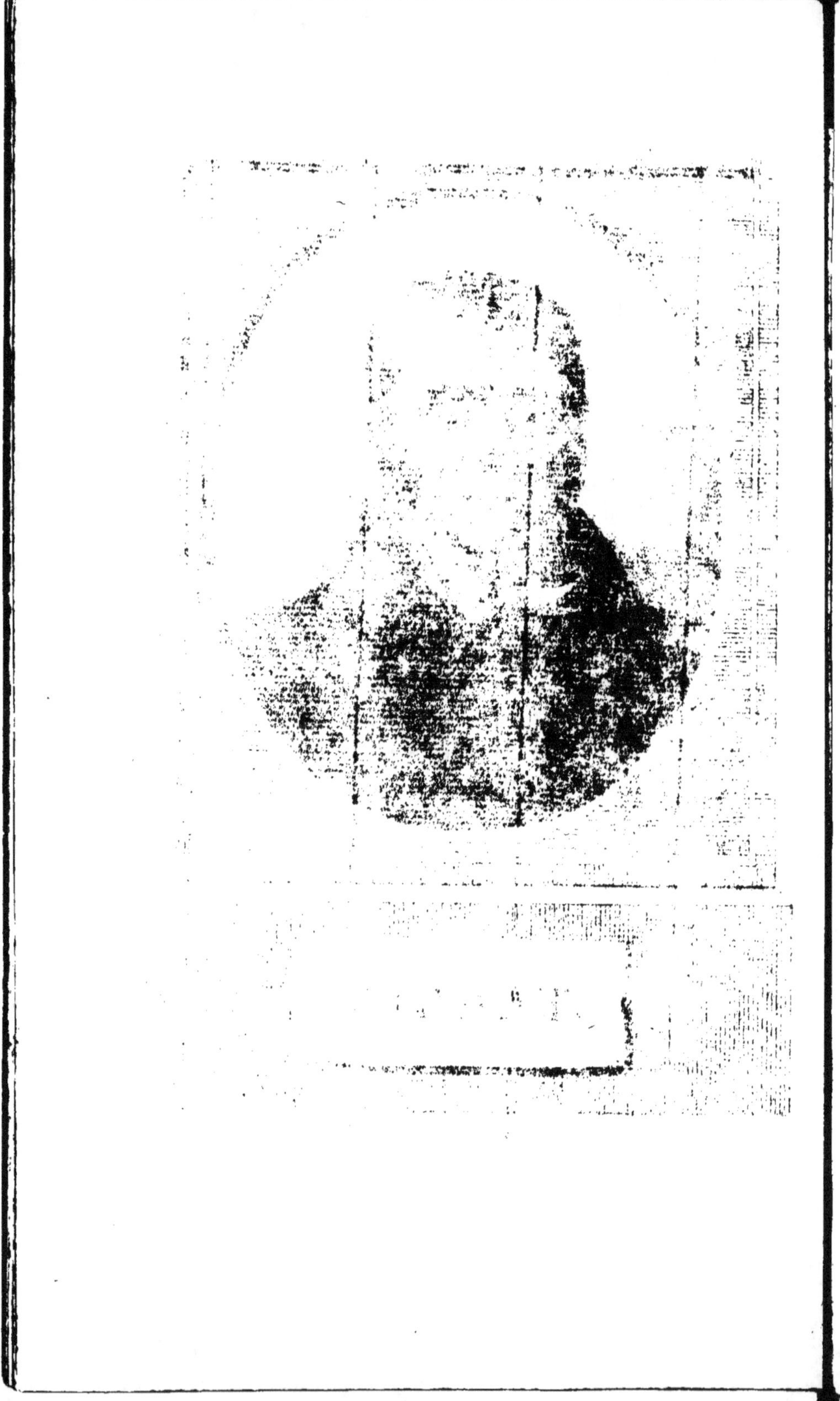

peut-être n'a-t-il paru tel que parce qu'il a été généralement mal compris et mal appliqué. En effet, en supposant qu'il fut établi de la manière la plus positive que des lois particulières régissent les êtres doués de la vie, il faudrait encore admettre que ces êtres, formés de corps inertes, sont en partie soumis aux lois de ceux-ci : par conséquent ces lois doivent jouer un certain rôle dans les êtres vivans ; seulement leurs effets y sont plus compliqués, parce qu'elles mettent en mouvement des corps élémentaires beaucoup plus nombreux. Ainsi, il ne faut pas s'attendre à trouver les phénomènes qu'elles produisent ce qu'ils sont dans les êtres inorganiques, et l'erreur se rencontre des deux côtés, soit que l'on veuille trouver seulement dans les êtres vivans les propriétés du monde inorganique avec la physionomie qui les caractérisent, et leurs caractères simples , soit que l'on cherche à démontrer que ces propriétés sont complétement étrangères à la matière qui a subi un degré plus élevé d'organisation.　　　　　　　　　　　　　　　　　(F. BLANDIN.)

Anciennes éditions, T. 1, *p.* lvj, *lig.* 19 ; — édition Béclard, T. 1, *p.* 23, *lig.* 28 : — « Il y a une identité constante dans les élémens des fluides inertes, tandis que les fluides des corps vivans varient sans cesse... »

Aussi long-temps que dure l'action des mêmes circonstances sur les corps inertes, comme sur ceux qui sont doués de la vie , la composition des solides ou des fluides reste la même, et sous ce rapport il n'y a pas entre ces corps la moindre différence. Mais changez, au contraire, les conditions extérieures ou intérieures , dès lors aussi les affinités physiques ou vitales, modifiées, impriment aux corps et à leurs produits de notables modifications. Plus souvent sans aucun doute, et presque à chaque instant, on observe cette mobilité dans les êtres organisés ; mais gardez-vous de la considérer en elle-même comme constituant un caractère propre et distinctif de ces corps ; là seulement enfin l'échelle des variations matérielles offre plus d'étendue, et par

(xvj)

cela même ces variations sont plus remarquables que dans
es êtres non vivans : voilà tout ; je défie qui que ce soit de
trouver autre chose.   (F. Blandin.)

Anciennes ·éditions, T. 1, *p.* lvij , *lig.* 15 ; —
édition Béclard, T. 1 , *p.* 24 , *lig.* 26... »

Deux propositions que nous ne pouvons laisser sans examen sont renfermées dans ce paragraphe : la première , qu'*il est
de la nature des forces vitales de s'épuiser, de s'user avec le
temps, tandis que l'inverse a lieu pour celles qui régissent les
phénomènes purement physiques ;* la seconde, que *l'existence
très-limitée des corps vivans, et la durée indéfinie de ceux que
nous appelons* inertes *, sont le résultat des lois qui régissent les
uns et les autres.* Examinons successivement ces deux points :

D'abord il est clair que l'on peut raisonnablement soutenir,
contre l'assertion de Bichat, que les forces physiques s'épuisent
à la manière des forces vitales, et que dès lors ce caractère ne constitue pas une nature propre pour les dernières. Et, en effet,
voyez ce qui a lieu lorsque vous placez un morceau de deuto-
chlorure de mercure dans de l'eau distillée : l'eau, en vertu de
son affinité pour cette substance, en attire vers elle une partie et se combine avec ses élémens ; mais cette combinaison
se fait seulement dans certaines proportions qu'elle ne dépasse
jamais, les conditions extérieures restant les mêmes ; bien plus,
les mouvemens moléculaires qui président à cette fusion intime
des deux corps que j'ai cités, *espèce de vie* qui se manifeste
au sein du vase dans lequel on fait l'expérience, très-prononc-
cés, très-actifs au commencement, subissent un continuel
rallentissement depuis cette époque, jusqu'à celle où, la saturation étant devenue complète, le mouvement s'éteint et disparaît. Qui ne voit ici une sorte d'emblème de la vie ? qui n'a-
perçoit surtout qu'en raison de ces modifications dans l'intensité
d'action des forces physiques, on peut très-exactement leur appliquer les phrases que Bichat considère comme propres aux seules
forces vitales : *exaltées d'abord, restées comme stationnaires*

ensuite, elles s'affaiblissent et deviennent nulles dans les der-
niers temps?

La durée très-définie des corps vivans, et la durée peu limitée des corps inertes, ne me parait pas établir davantage la séparation
absolue de ces corps et des lois qui les régissent. En effet, la
vie des uns et des autres, en dernière analyse, n'a d'autre but
que celui de leur complet développement : or dans les uns et dans
les autres ce développement, cette formation s'accompagnent de
mouvemens variés d'attraction de certaines molécules, et de répulsion de quelques autres ; et aussitôt que la formation est achevée, le mouvement plus ou moins compliqué qui y a présidé cesse,
la vie disparaît, et il ne reste plus qu'un *cadavre*, c'est-à-dire,
un corps dont les élémens, saturés, ne réagissent plus les uns sur
les autres, mais qui reste soumis à toutes les influences extérieures
de destruction. Ainsi ce sont des cadavres également, cet arbre depuis long-temps détaché du sol qui l'avait vu naître, et dans lequel
il ne se passe plus aucun de ces mouvemens qui présidaient à son accroissement ; et ce cristal dont les molécules constituantes, définitivement réunies, restent les unes à l'égard des autres, dans un état
continuel de repos. Ici seulement le corps, privé de sa vie spéciale,
résiste long-temps aux influences extérieures, parce que peu d'é-
lémens entrent dans sa composition, et que, pour cette cause, peu
d'affinités sollicitent sa destruction : là, au contraire, la désagréga-
tion est rapide, par cela seul que de nombreux élémens se trouvent
en regard, et sont soumis à une foule d'attractions extérieures agissant dans des directions opposées et contraires. De la différence
notable de décomposition que je viens de signaler, différence
toutefois qui n'est pas fondamentale, comme on l'a vu, il résulte
que plus la composition sera complexe, et plus sera grande et
apparente la tendance à la décomposition, qui se manifeste après
la cessation totale du mouvement de formation ; c'est aussi ce que
l'on observe : les cadavres animaux, en effet, ne résistent que
quelques instans, et d'autant moins encore que les animaux auxquels ils appartiennent sont plus élevés dans l'échelle. Les cadavres végétaux, au contraire, offrent une résistance beaucoup plus
grande. Voyez les arbres en particulier : plusieurs années après
que la vie a cessé pour eux, leur tronc conserve encore ses ca-

ractères et sa résistance ; que dis-je? pendant la vie de ce tronc, déjà sa partie centrale, formée par le bois, était privée du mouvement de formation; déjà c'était un cadavre, en dehors duquel la vie et l'accroissement continuaient encore d'une manière non douteuse. Dans les *cadavres des minéraux* enfin, s'il était permis d'employer cette expression, on voit arriver, à un degré bien plus marqué encore, ce que nous présentent les végétaux, les arbres surtout : ces corps résistent pendant des siècles à la destruction, et des mouvemens moléculaires de composition, d'accroissement et d'une sorte de vie se manifestent à leur surface extérieure, long-temps après l'entier développement de leur partie centrale, partie dont les élémens sont placés, les uns par rapport aux autres, dans un état de repos absolu et de saturation. Les minéraux, d'ailleurs, sont encore d'autant moins attaquables par les influences extérieures, que leur composition moléculaire propre est plus simple. (F. Blandin.)

Personne certainement ne peut nier qu'il existe une palpable différence entre les êtres vivans et ceux qu'on appelle inorganiques. Mais quelle est la nature, quel est le degré de cette différence? voilà la seule question à poser et à discuter. Suivant Bichat, la séparation est complète entre ces êtres, parce que, suivant lui également, on ne peut établir aucune analogie entre les phénomènes qui se passent dans les uns et dans les autres, non plus qu'entre les lois qui y régissent ces phénomènes. Toutefois déjà, dans plusieurs notes précédentes, nous avons montré que cette différence, si frappante au premier abord, le paraît beaucoup moins quand on examine les choses dans leur profondeur, et qu'on les analyse avec le soin convenable: achevons ici d'établir cette vérité. D'abord l'accroissement des êtres, qu'on les appelle *vivans* ou non *vivans*, se fait toujours essentiellement de la même manière, c'est-à-dire par une véritable agrégation moléculaire, qui pourrait bien, dans tous les cas, être soumise seulement à l'attraction, et qui toujours certainement reste la même, soit qu'elle s'exerce à la surface de l'être, soit qu'elle se fasse de dedans en dehors, la substance qui doit être ajoutée pénétrant à l'intérieur du corps à la faveur de sa disposition spongieuse ou des propriétés hygrométriques de celui-ci. La cessation d'existence, dans les êtres vivans et dans les autres, ne nous offre pas moins d'analogie : en effet, elle est toujours le résultat d'influences extérieures qui agissent sur le corps dont la fin est arrivée ; et ces influences, tantôt l'annihilent subitement par une dissociation immédiate de ses principes constituans, et tantôt amènent lentement sa destruction. Attaquez par le feu les uns et les autres, promptement vous dissocierez leurs élémens et vous les rendrez au monde extérieur. Au contraire, abandonnez-les à eux-mêmes ; leur fin ne pourra arriver que de deux manières : ou bien, après une saturation complète, un développement parfait ; ou bien, après qu'un agent contraire aux affinités de leurs élémens, contraire dans quelques-uns aux rapports sympathiques de leurs parties, se sera introduit en eux-mêmes, et aura manifesté dès l'abord sa présence en produisant un trouble que l'on appelle *maladie* dans les êtres vivans. Si la destruction arrive plus promptement dans les êtres vivans, cela tient certainement à la très-grande quantité d'élémens qui les composent, aux affinités diverses qui doivent se trouver en regard dans ces êtres, et au peu de tenacité qui doit résulter de cette combinaison variée. Lorsque leurs derniers momens sont arrivés, les êtres, quels qu'ils soient, vivans ou non vivans, se comportent essentiellement de la même manière : leurs élémens séparés entrent dans de nouvelles combinaisons, à la vérité, après avoir donné lieu à des phénomènes variables de dissolution : mais cette variété ne constitue pas une différence fondamentale, elle est seulement le résultat nécessaire de la différence réelle qui existe entre les êtres vivans et ceux qui ne le sont pas, sous le rapport du nombre et de la cohésion des élémens.　　　　(F. Blandin.)

Anciennes éditions, T. 1, *p.* lix, *lig.* 22 ; — édition Béclard, T. 1, *p.* 27, *lig.* 4 : — « Tous les médecins ont connu le *consensus* singulier, les relations sympathiques qui existent entre tous nos organes... »

C'est assurément un fait à la fois extrêmement curieux et

important , que celui des liaisons plus ou moins cachées que la nature a posées entre les différens organes de certains êtres. Sans doute les minéraux proprement dits sont tout-à-fait étrangers à ces actions réciproques et sympathiques des diverses parties d'un même tout les unes sur les autres : mais gardons-nous de croire aussi qu'elles forment un caractère de l'organisation ; à proprement parler, elles appartiennent presque uniquement aux êtres organisés supérieurs , aux animaux , et encore sont-elles obscures dans les derniers d'entre eux ; mais dans les végétaux elles n'existent plus du tout , à moins que l'on ne considère comme tels les rapports de nutrition qui existent entre la tige et la racine.

(F. Blandin.)

Anciennes éditions, T. 1, *p.* lxij, *lig.* 14; — édition Béclard, T. 1, *p.* 29, *lig.* 32 : — « Tous les phénomènes de l'économie nous montrent les fluides dans un état presque passif... »

Plus loin, Bichat établit que les fluides jouissent aussi , quoiqu'à un moindre degré que les solides, des propriétés de la vie. Cela est évident : en effet, les fluides sont le principe des solides ; ils se transforment ou se métamorphosent graduellement en eux , en revêtant graduellement aussi leurs divers caractères.

(F. Blandin.)

Anciennes éditions, T. 1, *p.* lxv, *lig.* 4; — édition Béclard, T. 1, *p.* 32, *lig.* 27 : — « Les fluides des sécrétions peuvent bien être le véhicule des maladies, mais c'est quand ils rentrent dans la masse du sang... »

Les liquides des sécrétions peuvent bien être absorbés après leur formation, et lorsque déjà ils ont été déposés dans leurs réservoirs ; mais souvent aussi (plus souvent même , à mon avis) les symptômes attribués à cette absorption dépendent uniquement d'une suspension dans la sécrétion de ces fluides, et de la rétention dans le torrent circulatoire des matériaux qui devaient être employés à les former : diverses lésions du foie, des reins, etc., ne laissent aucun doute à cet égard.

(F. BLANDIN.)

Anciennes éditions, T. 1, *p*. lxvij, *lig*. 3 ; — édition Béclard, T. 1, *p*. 35, *lig*. 3 : — « Tout phénomène sympathique a son siége essentiellement inhérent aux solides... »

Si par phénomènes *sympathiques* on entend, comme cela doit être, les actions qui se passent dans le même instant, et sous les mêmes influences, dans des parties du corps très-différentes, souvent même très-éloignées les unes des autres, tout en reconnaissant que les causes de ces phénomènes sont le plus ordinairement inhérentes aux solides, on doit convenir aujourd'hui que fréquemment aussi elles siégent dans les fluides qui arrosent continuellement et par mille voies différentes l'intérieur de nos organes. Ainsi, lorsque, dans une *lymphite* ou une *phlébite*, la lymphe ou le sang ont été altérés par leur mélange avec quelques-uns des produits de l'inflammation, voit-on des lésions plus ou moins analogues entre elles se manifester dans les organes centraux de la vie, dans les articulations, etc. Ainsi, lorsqu'une cause quelconque d'excitation attire le sang avec plus de force que de coutume vers l'encéphale, survient-il des bourdonnemens d'oreilles, des rougeurs de l'œil, des douleurs péricrâniennes, etc. ; phénomènes variés, dont la source existe certainement dans les vaisseaux, et qui dépendent de l'abord simultané d'un sang altéré, ou plus abondant que de coutume, dans les diverses parties indiquées. Ainsi, il est désormais impossible d'admettre, avec Bichat, que *tout phénomène sympathique a son siége essentiellement et nécessairement inhérent aux solides*. Au reste, convenons-en promptement, le sens véritable du mot *sympathie* est très-vague, et reste encore à fixer.

(F. BLANDIN.)

Anciennes éditions, T. 1, *p.* lxviij, *lig.* 19 ; — édition Béclard, T. 1, *p.* 36, *lig.* 10 : — « Il est incontestable que les fluides qui servent à la composition vont toujours en se pénétrant d'une somme plus forte de vie... »

De même que les organes, en se développant, passent par un certain nombre d'états, parcourent un certain nombre de phases bien distinctes, dans lesquelles on les voit devenir de plus en plus compliqués, sous les rapports de forme et de structure ; de même aussi se comportent les fluides, qui ne sont après tout (je parle seulement de ceux de composition) que des organes plus simples, des organes dont les molécules, peu cohérentes, jouent les unes dans les autres, et qui ne sont en quelque sorte qu'une *chair coulante*, suivant la très-ingénieuse remarque de Bordeu pour le sang.

(F. Blandin.)

Anciennes éditions, T. 1, *p.* lxx, *lig.* 19 ; — édition Béclard, T. 1, *p.* 38, *lig.* 26 : — « J'ai vu le sang noir abdominal transformé en une véritable sanie... »

De semblables faits ne sont pas rares, et depuis Bichat tous les médecins qui ont fait avec soin des ouvertures de cadavres en ont observé de nouveaux. Cette transformation du sang veineux en une sanie grisâtre se rencontre toujours à une certaine distance du point où une veine a été enflammée, chez les individus affectés de phlébite. Cette matière anormale est le produit d'un mélange imparfait de sang veineux avec du pus et des exsudations pseudo-membraneuses. Aussi, bien qu'il soit difficile de dire maintenant avec certitude, que le cadavre ouvert par Bichat appartenait à un malade qui avait eù une inflammation de la veine splénique, et peut-être du tissu érectile de la rate, ce qui n'est pas aussi rare qu'on a l'air de le croire, j'incline cependant très-fort vers cette opinion, fondé sur l'analogie de faits semblables que j'ai observés : l'analogie, il faut le dire, est ici pressante, et jamais à ce degré elle ne trompe celui qui sait en user convenablement. (F. Blandin.)

Anciennes éditions, T. 1, *p.* lxxij, *lig.* 26; — édition Béclard, T. 1, *p.* 41, *lig.* 6 : — « *Extensibilité et contractilité de tissu...* »

La contractilité et l'extensibilité de tissu sont-elles des propriétés vitales proprement dites ? ou, en d'autres termes, les phénomènes qui en résultent ne peuvent-ils s'observer que dans les êtres organisés? Cette question a été résolue négativement par beaucoup de savans : on a dit, en effet, que les propriétés dites *de tissu* n'étaient autres choses que l'élasticité, élasticité qu'on a seulement appelée *longitudinale;* mais il est impossible de ne pas faire remarquer que cette qualification, qui a paru nécessaire, établit précisément que les phénomènes indiqués appartiennent à une variété d'élasticité ; et comme, en outre, il est certain que celle-ci ne se rencontre que dans les êtres organisés, ou dans les tissus émanés de ces êtres, je le demande, n'est-ce pas avec beaucoup de raison, que Bichat a décoré du titre de *vitales*, ces actions qu'effectivement on ne voit s'accomplir que dans d s parties qui ont été formées sous l'influence de la vie? (F. Blandin.)

Anciennes editions, T. 1, *p.* lxxx, *lig.* 10; — édition Béclard, T. 1, *p.* 49, *lig.* 22 : — « Vingt-un tissus, le cellulaire, le nerveux, etc., sont les véritables *élémens* organisés de nos parties... »

Plusieurs réflexions viennent naturellement à l'esprit, à la lecture de ce passage de l'*Anatomie générale* : 1° les tissus énoncés ici par Bichat sont-ils bien les *véritables et derniers élémens organisés de nos parties?* 2° dans le cas de réponse négative à la question précédente, quelle place doit-on assigner à ces tissus dans l'organisme? 3° enfin, leur classification est-elle bien la plus-convenable?

1°. De même qu'en chimie l'analyse des corps n'a pas dès l'abord atteint toute la perfection que nous lui connaissons aujourd'hui ; de même aussi, dans la science de l'organisation, on a dû, en commençant, entrevoir seulement la possibilité de l'analyse des organes, et considérer comme élémens véritables des parties qui n'avaient rien moins que ce caractère. Telle est précisément la position dans laquelle se trouvait Bichat, et tels sont aussi les résultats qu'il a obtenus dans ses recherches sur l'organisation des animaux. Depuis l'époque de cet habile physiologiste, des travaux nouveaux, et plus profonds ont été entrepris sur le même sujet, et tous ont avancé plus ou moins la science : ainsi, Chaussier a montré que la plupart des tissus se résolvent en *fibres*, dont il reconnait quatre espèces, la *cellulaire*, la *nervale*, la *musculaire*, et celle qu'il appelle *albuginée ;* Béclard a réduit ces espèces de fibres à trois, en montrant que la fibre *albuginée* n'est qu'une modification, même peu remarquable, de la fibre cellulaire ; tandis que d'autre part M. Blainville a enseigné que la fibre *musculaire* n'est point une fibre élémentaire, qu'elle manque dans un grand nombre d'êtres organisés, et qu'elle doit être considérée comme une modification, mais une modification très-avancée, de la fibre *cellulaire.* Cette dernière opinion paraît, au reste, d'autant plus rationnelle, que l'on voit, comme il sera dit plus tard, la nature opérer cette transformation de la fibre cellulaire en fibre *motrice*, d'une manière insensible, en la faisant successivement passer par un certain nombre d'états, que l'on rencontre à l'état permanent dans la série animale, et jusque dans le même individu : les fibres du dartos, et celles des tissus jaunes élastiques, peuvent très-bien, en effet, être considérées comme représentant ces états intermédiaires. Une foule de micrographes ont aussi étudié la composition moléculaire des fibres organiques, et les ont trouvées formées de globules peu différens les uns des autres, peu différens aussi des globules du sang, globules qui, d'après les recherches récentes de MM. Prevost, Dumas et Milne Edwards, égaleraient environ $\frac{1}{300}$ de millimètre en diamètre. Enfin, plus récemment, mon ami le docteur Hippolyte Royer-Collard, dans plusieurs travaux remarquables sur la matière organique, a réduit à trois les états élémentaires que revêt cette matière : 1° l'état amorphe, 2° l'état globulaire ; 3° l'état fibrillaire. A l'état amorphe, la matière organique n'est caractérisée que par la nature de sa composition chimique : elle n'a pas de forme spéciale, mais elle est remarquable par sa fluidité. A l'état globulaire, la consistance de cette matière est devenue plus grande, surtout elle présente distinctement des globules nageans dans un milieu liquide. Enfin à l'état fibrillaire, les globules organiques auparavant vaguement disposés, sont ordonnés en séries linéaires, et le milieu dans lequel ils sont suspendus a pris plus de densité, plus de consistance. Ces dernières idées sont plus philosophiques et plus vraies, et, ce qui est fort important, elles ressortent d'une plus profonde analyse des choses. Toutefois à l'état *fibrillaire* il faut ajouter le *granulaire*, si l'on peut ainsi dire ; état parallèle au premier sous le rapport du degré d'organisation, et dans lequel les globules élémentaires, au lieu d'être disposés en séries linéaires, sont groupés simplement autour d'un point central, et forment de petites masses plus ou moins exactement arrondies, comme dans les glandes, etc. C'est au delà de ces élémens plus ou moins simples des êtres vivans, et dans un degré d'organisation qui leur est supérieur, que se trouvent placés les tissus qui forment le domaine de l'anatomie générale, telle que Bichat l'avait conçue. Mais, comme on le voit, avant ces tissus il y a autre chose : l'analyse faite avec le scalpel seul, l'inspection microscopique, et l'étude de l'évolution fétale des parties diverses de l'organisme, établissent ce fait de la manière la plus positive ; et par suite on ne saurait plus aujourd'hui, comme je l'ai déjà fait remarquer, considérer les tissus cellulaire, fibreux, séreux, etc., comme les véritables et derniers élémens organisés de nos parties.

2°. Relativement à l'organisme, les tissus indiqués par Bichat ne sont autre chose que les moyens à l'aide desquels s'exécutent les diverses fonctions ; ce sont les organes, c'est-à-dire, en quelque sorte de petits individus placés au milieu d'un individu plus grand, qu'ils forment par leur réunion, et tous confondus dans une communauté de sensation et d'action. Mais ces organes plus ou moins compliqués, Bichat ne les considère pas dans leurs détails, il les étudie d'un point de vue beaucoup plus élevé ; il les réunit en genres d'après leurs analogies ; et ce sont seulement ces genres qui forment le sujet de ses philosophiques méditations. Les descriptions de l'anatomie générale comprennent tout ce qu'il y a de général dans les genres d'organes, sous les rapports divers de la forme, de la structure, de la composition chimique, des propriétés physiques et vitales , des fonctions, et souvent même des altérations morbides. Aussi nous est-il impossible de partager l'opinion de MM. Mayer de Bonn , et Cruveilhier , qui définissent l'anatomie générale *l'anatomie de texture*. Sans doute les analogies des espèces de chaque genre organique sont plus nombreuses, sous le rapport de la texture, que sous ceux de la forme, de la disposition, etc.; sans doute, pour cette raison la partie de l'histoire générale des tissus qui a trait à la texture, a dû obtenir un grand développement dans l'anatomie générale, mais cette circonstance ne saurait ôter à cette science son véritable caractère. Les descriptions des tissus musculaires , osseux , etc. , quoi qu'en aient dit quelques personnes, sont réellement à la description particulière des muscles, des os, ce que partout les généralités sont aux particularités, ce que la description d'une famille botanique est à celle des individus que cette famille renferme. De ces considérations découle nécessairement cette question : Est-il bien convenable de séparer, comme on l'a fait depuis Bichat, les généralités organiques, des spécialités sur le même sujet? et ne serait-il point préférable de placer par exemple, la description des tissus osseux, musculaire, nerveux, etc., en tête, ou à la suite de la description spéciale des os , des muscles , des nerfs , etc.., et de fondre ainsi l'anatomie générale dans l'anatomie descriptive, comme on le fait en botanique, pour les descriptions des genres et pour celles des espèces? Je professe hardiment cette dernière opinion. Toutefois , et je me hâte de le dire, pour juger convenablement le plan de l'anatomie générale, on ne doit jamais perdre de vue, que Bichat n'a pas seulement considéré les genres d'organes sous le rapport de l'état normal , mais que fréquemment aussi il a fait des excursions sur le domaine de leur pathologie proprement dite ; et son immortel ouvrage, utile au médecin au moins autant qu'à l'anatomiste, comprend réellement deux choses, une anatomie et une pathologie générales : c'est la partie, et seulement la partie qui a trait à la description générale des organes à l'état sain qui rentrerait convenablement, selon moi, dans le cadre d'une anatomie philosophiquement constituée, tandis que l'autre tombe d'elle-même dans le domaine de la pathologie.

3ª. La classification adoptée par Bichat pour les tissus, a besoin d'être modifiée ; et dès long-temps les professeurs Chaussier, Dupuytren, et plusieurs anatomistes étrangers ont senti cette nécessité. A l'occasion de chaque système considéré en particulier, je montrerai en détail les vices de cette classification : qu'il me suffise pour le moment de dire que les deux systèmes nerveux se rapprochent par de grandes analogies, qui permettent de les étudier réunis ; qu'il en est de même des différens ordres de vaisseaux ; que les systèmes absorbans et exhalans sont en partie imaginaires ; que le système médullaire n'est qu'une variété du tissu adipeux général, tissu que Bichat a confondu avec le cellulaire ; que les deux systèmes musculaires pouvaient avantageusement être réunis en un seul d'abord, et que seulement ensuite ils devaient être examinés à part ; que les systèmes muqueux et cutané ne forment qu'un seul et même tout, qui constitue les tégumens communs ; que les tissus épidermoïde et pileux sont des produits de la sécrétion tégumentaire, que par conséquent ce ne sont point des organes proprement dits ; et qu'enfin les membranes séreuses et synoviales sont tout-à-fait du même genre.   (F. BLANDIN.)

Anciennes éditions, T. 1, *p.* lxxxiij, *lig.* 31 ; — édition Béclard, T. 1, *p.* 53, *lig.* 20 : — « Les organes étant composés de tissus simples très-différens, l'idée de la vie propre ne peut s'appliquer qu'à ces tissus simples, et non aux organes eux-mêmes... »

Cette proposition , peu importante au reste , souffre contestation ; en effet chaque organe est formé par une certaine combinaison des tissus élémentaires , combinaison qu'on ne rencontre qu'en lui-même, et qui constitue son caractère spécial. Et s'il est rigoureusement exact de dire qu'à chacun de ces tissus se rattache une vie propre , c'est-à-dire une dose déterminée de la force formatrice , il doit être également vrai que la somme des propriétés départies à chacune des portions du tout, constitue pour ce tout lui-même, pour cet organe, une vie propre , qui établit entre lui et les autres organes des différences aussi tranchées que celles qui se tirent de sa forme extérieure et de sa structure. Toutefois il ne faut pas non plus exagérer , comme on le verra dans les détails, ces idées relatives à la vie propre de nos parties : contentons-nous de remarquer que ce fait est vrai sous un rapport, et gardons-nous de l'exagérer ; car nous en ferions découler les conséquences les plus erronées, soit pour la physiologie , soit pour la pathologie.   (F. Blandin.)

Anciennes éditions, T. 1, *p.* lxxxv, *lig.* 22 ; — édition Béclard, T. 1, *p.* 55, *lig.* 13 : — « Puisque chaque tissu diffère des autres sous le rapport des propriétés vitales, il doit en différer aussi par ses maladies... »

Sans partager l'opinion dans laquelle les maladies sont considérées comme indépendantes de nos tissus , et comme résultant d'un simple dérangement dans les lois qui les dominent (opinion justement contestée aujourd'hui , et que déjà nous avons agitée) , on peut tout aussi facilement concevoir que les divers élémens anatomiques de nos organes sont isolément altérés dans le principe ; en effet , chacun d'eux étant en possession d'une composition chimique et d'une organisation différentes , ils ne sauraient être impressionnés de la même manière sous les mêmes influences.
(F. Blandin.)

Anciennes éditions, T. 1, *p.* xcvj , *lig.* 25 ; — édition Béclard, T. iv, *p.* 67, *lig.* 7 : — « L'anatomie descriptive n'éclaire pas seulement l'histoire des maladies, elle doit changer en partie la manière de considérer l'anatomie pathologique. — Nous sommes à une époque où l'anatomie pathologique doit prendre un essor nouveau... »

Les progrès récens de l'anatomie pathologique ont donné lieu à de nouvelles classifications, qui, sans être tout-à-fait exemptes de l'inconvénient des rapprochemens forcés, renferment néanmoins des divisions utiles et fondées sur des rapports naturels, établis entre les diverses altérations organiques. Bayle, Laennec, MM. Cruveilhier et J.-F. Meckel se sont particulièrement occupés de ce sujet.

1°. Ayant reconnu que les altérations de texture ont à peu près les mêmes caractères, quel que soit le tissu qu'elles affectent, on a trouvé les plus grands avantages à les réunir dans une seule et même classe. De cette manière, on évite les répétitions sans nombre qu'entraîne une méthode opposée ; on présente en même temps et sous un même point de vue des objets analogues, et rien n'est plus propre, comme on le sait, à hâter les progrès d'une science quelconque.

2°. La même méthode a été appliquée, quoique avec moins de succès, aux dérangemens qui ne portent que sur les formes extérieures. Ce n'est guère que dans les vices de conformation originels qu'on peut suivre un ordre méthodique, et que cet ordre a une utilité réelle. Les dérangemens de forme accidentels se ressemblent trop peu, pour qu'il soit bien avantageux de les rapprocher les uns des autres : aussi a-t-on proposé de conserver ici l'ordre anatomique adopté par Bonet, par Morgagni et en partie par Bichat, jusqu'à ce que la science soit assez avancée pour qu'on puisse lui en substituer un autre.

On a suivi les mêmes principes, autant que possible, dans les subdivisions. La plus naturelle et la plus nombreuse est celle des transformations ou productions organiques que renferme la classe des altérations de texture ; elles sont caractérisées par le développement accidentel d'un nouveau tissu dans la partie qui en est le siége. On les divise, suivant que ce tissu a quelque analogie dans l'économie ou qu'il lui est absolument étranger , *en transformations organiques* proprement dites, et en *dégénérations* ou *tissus accidentels*, qui n'existent que dans l'état de maladie.

J.-F. Meckel est le seul jusqu'à ce jour qui ait fait l'application de ces données à un système complet d'anatomie pathologique. Voici l'ordre qu'il a suivi dans le traité fort étendu qu'il a publié en Allemagne sur cette matière.

Il admet les deux grandes divisions dont nous avons parlé , savoir les altérations de forme et celles de texture. Parmi les premières se trouvent rangés ; 1º les vices de conformation originels , subdivisés eux-mêmes, suivant qu'ils portent sur le nombre ou sur la nature des parties, en vices de *quantité* et vices de *qualité ;* 2º les dérangemens acquis, de volume, de situation , de configuration, etc. , etc. ; ce qui comprend les luxations , les hernies, les solutions de continuité, les rétrécissemens, les dilatations , les atrophies , etc.

Les altérations de texture se rattachent à deux chefs principaux ; les uns ne changent que les propriétés physiques du tissu affecté , telles que la couleur , la densité ; les autres masquent complètement son organisation. Celles-ci étant souvent le produit de l'inflammation , cette affection se place naturellement ici. Le mode de réparation des organes lésés est décrit à la même occasion. Enfin viennent les transformations et dégénérations proprement dites. L'auteur range encore dans les productions accidentelles les vers et les concrétions.

Nous adopterons l'ordre suivant, dans l'exposé des altérations pathologiques de chaque système :

1°. Altérat. dans les formes extérieures : { la situation. / le volume : { hypertrophie. / atrophie. / la densité. / la configuration.

2o Altérat. dans l'organisation, par { inflammations. / lésions mécaniq: { plaies. / corps étrangers. / transformations. / dégénérations.

3e. Altérat. dans le développement : { vices de conformation. / développement accidentel.

(BÉCLARD.)

Anciennes éditions, T. 1, *p.* xcix, *lig.* 20 ; — édition Béclard, T. 1, *p.* 70, *lig.* 5 : — « *Remarques sur la classification des fonctions...* »

La classification des fonctions proposée par Bichat , et suivie jusqu'ici dans les écoles, est tout-à-fait artificielle. Pour quoi , par exemple, placer en première ligne les fonctions de relation ? Ne sait-on point que leur établissement n'est que secondaire, et que, long-temps avant le moment où elles ont été en vigueur, le fœtus a vécu de la vie individuelle, qui lui est bien autrement essentielle que la vie de relation ? Plusieurs médecins ont apporté , sous ce rapport, de remarquables modifications au plan tracé par l'auteur de l'*Anatomie générale ;* modifications plus ou moins heureuses, parmi lesquelles je citerai surtout celles que nous devons aux travaux de M. Hippolyte Royer-Collard.

La méthode de cet ingénieux physiologiste offre ce remarquable caractère, qu'elle est essentiellement naturelle, et qu'elle rappelle à chaque instant cette loi invariable, absolue, du monde matériel, en vertu de laquelle tous les êtres commencent, s'accroissent et finissent ; loi qui apparaît plus promptement et plus clairement dans le règne organique, sans que pour cela elle lui soit exclusivement relative. D'après cette méthode les fonctions sont étudiées dans l'ordre le plus propre à faire assister le lecteur au spectacle continuel des gradations de l'existence, pour me servir des expres-

sions mêmes de l'auteur. D'abord , elle nous montre l'individu rudimentaire naissant dans des circonstances toutes spéciales, et commençant le travail de sa formation première ; puis s'accroissant
continuellement, et subissant d'une manière graduée, soit dans
son ensemble, soit dans ses diverses parties, une série de métamorphoses par suite desquelles il revêt un certain nombre d'états
qui pour lui sont transitoires, mais que l'on retrouve permanens
dans des degrés plus inférieurs de l'échelle des êtres, jusqu'à ce
qu'enfin il soit arrivé à l'état *parfait :* alors le travail primitif de
formation est achevé, les organes sont en équilibre les uns par
rapport aux autres, et l'homme, jouissant de la plénitude de ses
fonctions, multiplie de mille manières ses rapports avec le monde
extérieur ; enfin, après nous avoir fait parcourir cette période si
importante et si variée de la vie, la méthode de M. Royer-Collard déroule à nos yeux le tableau triste, mais fidèle, des phénomènes de notre décroissement continuel, véritable mort en détail,
qui nous conduit plus ou moins lentement au terme invariable de
notre existence.

A la première partie de cette physiologie, se rattache successivement : l'embryogénie, l'histoire de la circulation, de l'absorption, des sécrétions tégumentaires, glandulaires ou cellulaires, celle des phénomènes respiratoires, locomoteurs, nerveux,
et enfin la calorification, les fonctions sensitives internes, externes, celles d'expression, les affections morales et intellectuelles,
et la génération ; dans la seconde, au contraire, on range tout
ce qui a trait au rôle physique et politique de l'homme dans
ses rapports avec le monde extérieur, tout ce qui caractérise les
derniers âges de la vie, et enfin la mort elle-même, après laquelle
l'homme physiologique cesse d'exister , et à laquelle par conséquent doit s'arrêter le simple physiologiste.   (BLANDIN.)

NOUVELLES ADDITIONS

A

L'ANATOMIE GÉNÉRALE

DE BICHAT.

Anciennes éditions, TOME I, *page 2*, *ligne 10* ; — édition Béclard, TOME I, *page 91*, *ligne 7* : — « Il paraît que les Systèmes exhalant et absorbant sont les plus universellement répandus. La nutrition les suppose... »

Nous avons déjà dit ce qu'il faut penser des Systèmes exhalant et absorbant admis par Bichat, et plus tard encore nous reviendrons sur le même sujet à l'occasion de chacun d'eux ; nous voulons ici seulement prendre acte par avance de ce qu'en dit Bichat : *la nutrition les suppose*. L'anatomie est une science bien plus positive, elle ne suppose rien ; son domaine n'est pas celui de l'imagination ; mais elle embrasse les faits d'organisation qui peuvent être constatés par nos sens. Qu'on ne s'y trompe pas, ceci s'applique en partie au système *absorbant* comme à celui des *exhalans* ; en effet, bien que Bichat regarde les vaisseaux lymphatiques comme représentant surtout le premier, il est évident que, dans ses idées sur les absorbans, il va beaucoup au-delà des données fournies par l'anatomie véritable ; car il les admet hypothétiquement dans tous les lieux où se fait une véritable nutrition, dans certains organes par conséquent où l'on n'a pas encore découvert de vaisseaux lymphatiques.   (F. BLANDIN.)

(2)

Anciennes éditions , T. 1, *p.* 2 , *lig.* 20 ; — édition Béclard, T. 1, *p.* 91, *lig.* 18 : — « Après les systèmes exhalant et absorbant, c'est le système cellulaire que l'on trouve le plus généralement... »

C'est le système cellulaire qui est le plus généralement répandu : il est le générateur de tous les autres ; c'est lui, dans un état rudimentaire, qui forme tout d'abord l'embryon ; enfin on le rencontre seul dans la classe des animaux infusoires ou cellulaires.   (F. Blandin.)

Anciennes éditions, T. 1, *p.* 3, *lig.* 15 ; — édition Béclard, T. 1, *p.* 92, *lig.* 13 : — « Les systèmes communs à tous les appareils doivent être plus précoces que les autres dans leur développement... »

Cette proposition souffre contestation : elle est vraie complétement en ce qui touche le tissu cellulaire, mais elle est peu exacte pour les autres genres d'organes. Des observations multipliées et de dates récentes établissent, en effet, que les vaisseaux et les nerfs procèdent, dans leur développement, de leurs rameaux vers leurs troncs, des organes vers leur centre commun ; ce qui suppose déjà un commencement de développement dans les organes ou appareils, au moment où les vaisseaux et les nerfs se forment eux mêmes ; ainsi la formation d'un organe n'est pas subordonnée au développement des vaisseaux ou des nerfs qui lui appartiennent, comme on l'a cru si long-temps, sur la foi de graves autorités.   (F. Blandin.)

Anciennes éditions, T. 1, *p.* 4, *lig.* 17 ; — édition Béclard, T. 1, *p.* 93, *lig.* 17 : — « Tous les organes se ressemblent par leur parenchyme... »

Tous les organes se ressemblent par leur parenchyme , en

ce sens que tous sont essentiellement formés d'une base cellulo vasculaire ; mais que l'on se garde bien de croire que par cela même, cette trame est partout semblable. De même qu'avec de la soie ou du fil on peut faire des tissus ou trames bien différens, de même avec un tissu cellulo-vasculaire on peut former des canevas organiques infiniment variés : dans l'un et dans l'autre cas, il suffit de changer la disposition et la tissure des divers élémens. Non, ce ne serait point un muscle à forme osseuse, ni un os à forme musculaire que l'on obtiendrait, comme le dit Bichat, si dans le parenchyme cellulo-vasculaire d'un os on déposait de la fibrine, ou de la gélatine dans celui d'un muscle : il faudrait en outre, pour arriver à ce résultat, donner aux vaisseaux, aux nerfs et au tissu cellulaire de l'os, la disposition de celui des muscles, et opérer dans le muscle un changement inverse.

(F. BLANDIN.)

Anciennes éditions, T. 1, *p.* 6, *lig.* 23 ; — édition Béclard, T. 1, *p.* 95, *lig.* 24. — « Le parenchyme de nutrition est le même pour tous les organes. En voici les preuves... »

Il est extrèmement facile de montrer le peu de valeur des preuves apportées ici par Bichat, pour établir l'uniformité du parenchyme de tous les organes. En effet, 1° comme nous l'avons déjà dit, il ne suffit pas que les vaisseaux, les nerfs et le tissu cellulaire se rencontrent dans tous les organes, pour prouver que partout ils y forment une trame semblable ; 2° lorsqu'on a enlevé à un os son phosphate calcaire à l'aide d'un acide, il reste bien un parenchyme cellulo-vasculaire, mais dans lequel les vaisseaux sont peu nombreux et les nerfs à peine sensibles, tandis que le tissu cellulaire y domine, parenchyme enfin dans lequel ces élémens ont une disposition qui n'est propre qu'à l'os, comme on le sait ; 3° certes, partout les organes se cicatrisent d'abord de la même manière, par la formation d'un intermédiaire cellulaire ; mais la preuve que cet intermédiaire, bien que cellulo-vasculaire, n'a pas un parenchyme complétement semblable à celui de l'organe où il se forme , c'est que rarement on voit s'y disposer la matière qui constitue essentiellement cet organe ; les os sont presque les seuls dans ce cas ; 4° l'embryon est en effet formé partout d'une matière muqueuse ; mais alors le tissu cellulaire , base des diverses trames organiques , n'existe véritablement point encore ; plus tard seulement il se forme réellement , et l'on voit se dessiner, au milieu de la masse gélatiniforme , ici des lames, là des fibres, tantôt parallèles, tantôt obliques, celles-ci entrecroisées , celles-là seulement superposées ; et de cette variété de disposition résulte plus tard la variété du parenchyme des organes.   (F. BLANDIN.)

Anciennes éditions, T. 1, *p.* 7 , *lig.* 7 ; — édition Béclard , *p.* 96 , *lig.* T. 1, 9 : — « Partout des bourgeons charnus se développent sur les parties divisées... »

A l'occasion du système osseux , nous montrerons plus tard que l'apparition de bourgeons charnus sur les extrémités des fragmens d'un os fracturé n'est pas aussi commune.   (F. BLANDIN.)

Anciennes éditions, T. 1, *p.* 9, *lig.* 14 ; — édition Béclard , T. 1, *p.* 98 , *lig.* 21 : — « Les cantharides sont exclusivement en rapport avec la sensibilité des reins, etc... »

Veut-on avoir une idée de la facilité avec laquelle souvent les hommes, même les plus supérieurs, se paient de mots ? qu'on lise ce passage. Ne dirait-on pas que Bichat croit avoir expliqué l'action des cantharides sur les reins , du mercure sur les glandes salivaires , en disant que ces substances sont exclusivement en rapport avec la sensibilité de ces organes ? Ce sont là de simples jeux de mots, qui ne sont pas seulement inutiles, mais qui nuisent à la science, en abusant souvent sur son état réel, et en empêchant les travaux propres à en agrandir le domaine. Aujourd'hui, par exemple, que le goût de ces explications commence heureusement à se passer, et que l'on veut des choses plus positives, on s'est assuré que l'entrée des matières intestinales dans les conduits cholédoque et pancréatique est simplement empêchée par l'insertion oblique de ces canaux à travers l'intestin, et non par la nature de leur sensibilité organique.   (F. BLANDIN.)

Anciennes éditions, T. 1, *p.* 14, *lig.* 20; — édition Béclard, T. 1, *p.* 103, *lig.* 27 : — « Partout ailleurs que sous la peau, on ne voit aucune trace de la séparation du tissu cellulaire en deux moitiés perpendiculaires... »

Bien qu'il n'y ait guère que le tissu cellulaire sous-cutané qui, par sa densité sur la ligne médiane, puisse autoriser la séparation de ce tissu en deux moitiés latérales, suivant la remarque de Bordeu, cependant il est impossible de ne pas convenir que Bichat va un peu trop loin en disant que « partout ailleurs le tissu cellulaire n'offre aucune trace analogue de séparation. » Nous citerons en effet, par exemple, le tissu cellulaire sous-péritonéal de la paroi abdominale antérieure, tissu dont la densité sur la ligne médiane est extrême, et qui, par suite de cette disposition, ne permettant que très-difficilement à la membrane séreuse abdominale de glisser pour former le sac des hernies de la ligne blanche, l'oblige à se laisser distendre lorsque la tumeur s'accroît. Aussi, dans les hernies de la ligne médiane, observe-t-on d'abord un amincissement plus ou moins considérable, suivi plus tard d'éraillement et même de l'absorption du sac par pression, circonstances qui ont fait croire long-temps à l'absence d'enveloppe péritonéale dans ces sortes de hernies.   (F. BLANDIN.)

(6)

Anciennes éditions, T. 1, *p.* 14, *lig.* 25; — édition Béclard, T. 1, *p.* 103, *dernière ligne* : — « La symétrie est l'attribut des organes de la vie animale; l'irrégularité celui des organes de la vie intérieure... »

La symétrie des organes de la vie de relation et l'irrégularité de ceux de la vie intérieure sont bien loin d'être aussi exactes que Bichat l'indique ici ; et même, lorsqu'on y réfléchit, on a lieu d'être étonné de l'importance qu'il semble y attacher.

Les preuves abondent pour établir que les organes de la vie de relation n'ont pas une symétrie parfaite, tandis que souvent ce caractère se rencontre dans les organes de la vie intérieure; et en effet, en ce qui concerne les premiers, tout le monde sait que le cerveau n'est point symétrique, que ses circonvolutions ne sont point semblables de chaque côté de la ligne médiane; que, chez l'adulte, la colonne vertébrale s'infléchit au dos de manière à ne plus rester dans le plan médian antéro-postérieur; enfin on connaît l'inégalité de volume des membres droits et gauches, comme celle de tous leurs élémens, inégalité observée même par les plus anciens anatomistes. D'une autre part, parmi les organes de la vie intérieure, qui ne connaît la symétrie parfaite du plus grand nombre des vaisseaux, celle des reins, des urétères, de la vessie, de l'utérus, etc. ?

D'ailleurs, si l'on voulait admettre la loi établie par Bichat, on serait toujours forcé de convenir qu'elle n'est pas du tout applicable au fœtus, ni, à plus forte raison, à l'embryon. Dans ces premiers temps la symétrie est presque parfaite dans tous les organes : le cœur est médian ; le foie, placé également sur la ligne médiane, est formé de deux lobes égaux ; les deux poumons ont le même volume et une forme semblable, etc. De même aussi, il faudrait restreindre l'application de cette loi aux animaux supérieurs et à l'homme, car la symétrie est parfaite dans les derniers degrés de l'échelle zoologique.　　　　　(F. BLANDIN.)

Anciennes éditions, T. 1, *p.* 15, *lig.* 9 ; — édition Béclard, T. 1, *p.* 104, *lig.* 17 : — « A la face, le tissu cellulaire sous-cutané offre une laxité très-marquée... etc... »

Sur le nez, surtout en bas et sur les ailes, le tissu cellulaire sous-cutané n'a pas la laxité que Bichat attribue à celui de toute la face. Au contraire, sa densité produit des phénomènes remarquables dans l'érysipèle de cette région : alors, en effet, de vives douleurs se manifestent, et sont produites par la difficulté que la peau du nez éprouve à se tuméfier, en raison de ses adhérences très-intimes aux parties sous-jacentes.

Autour des lèvres, surtout à la supérieure, le tissu cellulaire sous-cutané est encore fort dense ; toutefois, ce caractère n'est pas aussi prononcé qu'il semble au premier abord, lorsque l'on cherche à disséquer la peau : l'adhérence de celle-ci, en effet, dépend beaucoup de ce que de nombreuses fibres des petits muscles faciaux s'insèrent sur son derme, ainsi que nous l'avons montré ailleurs. (*Anat. topogr.*, *Paris*, 1826.)

Au tronc, le tissu cellulaire sous-cutané est plus dense en arrière qu'en avant, disposition que l'on ne remarque nulle part aussi bien qu'au cou. Comparez en effet sous ce rapport le tissu sous-cutané extrêmement dense et presque aponévrotique de la nuque, avec le tissu cellulaire qui double la peau au niveau du larynx. Ces grandes différences en établissent d'autres très-grandes aussi relativement à la marche des maladies, et relativement aux opérations chirurgicales qui doivent être seulement étendues jusqu'au tissu sous-cutané. Ces opérations offrent plus de difficultés en arrière qu'en avant, toutes choses égales d'ailleurs ; surtout parce que, comme on le sait, les vaisseaux sont toujours difficiles à saisir et à lier au milieu d'un tissu cellulaire très-dense, tandis que l'inverse a lieu lorsque l'on agit sur une partie dont le tissu cellulaire présente des caractères également inverses.

Dans les membres comme au tronc, le tissu cellulaire sous-cutané est plus dense dans le sens de l'extension que dans celui de la flexion. Aux membres supérieurs spécialement, ce tissu se fait remarquer par une densité légèrement augmentée au niveau de l'insertion inférieure du deltoïde et vers le sommet des tubérosités humérales inférieures.

A la paume des mains et à la plante des pieds, le tissu cellulaire sous-cutané offre une disposition et une densité tout-à-fait spéciales et fort importantes : il forme des canaux presque *fibreux*, verticalement placés entre la peau et l'aponévrose, sur lesquelles ils se fixent par leurs deux extrémités; canaux dans lesquels sont superposées des vésicules adipeuses qui forment de véritables coussins élastiques, qui s'affaissent et se tuméfient alternativement, suivant qu'ils sont pressés ou non contre le sol ou contre d'autres corps extérieurs. Cet arrangement, qui existe encore, à un degré moins prononcé pourtant, sur les faces antérieure des doigts et inférieure des orteils, est frappant chez les animaux d'un gros volume, chez le cheval et surtout chez l'éléphant.

La densité du tissu cellulaire placé au niveau des ligamens annulaires du carpe et du tarse n'est pas la véritable cause de l'absence de la graisse dans ces points, comme nous le ferons remarquer plus bas : cette absence tient à ce qu'il y a moins de vésicules adipeuses. (F. BLANDIN.)

Anciennes éditions, T. 1, *p.* 16, *lig.* 24; — édition Béclard, T. 1, *p.* 106, *lig.* 4 : — « La graisse contribue à garantir les parties subjacentes de l'impression de l'air extérieur... »

On ne saurait admettre aujourd'hui cette opinion, relativement à la propriété attribuée à la graisse de préserver du froid. En effet, c'est la peau et non les muscles subjacens qui reçoivent les impressions résultant des modifications variées de la température; et comme la peau est partout extérieure, il importe peu pour ces impressions qu'il y ait plus ou moins de graisse au-dessous. D'ailleurs, ce n'est guère chez l'homme que l'on trouve la graisse plus abondante pendant l'hiver, mais dans les animaux, qui, trouvant plus difficilement leur nourriture pendant cette saison,

(9)

ou qui , placés dans une position telle qu'ils ne peuvent la cher—
cher, avaient besoin d'un aliment en réserve pour y suppléer : les
animaux hibernans en sont la preuve la plus frappante. Les
pertes que nous faisons par les sueurs excessives de l'été expli—
queraient d'ailleurs suffisamment pour nous la moindre quantité
de graisse à cette époque de l'année. Quant à la difficulté avec
laquelle est supporté le froid par les convalescens , cela tient seu—
lement à une grande excitabilité cutanée , reste de la maladie
qu'ils ont soufferte.   (F. Blandin.)

Anciennes éditions , T. 1, *p.* 17, *lig.* 3; — édition
Béclard , T. 1, *p.* 106, *lig.* 14 : — « La sérosité pa—
raît être, dans le tissu sous-cutané, en proportion
beaucoup plus considérable que dans les autres
parties... » .

La sérosité est peut-être plus abondante entre les muscles ,
dont elle facilite les mouvemens en diminuant leurs frottemens ;
mais il ne faudrait pas inférer de ce que, dans les infiltrations,
la sérosité sous-cutanée est prépondérante, qu'il en est de
même dans l'état sain. En effet, à l'état morbide, la séro—
sité devenue plus fluide et moins visqueuse, coule vers les
lieux où elle éprouve le moins de résistance ; elle gagne pré—
férablement le tissu sous-cutané, où elle est pressée seule—
ment par la peau, tandis qu'elle abandonne en partie les
interstices musculaires, où elle serait doublement pressée par cette
même membrane et par les aponévroses, dont la tension est
très-grande et l'élasticité nulle. Dans l'état sain, la sérosité, peu
abondante et à l'état de vapeur, circonstance qui la rend plus
élastique et par conséquent plus susceptible de se prêter à la com—
pression, séjourne dans les lieux où elle a été sécrétée ; elle
reste d'ailleurs comme collée aux lamelles cellulaires , en raison
de sa grande viscosité.   (F. Blandin.)

Anciennes éditions, T. 1, *p.* 18, *lig.* 9; — édition Béclard, T. 1, *p.* 107, *lig.* 23 : — « Il ne s'infiltre jamais de sérosité dans le tissu cellulaire sous-muqueux... »

Malgré la densité bien réelle du tissu sous-muqueux, on y voit quelquefois des infiltrations séreuses. Le tissu sous-muqueux de la vésicule biliaire m'a plusieurs fois offert ce caractère ; et l'on a observé fréquemment la même infiltration du tissu sous-muqueux du gros intestin, du rectum spécialement, dans les diarrhées ou colites chroniques. Pourtant, on peut dire ici, à l'appui de l'opinion exclusive de Bichat, que ce tissu est altéré dans beaucoup de ces cas, et que par conséquent il n'offre plus sa densité normale. (F. Blandin.)

Anciennes éditions, T. 1, *p.* 18, *dernière ligne* ; — édition Béclard, T. 1, *p.* 108, *lig.* 19 : — « Le tissu cellulaire sous-muqueux remplit à l'égard des mambranes musculeuses de l'estomac, des intestins, etc., les mêmes usages que les tendons par rapport aux muscles de la vie animale... »

Le tissu cellulaire sous-muqueux n'est autre chose que le derme des membranes muqueuses. C'est lui qui leur donne toute leur résistance; et, semblable au derme cutané dont il est évidemment l'analogue dans la portion interne ou *rentrée* du système tégumentaire, il sert à l'insertion des fibres charnues des organes profonds. (F. Blandin.)

Anciennes éditions, T. 1, *p.* 19, *lig.* 20; — édition Béclard, T. 1, *p.* 109, *lig* 10 : — « C'est à la très-grande laxité du tissu cellulaire sous-séreux, qu'il faut attribuer la disposition de ce tissu aux infiltrations... »

Le tissu sous-séreux a une importance très-grande dans l'état pathologique ; il est le siége presque exclusif de la rougeur dans les phlegmasies séreuses : les membranes de ce nom, suivant Laennec, ne présentent même jamais l'injection vasculaire ; ce qui est surtout évident pour l'arachnoïde. Le tissu sous-séreux est souvent, et quelquefois seul, infiltré des produits inflammatoires dans les phlegmasies de la séreuse qui le recouvre ; de là ces pseudo-membranes verdâtres, ces plaques osseuses, cartilagineuses, que l'on y trouve si fréquemment.   (F. Blandin.

Mémes pages : —« Il est cependant des endroits où les membranes séreuses adhèrent intimement aux parties voisines... »

La densité extrême du tissu sous-séreux dans quelques points, entre l'arachnoïde et la dure-mère, par exemple, n'empêche pas qu'il ne s'y fasse quelquefois des épanchemens ; ailleurs (*Anat. topogr.*), nous avons rapporté l'histoire curieuse et rare d'un individu qui avait offert un épanchement dans ce lieu. M. Rostan avait, avant nous, observé un cas du même genre.   (F. Blandin.)

Anciennes éditions, T. 1, *p.* 20, *lig* 26; — édition Béclard, T. 1, *p.* 110, *lig.* 16 : — « Quelques-unes des fibres artérielles adhèrent à la couche celluleuse profonde... »

La couche cellulaire que Bichat décrit ici forme, à proprement parler, une des tuniques artérielles, la plus extérieure ; mais en outre, Béclard a montré autour de ces vaisseaux une couche cellulaire canaliculée, placée plus extérieurement, liée par quelques filamens à l'artère, qui joue sur elle dans ses mouvemens. Cette couche confondue au dehors avec le tissu cellulaire général, et appelée par Béclard *gaîne artérielle*, doit être distinguée du tissu cellulaire que Bichat appelle *extérieur aux artères* : elle a une haute importance en pathologie, pour expliquer les phénomènes divers des plaies artérielles.

(F. Blandin.)

———

Anciennes éditions, T. 1, *p.* 24, *lig.* 13 ; — édition Béclard, T. 1, *p.* 114, *lig.* 7 : — « N'exagérons pas l'importance de l'atmosphère cellulaire, en l'envisageant comme une barrière insurmontable aux maladies... »

Cette restriction de Bichat était d'autant plus nécessaire, que, dans son admiration pour les idées purement spéculatives de Bordeu, il avait lui-même exagéré beaucoup les propriétés isolantes de l'atmosphère cellulaire des organes, propriétés, disons-le, qui n'ont jamais existé que dans l'imagination active des physiologistes, et que le médecin exercé, celui surtout qui se livre à l'étude si importante de l'anatomie pathologique, n'a pas souvent reconnues. La véritable cause de l'isolement des organes sous le rapport pathologique, isolement malheureusement trop rare, c'est leur vitalité différente, comme le fait remarquer Béclard, et à cette cause nous ajouterons l'isolement de leur système vasculaire. En effet, rien n'est plus propre à expliquer la simultanéité d'affection de certains organes différens, que la communauté des vaisseaux, en d'autres termes, que l'existence dans ces organes de vaisseaux provenant de troncs semblables : les rougeurs de l'œil, les bourdonnemens d'oreille, dans les affections cérébrales, en sont la preuve.　　(F. Blandin.)

———

Anciennes éditions, T. 1, *p.* 27, *lig.* 1 ; — édition Béclard, T. 1, *p.* 116, *lig.* 32 : — « Un **gargarisme** agit avantageusement dans l'inflammation de l'amygdale;... or il n'est pas directement appliqué sur l'organe affecté... »

Les idées de Bichat relativement à l'amygdale ne sont plus reçues aujourd'hui : il la considère comme un organe glanduleux, recouvert de la muqueuse buccale; nous savons qu'elle est au contraire formée par la muqueuse elle-même, que c'est un amas de replis ou de lacunes de cette membrane.   (F. BLANDIN.)

Anciennes éditions, T. 1, *p.* 27, *lig.* 18 ; — édition Béclard, T. 1, *p.* 117, *lig.* 18 : — « Les tumeurs des glandes guériraient souvent sans nos applications, comme avec leur usage... »

En lisant cet article, on ne sait trop ce que l'on doit penser des applications topiques dans les maladies; car tantôt on y trouve l'énumération de leurs heureux effets, et tantôt on les voit considérées comme tout-à-fait inutiles, sans qu'en même temps Bichat nous indique dans quelles circonstances. Si c'en était le lieu, nous dirions que, dans les phlegmasies aiguës, les topiques émolliens conviennent toujours sur les parties malades ou dans leur voisinage; qu'ils sont utiles même sur l'abdomen, dans les affections des viscères de sa cavité : que, dans les phlegmasies chroniques, les topiques émolliens conviennent peu, et doivent être remplacés par des excitans qui activent la circulation ralentie par l'état d'induration et favorisent la résolution. Nous devons nous borner à indiquer ici cette distinction, d'où il est facile de déduire la raison de l'inutilité des cataplasmes sur certains engorgemens du sein, de l'aine, etc.   (F. BLANDIN.)

Anciennes éditions, T. 1, *p.* 31, *dernière ligne ;* — édition Béclard, T. 1, *p.* 122, *lig.* 10 : — « On rencontre des tumeurs stéatomateuses dans le foie, sans lésion de la sécrétion de la bile;... de même

qu'on observe chez les phthisiques d'énormes désordres dans la structure des poumons, sans lésion
notable de la respiration.

Les tumeurs du foie que Bichat désigne sous le nom de
stéatomateuses ne sont souvent autre chose que de grosses
masses tuberculeuses ; plus souvent encore elles sont formées par
de la substance encéphaloïde à divers degrés de ramollissement,
et combinée avec du tissu tuberculeux. Il arrive, en effet, que ces
tumeurs ne déterminent pas de lésion apparente dans la sécrétion
biliaire; mais les praticiens conviendront difficilement de l'intégrité
complète des fonctions de la respiration, dans la phthisie pulmonaire.   (F. Blandin.)

———————

Ancienne éditions, T. 1, *p.* 32, *lig.* 11 ; — édition Béclard, T. 1, *p.* 123, *lig.* 3.

Note sur la densité du tissu cellulaire intérieur à chaque organe.

On peut ajouter aux considérations établies par Bichat sur
le tissu cellulaire profond des organes, qu'il est de moins en
moins dense à mesure qu'il se subdivise, et qu'il forme des gaînes
plus spéciales autour des parties des organes ; de telle manière
qu'il devient muqueux et comme diffluent autour des fibres ou
des granulations élémentaires. On dirait que, dans ces lieux, le
tissu cellulaire est encore à l'état natif.   (F. Blandin.)

———————

Anciennes éditions, T. 1, *p.* 34, *lig.* 2 ; — édition Béclard, T. 1, *p.* 124, *lig.* 16 : — « Les affections des organes contenus dans le crâne peuvent
se propager à l'œil ou aux cavités nasales, par les
communications du tissu cellulaire de l'intérieur à
l'extérieur de cette cavité... »

Bichat nous paraît attribuer beaucoup trop au tissu cellulaire sous le rapport des communications morbides, surtout après l'avoir considéré d'abord comme isolant les organes sous le rapport de la vitalité. L'ardeur de l'œil, le coryza, l'épistaxis, et beaucoup d'autres symptômes des affections intérieures du crâne, me semblent dépendre plutôt de ce que l'œil, le nez, et plusieurs organes extérieurs au crâne, ont un système vasculaire étroitement lié à celui du cerveau, dont il n'est qu'un appendice, e de ce que, pour cette raison, il est impossible que le sang ne soit attiré par l'irritation cérébrale, à la fois vers l'intérieur et vers l'ex é-rieur de la tête. (F. BLANDIN.)

Anciennes éditions, T. 1, *p.* 35, *lig.* 3; — édition Béclard, T. 1, *p.* 125, *lig.* 18.

Note sur la densité du tissu cellulaire, intérieur et extérieur, à l'aponévrose occipito-frontale :

Le tissu cellulaire extérieur au crâne diffère singulièrement, sous le rapport de la densité, suivant qu'on le considère en dehors ou en dedans de l'aponévrose occipito-frontale : il est extrêmement serré dans le premier point, au niveau duquel il contient quelques vésicules adipeuses ; dans le second, il est remarquable par sa laxité et par l'absence de la graisse. (F. BLANDIN.)

Anciennes éditions, T. 1, *p.* 37, *lig.* 19; — édition Béclard, T. 1, *p.* 128, *lig.* 10 : — « A l'extérieur de l'épine, on voit en arrière beaucoup de muscles et peu de tissu cellulaire..., etc. »

Le tissu cellulaire profond des gouttières vertébrales, au dos, ne communique que difficilement avec le superficiel : l'aponévrose des muscles dentelés postérieurs, ou *aponévrose vertébrale*, forme la ligne de séparation. Aussi les abcès profonds du dos s'étendent-ils long-temps en haut et en bas, avant de soulever la peau pour s'ouvrir au dehors. (F. BLANDIN.)

Aciennes éditions, T. 1, *p.* 38, *lig.* 27; — édition Béclard, T. 1, *p.* 129, *lig.* 18 : — « On produit facilement l'emphysème du tissu cellulaire cervical, en poussant de l'air au-dessous de la plèvre d'un cadavre... »

Cet emphysème est d'abord profond , et par cela même peu sensible; mais plus tard l'air, qui avait été maintenu près de la trachée par les lames denses de l'aponévrose cervicale , franchit ces barrières et se répand plus superficiellement.   (F. Blandin.)

———

Anciennes éditions, T. 1, *p.* 39 , *lig.* 18; — édition Béclard, T. 1, *p.* 130, *lig.* 14 : — « Le tissu cellulaire pectoral communique avec l'abdominal par l'espace que laissent entre elles les fibres du diaphragme fixées à l'appendice xiphoïde... »

Bichat attache , avec raison , une grande importance à cet espace triangulaire circonscrit par l'écartement des fibres antérieures du diaphragme; mais souvent cette disposition est peu marquée, et alors on ne trouve qu'une raréfaction simple des fibres du diaphragme vers la face profonde de l'appendice xiphoïde.
(F. Blandin.)

———

Anciennes éditions, T. 1, *p.* 40, *dernière ligne ;* — édition Béclard, T. 1, *p.* 131, *lig.* 30 : — « Le tissu cellulaire abdominal communique avec celui des membres inférieurs par diverses ouvertures... »

Il n'existe qu'un point, sous l'arcade crurale, où le tissu cellulaire abdominal communique avec celui du membre pelvien : c'est au niveau de l'orifice supérieur du canal crural, le long des vaisseaux iliaques externes. En effet, l'espace circonscrit par le bord antérieur de l'os coxal et l'arcade crurale est fermé en dedans par le ligament de Gimbernat, et en dehors par l'adhérence très-forte du *fascia iliaca* avec l'arcade.   (F. Blandin.)

Anciennes éditions, T. 1, *p.* 42, *lig.* 21; — édition Béclard, T. 1, *p.* 133, *lig.* 22 : — « Divers auteurs citent des infiltrations urineuses se propageant inférieurement par l'échancrure ischiatique, etc... »

Il ne faut pas exagérer la facilité de ces communications ; l'expérience viendrait souvent nous contredire. Tout le monde connaît la gravité et la circonscription dans le péritoine, de certaines infiltrations urineuses qui arrivent quelquefois après la lithotomie, lorsque, dans cette opération, l'instrument tranchant a intéressé toute la prostate et sa gaîne fibreuse externe, ou lorsque cette dernière membrane a été déchirée par les angles irréguliers d'un calcul volumineux. L'aponévrose pelvienne (*fascia pelvia*), connue aujourd'hui de la manière la plus précise, fournit la raison de cette difficulté à l'infiltration extérieure de l'urine dans les cas cités.   (F. Blandin.)

Anciennes éditions, T. 1, *p.* 42, *dernière ligne ;* — édition Béclard, T. 1, *p.* 133, *dernière ligne.*

Ailleurs nous avons montré que le tissu cellulaire antérieur du périnée, celui qui entoure immédiatement la triple racine du pénis, ne communique que difficilement avec celui du bassin, et surtout avec le tissu cellulaire qui entoure l'anus. L'aponévrose *périnéale moyenne* (ligament périnéal, Carcassonne) forme la barrière dans la première direction ; c'est au contraire l'aponévrose *périnéale inférieure*, dans la seconde. Le même tissu cel-

lulaire communique facilement avec celui du pubis et de la paroi abdominale antérieure : telle est la raison pour laquelle, dans les
crevasses de l'urètre qui arrivent chez l'homme au-devant de la partie membraneuse, les urines se propagent en avant contre l'action de la pesanteur, détruisant par sphacèle tout le tissu cellulaire des bourses et du pubis ; tandis que la portion anale du périnée,
partie cependant plus déclive, est exempte de ces affreux désordres.

(F. BLANDIN.)

Anciennes éditions, T. 1, *p.* 49, *lig.* 24 ; — édition Béclard, T. 1, *p.* 141, *lig.* 8 : — « Je n'ai pas
vu que... la sérosité cellulaire augmente ou diminue d'une manière sensible... »

Lorsqu'il y a pléthore du système capillaire, la sérosité
devient plus abondante dans le tissu cellulaire ; elle diminue
lorsque l'on diminue la quantité du fluide circulatoire. M. Magendie a produit artificiellement ces divers phénomènes sur des
animaux, en injectant alternativement de l'eau tiède dans leurs
veines et pratiquant la phlébotomie. L'observation clinique avait
déjà montré ces faits dans les hydropisies actives et passives ; et mon
ami, le docteur Bouillaud, en prouvant que les hydropisies locales
dépendent presque toujours d'une gêne plus ou moins grande
dans la circulation veineuse locale, gêne de laquelle résulte un
véritable état de pléthore pour la partie, a fourni de nouvelles
preuves à l'appui de cette théorie. On sait enfin que la plupart des
hydropisies générales dépendent d'affections des organes centraux
de la circulation et de la respiration, circonstances qui produisent
au plus haut degré la pléthore du système capillaire. (F. BLANDIN.)

Bordeu a soutenu que la sérosité circule en quelque sorte
dans le tissu cellulaire, et que le diaphragme est son agent d'impulsion. Cette théorie peut paraître un instant ingénieuse, comme
tout ce qui est sorti de la plume de ce savant distingué ; mais, il
faut l'avouer, elle n'a pas même pour elle le mérite de la vrai-
semblance. (F. BLANDIN.)

(19)

Anciennes éditions, T. 1, *p.* 51, *lig.* 3; — édition
Béclard, T. 1, *p.* 142, *lig.* 20 : — « La graisse est
le second des fluides auxquels le tissu cellulaire
sert de réservoir... »

La graisse ne paraît pas simplement déposée dans les aréoles
du tissu cellulaire : elle a un tissu qui lui est propre, et qui renferme le fluide huileux dont elle est formée. Entrevue par Malpighi, positivement indiquée par A. de Bergen et par Morgagni,
l'existence du tissu adipeux a été particulièrement démontrée par
W. Hunter. On l'a décrite tour à tour sous les noms de *tissu celluleux*, en appelant *filamenteux* notre tissu cellulaire, de *tissu*
ou *pannicule graisseux*, de *membrane* ou *toile adipeuse*, de *tuniques* ou *vésicules adipeuses*, etc.

La disposition générale du tissu adipeux offre déjà plusieurs
particularités qui ne peuvent appartenir à la graisse. Ce fluide n
saurait avoir par lui-même de forme déterminée, et rien n'est
plus varié que la conformation extérieure du tissu graisseux. Ici
c'est une couche membraniforme plus ou moins épaisse, analogue
à celle qui existe sous la peau, où elle constitue le pannicule
graisseux. Là ce sont des masses irrégulières, telles qu'on en
trouve autour des reins, dans les orbites, dans l'épaisseur des
joues. Ailleurs, le tissu adipeux présente l'aspect de prolongemens pyriformes, pédiculés, comme cela se voit dans les appendices épiploïques, autour des artères qui se portent au péritoine,
dans les ouvertures de l'ombilic et des anneaux sus-pubiens, etc..
Dans l'épiploon, il forme des rubans aplatis ou des espèces de réseaux qui suivent le trajet des vaisseaux sanguins. Accumulé
dans certaines parties, il se présente sous la forme de tumeurs
plus ou moins volumineuses et saillantes, comme on en trouve
des exemples dans les éminences qui s'élèvent sur les fesses des
femmes houzouânasses, dans celles qui surchargent le dos des
dromadaires, des chameaux, des zébus, et la queue des mou-
tons de Barbarie.

Considéré dans son organisation intérieure, le tissu adipeux n'est
pas moins distinct de la graisse qu'il renferme. Quelles que soient

les formes diverses qu'il affecte, sa structure est partout la même. Il est divisé en pelotons arrondis, séparés les uns des autres par des sillons plus ou moins profonds, d'une forme irrégulièrement ovoïde, d'un diamètre variable depuis une ligne environ jusqu'à un demi-pouce. Leur volume diffère d'ailleurs suivant le degré de l'embonpoint, et suivant la partie que l'on examine. Chacun d'eux se compose de particules plus petites, que l'on isole facilement par la dissection. Celles-ci sont sphéroïdales, miliaires, comprimées, semblables, pour la forme, à des grains de raisin, ou bien encore aux granulations vésiculaires qui constituent la chair des oranges et des autres fruits de la famille des hespéridées. On reconnaît, à l'aide du microscope, qu'elles sont elles-mêmes l'assemblage de vésicules agglomérées offrant absolument le même aspect, si ce n'est qu'elles sont beaucoup plus petites, puisque, suivant Monro, leur diamètre serait d'un huit-centième à un six-centième de pouce. D'après Wolff, ces vésicules auraient un volume différent dans les diverses espèces d'animaux. Elles ne paraissent pas communiquer entre elles. Leurs parois sont minces et transparentes, ce qui les a fait comparer à des amas de petites perles par Monro et Clopton-Havers, qui les ont observées dans la moelle des os. Elles contiennent le fluide graisseux, dont elles laissent apercevoir la couleur jaunâtre.

Le tissu adipeux est pourvu d'un appareil vasculaire, qui a été très-bien décrit et figuré par Mascagni. Des rameaux artériels et veineux sont logés dans les sillons qui séparent les pelotons graisseux ; leurs divisions représentent, par leurs anastomoses, des réseaux capillaires qui parcourent les intervalles des petites masses ou molécules dont ils se composent ; chacune de ces molécules reçoit une artériole et une veinule qui lui forment une sorte de pédicule vasculaire ; les vésicules microscopiques elles-mêmes sont pénétrées par les ramifications les plus ténues, qui suivent d'abord leurs intervalles, leur forment aussi une espèce de pédicule, et se terminent enfin dans leurs parois. Cet ensemble de vaisseaux et de grains agglomérés a quelque ressemblance avec une grappe de raisin suspendue à son pédoncule, et dans laquelle chacun des grains qui la composent a en outre son pédicelle propre. Cette disposition est facile à observer sur un morceau de graisse pris dans un cadavre injecté, ou mieux encore dans une partie naturellement infiltrée par le sang.

Un tissu cellulaire très-délié semble exister entre les vésicules et autour d'elles. Ce tissu devient plus apparent dans les intervalles des molécules visibles à l'œil nu, qu'il réunit les unes aux autres : les pelotons qui en résultent sont rassemblés au moyen d'un tissu plus dense, presque fibreux dans certaines régions, manifestement ligamenteux à la paume des mains, à la plante des pieds, etc.

Le tissu graisseux contient sans doute des vaisseaux absorbans, mais on ignore leur disposition. Il en est de même des nerfs. Sa nature intime paraît se rapprocher beaucoup de celle du tissu cellulaire. En effet, c'est une substance molle, blanchâtre, extensible, revenant sur elle-même quand elle cesse d'être distendue, se présentant sous la forme de lames minces et demi-transparentes, ayant la plus grande analogie avec la fibre laminaire ou cellulaire. La graisse qu'il renferme vient-elle à disparaître accidentellement, les vésicules s'affaissent et se confondent avec le tissu cellulaire ambiant, sans laisser aucune trace de leur existence. Hunter assure néanmoins que, dans ce cas, le tissu cellulaire diffère par quelques-unes de ses propriétés de celui qui ne contient jamais de vésicules adipeuses ; et il attribue ces différences à la présence des vésicules vides que doit renfermer le premier.

On aurait tort de conclure des traits de ressemblance que l'on trouve entre le tissu graisseux et le cellulaire que ces deux tissus sont absolument identiques. Il est facile d'établir les caractères qui les distinguent. — 1°. Les vésicules adipeuses sont fermées de toutes parts, et leur substance n'est point perméable aux fluides qui tendent à la pénétrer, bien différente en cela de la substance aréolaire du tissu lamineux. C'est ce que prouve une foule de faits. Prenez un morceau de tissu adipeux, élevez graduellement sa température au moyen de l'eau chaude, jusqu'à ce qu'elle soit suffisante pour fondre la graisse sans altérer la structure des vésicules : la matière huileuse y restera contenue sans s'écouler au dehors. Exposez un peloton graisseux à une chaleur solaire qui fasse monter à + 40° le thermomètre centigrade, vous êtes bien sûr qu'à une telle température la graisse doit être parfaitement fluide ; cependant il ne s'en écoulera pas un atome : incisez quelques vésicules, le fluide huileux paraîtra aussitôt. On obtient encore le même résultat en comprimant entre les doigts une masse adipeuse : la graisse ne s'en échappe que quand les vé-icules sont déchirées. Dans les emphysèmes les plus étendus, dans les infiltrations séreuses les plus considérables, jamais les fluides épanchés ne pénètrent les vésicules ; la graisse reste distincte et ne se mêle point à ces fluides. S'il en était autrement, ne verrait—on pas, pendant la vie, la graisse, fluide à la température ordinaire du corps, gagner constamment les endroits les plus déclives, comme il arrive à la sérosité des hydropiques, et céder aux pressions extérieures dans les parties qui, telles que les pieds, les fesses, y sont habituellement soumises, ainsi qu'on l'observe encore dans l'œdème ?—2°. Les vésicules adipeuses ne forment pas, comme le tissu cellulaire, un tout continu : elles sont simplement contiguës entre elles. Ceci se démontre aisément par l'inspection. On le voit également dans l'anasarque : le liquide qui s'infiltre dans le tissu cellulaire interposé entre les molécules adipeuses les écartant les unes des autres, elles restent disséminées dans la sérosité qui les entoure. — 3°. Autre caractère. Partout on trouve du tissu cellulaire ; il est des parties constamment dépourvues de tissu graisseux, même dans les sujets les plus gras. Ce fait ne semble—t-il pas déjà indiquer qu'il faut, dans le tissu cellulaire, une organisation particulière pour que la graisse s'y développe ? — 4°. Enfin leurs usages sont bien différens : ceux du tissu adipeux ne sont relatifs qu'à la graisse sans cesse exhalée dans l'intérieur de ses vésicules, et reprise sans cesse par des vaisseaux absorbans ; le tissu cellulaire en a de bien plus importans, puisqu'il forme un lien commun qui réunit toutes les parties en même temps qu'il les isole les unes des autres, qu'il sert à faciliter leurs mouvemens et à entretenir l'harmonie de leurs fonctions. (BÉCLARD.)

Anciennes éditions, T. 1, *p.* 59, *lig.* 15; — édition Béclard, T. 1, *p.* 151, *lig.* 19 : — « Un degré de calorique égal à celui de notre température rendrait la graisse plus fluide qu'elle ne l'est sur le vivant... »

Cette différence n'est qu'apparente, et tient à ce que, sur le vivant, la graisse est retenue par le tissu adipeux.

(BÉCLARD.)

Anciennes éditions, T. 1, *p.* 63, *lig.* 3 ; — édition Béclard, T. 1, *p.* 155, *lig.* 15 : — « Je ne pourrais rien ajouter à ce qu'ont dit les chimistes modernes sur la nature chimique de la graisse, sur l'acide qu'elle renferme, etc... »

Les travaux récens de M. Chevreul sur les huiles fixes et sur les diverses espèces de graisse ont donné des résultats trop satisfaisans pour qu'il n'en soit pas fait mention ici. Loin d'être un principe immédiat des animaux, comme on l'a cru pendant long-temps, la graisse est composée de deux principes particuliers, non acides, désignés, d'après leur consistance, sous les noms de *stéarine* et d'*élaïne*.

La stéarine représente une masse solide, incolore, insipide, presque inodore, soluble dans l'alcool, conservant l'état solide jusqu'à la température de 138° thermomètre centigrade. L'élaïne, au contraire, est fluide à une température de 17 à 18°; elle est incolore ou jaunâtre, plus légère que l'eau, beaucoup plus soluble dans l'alcool que ne l'est la stéarine. C'est en tirant parti de cette dernière propriété que l'on sépare ces deux principes. Pour cela, on traite une certaine quantité de graisse par l'alcool bouillant : à mesure que la liqueur se refroidit, la stéarine se précipite, entraînant avec elle un peu d'élaïne ; la majeure partie de l'élaïne reste en dissolution avec un peu de stéarine. L'action du froid sur la graisse, le contact prolongé de cette substance avec du papier non collé, peuvent encore servir à démontrer l'existence de ces matériaux immédiats. Dans le premier cas, la stéarine ne tarde pas à se solidifier, tandis que l'élaïne conserve sa fluidité; dans le second, l'élaïne est absorbée par le papier, la stéarine reste à la surface.

La proportion des principes de la graisse n'est pas la même dans tous les animaux ni dans toutes les parties du même animal : de là toutes les variétés de consistance que présente celle de l'homme. Néanmoins, puisque la stéarine, même pure, n'est plus solide à un degré de chaleur égal à la température du corps, la graisse doit être au moins demi-fluide dans l'état de vie, et c'est en effet ce qu'on observe dans les opérations chirurgicales, pendant lesquelles il s'écoule souvent avec le sang quelques gouttes huileuses provenant des vésicules adipeuses entamées.

Outre l'acide particulier (acide sébacique), qui se produit pendant la distillation de la graisse, il en est deux autres qu'on obtient en la traitant convenablement par un alcali ou un oxide métallique quelconque : l'un est l'acide margarique, ainsi nommé à cause de sa couleur nacrée, l'autre l'acide oléique. Les savons, qui résultent de l'action des alcalis sur les huiles, ne sont autre chose que des sels formés par ces deux acides et par la base employée. M. Chevreul pense qu'il se passe quelque chose d'analogue dans la décomposition spontanée de la chair musculaire, lorsqu'elle a lieu sans contact de l'air; il regarde le gras des cadavres qui se produit dans cette circonstance comme une sorte de savon, qui serait le résultat de l'action de l'ammoniaque provenant de la décomposition sur la graisse contenue dans le muscle. (BÉCLARD.)

Anciennes éditions, T. 1, *p.* 66, *lig.* 13; — édition Béclard, T. 1, *p.* 153, *lig.* 31 : — « Ces idées vagues de sucs concrets, de glu non organisée, qu'on a appliquées au tissu cellulaire, n'ont aucun fondement... »

La question relative à la nature intime du tissu cellulaire

est encore loin d'être résolue, et cependant c'est une simple question de faits, comme l'observe si bien Bichat. Bordeu , Wolf, Meckel et plusieurs autres, veulent que le tissu cellulaire soit complétement inorganique ; c'est, disent-ils, une sorte de glu, ou la matière organique amorphe déposée dans les interstices des organes. Bichat , Chaussier, etc., au contraire, soutiennent l'existence des fibres et des lames cellulaires organisées. Au milieu de cette divergence extrême des opinions, il est difficile sans doute de prendre un parti ; cependant il paraît bien difficile également que les anatomistes habiles que je viens de citer, et dont j'aurais pu grossir la liste, soient complétement tombés dans l'erreur. Il existe en effet des parties du corps et des organes , où le tissu cellulaire est manifestement muqueux, inorganique, et, comme on le dit, à l'état natif : par exemple , dans les centres nerveux du système cérébro-spinal, et dans la profondeur des organes , entre leurs filamens premiers. Mais dans des points bien plus nombreux, le tissu cellulaire constitue des lames ou de simples filamens dont la disposition tombe parfaitement sous les sens. Il faudrait, par exemple, être doué du pyrrhonisme le plus absolu , pour mettre en doute la structure lamelleuse du tissu cellulaire inter – musculaire de la cuisse , du tissu sous-péritonéal de la fosse iliaque, etc. La densité , et par suite l'évidence des fibres ou des lames cellulaires , varient beaucoup ; cette densité est telle même dans certains lieux, que les anatomistes hésitent à regarder le tissu cellulaire qu'on y trouve comme appartenant au tissu qui nous occupe , et que, ne pouvant le comparer tout-à-fait aux fibres du tissu albugineux, ils ont été forcés de créer un tissu intermédiaire, le *fibro-cellulaire* , sorte d'hermaphrodite qui atteste à la fois le peu de rigueur de nos classifications et les transitions insensibles de la nature organique. On dirait que dans la structure spéciale du tissu cellulaire de l'individu parfait, la nature a voulu nous laisser des traces permanentes des diverses phases qu'il parcourt chez le fœtus, depuis cet état amorphe et inorganique qui forme la base première de tous nos organes, jusqu'à celui de ce tissu où les fibres sont devenues si palpables qu'on a jugé convenable de l'appeler *fibreux*. Quelques personnes ont allégué et allèguent encore, en faveur de l'état simplement et constamment muqueux

du tissu cellulaire , la facilité avec laquelle il est quelquefois traversé dans une grande étendue par des corps étrangers ; mais la
faiblesse d'une semblable preuve est telle qu'il est presque superflu
de chercher à la réfuter. Les corps étrangers , en effet, parcourent
le tissu cellulaire en ulcérant successivement ses lames ; et si l'on
ne trouve quelquefois aucune trace de leur passage dans le lieu
qu'ils ont occupé , cela tient seulement à ce que la cicatrisation
de leur trajet s'effectue continuellement derrière eux , à mesure
qu'ils avancent.   (F. Blandin.)

Anciennes éditions, T. 1, *p.* 74, *lig.* 7; — édition Béclard, T. 1, *p.* 167, *lig.* 4 : — « l'existence
des vaisseaux exhalans est manifeste... »

Dans l'état actuel de la science , on doit , comme nous le
dirons plus tard (en traitant du Système exhalant), singulièrement
rétrécir le système des vaisseaux exhalans , sinon même en rejeter
l'existence. On peut , en effet, très-bien rétorquer les diverses
preuves que Bichat apporte particulièrement ici en faveur des
exhalans du tissu cellulaire : 1°. L'expérience qu'il cite est simplement une manière naturelle d'injecter les plus petits vaisseaux
sanguins. 2°. Les injections artificielles montrent, il est vrai, beaucoup plus de vaisseaux que l'on n'en peut apercevoir dans l'état
ordinaire, mais ce sont toujours des vaisseaux sanguins, qui, peu
distendus par le sang dans l'état ordinaire, échappent à notre vue,
tandis que les injections les mettent dans des conditions inverses.
3'. Les transsudations cellulaires, dans les injections, peuvent
très-bien être conçues sans vaisseaux particuliers; des porosités
latérales suffisent, comme le pensait Haller : au reste, l'expression de *transsudation*, adoptée par Bichat , est remarquable , et
paraît contraire à son opinion. 4°. Il règne sur le mécanisme des
exhalations en général, et en particulier sur celles de la graisse
et de la sérosité, une obscurité encore très-grande, et de laquelle
on ne saurait arguer en faveur des vaisseaux exhalans. 5°. Enfin
de l'exhalation du sang dans le tissu cellulaire, on ne peut rien

conclure, si ce n'est que le fluide circulatoire pur a pénétré dans des cellules où l'on ne trouve ordinairement qu'une vapeur séreuse. Toute autre conclusion tirée de ces faits serait imprudente et hasardée : surtout elle devrait être bannie d'une science *où*, selon l'expression de Bichat, *l'imagination n'est rien, et où les faits sont tout.*   (F. Blandin.)

Anciennes éditions, T. 1, *p.* 76, *lig.* 9; — édition Béclard, T. 1, *p.* 169, *lig.* 11 : — « On peut considérer le système cellulaire comme l'origine principale des absorbans... »

Les divers argumens allégués ici par Bichat en faveur des vaisseaux spécialement doués de la faculté absorbante dans le tissu cellulaire, prouvent que l'absorption s'y fait d'une manière active; mais quel est son mécanisme, et quelles sont ses voies? Il ne l'établit pas. Nous le dirons ailleurs (à l'article *du Système absorbant*).   (F. Blandin.)

Anciennes éditions, T. 1, *p.* 79, *lig.* 24; — édition Béclard, T. 1, *p.* 172, *lig.* 30 : — « Le tissu cellulaire enflammé se rompt avec une très-grande facilité sur le cadavre. »

Le tissu sous-muqueux de l'intestin grêle devient aussi tellement fragile dans les entérites chroniques, que, sur le cadavre d'un individu qui a succombé à cette affection, il est facile d'attirer à soi, d'une seule pièce, et par un seul point, toute la membrane muqueuse de l'intestin, après avoir déchiré circulairement en dehors les tuniques séreuse et musculaire. Après la péritonite chronique, on peut enlever de la même manière, à la fois, les tuniques muqueuse et musculeuse accolées, comme je l'ai pratiqué plusieurs fois ; la dernière se sépare de la séreuse au moyen de la déchirure du tissu sous–péritonéal.

(F. BLANDIN).

———————

Anciennes éditions, T. 1, *p.* 81, *lig.* 10; — édition Béclard, T. 1, *p.* 174, *lig.* 18 : — « Dans l'état maladif, le tissu cellulaire peut devenir le siége des plus vives douleurs, le phlegmon en est une preuve... »

On pourrait soutenir que les douleurs du phlegmon ne naissent pas du tissu cellulaire lui–même, mais seulement des nerfs qui le traverse , nerfs dont la compression est certaine dans cet état. (F. BLANDIN.)

———————

Anciennes éditions, T. 1, *p.* 82, *lig.* 5; — édition Béclard, T. 1, *p.* 175, *lig.* 16 : — « Les fluides irritans, les acides affaiblis, les dissolutions alcalines injectées dans le tissu cellulaire, ne sont point absorbés... »

Quelque irritantes que soient les substances injectées dans le tissu cellulaire, on sait aujourd'hui que toujours elles sont absorbées, pourvu qu'elles soient liquides ou susceptibles de se dissoudre dans les fluides perspirés , sous l'influence de l'irritation qu'elles produisent. Les expériences de divers physiologistes, et notamment celles de MM. Dupuytren et Magendie, ont spécialement établi l'absorption de l'urine et de la bile injectées dans le tissu cellulaire. Ces fluides , et ceux qui sont comme eux très–irritans, détruisent immédiatement, ou par suite d'une violente inflammation, le tissu qu'ils touchent ; mais bientôt, affaiblis par leur mélange avec les fluides perspiratoires, ils deviennent moins âcres et sont complètement absorbés. (F. BLANDIN.)

Anciennes éditions, T. 1, *p.* 82, *lig.* 10 ; — édition Béclard, T. 1, *p.* 175, *lig.* 21 : — « Le tissu cellulaire jouit jusqu'à un certain point de la contractilité organique sensible... »

Quelques personnes attribuent aujourd'hui à la contraction des fibres éparses du crémaster, le resserrement du scrotum lorsqu'on le pince. Pour moi, je pense avec Bichat que ces mouvemens dépendent d'une véritable contraction du tissu cellulaire du dartos, tissu qui me paraît former, entre le cellulaire et le musculaire de la vie organique, une transition insensible : ce qui viendrait à l'appui de l'opinion de M. Blainville, qui considère la fibre musculaire comme une simple modification de la fibre cellulaire. Il est certains animaux qui n'ont pas de muscles distincts, et chez lesquels un tissu cellulaire analogue à celui du dartos produit les mouvemens de la locomotion. (F. BLANDIN.)

Anciennes éditions, T. 1, *p.* 84, *lig.* 11 ; — édition Béclard, T. 1, *p.* 177, *lig.* 25 : — « Presque toutes les infiltrations dépendent de l'influence exercée par l'organe affecté sur le tissu cellulaire... »

On sait aujourd'hui, de la manière la plus positive, que les affections du cœur et des poumons déterminent la leucophlegmatie en empêchant le dégorgement facile des systèmes capillaire et veineux des organes, et par suite en y déterminant une véritable pléthore, seule cause immédiate de l'accroissement morbide de l'exhalation cellulaire. L'explication proposée ici par Bichat serait d'ailleurs peu satisfaisante pour un esprit sévère, car il est trop évident que l'expression de *sympathique* appliquée à certains phénomènes organiques, ne peut être employée que pour exprimer l'état d'ignorance dans laquelle nous sommes relativement aux causes qui les produisent. Au reste, pour deux raisons, toutes les explications de ce genre devraient être rejetées : 1°. elles sont vagues et nulles ; 2°. elles s'opposent aux progrès de la science, en la montrant à quelques personnes plus parfaite qu'elle ne l'est réellement. (F. Blandin.)

Anciennes éditions, T. 1, *p.* 86, *lig.* 2 ; — édition Béclard, T. 1, *p.* 179, *lig.* 19 : — « Dans les maladies des yeux, un séton produit un effet qu'on ne peut obtenir d'un vésicatoire;... parce que le rapport qui existe entre le tissu cellulaire et l'œil est plus actif alors que celui qui lie ce dernier aux tégumens... »

La raison donnée par Bichat, de l'efficacité du séton à la nuque, dans l'ophthalmie, peut être citée comme exemple de la facilité avec laquelle on se laisse quelquefois abuser par le mot *sympathie.* En effet, dire que ce séton agit sympathiquement avec beaucoup d'avantage dans l'ophthalmie, c'est exprimer seulement ce fait simple : *l'observation a montré que, dans l'ophthalmie, un séton mis à la nuque a de grands avantages ;* mais ce n'est point montrer pourquoi il est plus efficace que le séton appliqué dans d'autres lieux. Bien plus, si l'on ne voit le vide de cette explication, on ne fait aucun effort pour en trouver une plus satisfaisante, et l'art reste stationnaire. (F. Blandin).

Anciennes éditions, T. 1, *p.* 94, *lig.* 19 ; — édition Béclard, T. 1, *p.* 188, *lig.* 18 : — « Dans le second temps de la cicatrisation des plaies, le tissu cellulaire s'élève en vésicules qui s'unissent et forment une membrane provisoire... »

Cette membrane provisoire, que l'on appelle aujourd'hui

membrane des bourgeons charnus, adhère par son pourtour au limbe de la plaie ; elle est douée d'une grande élasticité en vertu de laquelle elle rétrécit cette dernière, et même amène ses bords au point de contact, lorsqu'il n'y a pas eu perte de substance ; dans le cas contraire, elle se déssèche et se transforme en un véri- ta le tissu cutané nouveau, toujours cependant plus mince et plus faible que les tégumens naturels.   (F. BLANDIN.)

Anciennes éditions, T. 1, *p.* 95, *lig.* 6. — édition Béclard, T. 1, *p.* 189, *lig.* 6 : — « Lorsqu'un os est divisé, les os s'enflamment, puis se couvrent de bourgeons cellulaires... »

Les bourgeons charnus doivent être considérés comme de petits organes accidentels destinés à la sécrétion du pus seule- ment. Ils manquent toutes les fois que cette substance ne doit pas être formée. On ne les remarque pas sur les extrémités des os fracturés, lorsqu'il n'y a pas de plaie extérieure. Si, au con- traire, la fracture est compliquée de plaie, il en est autrement ; la suppuration s'établit presque toujours alors entre les os.

Mêmes pages, *lig.* 14. — « Dans la cicatrice des cartilages, la gélatine seule est exhalée; dans les muscles divisés, c'est la fibrine... »

A la suite des plaies des divers organes, les cicatrices sont toujours de la même nature, c'est-à-dire cellulaires ; et tou- jours aussi le produit inflammatoire est le même : c'est la *lymphe plastique* des auteurs; substance qui n'est que peu gélatineuse, mais qui contient beaucoup d'albumine et de fibrine. Au sur- plus, peut-être la gélatine n'est-elle jamais sécrétée dans l'écono- mie animale ; cette substance, en effet, pourrait bien n'être pas un produit immédiat de la vie, mais résulter seulement de la décoction des matières organiques. Les muscles blessés ne sécrètent pas plus de fibrine que les autres organes.   (F. Blandin.)

Anciennes éditions, T. 1, *p.* 105, *lig.* 5 ; — édition Béclard , T. 1, *p.* 199 , *lig.* 22 : — « Il y a la plus grande analogie entre l'hydropisie de la tunique vaginale et l'hydropisie enkystée du cordon... »

On sait aujourd'hui que le plus souvent le kyste qui constitue l'hydropisie enkystée du cordon est formé par une portion du péritoine ; tantôt, par le col incomplétement oblitéré de la tunique vaginale, tantôt par un sac herniaire : ce kyste enfin n'est pas produit de toutes pièces dans le tissu cellulaire. Ainsi cet exemple, choisi par Bichat , ne conviendrait plus aujourd'hui pour prouver l'analogie des kystes cellulaires avec les membranes séreuses.

(F. Blandin.)

Anciennes éditions, *même page* , *lig.* 17 ; — édition Béclard , T. 1, *p.* 200 , *lig.* 2 : — « Otez du kyste des mélicéris le fluide qui y est contenu, vous ne trouverez que peu de différence entre lui , les kystes hydropiques et les membranes séreuses.... »

Il existe des différences bien tranchées entre les kystes mélicériques, ceux des stéatômes , et les membranes séreuses. Ces kystes, en effet, sont tout-à-fait cutanés : ce sont des follicules dont le goulot s'est oblitéré , et qui , ayant continué dans cet état, leur fonction sécrétoire, se sont remplis de la matière qu'ils forment, et ont subi un accroissement morbide plus ou moins considérable.   (F. Blandin.)

Ibid. 3 lignes plus loin : — « Il y a une parfaite ressemblance entre les kystes et les membranes séreuses... »

Les kystes que l'on rencontre dans le tissu cellulaire ont quelquefois à l'intérieur une surface lisse et polie, ceux-là ressemblent en effet complétement aux membranes séreuses. Mais il en est d'autres qui ont plus de rapports avec la membrane tégumentaire générale : les uns, à surface sèche, présentent l'apparence cutanée ; les autres, rougeâtres et veloutés à l'intérieur, paraissent de nature muqueuse. (F. BLANDIN.)

Anciennes éditions, T. 1, *p.* 107, *lig.* 30 ; — édition Béclard, T. 1, *p.* 202, *lig.* 20. — « Les kystes commencent d'abord par s'y développer ; l'exhalation s'y opère plus tard... »

Vainement Bichat s'efforce-t-il de nous prouver que toujours le kyste cellulaire préexiste à la formation de l'humeur qu'il contient ; cela est vrai seulement pour quelques-uns, pour ceux des mélicéris et des athérômes, qui sont des follicules développés d'une manière morbide, pour ceux des ganglions, qui sont des bourses muqueuses, etc. Mais, dans d'autres cas, on voit évidemment le kyste se former après son fluide, tantôt par un travail inflammatoire, comme autour des épanchemens circoncrits des plèvres, autour des foyers apoplectiques, etc. ; tantôt par refoulement du tissu cellulaire, comme dans les grands abcès. Enfin, certains kystes cellulaires se développent sous l'influence de frottemens et de pressions extérieures. Les bourses muqueuses accidentelles sous-cutanées, sont de ce genre : on connait celle qui existe à l'extrémité inférieure du moignon de ceux qui ont subi depuis quelque temps l'amputation de la cuisse ; elle est produite par les frottemens répétés de l'os sur le tissu cellulaire de la cicatrice. (F. BLANDIN.)

Anciennes éditions, T. 1, *p.* 110, *lig.* 28 ; — édition Béclard, T. 1, *p.* 205, *lig.* 19 : — « De la prédominance du tissu cellulaire, résulte la rondeur des formes de l'enfant... »

Ce n'est point à la quantité de tissu cellulaire sous-cutané de l'enfant qu'il faut attribuer la rondeur de ses formes, mais à l'obésité sous-cutanée constante à cet âge. De même chez le vieillard, ou chez celui qui est depuis long-temps en proie à une affection organique profonde, la saillie des traits dépend de l'absence de la graisse, et non de la diminution du tissu cellulaire. (F. Blandin.)

———

Anciennes éditions, T. 1, *p.* 114, *lig.* 11 ; — édition Béclard, T. 1, *p.* 209, *lig.* 9 : — « On rencontre assez fréquemment des *incrustations osseuses* dans le tissu cellulaire qui sépare la matrice du rectum... »

On trouve fréquemment dans les veines utérines des concrétions, sorte de calculs appelés *phlébolithes ;* et lorsqu'on coupe le tissu cellulaire qui sépare la matrice d'avec le rectum, tissu dans lequel rampent ces veines, l'instrument est quelquefois arrêté par ces petits corps, qu'au premier abord on croit placés dans le tissu cellulaire. Serait-il possible que Bichat eût commis cette légère erreur, dans laquelle j'ai vu tomber des hommes instruits ? je le pense. (F. Blandin.)

———

Ibid.

ANATOMIE PATHOLOGIQUE DU SYSTÈME CELLULAIRE.

§ Ier. *Altérations dans les formes extérieures.*

Le volume du tissu cellulaire peut être accru par suite d'une exhalation plus abondante des fluides qu'il renferme. C'est ce qui arrive dans l'anasarque et dans l'obésité ou polysarcie. La sérosité accumulée dans l'anasarque ressemble à celle des hydropiques. Elle parcourt d'ailleurs librement le tissu cellulaire, et s'amasse en général dans les parties les plus déclives. La laxité de ce tissu dans certaines régions le dispose également à l'infiltration. Dans les œdèmes anciens, le tissu cellulaire contracte quelquefois une épaisseur très-grande; il semble qu'il se fasse une exsudation d'un fluide concrescible qui augmente sa densité en s'ajoutant aux lames qui le composent.

L'obésité ou l'accumulation de la graisse est générale ou locale : la première a été examinée à l'article de la graisse cellulaire.

Les tumeurs graisseuses, qui constituent la seconde, ont des formes très-variées; leur volume est quelquefois fort considérable; assez souvent elles sont pourvues d'un pédicule par lequel pénètrent des vaisseaux. Une couche celluleuse les revêt à l'extérieur; leur structure est celle du tissu adipeux. Les vésicules paraissent plus multipliées que dans l'état de santé, car Monro a observé que leur diamètre est le même. Ces tumeurs se développent surtout dans les parties qui contiennent beaucoup de graisse : de là la fréquence des lipômes ou tumeurs graisseuses sous-cutanées.

Outre les fluides naturellement contenus dans le tissu cellulaire, de l'air peut aussi s'y accumuler, ce qui constitue l'emphysème. Ce dernier est plus ou moins étendu. Il se développe quelquefois après la mort, dans l'apoplexie, les épanchemens urineux, etc.

Une augmentation de volume et de densité tout à la fois paraît constituer la maladie décrite sous le nom d'*endurcissement du tissu cellulaire*. On n'y trouve, en effet, qu'une épaisseur et une consistance plus grandes de ce tissu, qui cède à peine à la pression du doigt; il s'y joint communément une infiltration séreuse plus ou moins considérable. Cette affection est, comme on le sait, presque exclusive aux enfans nouveau-nés. C'est au-dessous de la peau qu'elle se montre le plus ordinairement;

on l'a vue avoir son siége dans le tissu cellulaire inter—musculaire.

L'éléphantiasis, ou mal des Barbades, est due à une altération
du même genre.

§ II. *Altérations dans l'organisation.*

L'inflammation du tissu cellulaire est très—fréquente ; elle
offre un grand nombre de variétés , particulièrement suivant le
siége qu'elle occupe.

Dans l'inflammation aiguë , dans le phlegmon proprement
dit, le tissu cellulaire est d'un rouge plus ou moins vif et comme
infiltré de sang ; la sérosité a disparu , les aréoles sont beaucoup moins perméables que dans l'état naturel : plus tard,
elles sont remplies d'une matière albumineuse concrète qui
ressemble à une espèce de gelée. Les phénomènes ultérieurs
diffèrent selon le mode de terminaison qui survient. Dans les cas
les plus ordinaires, la suppuration s'établit, le pus se creuse
une cavité qui s'agrandit continuellement , il se forme un abcès ;
ou bien il se fait une absorption de la matière albumineuse épanchée , la résolution a lieu. D'autres fois cette matière semble
s'organiser en même temps que sa consistance augmente ; elle
se confond insensiblement avec l'organe qui l'a fournie : c'est
ce qu'on observe dans la terminaison par induration. Dans la
gangrène , le tissu cellulaire mortifié donne naissance à des escarres molles , d'une couleur blanchâtre ou grisâtre ; il se réduit
en une sorte de putrilage.

L'inflammation chronique amène spécialement l'induration,
comme on le voit dans les ulcères anciens. On trouve encore assez souvent à sa suite cette sorte de fragilité dont parle Bichat.
Dans quelques cas l'inflammation est accompagnée d'ulcération
et de destruction du tissu cellulaire.

Simplement divisé par suite d'une lésion mécanique, le tissu
cellulaire se réunit assez promptement, s'il est en contact immédiat avec lui-même : c'est ce qui arrive dans le recollement des
abcès, dans la réunion des plaies par première intention , etc.
L'adhésion s'établit par l'intermède d'un fluide coagulable, qui

s'épanche, se concrète et s'organise, de manière à former un nouveau tissu pendant quelque temps plus dense que le tissu cellulaire ambiant, avec lequel il finit par se confondre.

Mis à nu par une solution de continuité avec perte de substance, le tissu cellulaire présente tous les phénomènes décrits de la formation des bourgeons charnus et de la cicatrisation. Vanhoorn a vu, dans les amputations, le tissu cellulaire graisseux disparaître d'abord à la surface de la plaie, pour être ensuite remplacé par un nouveau tissu, plus dense et plus résistant que le premier.

Les corps étrangers introduits dans le tissu cellulaire y déterminent une inflammation plus ou moins vive, la suppuration qui en résulte les entraîne peu à peu à l'extérieur, de sorte que, s'ils sont profondément situés, ils parcourent ainsi des trajets considérables. On voit alors ce tissu se rapprocher, se réunir constamment derrière le corps étranger, tandis qu'il suppure et s'ouvre au-devant de lui. Cette marche particulière de l'inflammation lui a fait donner le nom d'*inflammation éliminatoire*.

Dans quelques cas néanmoins les corps étrangers séjournent dans le tissu cellulaire sans y produire d'accidens. Il se forme autour d'eux une espèce de membrane, de kyste, qui préserve de leur contact les parties environnantes : c'est ce qui se passe dans quelques épanchemens sanguins, quand la présence du caillot ne détermine pas la formation d'un abcès. La poche qui renferme le sang, dans les anévrysmes faux consécutifs, se produit par un mécanisme analogue.

Outre les corps inertes, solides, fluides ou gazeux, qui pénètrent accidentellement dans le tissu cellulaire, on y a trouvé de véritables corps animés, des vers. Le *cysticercus cellulosa*, le *filaria medinensis* ou dragonneau proprement dit, des larves d'*œstrus*, ont été rencontrés par divers observateurs, non-seulement au-dessous de la peau, mais encore dans les interstices des muscles, dans l'épaisseur de la pie-mère, et jusque sur les os.

Divers tissus naturels de l'économie se développent accidentellement dans le système cellulaire.

Les transformations et productions osseuses ou cartilagineuses n'y sont point rares : on les observe particulièrement dans le tissu cellulaire qui existe aux environs des membranes séreuses et synoviales, quelquefois dans celui qui pénètre la substance même des organes, moins fréquemment dans le tissu cellulaire sous-cutané. La texture fibreuse se montre assez souvent aussi dans le tissu lamineux ; on en trouve des exemples dans les parois de certains kystes, dans la production des tumeurs fibreuses, etc. C'est à la transformation de ce tissu en membrane séreuse que l'on doit rapporter la production de la plupart des kystes, qui se développent à ses dépens. Le mouvement fait encore naître dans certains endroits des membranes séreuses accidentelles (*voy.* le *Système séreux*). Les abcès et les trajets fistuleux anciens sont tapissés par une membrane qui a quelque analogie avec celles que comprend le système muqueux.

Toutes ces formes si variées que peut affecter le tissu cellulaire n'ont pas lieu de nous surprendre, si nous nous rappelons que la fibre qui le constitue fait en même temps la base de la plupart des systèmes organiques.

Les dégénérations proprement dites sont très-communes dans le tissu cellulaire : plus un organe en est abondamment pourvu, plus il est exposé à ce genre d'altérations. Mais elles n'attaquent pas seulement ce tissu, quand il se trouve combiné dans les divers organes avec les autres élémens dont ils se composent : le tissu cellulaire libre qui les entoure y est également sujet ; celui-là même qui, accumulé dans certaines régions, y semble tout-à-fait isolé, n'en est point exempt. Ainsi, dans les tumeurs blanches des articulations, dans les affections cancéreuses des glandes, des viscères, le tissu lamineux est-il presque toujours confondu avec les parties malades qu'il revêt, et dégénéré comme elles. Ainsi trouve-t-on, dans les endroits où le tissu cellulaire est comme entassé, des masses squirrheuses, carcinomateuses, tuberculeuses, fongueuses, dans lesquelles ce tissu seul paraît altéré.

§ III. *Altérations dans le développement.*

Le tissu cellulaire peut lui-même se développer accidentellement : on le rencontre dans un grand nombre de productions

morbides ; plusieurs d'entre elles en sont essentiellement formées.
Il remplace les organes atrophiés ; il se produit à la surface des
plaies suppurantes, où il constitue la membrane des bourgeons
charnus. Le mécanisme de sa formation dans cette circonstance est
loin d'être parfaitement connu : dire que c'est une extension, un
prolongement du tissu cellulaire qui préexistait dans la partie,
ce n'est pas expliquer comment cette sorte d'exubérance se développe. Tout porte à croire que c'est un tissu nouveau, formé,
comme dans la réunion des plaies simples, par suite d'une exsudation de nature albumineuse ou du moins concrescible. Qu'observe-t-on en effet dans une solution de continuité qui doit se
guérir par cicatrisation ? L'hémorrhagie cesse, le sang est remplacé par un liquide séreux, la plaie se recouvre d'une couche
molle, blanchâtre, d'abord faiblement adhérente ; bientôt cette
substance, en apparence inorganique, se pénètre de vaisseaux :
elle devient plus dense, on ne la sépare plus que difficilement
des parties subjacentes, elle prend tous les caractères de la membrane des bourgeons charnus. Cette série de phénomènes n'a-t-
elle pas la plus grande analogie avec ce qui se passe à la surface
des membranes séreuses enflammées ? Ne voit-on point, dans
l'un et l'autre cas, un épanchement de lymphe concrescible,
dont le résultat est la production d'une fausse membrane, qui,
s'organisant, se change en un véritable tissu cellulaire ?

(Béclard.)

NOTES ET ADDITIONS

AU

SYSTÈME NERVEUX

DE LA VIE ANIMALE.

Anciennes éditions, T. 1, *p.* 115, *lig.* 9; — édition Béclard, T. 1, *p.* 230, *lig.* 9 : — « *Différentes acceptions du mot* ganglion... »

Le mot *ganglion* est un de ces termes que l'on voit se reproduire à chaque instant dans le langage anatomique, pour exprimer souvent des choses très-différentes : il importe par conséquent d'en fixer le sens précis.

Depuis Hippocrate on a constamment désigné par ce nom les tumeurs synoviales qui se développent sur le trajet des tendons revêtus de bourses muqueuses. Galien, le premier, l'a appliqué à certains renflemens nerveux; mais depuis les travaux de MM. Gall, Blainville, Reil et plusieurs autres, l'extension du mot *ganglion* a été singulièrement élargie : ces savans ont considéré comme un *ganglion* toute masse de substance nerveuse blanche et grise : ainsi les hémisphères cérébraux formeraient deux énormes ganglions, au-dessous desquels d'autres plus petits apparaitraient représentés par les pédoncules, les couches optiques, les corps striés, etc. Quelques personnes même ont été plus loin, en assimilant les plexus aux ganglions.

Enfin, le professeur Chaussier, faisant allusion à la différence tranchée qui sépare les glandes des *renflemens lymphatiques*, désigna ces derniers par le nom de *ganglions*, terme qu'il appliqua également, avec l'épithète de *glandiforme*, à ces amas de cryptes ou follicules qui constituent certains organes sécréteurs, la prostate, les amygdales, par exemple. (F. BLANDIN.)

———

Anciennes éditions, T. 1, *p.* 116, *lig.* 1 ; — édition Béclard, T. 1, *p.* 231, *lig.* 5 : — « C'est sur la disposition générale qu'est fondée la division des deux systèmes nerveux… »

La [division des organes nerveux en deux systèmes secondaires restera à jamais dans la science : elle est fondée sur des différences très-réelles et très-tranchées tant sous le rapport statique que sous le rapport dynamique. Mais est-il bien démontré que ces deux systèmes soient complétement séparés l'un de l'autre? que l'un ait pour centre le cerveau, et l'autre les ganglions? Je ne le pense pas. Au contraire, on est d'autant plus fondé à croire à l'unité du système nerveux, que la nature a pris soin de la démontrer elle-même, soit à l'état sain, à l'aide de la continuité qu'elle a établie entre les deux systèmes, soit pathologiquement, en nous donnant la conscience des impressions douloureuses qui s'élèvent des organes auxquels est exclusivement réservé le système nerveux organique, conscience qui suppose la transmission de cette impression vers l'axe cérébro-spinal.

Au reste, il s'en faut de beaucoup que tous les anatomistes partagent entièrement les idées de Bichat, sous le rapport qui nous occupe. M. Cuvier regarde plutôt le système nerveux comme représentant en entier un réseau immense, enlaçant tous les organes et toutes les parties, et présentant des centres multiples unis par des cordons de communication. M. Blainville le définit un amas de ganglions et de nerfs, les uns se dirigeant, par une marche excentrique, vers les organes, auxquels ils distribuent la sensibilité et le mouvement; et les autres rentrans ou centripètes, et se rendant vers une masse centrale, de manière à réunir toutes les actions particulières en actions d'ensemble, et à fonder les sympathies et la vie générale. Suivant M. Blainville, la première partie, la partie centrale du système nerveux, est représentée par la moelle épinière ; une autre est constituée par les ganglions des sens et ceux des nerfs spinaux ; une troisième comprend les ganglions viscéraux, les ganglions cardiaques, sémilunaires, etc. ; la dernière enfin embrasse le trisplanchnique, qui communique avec les ganglions viscéraux et les met en relation avec le centre commun.

(F. Blandin.)

Anciennes éditions, *ibid.*, lig. 6 ; — édition Béclard, *ibid.*, lig. 10 : — « Le système nerveux de la vie animale est exactement symétrique... »

Les idées que Bichat s'était formées *a priori* sur la symétrie parfaite de tous les organes de la vie de rapport, ont dû nécessairement lui faire croire à l'existence de la plus exacte symétrie dans le centre même des organes de relation. Il ne faut rien moins qu'une préoccupation de ce genre pour expliquer l'erreur que je vais ici relever : en effet, le sommet des hémisphères cérébraux présente, au plus haut degré, le défaut de ressemblance latérale ; les circonvolutions et les anfractruosités ne sont semblables à droite et à gauche, ni sous le rapport du nombre, ni sous celui de la direction ; en outre, on a vu souvent un des côtés de l'encéphale beaucoup plus développé que l'autre ; et au moment où il traçait ces lignes dans son immortel ouvrage d'*Anatomie générale*, Bichat était loin de se douter que l'examen de son cerveau viendrait un jour fournir des argumens contre sa loi de symétrie.

(F. Blandin.)

Anciennes éditions, T. 1, *p.* 118, *lig.* 11 ; — édition Béclard, T. 1, *p.* 233, *lig.* 16. — « Bichat a omis de parler du centre nerveux cérébro-spinal, qui prêtait cependant à des observations importantes... »

Ce sont spécialement et presque seulement les cordons du système nerveux de la vie animale que Bichat va décrire dans cet article. Toutefois, comme il l'avait d'abord remarqué lui-même, et comme chacun le sait, ce système comprend encore les masses nerveuses cérébro-spinales qui en forment le centre : aussi peut-on dire qu'ici l'*Anatomie générale* présente une lacune dans sa partie descriptive. En effet, on est réduit, en lisant ces pages, à regretter que Bichat ne se soit pas élevé à des considérations plus générales, qui auraient embrassé et les centres et les cordons du système nerveux de la vie animale ; ou bien on voudrait que la description générale des centres nerveux suivît ou précédât celle de leurs prolongemens vers les organes. Les centres nerveux de la vie animale, en effet, ne présentent-ils pas une foule de conditions communes, soit sous les rapports de la position et de la forme extérieure, soit sous ceux de la structure et du développement ? Ne voit-on pas que tous ces centres médullaires sont placés dans des cavités profondes et à base osseuse ; cavités recouvertes en dehors par des parties plus ou moins nombreuses, et par la peau ; cavités tapissées en dedans par une membrane très-dense et fibreuse, la dure-mère, qui envoie dans les interstices des diverses parties du centre encéphalo-rachidien des cloisons plus ou moins prononcées ? Ne voit-on pas que, placés au-dessus et en arrière du canal digestif, dans les animaux articulés intérieurement, ils occupent au contraire une position inverse dans les animaux articulés extérieurement ? Ne voit-on pas que la surface extérieure de ces parties est flexueuse, et plus ou moins sillonnée par des dépressions appelées *anfractuosités ;* dépressions que séparent des saillies flexueuses également, qui constituent ce qu'on nomme les *circonvolutions*, et que cette double disposition est surtout très-marquée dans le crâne ? D'une autre part, n'est-il pas à la connaissance de tout le monde que, parmi les anfractuosités de la surface extérieure des centres nerveux de la vie animale, il en existe de plus profondes que les autres ; anfractuosités tout-à-fait rentrées à l'intérieur, et qui ont été décorées du nom particulier de *ventricules,* mais qui, en réalité, ne diffèrent pas essentiellement des autres plus petites ? Qui ne connaît la membrane vasculaire, immédiatement appliquée sur toute la surface des centres nerveux, membrane appelée *pie-mère*, et dans laquelle se résolvent d'abord tous les vaisseaux qui, plus tard, doivent pénétrer la pulpe délicate de l'organe nerveux? Qui ne sait que cette membrane existe dans le canal rachidien, où seulement elle est plus dense que partout ailleurs, et qu'elle s'enfonce dans toutes les anfractuosités, même dans celles que l'on peut appeler *ventriculaires?* Qui ne connaît la membrane séreuse, si bien nommée *arachnoïde*, qui se déploie sur tous les centres nerveux sans pénétrer dans leurs anfractuosités, si ce n'est dans celle qui constitue les ventricules ; fait anatomique contesté au reste par M. Magendie? Qui ne sait que les centres nerveux de la vie animale sont formés d'une matière qui n'est point partout homogène, bien que partout formée de globules distincts ; mais que, dans certains lieux, elle est disposée en fibres continues les unes aux autres, tandis que, dans d'autres, elle forme des amas irréguliers et isolés ; que tantôt les fibres sont plus ou moins exactement parallèles à l'axe du centre nerveux, et désignées par les noms de *longitudinales* ou *divergentes*, que tantôt elles sont transversales et appelées *commissures* ou *fibres rentrantes ;* enfin que les fibres longitudinales et transversales ne forment qu'un seul et même système, comme il résulte des aperçus de Tiedemann, de Chaussier, et surtout des belles recherches de mon ami le docteur Foville? Qui ne sait que les vaisseaux de tous les centres nerveux sont soumis à cette loi en vertu de laquelle ils s'atténuent considérablement à la surface de ces organes, avant de les pénétrer? Qui ne sait enfin que, dans leur évolution, les centres nerveux passent par une foule de phases communes, et qui représentent transitoirement pour l'homme des états permanens à différens degrés de l'échelle zoologique ; de telle façon que, d'abord, ils sont constitués par une matière fluide, dans laquelle par la suite on voit progressivement se manifester une organisation et une densité de plus en plus marquées, modifications importantes qui se font dans tout ce système de bas en haut, ou de la partie coccygienne vers la partie céphalique des centres nerveux? Qui ignore que, d'abord, on voit apparaître la substance fibreuse des centres nerveux, et surtout celle qui est longitudinale ; tandis que la grise, ou non fibreuse, se forme plus tard ; et que , par conséquent, on ne peut supposer à cette dernière la propriété de produire l'autre? Qui n'a reconnu que , dans les premiers temps de leur apparition , 1° les centres nerveux sont plus symétriquement disposés ; 2° qu'ils sont formés d'une simple membrane non flexueuse à sa surface ; 3° qu'ils sont ébauchés d'abord vers la base , dans le point qui doit toucher le corps des pièces vertébrales qui les protègent ; 4° qu'ils sont d'abord réduits à une lame aplatie et collée aux corps vertébraux ; 5° que cette lame se recourbe sur ses bords , et donne naissance à une gouttière plus ou moins profonde et ouverte en arrière ; 6° que plus tard enfin , cette gouttière, presque complétement fermée, forme le principe des cavités ventriculaires , d'abord confondues , puis séparées? Enfin , ne résulte-t-il pas des travaux les plus récens sur cette intéressante matière , que le développement premier comme le perfectionnement secondaire des centres nerveux se succèdent de l'extrémité coccygienne vers l'extrémité céphalique ? Ch. Bell , Shaw , et M. Magendie n'ont-ils pas appris , comme nous le dirons bientôt, que dans les centres nerveux les parties inférieures-antérieures ont des fonctions relatives aux mouvemens généraux, que les parties supérieures-postérieures sont relatives à la sensibilité , et qu'enfin les parties latérales ont des rapports, dans certains points, avec les phénomènes respiratoires ? (F. Blandin.)

Anciennes éditions, T. 1, *p.* 119, *lig.* 10 ; — édition Béclard, T. 1, *p.* 234, *lig.* 18 : — « Le cerveau ne fournit que deux nerfs, l'olfactif et l'optique... »

Ceux qui désignent sous le nom de cerveau toute la masse nerveuse placée au-dessus des pédoncules cérébraux, sont fondés à admettre, avec Bichat, que les nerfs olfactif et optique naissent du cerveau. Mais aujourd'hui on confond avec la moelle allongée ou prolongée dans le crâne, non-seulement les pédoncules cérébraux , mais encore leur épanouissement vers les couches optiques et les corps striés ; on regarde

même ce que Bichat appelle le tronc du nerf olfactif, **comme la**
terminaison antérieure ou *ethmoïdale* de la moelle allongée.
Dans cette manière de considérer les choses, il est clair que les
nerfs olfactif et optique ne naissent pas du cerveau. Au reste,
l'analogie démontrée aujourd'hui entre les os de la base du crâne
et ceux du rachis, suppose également une analogie entre les
parties contenues dans ces cavités ; de là l'analogie reconnue
entre la moelle vertébrale et les parties du cerveau placées sur
les pièces vertébrales de la base du crâne, jusqu'à l'ethmoïde in-
clusivement ; de là l'idée que le bulbe olfactif n'est pas un nerf,
mais un prolongement de la moëlle d'où naissent les nerfs de
l'olfaction.   (F. Blandin.)

Anciennes éditions, T. 1, *p.* 121, *lig.* 10 ; — édition Béclard, T. 1, *p.* 236, *lig.* 19 : — « Quelques
physiologistes ont cru qu'il y avait entrecroisement
dans chaque paire de nerfs, non-seulement au cerveau, mais encore à la moelle épinière... »

Si, en effet, l'entrecroisement des nerfs à leur origine a
été plutôt supposé qu'aperçu, il n'en est pas de même de celui
qu'admettaient dans la moelle épinière Petit, Lieutaud, Winslow et d'autres anatomistes. Enlevez avec précaution la pie-mère
qui recouvre la queue de la moelle allongée, écartez ensuite
l'une de l'autre les éminences pyramidales antérieures, vous
verrez manifestement les filets médullaires de la droite passer à
gauche en se dirigeant obliquement vers le cerveau ; *vice versâ*,
ceux qui composent la pyramide gauche gagnent, en montant,
le côté droit. Au-dessus de cet entrecroisement en forme de
natte, les pyramides sont unies par des fibres transversales qu'il
ne faut pas confondre avec les obliques dont il s'agit ici.

Cette disposition permet d'expliquer comment les lésions qui
existent au-dessus de cet endroit, soit dans le cerveau, soit dans
la moelle allongée, déterminent la paralysie du côté opposé à
celui qu'elles affectent. Au contraire, quand la moelle de l'épine
est divisée transversalement et d'un seul côté, c'est celui-là

même qui est paralysé, comme Yelloly l'a prouvé : Galien avait déjà annoncé ce fait.

On dit avoir vu dans quelques cas la paralysie, et la lésion cérébrale qui en était la cause, occuper le même côté du corps, les mouvemens étant conservés du côté opposé. Il n'est guère possible de se rendre raison de ces faits insolites à moins d'admettre l'explication qu'en a donnée M. Gall. Cette explication est fondée sur ce que, parmi les faisceaux qui de la moelle épinière se portent au cerveau, les pyramides antérieures seules s'entrecroisent. Or, en supposant que le cerveau soit lésé dans un point où ses fibres ne se continuent pas avec celles des pyramides, le phénomène de l'entrecroisement n'aurait point lieu. Il resterait à savoir si cette exception se rencontrait dans les cas observés : c'est ce qu'on n'a pas constaté. (BÉCLARD.)

Anciennes éditions, T. 1, *p.* 122, *lig.* 26; — édition Béclard, T. 1, *p.* 238, *lig.* 6 : — « Souvent on observe des lésions de la substance cérébrale, sans altération des mouvemens au côté opposé... »

Je possède deux observations encore inédites d'hémiplégie coïncidant avec des lésions dans le côté correspondant du cerveau ; et dans les deux cas, la lésion occupait l'extrémité postérieure de l'un des hémisphères. Comme ce sont ces points vers lesquels se rendent les fibres cérébrales des éminences olivaires, éminences qui ne se croisent pas dans le bulbe supérieur de la moelle, comme le font les pyramides, il s'ensuit que l'explication de ce phénomène, en apparence contradictoire, est très-simple, et ressort naturellement de la disposition anatomique des parties. Toutefois, comme quelques personnes assurent avoir trouvé des épanchemens à la partie postérieure des hémisphères cérébraux, sans affection paralytique du côté correspondant : ce point de doctrine pathologique attend de nouveaux faits d'observation. (F. BLANDIN.)

Anciennes éditions, T. 1, *p.* 123, *lig.* 2 ; — édition Béclard, T. 1, *ibid. lig.* 14 : — « Le ne rf optique est le seul que la dure-mère n'abandonne pas pour se continuer avec le périoste... »

Le nerf optique ne fait pas complétement exception à la règle posée d'abord par Bichat. La dure-mère l'accompagne bien jusqu'à la sclérotique ; mais de plus, comme autour des autres nerfs, elle se continue avec le périoste au-delà du trou optique. Pour cela, elle se sépare en deux lames : l'une entoure le nerf jusqu'à l'œil sans se continuer avec la sclérotique, l'autre se continue distinctement avec le périoste de l'orbite. L'espace angulaire formé par la séparation de ces deux feuillets de la dure-mère, est précisément le point où se fixent la plupart des muscles orbitaires, *l'aponévrose de Zinn.*

Ce n'est pas seulement dans l'état sain qu'il m'a été donné de constater la continuité de la dure-mère avec le périoste orbitaire : je l'ai vue encore dans l'état pathologique. Un jeune enfant auquel j'ai donné des soins pour une double exophthalmie compliquée d'une affection cérébrale grave, ayant succombé, je trouvai, à l'ouverture du corps, une inflammation violente de la dure-mère et du périoste de l'orbite, inflammation qui avait produit un épanchement de matières pseudo-membraneuses entre ces membranes et les os sur lesquels elles s'appuient ; l'épanchement, très-abondant à la partie postérieure de l'orbite, avait immédiatement déterminé l'exophthalmie.

(F. Blandin.)

Anciennes éditions, T. 1, *ibid. lig.* 28 ; — édition Béclard, T 1, *p.* 239, *lig.* 10 ; — « Les deux nerfs qui viennent du cerveau sont beaucoup plus longs au dedans du crâne qu'au dehors... »

Cette proposition est vraie en ce qui touche l'olfactif, si l'on considère comme tronc de ce nerf le cordon blanc et

gris à la fois que l'on trouve dans une scissure du lobule frontal
du cerveau. Mais dans l'état actuel de la science, il n'est plus
permis d'adhérer à cette opinion : cette partie, formée à la fois
de substance blanche et de substance grise, comme les centres
nerveux, diffère d'un nerf sous tous les rapports. Les nerfs olfac-
tifs naissent seulement sur la gouttière ethmoïdale, du bulbe
olfactif, terminaison antérieure de la circonvolution cérébrale
de ce nom; et aussitôt ils traversent les trous de l'ethmoïde.

(F. Blandin.)

Anciennes éditions, T.1, *p.* 124, *lig. dern.*; — édition Béclard, T. 1, *p.* 240, *lig.* 16 : — *Note sur les
racines sensitive et motrice des nerfs.*

Tantôt les nerfs n'ont qu'une seule racine, tantôt ils en
ont deux : cette remarque est aujourd'hui tout-à-fait capitale
dans l'histoire des nerfs ; elle l'est devenue par suite de travaux
postérieurs à Bichat, travaux que nous ne pouvons passer sous silence : — Les centres nerveux céphalo-rachidiens sont constitués
de deux grandes divisions, distinctes sous le rapport dynamique
plutôt que de toute autre manière : l'une, antérieure, tient sous
sa dépendance immédiate les mouvemens qui se passent dans
l'organisme ; l'autre au contraire, étrangère à la motilité des
parties, a des relations très-intimes avec leur sensibilité. Dès lors
on conçoit que certains nerfs, comme l'optique, l'acoustique, qui
ne sont réellement que sensitifs, ne doivent avoir qu'une racine
plongée dans la colonne sensitive des centres nerveux; que
d'autres, comme les moteur oculaire commun et moteur oculaire externe, qui sont exclusivement destinés à des muscles,
doivent n'avoir qu'une seule racine liée à la colonne motrice de la
moelle ; qu'enfin d'autres nerfs plus compliqués, et tout à la
fois moteurs et sensitifs, comme les nerfs brachiaux et tous ceux
qui viennent de la moelle, doivent avoir une double origine, dans
les colonnes motrice et sensitive des centres nerveux. C'est ce que
démontre l'observation anatomique, qui est ainsi venue prêter tout
le poids de son autorité aux résultats expérimentaux et physiologi-

4

ques dont nous sommes redevables aux travaux à jamais célèbres des Shaw, des Ch. Bell et des Magendie. Ajoutons enfin, qu'il existe, suivant Ch. Bell, une classe particulière de nerfs qui, placés sur la limite des nerfs sensitifs et moteurs, sont exclusivement destinés aux actions respiratoires, et qui naissent par une seule racine des parties latérales du bulbe supérieur de la moelle.

Des recherches qui me sont propres, et qui ont trait à l'origine des nerfs rachidiens, recherches que j'ai déjà publiées ailleurs, m'ont appris que les nerfs rachidiens, qui sont, comme on le sait, pourvus de deux racines, ne sont pas tous semblables sous le rapport du volume relatif de ces deux parties; déjà M. Gall avait avancé que toujours la racine postérieure l'emporte sur l'antérieure, tandis que Béclard, au contraire, affirme que cela est vrai seulement pour les nerfs rachidiens supérieurs, mais que l'inverse a lieu en bas. Cette question était devenue importante depuis les recherches de M. Magendie, recherches qui ont appris que la racine antérieure des nerfs rachidiens est formée de cordons moteurs, et la postérieure de cordons sensitifs. J'ai trouvé que la racine postérieure est à la racine antérieure, au col : : 2 : 1 ; au dos : 1 : : 1 ; aux lombes et dans la région sacrée : : 1 $\frac{1}{2}$: 1 ; résultat que l'on aurait pu prévoir *à priori*, et tout-à-fait en rapport avec ce que l'on sait de la sensibilité comparée des régions *brachiale*, *thoraco-abdominale* et *crurale*. Au reste, pour trouver bien tranchés les rapports que je viens d'indiquer des racines des nerfs rachidiens, il faut surtout examiner comparativement un des nerfs du plexus brachial, le sixième ou septième nerf dorsal, et l'un des nerfs sacrés. Mon collègue et ami, M. Bouvier, avait auparavant démontré que dans les trous de conjugaison, et vers leur point de réunion, les deux racines des nerfs spinaux s'entrelacent, se confondent en une sorte de plexus duquel part la branche qui se distribue dans le muscle sacro-spinal et dans la peau du dos : ce fait offre une importance d'autant plus réelle, que quelques personnes, séduites par l'apparence, avaient cru que la branche dorsale dont il vient d'être question, émane seulement de la racine postérieure; et comme elle distribue la sensibilité et la motilité en arrière du rachis, elles en avaient naturellement inféré, contre l'opinion de M. Magendie , que la racine postérieure des nerfs rachidiens n'est pas exclusivement *sensitive ;* mais ici une erreur anatomique, comme la chose est souvent arrivée , avait conduit à une erreur physiologique.　　　　(F. Blandin.)

Anciennes éditions, T. 1, *p.* 129 , *lig.* 14; — édition Béclard , T. 1, *p.* 245 , *lig.* 9 : — « Il faut bien distinguer les communications des nerfs, d'avec leurs anastomoses... »

Cette distinction est rejetée généralement aujourd'hui ; Scarpa , en particulier, a montré que , dans les plexus, comme dans les anastomoses , les filets nerveux se confondent.

(Béclard.)

Anciennes éditions, T. 1, *p.* 131 , *lig.* 10 ; — édition Béclard, T. 1, *p.* 247, *lig.* 13 : — « Les divisions des nerfs surpassent en volume le tronc qui leur donne naissance... »

On observe en outre, dans les divisions des nerfs en branches, rameaux et ramuscules , que les filets vont toujours en grossissant, de sorte que l'ensemble des ramifications offre plus d'étendue que le nerf qui les fournit , que les cordons nerveux sont plus gros que le tronc dont ils se séparent : ainsi les trois branches de la cinquième paire surpassent—elles en volume le tronc qui leur donne naissance ; ainsi les extrémités nerveuses, si multipliées sur toutes les surfaces , ont—elles une étendue bien plus considérable que les troncs qu'elles terminent.

(Béclard.)

Anciennes éditions, T. 1, *p.* 132, *lig.* 23; — édition Béclard, T. 1, *p.* 249, *lig.* 8 : — « On ne peut pas dire que les cordons d'un même nerf s'anastomosent les uns avec les autres... »

De même que dans les grands plexus, comme il a déjà été remarqué, on trouve une véritable *inosculation* des gros cordons qui les constituent; de même, dans les plexus plus petits que l'on rencontre dans l'intérieur des nerfs, plexus établis entre leurs nombreux filets élémentaires, il existe une véritable fusion des parties entrelacées. Nulle part ailleurs cette disposition n'est aussi évidente que dans le nerf optique, où même elle est exagérée au point qu'une coupe faite sur ce nerf desséché après qu'il a été dépouillé de sa pulpe par la macération dans une solution alcaline, ne montre qu'une cellulosité intérieure, au milieu de laquelle on reconnaît à peine les canaux névrilématiques particuliers recouverts par le névrilème général.

(F. Blandin.)

Anciennes éditions, T. 1, *p.* 134, *lig.* 23; — édition Béclard, T. 1, *p.* 251, *lig.* 10 : — « Le tissu cellulaire contient peu de nerfs... »

Si l'on considérait comme appartenant au système cellulaire tous les nerfs qui le traversent, nul doute que l'on ne dût adopter l'opinion que ce tissu est un des plus avantageusement partagé sous ce rapport; mais, placé autour des organes comme une sorte d'atmosphère, ce tissu est traversé nécessairement par tous les nerfs qui se portent à ces organes, et ces nerfs ne lui appartiennent que par leur trajet. On s'accorde généralement à considérer maintenant le tissu cellulaire comme excessivement peu nerveux, ainsi que le fibreux qui n'en est qu'une modification fort simple. (F. Blandin.)

Anciennes éditions, *ibid.*, *lig.* 3o. — édition Béclard, *ibid.*, *lig.* 16 : — « Les tissus cartilagineux, fibro-cartilagineux, etc., sont dépourvus de nerfs... »

Les nerfs de la vie animale qui se rendraient dans les os et leur membrane médullaire, dans les cartilages et les fibro-cartilages, sont complétement inconnus. Quant à l'épiderme, à la partie cornée des poils, aux ongles, il est aujourd'hui trop clairement démontré que ces parties ne sont point vivantes et qu'elles sont simplement des produits de sécrétions particulières, pour qu'il soit besoin de dire qu'elles manquent complétement de nerfs. (F. BLANDIN.)

Anciennes éditions, *ibid.*, *lig.* 32; — édition Béclard, *ibid.*, *lig.* 19 : — « On ignore comment chaque filet nerveux se comporte à son extrémité...»

Les nerfs se terminent toujours en s'épanouissant dans la surface tégumentaire : ce sont des épanouissemens nerveux qui y forment principalement les papilles, et c'est encore la même disposition qui, plus prononcée dans certains points de la peau ou de la membrane muqueuse doués d'une sensibilité plus exquise pour servir à un sens particulier, constituent les parties essentielles de l'œil, de l'oreille, etc. Dans d'autres lieux, les nerfs, suivant quelques anatomistes, se terminent en formant des anses anastomotiques : dans les muscles, par exemple, suivant MM. Prevost et Dumas, ces anses nerveuses seraient perpendiculaires à la direction des fibres, et embrasseraient exactement le sommet des angles ou flexuosités qu'elles présentent dans l'état de contraction. (F. BLANDIN.)

Anciennes éditions, T. 1, *p.* 139, *lig.* 24 ; — édition Béclard, T. 1, *p.* 256, *lig.* 22 : — « La pie-mère est celle des membranes du cerveau qui a le plus d'analogie avec le névrilème... »

La pie-mère et le névrilème sont deux membranes essentiellement analogues : l'une et l'autre reposent immédiatement sur la pulpe nerveuse ; l'une et l'autre, membranes vasculaires du système nerveux, reçoivent d'abord les vaisseaux, qui s'y atténuent considérablement avant de pénétrer dans la partie pulpeuse ; l'une et l'autre sont intrinsèquement tissues de fibres cellulaires de densité variable, mais qui, néanmoins, ne sauraient cesser de rester analogues ; l'une et l'autre sont continues, et ne forment qu'un seul et même système, étendu aux centres et aux prolongemens nerveux. Enfin, cette membrane *nervoso — encéphalique* est à son *minimum* de densité et à son *maximum* de vascularité sur l'encéphale : tandis qu'on la voit offrir des conditions complétement inverses, à mesure qu'on la suit au—delà de ce point, sur la moelle et sur les nerfs ; jusqu'à ce qu'enfin, les cordons nerveux étant arrivés dans les organes, elle se ramollisse graduellement d'abord, puis disparaisse en s'identifiant avec le tissu cellulaire intime de la partie.   (F. BLANDIN.)

Anciennes éditions, T. 1, *p.* 140, *lig.* 17 ; — édition Béclard, T. 1, *p.* 258, *lig.* 17 : — « La pie-mère comprime pour ainsi dire la substance médullaire à laquelle elle sert de canal... »

Il paraît d'ailleurs que cet état de compression est absolument nécessaire aux fonctions nerveuses, car toutes les autres parties de ce système y sont également soumises : la masse encéphalique n'est pas pressée par la pie-mère, mais par la boîte qui lui sert de réceptacle ; la pulpe des nerfs est soumise à une pression très-évidente de la part de son névrilème,

comme on peut en juger sur chaque cordon coupé en travers,
par la saillie mamelonnée que la pulpe fait alors sur la surface
au-dessus du névrilème.   (F. BLANDIN.)

.Anciennes éditions, T 1, *p.* 144, *lig.* 25; — édition Béclard , T. 1, *p.* 262, *lig.* 1 : — « Il y a beaucoup d'analogie entre les substances médullaires
du cerveau et des nerfs... «

Pour comparer exactement la pulpe des nerfs avec la matière cérébrale, il ne faut pas oublier que cette dernière est formée de deux variétés ou substances qui ne sont pas complètement identiques : l'une, la grise, très-vasculaire, disposée en
masses séparées les unes des autres, et formée par des globules
non disposés en séries linéaires ; l'autre, la blanche, peu abondante en vaisseaux, offrant partout la disposition fibrillaire, et
constituant un seul système partout continu, comme il résulte
des recherches de M. Foville ; celle-ci apparaissant la première
chez l'embryon ; celle-là, au contraire, se dessinant en dernier
lieu. Or, c'est avec la substance blanche de l'axe cérébro-spinal
que la pulpe des nerfs offre surtout de l'analogie ; on pourrait même
dire que ces deux matières sont tout-à-fait semblables anatomiquement et physiologiquement. Quant à ce qui touche ce dernier
point, on sait, en effet, que la matière blanche des centres et
des cordons nerveux est formée de filets conducteurs du sentiment ou du mouvement.   (F. BLANDIN.)

Anciennes éditions T. 1, *p.* 149, *lig.* 4; — éd.-
.tion Béclard, T. 1, *p.* 266, *lig.* 18 : — *Analyse
chimique de la substance cérébrale.*

La substance cérébrale a été analysée par les chimistes modernes. M. Vauquelin y a trouvé, 1° deux matières grasses particulières unies à une certaine quantité de phosphore, 2° de l'eau
qui en forme les 80,00, 3° de l'albumine, 4° de l'osmazôme, 5° du

soufre, 6° des phosphates de potasse, de chaux et de magnésie, 7° des traces de muriate de soude.

Des deux matières grasses, l'une est blanche, brillante, d'une consistance molle et visqueuse. Elle se distingue de la graisse proprement dite par son apparence cristalline, par la facilité avec laquelle l'alcool la dissout, et parce qu'elle prend une couleur noire quand on la chauffe. Si on l'enflamme, on obtient pour résidu un charbon qui contient de l'acide phosphorique. Elle constitue les 4,53 de la substance du cerveau. L'autre matière grasse y est beaucoup moins abondante, et ne diffère de la précé-dente qu'en ce qu'elle a une couleur rouge, une odeur et une saveur fortes, et qu'elle est plus soluble encore dans l'alcool.

Les mêmes principes se retrouvent dans la moelle épinière : la roportion de la matière grasse y est plus grande ; il y a, au contraire, moins d'albumine, d'osmazôme et d'eau. La moelle allongée offre les mêmes différences.

C'est l'albumine qui prédomine dans les nerfs : les matières grasses blanche et rouge y sont en très-petite quantité.

(BÉCLARD.)

Anciennes éditions, T. 1, *p.* 151, *lig.* 10; — édition Béclard, T. 1, *p.* 268, *lig.* 32 : — « La sub-stance médullaire du nerf auditif ne ressemble pas à celle du trijumeau, etc... »

Il est bien établi aujourd'hui que des différences essen-tielles existent entre les nerfs et leurs divers filamens sous le rapport des fonctions, puisque les uns sont spécialement et ex-clusivement sensitifs, tandis que les autres président seulement à la motilité. Toutefois ces différences sous le point de vue dyna-mique entraînent-elles, ou plutôt sont-elles produites par des variétés de stucture, comme le suppose Bichat ? la chose est possible, mais nous sommes forcés de convenir que ce serait d'une manière hypothétique qu'on l'admettrait dans l'état actuel de la science. On voit bien, en effet, des différences entre les nerfs optique, olfactif, acoustique et trijumeau, sous le rapport anatomique, ainsi que Bichat le fait remarquer ; mais il se pourrait qu'elles fussent nécessitées seulement par les localités dans lesquelles se trouvent ces nerfs. D'abord elles paraissent porter sur le névrilème, et point sur la substance médullaire ; or, il est tout simple que cette membrane, essentiellement protectrice et isolante, offre une épaisseur et une densité plus ou moins grandes, suivant que le cordon nerveux auquel elle appartient s'éloigne plus ou moins de la boite céphalo-rachidienne, lieu dans lequel il était efficacement protégé par la cavité osseuse elle-même. Peut-être est-ce là tout le secret des différences tranchées qui séparent, sous le point de vue statique, les nerfs acoustique, olfactif et trijumeau, par exemple.

Sans doute des variétés d'organisation interne peuvent coïncider dans les nerfs avec la variété de destination ; mais rien encore ne le démontre, ainsi que nous l'avons exposé précédemment ; et dans l'impuissance où nous nous trouvons de résoudre ce problème, nous pourrions tout aussi bien nous rendre compte des faits, simplement par les différences réelles de distribution et de fusion des nerfs dans les organes.　　　　(F. BLANDIN.)

Anciennes éditions, T. 1, *p.* 152, *lig.* 22 ; — édition Béclard, T. 1, *p.* 270, *lig.* 14 : — « L'inspection prouve que la substance médullaire des nerfs optique, auditif, olfactif, n'est pas disposée par filamens.... »

La disposition fibrillaire des nerfs optique, auditif et olfactif est aujourd'hui généralement reconnue. Il suffit, pour la constater, de faire macérer leur tronc pendant quelque temps dans l'acide nitrique étendu d'eau, et de dissoudre ainsi le névrilème plus ou moins ténu qui les entoure. La substance de la moelle épinière n'est pas plus que la pulpe des nerfs *une bouillie stagnante, dans le canal de la pie-mère :* elle est formée de fibres dirigées les unes longitudinalement, les autres transversalement.

Les premières émanent, en arrière, des corps restiformes; en avant, des pyramides; sur les côtés, des olives. Les secondes, continues avec celles-ci, mais apercevables au fond des sillons médians antérieur et postérieur, forment la commissure de la moelle. Les fibres de la substance blanche du prolongement rachidien et de l'encéphale, semblables à celles de certains nerfs, sont très-serrées les unes contre les autres, et entourées d'une gaîne cellulaire très-ténue, double raison pour laquelle elles ne sont bien évidentes qu'après la préparation par l'acide nitrique indiquée précédemment. Au reste, pendant toute la vie intra-utérine, ces fibres sont bien plus distinctes.　　　(F. BLANDIN.)

Anciennes éditions, T. 1, *p.* 154, *lig.* 10; — édition Béclard, T. 1, *p.* 272, *lig.* 4 : — « Les rameaux vasculaires pénètrent de tous côtés dans l'intérieur des nerfs... »

Ces rameaux traversent presque à angle droit l'enveloppe celluleuse du nerf; chacun d'eux se divise presque aussitôt en deux rameaux secondaires, l'un ascendant, l'autre descendant, lesquels se subdivisent en s'anastomosant avec les canaux voisins (REIL). Meckel rapproche cette disposition de celle des artères du cerveau, comme pouvant servir, de même que cette dernière, à modérer l'impulsion du sang.　　　(BÉCLARD.)

Anciennes éditions, T. 1, *p.* 156, *lig.* 5; — édition Béclard, T. 1, *p.* 274, *lig.* 11. — « L'origine des nerfs ne peut être comprimée par le sang qui se porte au cerveau ou dans la moelle... »

Le nerf moteur oculaire commun fait cependant exception à la règle posée ici par Bichat : placé, à son origine, entre les artères cérébrale postérieure et cérébelleuse supérieure, il peut subir un certain degré de compression, lorsque ces vaisseaux sont dilatés d'une manière anormale par l'abord d'une grande quantité de sang. (F. Blandin.)

———

Anciennes éditions, T. 1, *p.* 157, *lig.* 21 ; — édition Béclard, T. 1, *p.* 275, *lig.* 28 ; — « Le névrilème peut avoir des usages que nous ignorons... »

La sécheresse et la densité du névrilème le rendent mauvais conducteur du fluide électrique ; aussi les partisans de l'hypothèse de l'identité des fluides nerveux et électrique, hypothèse d'ailleurs non encore complétement renversée, ont-ils considéré cette membrane surtout comme un corps isolant. (F. Blandin.)

———

Anciennes éditions, T. 1, *p.* 161, *lig.* 8 ; — édition Béclard, T. 1, *p.* 279, *ligne dernière* : — « Les nerfs ont une force de résistance considérable... »

Les nerfs jouissent d'une force de résistance considérable qu'ils doivent exclusivement à leur névrilème. Lorsque, dans une opération, un d'entre eux a été serré avec un vaisseau dans l'anse d'une ligature, il résiste beaucoup à la section, et le fil demeure long-temps dans la plaie : cette circonstance est la cause la plus commune du retard dans la chute des fils à ligature, après les opérations chirurgicales. (F. Blandin.)

———

Anciennes éditions, T. 1, *p.* 169, *lig.* 14 ; — édition Béclard, T. 1, *p.* 288, *lig.* 16 : — « Il paraît que les nerfs cérébraux sont également essentiels aux deux espèces de sensibilité animale... »

Beaucoup de vague règne encore à cet égard dans la science ; en effet, d'une part, il n'est pas possible de déterminer exactement jusqu'à quel point le nerf optique est, ou non, étranger à la sensibilité générale de l'œil, l'olfactif à celle de la pituitaire, etc.; et de l'autre les expériences de M. Magendie ont prouvé l'influence remarquable du nerf de la cinquième paire sur la sensibilité particulière de l'œil et de la pituitaire, influence qu'indiquait déjà pour l'œil cette observation faite depuis long-temps en chirurgie, que la section du nerf sus-orbitaire a quelquefois déterminé l'amaurose. Peut-être même, suivant M. Magendie, le nerf de la cinquième paire est-il essentiellement nécessaire à la sensibilité spéciale de ces appareils. Toutefois, pour décider cette dernière question, je pense qu'il faut attendre encore de nouveaux faits, recueillir de nouvelles observations.

Chez certains animaux, comme la taupe, chez lesquels le globe de l'œil est peu développé, l'influence du nerf trifacial sur les fonctions de l'œil ne peut être révoquée en doute ; car la nature paraît ne pas avoir voulu envoyer à cet organe deux nerfs distincts, comme la chose a lieu ordinairement ; la seule branche ophthalmique de Willis y remplit alors à la fois ses fonctions accoutumées et celles qui appartiennent au nerf optique, qu'elle produit. Telle est du moins, sous ce rapport, l'opinion généralement admise, opinion cependant combattue récemment par M. Geoffroy-Saint-Hilaire, qui soutient que, chez la taupe, le nerf optique s'accole dans le crâne au nerf de la cinquième paire, et qu'alors il y a seulement séparation de ces deux cordons à l'endroit où l'on a cru à la production du nerf optique par la cinquième paire, à peu près comme on voit le filet supérieur du nerf vidien s'accoler d'abord au nerf facial, puis s'en séparer plus tard pour pénétrer dans la caisse du tympan.　　　　(F. BLANDIN.)

Anciennes éditions, T. 1, *p.* 171, *lig.* 8 ;—édition Béclard, T. 1, *p.* 290, *lig.* 12 : — « Comment les impressions faites sur les organes intérieurs arrivent-elles au cerveau... »

La difficulté élevée ici par Bichat devait lui paraître grande, d'après ses idées sur la séparation absolue des systèmes nerveux organique et cérébro-spinal ; mais aujourd'hui que l'on s'accorde généralement à considérer le système nerveux comme unique, aujourd'hui que les différentes branches par lesquelles les nerfs rachidiens s'anastomosent avec le grand sympathique, sont considérées comme les origines nombreuses de ce dernier ; on conçoit parfaitement comment des organes dépourvus de nerfs de la vie animale transmettent des impressions pénibles au cerveau, sous l'influence du moindre contact.

Ce qui a jeté de l'obscurité sur les moyens de communication entre le cerveau et les organes intérieurs, sous le rapport des sensations internes, c'est la nature même et le mode d'action des nerfs appelés *sympathiques*. On verra plus tard que ces cordons, différens des nerfs cérébro-spinaux, sous le rapport statique en diffèrent bien plus encore sous les rapports fonctionnels. Dans l'état ordinaire, ils ne paraissent que peu propres à transmettre les impressions au cerveau, ou à communiquer aux organes les volitions de ce centre nerveux ; mais une irritation anormale ou pathologique vient-elle à les atteindre, alors la scène change complétement : ils deviennent des conducteurs parfaits. On dirait que leurs fonctions doivent seulement commencer lorsqu'une cause de destruction agit sur l'organisme ; et qu'alors seulement, ils préviennent le cerveau de la manière d'être des parties auxquelles ils appartiennent.　　　　(F. BLANDIN.)

Anciennes éditions, *ibid*, *lig.* 18 ; — édition Béclard, *ibid*, *lig.* 21 : — « Les muscles de la vie animale ne font presque pas éprouver de douleur, lorsqu'on coupe leur tissu sans intéresser les filets nerveux... »

On sait parfaitement aujourd'hui pourquoi les muscles, si avantageusement partagés sous le rapport du nombre et du volume des nerfs, ne sont que peu sensibles aux impressions douloureuses : c'est parce qu'ils reçoivent des nerfs qui naissent presque exclusivement de la colonne antérieure de la moelle épinière, et dans lesquels, par conséquent, les filets sensitifs l'emportent de beaucoup sur les filets moteurs.

Au reste, cette distinction des nerfs, en nerfs sensitifs et moteurs, distinction ignorée de Bichat, et reconnue aujourd'hui depuis les travaux de MM. Magendie, Ch. Bell, Shaw, etc., avait été dès long-temps entrevue par Hérophile, professeur d'anatomie dans la célèbre école d'Alexandrie, Hérophile aux leçons duquel les rois de l'Égypte ne dédaignaient pas d'assister.

(F. Blandin.)

Anciennes éditions, T. 1, *p.* 173, *lig.* 1; — édition Béclard, T. 1, *p.* 292, *lig.* 7 : — « Quelques auteurs ont admis une atmosphère nerveuse... »

L'hypothèse de l'atmosphère nerveuse doit d'autant moins être rejetée sans examen, que l'on est loin, ce me semble, d'avoir complétement démontré la différence des fluides électrique et nerveux ; et, s'il était vrai, comme beaucoup de personnes sont encore tentées de le croire aujourd'hui, que l'électricité jouât un grand rôle dans les fonctions nerveuses, il est évident qu'aux extrémités des nerfs ce fluide pourrait d'autant mieux agir à distance, que ce mode de propagation est une des conditions générales de son existence, et que les nerfs, ses conducteurs, se dépouillent de leur névrilème, véritable corps protecteur et isolant.

(F. Blandin.)

Anciennes éditions, T. 1, *p.* 174, *lig.* 18; — édition Béclard, T. 1, *p.* 293, *lig.* 26: — « Quelques auteurs ont admis l'existence d'un fluide parcourant les canaux insensibles des nerfs... »

Depuis Bichat, de nouvelles expériences ont été faites dans le but de déterminer l'existence d'un canal central dans les nerfs. On savait déjà que les nerfs sont susceptibles d'être distendus par le mercure ; plusieurs anatomistes s'étaient même servi de ce procédé pour conserver des nerfs desséchés. En 1815, Bogros, prosecteur de la Faculté de Médecine de Paris, anatomiste habile et très-versé dans l'art des préparations, crut pouvoir conclure des recherches auxquelles il s'était livré « que chacun des filets qui composent un cordon nerveux, soit que ce cordon appartienne à la vie de relation, ou qu'il dépende du grand sympathique, est creusé à son centre d'un canal perméable à l'injection..... ; que les ganglions nerveux participent à la structure canaliculée... ; que les canaux nerveux sont d stinés à la circulation d'un fluide particulier, principe du sentiment et du mouvement, fluide dont la nature nous serait encore inconnue, et dont il nous serait seulement donné de connaître les voies. » A l'appui de l'opinion de Bogros, on peut alléguer la marche rapide du mercure dans quelques cas, marche telle qu'il paraît difficile de supposer que ce métal ne s'ouvre un passage qu'en déchirant et déplaçant la substance nerveuse. Contre cette doctrine, au contraire, on peut invoquer, d'une autre part, l'opinion de M. Blainville, qui pense que, dans ces injections, il y a simple déplacement de la pulpe nerveuse ; ainsi que les travaux de MM. Breschet et Raspail, travaux desquels ces anatomistes infèrent que le mercure file le plus ordinairement dans le tissu cellulaire *sous-névrilématique*, qu'il peut aussi déplacer la substance nerveuse, ou s'insinuer dans quelques-uns des vaisseaux sanguins ou lymphatiques qui suivent les trajets des nerfs. Enfin nous devons dire que les nombreuses expériences répétées par Bogros en présence de M. Blainville, l'un des commissaires nommés par l'Académie des Sciences pour vérifier les faits avancés dans le Mémoire de ce jeune anatomiste, n'ont point confirmé les conclusions qu'il avait cru pouvoir déduire de ses précédentes recherches.   (F. BLANDIN.)

Anciennes éditions, T. 1, *p.* 176, *lig.* 6; — édition Béclard, T. 1, *p.* 295, *lig.* 16 : — « Point de tumeurs, de fongus, d'ulcérations, dans le tissu nerveux... »

Si les nerfs sont moins fréquemment que les autres organes le siége de tumeurs, de fongus, d'ulcérations, toujours est-il constant aujourd'hui qu'ils présentent quelquefois ces états morbides. *Voy.*, à la fin de ce Système, une note de Béclard.

Anciennes éditions, T. 1, *p.* 178, *lig.* 13 ; — édition Béclard, T. 1, *p.* 297, *lig.* 31 : — « La circulation capillaire est indépendante des nerfs cérébraux... »

Bichat va trop loin en affirmant que la circulation capillaire est tout-à-fait en dehors de l'influence des nerfs de la vie animale. En effet, liez ou coupez un nerf, vous produirez un refroidissement considérable de la partie dans laquelle il se rend, et, par conséquent, vous modifierez le système capillaire et les phénomènes nutritifs qui s'y passent, vous rallentirez la circulation. On sait que le meilleur moyen de faciliter le rétablissement de la circulation au-dessous de la ligature, après l'opération de l'anévrysme, c'est de lier l'artère immédiatement, sans comprendre dans l'anse du fil les nerfs qui l'accompagnent. On sait que des conditions inverses ont souvent produit la gangrène du membre, sans doute en raison de l'atonie dans laquelle se trouve jeté le système capillaire correspondant. Au reste, la plupart des raisons qu'allègue Bichat, pour établir une doctrine contraire, sont plus spécieuses que solides : la circulation, comme il le dit, a lieu dans les cartilages, dans les os, là où ne pénètrent point les nerfs de la vie animale ; mais n'est-il pas probable que c'est ce défaut d'influence des nerfs de la vie animale sur la cirlation capillaire des os et des cartilages qui imprime à celle-ci cette lenteur connue de tout le monde, lenteur qui, elle-même, est la raison du peu de vitalité de ces organes ? Au reste, en soutenant que la circulation capillaire est soumise à l'influence nerveuse, j'entends dire seulement que les nerfs lui impriment quelques modifications, sans pour cela la déterminer essentiellement. Il est clair enfin que la circulation peut être conçue, et que, par le fait, elle a lieu dans quelques points sans son intervention. De ce que l'inflammation peut survenir partout, et de ce que *là où il y a le plus de nerfs*, ce n'est pas là où *l'inflam-mation est plus commune*, comme dans les muscles, il n'en faut pas conclure que les nerfs sont étrangers à la circulation capil-laire : car les causes de la phlegmasie agissent sur les vaisseaux et non sur les nerfs ; et si la circulation capillaire normale peut être conçue sans l'influence nerveuse, la circulation capillaire anormale qui caractérise l'état inflammatoire peut l'être égale-ment : seulement, dans ce cas, elle revêt des caractères particu-liers.

(F. BLANDIN.)

Anciennes éditions, T. 1, *p.* 178, *lig.* 13 ; — édition Béclard, T. 1, *p.* 297, *lig.* 31 : — « La cir-culation capillaire est indépendante des nerfs cé-rébraux... »

S'il a été établi dans la note précédente, contradictoirement à la doctrine de Bichat, que les nerfs de la vie animale, dans les lieux où ils se rencontrent, exercent une véritable influence sur le système capillaire, il faut bien admettre aussi qu'ils ont une action semblable sur les phénomènes qui s'y passent, l'exhalation, l'absorption et la nutrition. Pour ce qui regarde l'influence nerveuse sur cette dernière, les preuves abondent : l'histoire de la plupart des atrophies des organes en fait foi. D'autre part, l'influence des nerfs sur les phénomènes d'exha-lation et d'absorption me parait ressortir de ce fait, que l'ex-halation et l'absorption de la peau sont activées par l'état de sommeil. En effet, alors le système nerveux seul a cessé son action, et ces phénomènes ont été modifiés : ne parait-il pas probable, par conséquent, que ce système nerveux maintient ces fonctions dans leur état normal, peut-être en tenant pressées plus fortement les unes contre les autres les diverses parties élé-mentaires de la membrane tégumentaire, de manière à empê-cher les fluides de marcher avec autant de facilité dans ses in-terstices ?

(F. BLANDIN.)

5

Anciennes éditions, T. 1, *p.* 185, *lig.* 20; — édition Béclard, T. 1, *p.* 305, *lig.* 7 : — « Quelquefois deux nerfs du même côté sympathisent sans appartenir au même tronc : ainsi une lésion du nerf frontal a été plusieurs fois suivie d'une cécité subite par l'affection du nerf optique... »

Qu'on ne s'y trompe pas; ici, comme partout ailleurs, le mot *sympathie* est d'un vague désespérant; il exprime seulement l'état peu avancé de nos explications physiologico-pathologiques : c'est *une inconnue* enfin qu'il faut accepter comme telle, sous peine d'erreur, et dont par là on doit prendre l'engagement de rechercher la valeur cachée. A mesure que la science marche, on voit successivement des explications naturelles et claires remplacer celles qui d'abord avaient eu pour base la complaisante sympathie. Ainsi, du temps de Bichat, il était tout simple de considérer comme une affaire de sympathie la lésion des fonctions oculaires, après les blessures du *nerf frontal;* mais aujourd'hui il en est tout autrement : les expériences de M. Magendie nous ont appris, en effet, que le nerf de la cinquième paire prend une part très-grande dans la sensibilité de la face et des organes des sens ; rien de plus simple et de plus facile à concevoir par conséquent que la lésion de la vision dans le cas supposé, puisque l'une des branches du nerf de la cinquième paire a été atteinte, et que l'altération de celle-ci a pu être ressentie par le tronc qui lui donne naissance. Ce n'est plus enfin un phénomène sympathique, puisque l'on voit une liaison nerveuse directe entre la partie d'où dérive la cause et celle où l'effet est produit.   (F. BLANDIN.)

Anciennes éditions, T. 1, *p.* 192, *lig.* 20; — édition Béclard, T. 1, *p.* 312, *lig.* 20 : — « Comment expliquer le vomissement qui survient dans le cas d'irritation de la luette... »

Bichat, qui considère le vomissement comme le simple pro-

duit de la contractilité organique sensible de l'estomac, et qui
à priori a établi que les muscles involontaires ne sont point
sous la dépendance du système nerveux de la vie animale, ne
peut concevoir le vomissement dans les cas d'irritation de la
luette : mais aujourd'hui que nous savons la part très-grande
qu'ont, dans l'acte du vomissement, les muscles des parois
abdominales supérieure et antérieure, le vomissement, dans les
cas cités, nous paraît tout aussi facile à concevoir que la toux
lorsque des mucosités irritent le larynx. Dans l'une et dans
l'autre circonstances, la partie stimulée transmet au cerveau, à
l'aide de ses nerfs, l'impression qu'elle a reçue ; et non-seulement celui-ci agit sur les muscles abdominaux ou thoraciques
avec une énergie qui toujours est en rapport avec la force de l'impression qu'il mais encore souvent il ne peut empêcher,
si ce n'est momentanément, cette réaction.   (F. BLANDIN.)

Anciennes éditions, T. 1, *p.* 195, *lig.* 23 ; — édition Béclard, T. 1, *p.* 316, *lig.* 8 : — « Les nerfs
se reproduisent-ils quand ils ont été coupés... ? »

Voy. à la fin de ce Système la note d'anatomie pathologique.

Anciennes éditions, T. 1, *p.* 198, *lig.* 11 ; —
édition Béclard, T. 1, *p.* 319, *lig.* 1 : — « On dirait qu'en créant d'abord le cœur et le cerveau,
la nature a voulu poser les fondemens de l'organisation des deux vies. . »

Le cerveau, loin de précéder dans le développement les
autres parties du système nerveux de la vie animale, est, au
contraire, le dernier sous ce rapport. De bonne heure, sans
doute, le crâne offre un grand volume, mais sa cavité n'est encore distendue que par un liquide, au sein duquel doivent apparaître les premiers linéamens d'organisation de l'encéphale,

mais dans lequel on ne saurait dire qu'il existe déjà. Au reste, dans le même temps, de toutes parts, on trouve les nerfs parfaitement dessinés hors de la boîte encéphalo-rachidienne ; bien mieux encore, à une époque plus avancée, la moelle épinière et la protubérance annulaire existent, tandis que le cerveau est rudimentaire ; il en est de même pour le cœur, comme il sera dit plus tard. (F. Blandin.)

———

Anciennes éditions, T. 1, *p.* 200, *lig.* 16 ; — édition Béclard, T. 1, *p.* 321, *lig.* 11. — « L'extrême mollesse du cerveau rend extrêmement difficile sa dissection chez le fœtus... »

A l'aide de l'alcool concentré, on donne à l'encéphale mollasse du fœtus une consistance suffisante pour l'étudier d'une manière convenable. Il suffirait, pour le prouver, de citer à cet égard les belles recherches de MM. Tiedemann et Serres. (F. Blandin.)

———

Anciennes éditions, T. 1, *p.* 203, *lig.* 1 ; — édition Béclard, T. 1, *p.* 324, *lig.* 2 : — « Le cœur manque rarement chez les fœtus acéphales... »

Ce n'est pas seulement dans ce point de ses ouvrages que Bichat émet cette idée sur la rareté de l'absence du cœur : par conséquent, c'est pour lui une croyance arrêtée, qu'il importe d'autant plus de relever qu'elle est entachée d'une inexactitude grave. On sait au contraire aujourd'hui, de la manière la plus positive, que le cœur manque fréquemment chez les fœtus acéphales ; cette absence du cœur constitue même un caractère tellement constant de l'*acéphalie*, qu'un anatomiste (Elben) a décrit les fœtus de cette classe sous le nom de *monstres sans cœur*, et que l'on cite à peine deux cas bien constatés de persistance du centre circulatoire chez les acéphales. (F. Blandin.)

Anciennes éditions, T. 1, *p.* 210, *lig.* 4; — édition Béclard, T. 1, *p.* 331, *lig.* 21 : — « Le vieillard a le cerveau extrêmement consistant... »

Il y a ici véritablement erreur : loin de prendre de la consistance chez le vieillard, les centres nerveux de la vie animale deviennent mous, et tendent en cela à revenir à l'état dan lequel ils étaient chez l'enfant. Du reste, ce n'est pas seulement sous le rapport anatomique que l'on observe ce rapprochement entre la manière d'être du système nerveux aux deux extrémités de la vie : tout le monde connaît la frappante analogie qui les rapproche encore sous les points de vue physiologique et pathologique.　　　　　　　　　　　　　　　　(F. BLANDIN.)

Anciennes éditions, T. 1, *p.* 211, *lig.* 26; — édition Béclard, T. 1, *p.* 333, *lig.* 19; — « Les nerfs éprouvent les mêmes changemens que le cerveau... »

L'encéphale et les nerfs diminuent réellement de volume chez le vieillard : Tenon et d'autres l'ont constaté pour le cerveau. Il se passe un phénomène opposé dans l'amaigrissement rapide et l'atrophie des organes, après les maladies aiguës : le système nerveux, conservant son volume, se trouve prédominant; de là l'excès d'irritabilité qui se remarque chez ces individus.　　　　　　　　　　　　　　　　(BÉCLARD.)

Anciennes éditions, T. 1, *p.* 212, *ligne dernière*; — édition Béclard, T. 1, *p.* 334, *ligne dernière* :

ANATOMIE PATHOLOGIQUE DU SYSTÈME NERVEUX DE LA VIE ANIMALE.

Le système nerveux de la vie animale offre fréquemment des imperfections, qui représentent assez bien quelques-uns des états

par lesquels passe l'organisme dans son évolution , ce qui les a fait
considérer généralement comme des arrêts de développement.
Mais sous quelle influence ce trouble a-t-il été produit ? Voilà
une question encore agitée aujourd'hui , sur laquelle il règne
beaucoup de dissidence, et que je n'entreprendrai pas de résoudre
ici : il me suffira de dire qu'une foule de causes, soit extérieures ,
soit intérieures, peuvent gêner ou empêcher le développement ,
ou bien encore détruire ce que la nature avait déjà commencé.

Les imperfections de développement du système nerveux de
la vie animale présentent deux degrés principaux, suivant qu'il
y a absence totale, ou seulement absence partielle. On rencontre
peu d'exemples du premier degré : Clarke seul en a rapporté
un très-remarquable, dans les Transactions philosophiques. Il est
très-commun, au contraire, d'observer l'absence de quelques
parties seulement du système nerveux. Dans ces circonstances,
les centres sont les points sur lesquels portent spécialement
l'imperfection, fait dont l'intelligence ressort naturellement de
ce que nous avons dit (page 262) du développement tardif de ces
centres. On conçoit, en effet, qu'un trouble, survenant même
assez tard dans le développement, peut très-bien empêcher
la formation des centres nerveux, sans avoir aucune influence
sur les nerfs, qui déjà étaient formés. Tantôt, comme dans certains anencéphales , tout l'axe cérébro-spinal manque, les nerfs
restant intacts ; tantôt l'encéphale seul n'existe pas. Dans ce dernier cas , les nerfs crâniens peuvent manquer complétement avec
la tête , comme dans l'acéphalie ; ou bien , au contraire, ils exis-
tentbi en formés, comme chez un grand nombre d'anencéphales;
enfin , dans d'autres circonstances, l'encéphale est seulement in-
complet , on rencontre quelques-unes de ses parties, surtout
celles de la base.

Presque toujours, lorsque quelques parties des centres nerveux manquent, on trouve à leur place soit un liquide que
M. Geoffroy Saint-Hilaire considère comme les parties nerveuses
rudimentaires, soit des brides cellulo-vasculaires que je crois être
les méninges plus ou moins adhérentes entre elles et confondues.

L'absence des centres nerveux ne peut être considérée comme
entraînant celle des nerfs qui leur correspondent. Les exem-

ples d'absence de tout l'axe cérébro-spinal avec persistance de tous les nerfs de la vie animale peuvent servir à établir cette opinion : la théorie contraire serait plus difficile à soutenir.

Telles sont les lésions générales de développement du système nerveux de la vie animale, les seules qui rentrent dans le cadre de l'anatomie générale.

Les diverses parties de ce système sont sujettes aux solutions de continuité comme les autres organes ; et ces lésions sont beaucoup plus graves, en raison de l'importance de ce système. Beaucoup d'anatomistes, notamment Fontana, Monro, Michaëlis, Arnemann, Cruikshank, Haighton, Meyer, etc., se sont occupés de ce sujet ; mais nul ne l'a fait avec autant de succès que Béclard : voici le résultat de ses observations.

« 1°. La division d'un nerf produite par une ligature est constamment suivie de la réunion exacte des deux bouts du nerf, et du prompt rétablissement de ses fonctions.

» 2°. La section incomplète ou la piqûre, que l'on a accusées de donner lieu, chez l'homme, à des accidens si graves, ne produisent pas ces accidens dans les animaux : la réunion du nerf et le établissement des fonctions ont lieu très-promptement.

» 3°. La section complète d'un nerf dans une partie peu mobile, comme, par exemple, le long des deux os de l'avant-bras du chien, au cou du même animal, le long de l'un des os de l'avant-bras chez l'homme, etc., est ordinairement suivie assez promptement d'une réunion exacte et du rétablissement complet des fonctions.

» 4°. Dans les parties très-mobiles, comme au voisinage d'une articulation, lorsqu'un nerf est divisé, il s'établit, outre l'écartement primitif, qui est constant, un écartement accidentel et variable suivant les mouvemens de la partie. Dans ce cas, la réunion se fait beaucoup attendre : elle est imparfaite, si même elle a lieu ; le rétablissement des fonctions est imparfait aussi, ou même tout-à-fait nul. C'est à cela qu'il faut rapporter les résultats de quelques-unes des expériences de Meyer, et la paralysie permanente que l'on dit résulter de la section du nerf radial à la partie inférieure du bras.

» 5'. Quand il y a déperdition considérable de substance d'un nerf, soit par une excision, soit dans une plaie contuse avec destruction, il reste un grand écartement entre les deux bouts du nerf, et jamais les fonctions ne se rétablissent, quel que soit le nerf affecté ; ce qui suffit pour prouver que, lorsque le rétablissement des fonctions a lieu, les anastomoses n'y sont pour rien.

» Lorsqu'un nerf a été divisé, ajoute encore Béclard, il s'établit dans les premiers jours, autour des bouts, à leur surface et dans leur intervalle, un suintement de matière organisable : le tissu cellulaire environnant est pénétré de la même matière et a perdu sa perméabilité. Dans cet état, les bouts du nerf sont simplement agglutinés entre eux et aux parties voisines ; les fonctions sont encore suspendues comme elles l'étaient immédiatement après la section ; les deux bouts du nerf qui sont gonflés, surtout le supérieur, le tissu cellulaire environnant et la matière organisable, prennent plus de consistance et deviennent très-vasculaires. Dans cet état, qui dure quelque temps, les deux bouts du nerf sont réunis par une substance organisée vasculaire; mais il n'y a pas encore communication de l'action nerveuse entre les deux bouts. Avec le temps, le tissu cellulaire environnant cesse d'être compacte et vasculaire ; la subtance interm d aire, plus ou moins longue suivant le genre de blessure et les circonstances concomitantes, diminue peu à peu de volume, de consistance et de rougeur, prend l'apparence et la texture du nerf (texture constatée par l'application que Meyer a faite de l'acide nitrique à la cicatrice nerveuse), à partir des extrémités vers le milieu de leur intervalle, et finit par en remplir les fonctions ; d'autant plus exactement et d'autant plus vite que l'écartement était nul entre les bouts, comme dans le cas de ligature, ou peu considérable, comme dans le cas de section simple ou d'une très-courte excision dans une partie peu mobile. Au contraire, quand l'écartement est considérable, la réunion est nulle, ou bien elle n'a lieu que par le tissu cellulaire, qui n'acquiert pas, à une certaine distance de l'extrémité, la structure et les propriétés nerveuses.

Le temps nécessaire pour le rétablissement complet de la structure ou des fonctions des nerfs n'est pas exactement connu. Il a été certainement exagéré par ceux qui ont avancé qu'il devait être de plusieurs années : on peut le porter à six semaines ou deux mois environ. »

La section des nerfs pneumo – gastrique et trisplanchnique réunis , comme ils le sont dans le chien , produit constamment la mort quand elle est pratiquée des deux côtés à la fois. C'est sur ces nerfs que l'on peut surtout étudier simultanément la réparation du tissu et le rétablissement des fonctions , comme l'ont prouvé les expériences de Cruikshank et de Haighton. Ces expériences , répétées par Béclard , ont en effet donné lieu aux observations suivantes :

« Les deux nerfs pneumo-gastriques ayant été coupés le même jour sur deux chiens, l'un est mort au bout de trente heures , l'autre plus de soixante-six heures après cette double section. Un autre animal, après un intervalle de neuf jours entre les deux sections , est mort dans la nuit du quatrième au cinquième jour. Chez un quatrième , la seconde section ayant été faite vingt–un jours après la première, la mort n'est survenue que le vingt-cinquième après cette seconde section. Enfin , sur un dernier animal , la seconde section n'a été pratiquée que trente–deux jours après la première , et l'animal a survécu un mois entier à cette époque , c'est-à-dire deux mois après la première section. Nous avons trouvé e premier nerf divisé complétement réuni. Ce chien a succombé à un empyème qui s'est développé dans la cavité gauche de la poitrine. Enfin Haighton a coupé le second nerf pneumo–gastrique six semaines après le premier , et l'animal a survécu dix–neuf mois , après lequel temps il fut tué.

» On a prétendu que l'action nerveuse , de même que l'action galvanique , pouvait s'établir à travers une substance autre que le tissu nerveux, comme un liquide ou du tissu cellulaire humecté ; on a prétendu aussi que l'action nerveuse pouvait s'exercer à distance , et franchir l'intervalle qui existerait entre les bouts du nerf ; on a prétendu enfin que le rétablissement des fonctions pouvait avoir lieu par des branches anastomotiques. Si c'était par l'une ou l'autre des deux premières causes que l'action nerveuse fût continuée, cette action ne devrait pas être un seul instant suspendue , et les animaux ne mourraient dans aucune des expériences citées ci–dessus. Quant au rétablissement des fonctions

nerveuses au moyen des anastomoses, il est contredit par un
grand nombre de cas dans lesquels, les nerfs ayant été coupés sur
certains sujets, et, sur d'autres, excisés ou détruits par la cautérisation, les fonctions se sont rétablies dans le premier cas, et
point dans le second. Le rétablissement par les anastomoses est
surtout démenti par une expérience qui consiste à recouper le
même jour, dans l'endroit de la réunion, les nerfs pneumo-
gastriques cicatrisés après la section pratiquée antérieurement sur
ces deux nerfs, à un intervalle convenable. L'animal, qui avait
survécu jusqu'à ce moment, meurt dans l'espace de deux jours.

.» Ce n'est donc ni par l'interposition d'une substance simplement humide entre les deux bouts du nerf divisé, ni par l'action
à distance du système nerveux, ni par les anastomoses, que s'o-
père le rétablissement des fonctions nerveuses, mais bien par une
véritable cicatrice nerveuse. L'on voit en effet les fonctions,
d'abord tout-à-fait détruites, se rétablir graduellement, et
suivre, dans leur rétablissement, tous les progrès de la réunion
organique. On ne peut nier cependant que l'action nerveuse ne
se propage à un certain degré d'une partie à l'autre d'un nerf
simplement divisé, ainsi que l'ont prouvé les expériences de
M. Ph. Wilson répétées en France par M. Vavasseur. »

Les nerfs coupés dans les amputations adhèrent par leur extrémité à la cicatrice; et un peu au-dessus, ils présentent un renflement gangliforme très-remarquable, renflement dont la
texture cellulaire et la très-grande hygrométricité permettent
d'expliquer les douleurs que les amputés ressentent pendant les
temps humides, surtout lorsque cet état atmosphérique succède
brusquement à une grande sécheresse.

Enfin les diverses parties du système nerveux de la vie animale peuvent être le siége d'une foule de maladies telles qu'inflammations, tumeurs, etc. Je me bornerai à signaler ici ces
renflemens qui se développent quelquefois sur le trajet de certains nerfs, et que l'on a mal à propos confondus, sous le nom
de *névrómes*, avec des tumeurs sous-cutanées très-douloureuses,
et dont la nature nerveuse est loin d'être démontrée. Les *névrómes* véritables, dont il est ici question, peuvent se développer
partout : j'en ai vu surtout dans le nerf pneumo-gastrique ; ils

ont en général le volume d'un gros pois et la forme un peu allongée; leur tissu est dur, grisâtre, et comme fibro-cartilagineux. Il m'a semblé qu'ils étaient formés par une sorte de végétation intérieure du névrilème. A la hauteur de ces tumeurs, les filets médullaires sont atrophiés, et le nerf est gêné dans ses fonctions.

(F. Blandin.)

NOTES ET ADDITIONS

AU

SYSTÈME NERVEUX

DE LA VIE ORGANIQUE.

Anciennes éditions, T. 1, *p.* 213, *lig.* 3 ; — édition Béclard, T. 1, *p.* 364, *lig.* 3 : — « Aucun anatomiste n'a encore considéré le système nerveux des ganglions sous le point de vue sous lequel je vais l'examiner... »

Winslow, Johnstone, Lecat, Petit et plusieurs autres physiologistes ont partagé les idées de Bichat sur les ganglions sympathiques ; mais il est juste de dire que nul n'a attaché autant d'importance à cette opinion, et surtout ne l'a soutenue avec autant de bonheur et de talent.　　　　(F. BLANDIN.)

—————

Anciennes éditions, T. 1, *p.* 214, *lig.* 23 ; — édition Béclard, T. 1, *p.* 365, *lig.* 28 : — « Les ganglions ophthalmique et sphéno-palatin ne communiquent qu'avec les nerfs cérébraux... »

Des connaissances plus minutieuses sur la disposition des filets qui émanent des ganglions ophthalmique et sphéno–palatin permettent aujourd'hui de montrer la continuité de ces ganglions avec le reste du grand sympathique. En effet, d'une part, la continuité du ganglion oculaire est établie par deux filets qu'il envoie en arrière, l'un vers le nerf nasal, l'autre vers le nerf moteur oculaire commun, filets qui s'accolent bientôt au nerf de la sixième paire, et qui plus loin vont se jeter dans le plexus caverneux, pour se réunir avec des filets ascendans du ganglion cervical supérieur; d'autre part, le ganglion sphéno-palatin, à l'aide de son rameau vidien, communique doublement, par le filet inférieur, avec les filets carotidiens du ganglion cervical supérieur; et par le filet supérieur avec le ganglion sous-maxillaire. Ce dernier rameau de communication parcourt un trajet très-compliqué : 1° il s'enfonce dans l'aqueduc de Fallope, par l'*hiatus Fallopii*; 2° il s'accole au nerf facial, dans l'aqueduc de Fallope; 3° il se détache de ce nerf pour se porter dans la caisse du tympan, sous le nom de *corde du tympan*; 4° il sort de cette cavité par la fêlure de Glazer, pour aller s'accoler au nerf lingual de la cinquième paire; 5° enfin il se sépare bientôt de ce dernier, près de la glande sous-maxillaire, pour se jeter dans le ganglion de ce nom, qu'il ramène dans la série des ganglions sympathiques. De plus à l'aide de son filet naso-palatin, le ganglion sphéno-palatin communique avec le ganglion palatin antérieur, découvert par M. Hippolyte Cloquet, ganglion qui, ainsi, n'est pas plus isolé du reste du grand sympathique que les précédens.

(F. Blandin.)

Anciennes éditions, *ibid.*, *lig.* 31; — édition Béclard, T. i. *p.* 366, *lig.* 4 : — « Dans les oiseaux, le ganglion cervical supérieur ne communique jamais avec l'inférieur... »

Cette interruption du grand sympathique des oiseaux dans la région cervicale n'est qu'apparente; on sait maintenant, en effet, et de la manière la plus positive, que l'erreur dans laquelle sont tombées plusieurs personnes à cet égard tient à ce que le nerf sympathique, à cette hauteur, est contenu chez ces animaux dans le canal vertébral : donc le filet qui, dans les mammifères, descend le long du col, n'est pas de moins chez les oiseaux, comme Bichat l'avait cru d'après l'autorité de M. Cuvier. (F. Blandin.,

Anciennes éditions, T. 1, *p.* 217, *lig.* 18 ; — édition Béclard, T. 1, *p.* 368, *lig.* 27 : — « On peut établir comme un caractère distinctif entre les deux systèmes nerveux, la symétrie de l'un, l'irrégularité de l'autre... »

Ailleurs déjà, j'ai fait remarquer que le défaut de symétrie dans les organes de la vie organique est moins prononcé que ne l'avait avancé Bichat : cela est vrai, même pour les nerfs grands sympathiques. En effet, plus on les étudie minutieusement, et plus on trouve d'analogie entre eux : toutefois, je suis loin de prétendre que leur similitude soit complète ; mais j'affirme qu'il y a entre eux moins de différence qu'on ne le croit généralement.

(F. Blandin.)

Anciennes éditions, *ibid.*, *lig.* 26. — édition Béclard, *p.* 369, *lig.* 3 : — « On ne peut regarder les nerfs des ganglions comme formant un nerf unique émané du cerveau par une origine quelconque... »

Le grand sympathique a toujours été, pour les anatomistes, un sujet de discussions. Haller, Zinn, Scarpa, Legallois, ont soutenu qu'il dépendait du cerveau et de la moelle, ainsi que les autres nerfs ; et que, de même que ces derniers, il ne faisait que transmettre une influence qu'il recevait de ces parties. Beaucoup d'autres physiologistes pensent au contraire que ce nerf est isolé, par sa disposition comme par son action, du reste du système nerveux. Authenrieth le fait bien sortir du système nerveux général ; mais il suppose qu'à mesure que ses filets traversent les ganglions, ils sont de moins en moins soumis à l'action cérébrale. Suivant Reil, le grand sympathique n'a que des filets de communication et point d'origine, mais il jouit d'une propriété *demi-conductrice*. Gall en a fait, comme Bichat, une multitude de systèmes isolés, ce qui tient à la manière dont il a considéré en général le système nerveux. Enfin J.-F. Meckel admet une sorte d'opinion mixte, suivant laquelle le grand sympathique, quoique isolé, dépendrait pourtant jusqu'à un certain point des organes centraux.

Il serait superflu de détailler ici les raisons alléguées pour ou contre toutes ces opinions; nous nous contenterons d'indiquer les principales. Et d'abord rien n'empêche d'appeler points d'origine, dans le nerf grand sympathique, les points de communication de ce nerf avec la moelle et le cerveau, si l'on se souvient de ce que l'on doit entendre par *origines* dans le système nerveux : ce sont les extrémités centrales des nerfs, celles qui sont les plus voisines des centres nerveux. Tout ce qui a été dit plus haut pour prouver qu'ici les ganglions sont ces centres, montre seulement qu'il y a de grandes différences d'organisation entre le grand sympathique et les autres nerfs. Il est également indifférent de considérer comme un seul nerf cette série de ganglions et de cordons intermédiaires, ou bien d'en faire autant de parties isolées et réunies par des anastomoses. Mais ce qui ne l'est pas, c'est de savoir si réellement ce système est indépendant du cérébral, ou si, comme le prétendait Legallois, c'est au contraire de ce dernier qu'il tire toute son influence. On connaît les expériences de ce physiologiste sur des animaux auxquels il enlevait le cerveau et qu'il faisait vivre ensuite à l'aide d'une respiration artificielle. La destruction de la moelle épinière entraînait constamment la mort par la cessation subite des battemens du cœur. Quand la moelle n'était détruite qu'en partie, les battemens étaient seulement affaiblis, la section des membres ne donnait point de sang, mais la vie persistait encore. Legallois en conclut, 1° que le cœur recevait le principe de son action de tous les points de la moelle par l'intermède du grand sympathique : 2° que l'intégrité de la moelle était indispensable aux fonctions de ce dernier. Mais on a vu des fœtus monstrueux naître sans moelle, et pourtant ils avaient vécu dans le sein de leur mère. M. Ph. Wilson, ayant répété les expériences que nous venons de citer, a trouvé que les battemens ne cessaient pas aussitôt après que la moelle avait été détachée; et qu'ils dispa-

raissaient plus vite quand on la déchirait violemment que lorsqu'on l'enlevait avec précaution. Les animaux soumis à ces expériences résistent aussi en général d'autant plus qu'ils sont
plus jeunes. Enfin, sur plusieurs poissons, sur des carpes en
particulier, M. Clift a vu les battemens du cœur continuer malgré la lésion de la moelle. Il faut donc avoir égard, dans les
conclusions que l'on peut tirer de ces sortes d'expériences, à
l'âge et à l'espèce d'animal. On peut appliquer à la moelle,
sous ce dernier rapport, ce qui a été dit précédemment du
cerveau ; savoir, que dans les animaux inférieurs les centres
sont beaucoup moins nécessaires à l'action du reste du système
nerveux. Leur moindre importance chez ces animaux s'accorde
avec leur développement moindre. De même, chez l'homme et
les animaux supérieurs, le grand sympathique dépend d'autant
moins du cerveau et de la moelle, que ces parties sont elles-
mêmes moins développées, qu'en un mot l'individu est plus
jeune. C'est ainsi, et non d'une manière absolue, qu'on doit résoudre la question que nous nous sommes proposée. (BÉCLARD.)

Anciennes éditions, T. 1, *p.* 219, *lig.* 8; — édition Béclard, T. 1, *p.* 370 : — « On trouve des
ganglions isolés dans diverses parties... »

J'ai dit plus haut qu'il n'y a pas de ganglions isolés du
reste du grand sympathique; tous ont entre eux des communications aujourd'hui bien connues.   (F. BLANDIN.)

Anciennes éditions, T. 1, *p.* 222, *lig.* 21, et *p.* 224,
lig. 20; — édition Béclard, T. 1, *p.* 374, et *p.* 376.
— « Scarpa considère les ganglions comme résultant d'un épanouissement des filets nerveux,
et admet une matière particulière qui sépare ces
filets... »

On a répété de nos jours les observations faites par Scarpa.

Les ganglions se composent, comme cet anatomiste l'avait démontré, de deux substances très-différentes, déjà indiquées par
Winslow.

1o. Il est presque toujours facile de suivre dans les ganglions
les filets nerveux qui en émanent ; ces filets y conservent leur
forme cylindrique, leur couleur blanchâtre, et se distinguent
aisément de la substance non médullaire dans laquelle ils sont,
pour ainsi dire, plongés. Il suffit souvent, suivant la remarque
de Haase, de couper un ganglion pour apercevoir une foule de
petits points blancs, qui ne sont autre chose que les extrémités
des filets nerveux divisés. Ces filets s'anastomosent fréquemment
entre eux. Dans les ganglions placés sur le trajet d'un seul nerf, leur
direction est parallèle à celle du nerf lui-même : lorsqu'au contraire plusieurs nerfs se réunissent pour former un ganglion, elle
n'a plus rien de constant ; on voit les filets médullaires s'entre-
lacer dans tous les sens, et établir de cette manière des communications nombreuses entre ces nerfs. De là vient que les ganglions
de la première espèce sont allongés et ordinairement ovoïdes,
tandis que ceux de la seconde ont une forme bien plus irrégulière.

2o. La substance particulière des ganglions est molle, pulpeuse,
comme albumineuse ou gélatineuse, d'un gris rougeâtre, quelquefois jaunâtre, logée dans les aréoles d'un tissu cellulaire très-
délié. On l'isole avec plus ou moins de facilité des filets nerveux
qu'elle entoure. Cette séparation ne se fait qu'avec difficulté dans
les ganglions du grand sympathique ; les filets médullaires y sont
très-mous et comme diffluens à leur circonférence, de sorte que
leurs couches extérieures se confondent avec la matière grise pulpeuse dont il s'agit. Les plexus n'offrent rien de semblable à cette
substance : c'est ce qui les distingue essentiellement des ganglions.

On a pensé que la substance grise des ganglions était identique
avec celle du cerveau, que l'une et l'autre avaient pour usage de
renforcer la substance blanche des fibres nerveuses. Si l'on examine comparativement un ganglion dépouillé de tissu cellulaire et
une portion de cerveau dans laquelle la substance grise prédomine,
on verra que rien n'autorise ce rapprochement. Sans parler de

6

leur aspect si dissemblable, des caractères physiques qui les distinguent, la manière dont ils se comportent avec les divers réactifs établit des différences bien tranchées entre ces deux tissus. C'est un fait déjà reconnu par Bichat. Les expériences de **Wutzer** ne laissent rien à désirer à ce sujet: voici un extrait du tableau comparatif qu'il a donné des propriétés chimiques de ces deux substances, dans son Traité *de Gangliorum Usu et Fabricâ*.

Traitées à froid par l'acide nitrique concentré,

L'une, fournie par les ganglions cervicaux ou semilunaires, pris chez l'adulte, dépouillés de leur tissu cellulaire et lavés à l'eau distillée, éprouve les phénomènes suivans : 1° elle se racornit; 2° au bout de huit jours, le racornissement persiste, la matière noircit, et donne, si on l'agite et qu'on la laisse ensuite déposer, un précipité friable, dans lequel on démêle encore çà et là une apparence de structure; 3° au bout d'un temps plus long, la putréfaction la rend diffluente, mais sans exhaler d'odeur autre que celle de l'acide.

L'autre, prise dans des parties du cerveau ou du cervelet formées aux trois quarts ou à peu près de substance grise, 1° s'endurcit sans se racornir; 2° diminue un peu, et prend la consistance du caséum ; donne, après avoir été mêlée à la liqueur par l'agitation, des flocons albumineux jaunâtres qui surnagent ; 3° l'odeur de sa dissolution a quelque chose de semblable à celle de l'huile rance.

Par ce même acide bouillant,

Le ganglion se dissout : seulement la liqueur est un peu trouble; par le refroidissement il se forme un léger précipité ; une petite quantité de la matière vient à la surface.

La substance cérébrale ne se dissout qu'en partie ; une certaine quantité surnage la liqueur; la dissolution conserve sa transparence après le refroidissement, quoiqu'on y distingue une infinité de particules médullaires en suspension.

Par une dissolution de potasse caustique à froid,

Le premier se ramollit un peu; ses filamens blancs disparaissent; sa dissolution est lente et imparfaite.

La seconde se dissout plus aisément; $\frac{1}{10}$ de la matière surnage le liquide, et ne se mêle point avec lui.

Par une dissolution de potasse caustique bouillante,

Pour l'un, quelques filamens restent insolubles ; le refroidissement est suivi d'un dépôt formé par des globules d'un rouge foncé ;

Pour l'autre, la dissolution est presque complète; par le refroidissement, la surface du liquide se recouvre de flocons d'un blanc jaunâtre.

Par l'alcool bouillant, { La substance du ganglion se resserre, puis se dissout aux deux tiers ; la liqueur est trouble.

La matière cérébrale s'endurcit et éprouve ensuite divers changemens observés par M. Vauquelin : on en retire de l'albumine.

Enfin, différens réactifs qui n'ont point d'action isolément sur la dissolution acide de ces substances, donnent des précipités quand on les emploie réunis : la dissolution alcaline offre le même phénomène quand on la traite par l'acide muriatique, puis par la noix de galle. Ces précipités fournissent de nouveaux caractères par les différences qu'ils présentent dans leurs propriétés, suivant qu'ils appartiennent à la substance du ganglion ou à la cérébrale.

Sans doute il resterait à faire une bonne analyse des ganglions pour connaître au juste la différence qui existe entre leur sub stance et celle du cerveau ; mais ces données suffisent pour prouver que cette différence est réelle.

Suivant Scarpa, la substance propre des ganglions serait remplacée par de la graisse chez les sujets très-gras : il paraît que cela n'est pas constant. Lorsque l'embonpoint était le plus considérable, on a seulement trouvé quelques vésicules adipeuses sous la membrane propre des ganglions (Wutzer). On conçoit que si la graisse venait à s'y accumuler, elle comprimerait la matière grise, et pourrait la faire disparaître en tout ou en partie.

(BÈCLARD.)

Anciennes éditions, T. 1, *p.* 227, *lig.* 23 ; — édition Béclard, T. 1, *p.* 381 : — « Nous ignorons les maladies qui ont leur siége dans les ganglions... »

Les ganglions ont été récemment étudiés par plusieurs médecins, sous le rapport morbide : Lobstein a observé, en particulier, l'inflammation des ganglions semi-lunaires dans des cas de douleurs névralgiques abdominales, de tétanos et de coqueluche ; Authenrieth, aussi dans la coqueluche, a noté l'inflammation des nerfs vagues, sympathiques et cardiaques; Duncan, enfin, a rencontré une hypertrophie remarquable de la portion abdominale du nerf sympathique chez un homme affecté de diabétès.   (F. BLANDIN.)

Anciennes éditions, T. 1, *p.* 232; — édition Béclard, T. 1, *p.* 385 : — « *Des diverses espèces de ganglions...* »

La plupart des anatomistes admettent avec Scarpa des ganglions simples (ce sont les vertébraux), et des ganglions composés. Wutzer divise les ganglions en trois espèces, suivant qu'ils appartiennent aux nerfs cérébraux, aux nerfs spinaux, aux nerfs de la vie organique. Weber, auteur d'une très-bonne dissertation sur le nerf grand sympathique, distingue des ganglions d'origine et des ganglions d'accroissement, d'après les usages différens qu'il leur attribue. M. Ribes établit 1° des ganglions spinaux, 2° des ganglions latéraux, 3° des ganglions médians.   (BÉCLARD.)

Anciennes éditions, T. 1, *p.* 241, *lig.* 1; — édition Béclard, T. 1, *p.* 393 : — « Les filets grisâtres et mollasses qui se voient en nombre prodigieux dans les plexus ont-ils un névrilème, une substance médullaire?... »

Tous les nerfs de la vie organique me paraissent avoir la même texture intérieure ; quelques-uns seulement, comme le grand splanchnique, ont un névrilème très-épais, qui leur communique la couleur blanche ; les autres, au contraire, à peine enveloppés d'une membrane très-fine, offre en dehors une teinte grise très-apparente. Tous ces nerfs enfin, ont en petit la texture de leurs ganglions : ce sont des amas de petits filets blancs recouverts d'une écorce grise constituée par un tissu cellulaire très-dense.   (F. BLANDIN.)

Anciennes éditions, T. 1, *p.* 242, *lig.* 31; — édition Béclard, T. 1, *p.* 395 : — « Nous ignorons les usages auxquels les ganglions sont destinés... »

On peut ranger en deux classes les opinions des physiologistes sur les usages des ganglions.

Les uns leur en attribuent de purement mécaniques, comme de faciliter la distribution des nerfs, d'opérer le mélange intime des filets nerveux, de favoriser leur réunion ; leur séparation, etc. Meckel l'Ancien, Zinn, Scarpa sont de ce nombre.

Les autres leur accordent des fonctions d'un ordre plus relevé, essentiellement vitales, et pensent qu'ils sont destinés à modérer, à détruire même l'influence réciproque du cerveau et des nerfs. Ils expliquent par là comment les organes de la vie intérieure sont jusqu'à un certain point indépendans de l'action cérébrale, comment le cerveau à son tour perçoit à peine les impressions portées sur ces organes ou sur leurs nerfs. En un mot, les deux vies ne différeraient plus que par la différence de leurs systèmes nerveux.

Cette idée, obscurément énoncée dans les écrits de Willis, de F. Petit, de Bianchi, appartient véritablement à Johnstone; la plupart des physiologistes modernes l'ont adoptée. Il faut convenir qu'elle s'accorde assez bien avec ce que nous savons de la structure des ganglions, et que rien ne semble plus capable de briser la force nerveuse que ces entrelacemens médullaires entourés d'une substance tout-à-fait différente de celle des nerfs. On se demande néanmoins pourquoi certaines impressions sont transmises malgré l'obstacle que leur opposent les ganglions; pourquoi les ganglions vertébraux ne remplissent point, à l'égard des parties qui en reçoivent leurs nerfs, les mêmes usages que les ganglions de la vie organique. On a répondu à la première objection en disant que les ganglions sont des conducteurs imparfaits, qu'ils isolent assez pour arrêter la transmission des impressions ordinaires, mais qu'ils sont traversés par des impressions trop vives. Wutzer a vu l'action de la pile sur les ganglions lombaires causer des douleurs vives, accompagnées de mouvemens convulsifs, tandis qu'une irritation moindre ne produisait rien de semblable. Quant à la seconde objection, on ne peut guère la combattre qu'en invoquant les différences de structure qu'offrent les ganglions des nerfs spinaux comparés à ceux du grand sympathique, différences qui en doivent amener d'autres dans les fonctions.

Concentrer la force nerveuse, la renfoncer, la répartir uniformément sur tous les appareils de la vie organique et concourir ainsi à la régularité de leur action, tels sont encore les usages communément attribués au système qui nous occupe. Il est difficile d'assigner ceux des ganglions que présentent les branches postérieures des nerfs de la moelle.   (F. BÉCLARD.)

Anciennes éditions, T. 1, *p.* 244, *ligne derntère*, — édition Béclard, T. 1, *p.* 397, *ligne dernière :* — « Si les ganglions n'étaient pas les centres de fonctions importantes, seraient-ils si invariables dans l'organisation animale ?... »

Il est assez difficile de déterminer à quelle partie du système nerveux appartiennent les organes de ce genre que l'on rencontre dans les dernières classes d'animaux. Les vers, les insectes, ont des renflemens isolés, réunis par des cordons nerveux qui s'en séparent sous la forme de rayons. Dans les mollusques, tout le système consiste en de gros nerfs contournés autour de l'œsophage et en un renflement annulaire qui embrasse ce conduit. Blumenbach, M. Cuvier, M. Gall, J.-F. Meckel admettent que ces parties répondent à la moelle épinière des animaux vertébrés. Si l'on en croit au contraire Riel et plusieurs autres, c'est le grand sympathique qu'elle représentent. Walter, de Landshut, assimile aux nerfs de la huitième paire les cordons nerveux des mollusques, en comparant à la moelle ceux des insectes et des vers. Weber prend les ganglions des nerfs vertébraux pour terme de comparaison. Mais aucune ne saurait être exacte; il y a trop de différence de structure, de distribution, de fonctions, entre les systèmes nerveux imparfaits et ceux des animaux supérieurs. Celle qui semble le plus approcher de la vérité est celle de Walter pour les nerfs des molusques, qui en effet ressemblent beaucoup aux nerfs de la huitième paire.

Par la même raison, on ne peut guère donner le nom de *ganglions* à ces renflemens, ou plutôt à ces amas irréguliers, encore peu connus par leur nature, qui paraissent remplacer dans les animaux inférieurs les organes centraux dont sont dépourvus ces derniers. C'est pourtant sur ce rapprochement qu'est fondée en grande partie l'opinion de ceux qui prétendent que le cerveau et la moelle sont des assemblages de ganglions : la preuve en est, disent-ils, que ces ganglions sont isolés dans les animaux inférieurs. Nous ne reviendrons pas sur cette opinion, que contredisent des faits déjà exposés dans l'organisation, le développement, etc., du système nerveux. M. Serres pense, comme Weber, que les ganglions isolés des animaux inférieurs répondent aux ganglions vertébraux.

Dans les animaux qui, tels que l'homme, ont une moelle renfermée dans un canal osseux, le système des ganglions n'est pas à beaucoup près développé au même degré. 1o. Eu égard à la grandeur totale du corps, ce système a d'autant plus d'étendue que l'animal est plus élevé dans l'échelle des êtres, par conséquent que son organisation est plus parfaite. La huitième paire diminue, au contraire, dans la même proportion. 2o. Son développement est toujours proportionné à celui de la moelle, si on compare l'un et l'autre, sous ce rapport, à tout le corps en général et non au cerveau seulement. 3o. Le grand sympathique suit encore le canal alimentaire dans son développement. 4o. Enfin il est également lié sous ce rapport au système vasculaire.   (BÉCLARD.)

NOTES ET ADDITIONS

AU

SYSTÈME VASCULAIRE

A SANG ROUGE.

Anciennes éditions, T. II, *p.* 245, *lig.* 20 ; — édition Béclard, T. II, *p.* 2, *lig.* 4 : — « Je divise la circulation en deux : l'un est la circulation du sang rouge, l'autre celle du sang noir... «

Il est impossible de contester l'importance, sous certains rapports, de la distinction des deux circulations adoptée par Bichat : toutefois, on doit convenir que cette manière d'envisager les choses offre aussi quelques inconvéniens, inconvéniens grands selon moi, sous le rapport physiologique ; mais plus grands encore sous le point de vue anatomique : aussi, en anatomie générale, ne connaît-on plus aujourd'hui, que par les ouvrages de Bichat, les dénominations de *systèmes vasculaires à sang rouge* et *noir*.

On peut aussi reprocher à Bichat quelques omissions importantes. Avant d'entrer dans l'examen particulier de l'une des grandes divisions du système vasculaire, Bichat aurait pu, s'élevant à des idées plus générales, montrer les analogies frappantes qui rapprochent tous les canaux circulatoires, sous les rapports des formes extérieures et intérieures et de la disposition relative, et sous ceux de la structure, du développement embryonnaire, etc. Sous ce dernier point de vue surtout les vaisseaux offrent des conditions très-remarquables et fort curieuses à bien connaître, qui ont échappé à Bichat, et que l'on a mieux étudiées depuis lui. On sait, en effet, que les vaisseaux se présentent d'abord sous l'apparence de petites vésicules incolores, arrondies et séparées les unes des autres ; que plus tard ces vésicules s'allongent, deviennent rameuses et se réunissent entre elles, ce qui donne naissance à un réseau très-compliqué ; que ces vaisseaux rudimentaires n'ont point d'abord de parois véritables, ou n'en ont que d'incolores, et que le sang ne les pénètre pas dans les premiers momens de leur apparition au sein des organes. Le développement des vaisseaux est une des parties les plus curieuses de l'*organogénésie*. On peut l'observer, non-seulement pendant la période embryonnaire de la vie, mais aussi après la naissance, dans les cicatrices, ou dans ces productions pseudo-membraneuses dont un des plus curieux caractères est sans contredit celui de leur organisation spontanée et de leur greffement, si l'on peut s'exprimer ainsi, sur la surface qui leur a donné naissance, à peu près comme on voit l'œuf, chez les animaux vivipares, se greffer dans un point des voies génitales de la femelle. Dans l'état actuel de la science, il me paraît impossible de ne pas admettre une véritable production vasculaire dans les cicatrices et les pseudo-membranes que j'ai citées. Quant à l'opinion professée par plusieurs savans distingués, que dans ces circonstances il n'y a pas réellement génération vasculaire, mais seulement prolongement, ou végétation de vaisseaux voisins, il est clair que cette objection ne s'adresse qu'au mode de génération, mais nullement, comme le croient quelques personnes, à la génération elle-même, qui par là reste avouée. Au reste, pour décider la question, je renvoie complétement à l'observation ; et je rappelle que d'une part des caillots ont été trouvés à demi organisés dans l'intérieur des vaisseaux, et que de l'autre des vaisseaux bien évidens, pleins même d'un fluide sanguin, ont été aperçus dans des pseudo-membranes trouvées tout-à-fait libres dans des cavités séreuses. Je conserve une production de ce genre, injectée au mercure par Bogros, qui l'avait rencontrée dans l'abdomen.　　　　　　(F. Blandin.)

Anciennes éditions, T. ii, *p.* 256, *lig.* 18 ; — édi-

tion Béclard , T. II, *p.* 13, *lig.* 21 : — « On a exagéré sans doute la médecine humorale, mais elle a
des fondemens réels... »

Ceux qui arguent des opinions de Bichat pour établir en
médecine le solidisme exclusif, n'ont certainement point consulté
ce passage de l'*Anatomie générale*. Ce n'est point le seul, au
reste, dans lequel ce physiologiste profond cite des faits en
faveur d'une doctrine, autrefois généralement professée, que
de nos jours on avait presque complétement rejetée dans l'oubli, et qui reparait aujourd'hui plus pure, plus vraie, et moins
exclusive que jamais.   (F. BLANDIN.)

———

Anciennes éditions, T. II, *p.* 251, *lig.* 8 ; — édition Béclard, T. II, *p.* 18, *lig.* 15 : — « L'aorte se
divise en deux portions, l'une ascendante, l'autre
descendante... »

La division de l'aorte en deux branches, l'une ascendante
et l'autre descendante, est normale chez la plupart des animaux
mammifères : mais chez l'homme, cette disposition constitue une
variété ; aussi est-ce par un véritable oubli que Bichat a laissé le
contraire se glisser ici.   (F. BLANDIN.)

———

Anciennes éditions, T. II, *p.* 262, *lig.* 22 ; — édition Béclard, T. I, *p.* 20, *lig.* 2 : — « En se di-
visant, les artères forment entre elles des angles
très-variables... »

Il ne faut pas toujours juger de l'angle d'origine des vaisseaux, et des artères en particulier, par la direction relative au
tronc générateur que présentent à quelque distance de leur origine quelques-uns d'entre eux. Certaines branches, en effet, nées
sous un angle extrêmement aigu, restent pendant quelque temps

accolées au tronc qui les a produites , et marchent d'abord presque parallèlement à lui , tandis qu'après un très-court trajet
elles se relèvent sous des angles beaucoup plus ouverts. Plusieurs
intercostales fournissent des exemples de cette disposition , dont
on conçoit l'importance pour la circulation.

(F. BLANDIN.)

Anciennes éditions, T. ii, *p.* 265, *lig.* 18; — édition Béclard, T. i, *p.* 23, *lig.* 4 : — « Les artères
sont recouvertes presque partout par une épaisseur
de parties qui les met à l'abri des lésions extérieures... »

(1) De plus, les artères sont presque partout situées dans le sens de
la flexion des articulations. Ainsi l'aorte est-elle placée dans presque
tout son trajet au-devant de la colonne vertébrale. Ainsi les carotides, à la partie antérieure du cou, les iliaques au-devant du bassin,
les sous-clavières en dedans de l'épaule , occupent-elles toutes le
côté vers lequel les mouvemens sont le plus étendus. Cela devient
encore plus marqué dans les membres. On voit, aux inférieurs, l'artère crurale d'abord située en avant de l'articulation ilio-fémorale,
c'est-à-dire dans le sens de la flexion de cette articulation, se
contourner en dedans et en arrière à sa partie inférieure, et
conserver le même rapport avec l'articulation du genou. Le pied
semble d'abord faire exception; mais cette exception n'est qu'apparente , ce qu'on appelle *extension* dans cette partie étant réellement le sens de la flexion, si on la compare à la main ; c'est
d'ailleurs le sens du mouvement le plus étendu. Au reste , c'est
dans l'anatomie descriptive qu'il faut voir jusqu'à quel point
tout, aux environs d'une artère , s'accorde pour la protéger efficacement contre les lésions qui pourraient altérer sa structure.
La disposition qui nous occupe concourt évidemment à ce but,
comme l'a très-bien vu Sœmmering. Sans elle, les artères seraient à chaque instant exposées à des tiraillemens qui, en les
allongeant outre mesure, auraient le double inconvénient de
gêner la circulation du sang dans leur intérieur, et de produire

dans leur tissu, d'ailleurs peu extensible, des ruptures inévitables. Cette situation des artères a encore un autre avantage : il en résulte que, dans la flexion, elles deviennent beaucoup moins accessibles aux atteintes extérieures ; ce qui, en divers endroits, remédie jusqu'à un certain point à leur position superficielle.

Dans les intervalles des articulations, les artères des membres occupent en général leur côté interne, moins en butte que les autres à l'action des puissances extérieures, surtout lorsque le membre est porté dans l'adduction. (Béclard.)

Anciennes éditions, T. ii, *p.* 266, *lig.* 25 ; — édition Béclard, T. ii, *p.* 24, *lig.* 7 : — « On croit faussement que les nombreuses courbures de la carotide interne sont nécessaires pour que le choc du sang ne produise point de dérangement dans la substance délicate du cerveau... »

On ne saurait assurément refuser une destination toute particulière aux courbures multipliées des artères cérébrales avant leur entrée dans le crâne ; et, bien plus, il est difficile de soutenir avec Bichat que cette disposition ne soit en rapport avec la modération du choc du sang artériel sur la pulpe délicate des centres nerveux. Au reste, comme on le verra plus bas, cette idée de Bichat est une conséquence de sa manière de voir, relativement à l'influence générale des flexuosités vasculaires dans la circulation, manière de voir très-contestable, à mon avis. On peut apporter en preuve du rallentissement causé dans la circulation cérébrale par les courbures des artères carotides et vertébrales, plusieurs faits empruntés à l'anatomie des animaux : par exemple, 1° l'augmentation de ces courbures dans les animaux qui marchent sur quatre pieds, augmentation nécessitée par la position souvent déclive de la tête, et par l'abord plus rapide du sang, qui en serait la conséquence ; 2° cette décomposition et recomposition de l'artère carotide, qui existe chez la plupart des animaux carnassiers, et qui constitue le *rete mirabile* des auteurs.

(F. Blandin.)

Anciennes éditions, T. ɪɪ, *p.* 267, *lig.* 27; — édition Béclard, T. ɪɪ, *p.* 25, *lig.* 15 : — « Les flexuosités des artères diminuent-elles la rapidité de la circulation?... »

A toutes ces raisons alléguées par Bichat pour établir que les courbures des artères ne retardent pas le cours du sang dans ces vaisseaux , on n'a qu'une seule objection à faire , mais elle est capitale. Comment Bichat s'assurait-il que, dans les diverses conditions, indiquées l'impulsion du sang n'était pas ralentie ? Il ne le dit pas clairement. Avait-il un instrument , un véritable *hémodynamomètre* , à l'aide duquel il pût estimer la vélocité du sang au-dessous et au-dessus des courbures? Non. Aujourd'hui nous ne sommes plus dans la même impuissance : mon ami, le docteur Poiseuille , a imaginé ce mensurateur , dont je parlerai plus tard ; il est arrivé, sous le rapport de l'estimation de la puissance circulatoire du sang au-dessus et au-dessous des courbures artérielles , à des résultats positifs ; et il a montré toute l'erreur de l'opinion de Bichat à cet égard. Au reste , je me hâte de le dire, M. Magendie avait déjà combattu avec beaucoup d'avantage cette partie de la doctrine de ce grand maître. Et en effet, est-il possible , en théorie , de concevoir que le sang qui produit la locomotion des artères au niveau des courbures artérielles , ne dépense pas une certaine somme de la force qui le meut , pour produire ce résultat?   (F. Blandin.)

Anciennes éditions, T. ɪɪ, *p.* 249, *lig.* 28; — édition Béclard, T. ɪɪ, *p.* 27, *lig.* 19 : — « Le choc imprimé au sang par le cœur se propage subitement et non par une progression successive... »

Qu'importe que ce soit par une progression brusque ou successive que soit transmis dans les artères le choc communiqué par le cœur? il reste toujours ce fait , que le sang reçoit l'impression, et qu'il fait effort, dans certains points , pour imprimer un mouvement au tube dans lequel il est contenu ; et qu'enfin à ce dernier effort est employée une certaine partie de la force imprimée au sang par le cœur, force qui infailliblement doit en être d'autant diminuée. (F. BLANDIN.)

———

Anciennes éditions, T. ii, *p.* 270, *lig.* 11 ; — édition Béclard, T. ii, *p.* 28, *lig.* 31 : — « Dans les fractures de la mâchoire inférieure, les flexuosités de l'artère maxillaire préviennent sa rupture...»

Bichat avance théoriquement que, dans les fractures de la mâchoire inférieure, l'artère maxillaire reste intacte, ce qui tient, dit-il, à ses flexuosités dans le canal dentaire. D'abord, je ferai observer qu'une seule fois où il m'a été donné d'examiner les lésions produites par une fracture de l'os maxillaire inférieur, j'ai trouvé une rupture de l'artère en question. En second lieu, je crois qu'il doit en être le plus souvent ainsi : 1o parce que l'artère dentaire inférieure ne forme que peu de flexuosités dans le canal dentaire ; 2° parce que, dans beaucoup de fractures de la mâchoire inférieure, le déplacement est considérable ; 3o parce que l'artère dentaire inférieure adhère aux parois du canal de ce nom. (F. BLANDIN.)

———

Anciennes éditions, T. ii, *p.* 271, *lig.* 22 ; — édition Béclard, T. ii, *p.* 29, *lig.* 22 : — Les artères présentent plusieurs modes d'anastomoses... »

A ces trois modes d'anastomoses décrits par Bichat, il faut ajouter ceux dans lesquels les artères forment, par leur jonction, des cercles ou des polygônes, comme on le voit pour les artères iriennes, d'une part, et pour celles de la base du cerveau, de l'autre. (F. BLANDIN.)

———

Anciennes éditions, T. ii, *p.* 272, *lig.* 30 ; — édition Béclard, T. ii, *p.* 30, *lig.* 32 : — « Après l'oblitération ou la ligature d'une artère, on voit la circulation continuer dans la partie par les branches collatérales... »

Les nombreuses communications collatérales des artères dans les diverses régions du corps sont aujourd'hui connues de la manière la plus précise ; et ces données n'ont pas peu contribué aux progrès récens de la chirurgie, relativement à la ligature des principales artères. Toutefois, bien que des voies soient ouvertes de toutes parts pour le rétablissement de la circulation vers la partie inférieure du membre, lorsque l'on a étreint le principal vaisseau vecteur de cette partie, cependant ce rétablissement s'accompagne de phénomènes spéciaux qu'il importe d'indiquer en peu de mots. Sans parler des vaisseaux de nouvelle formation qui paraissent s'organiser entre les bouts supérieur et inférieur de l'artère liée, et de manière à établir entre eux une continuité curieuse, vaisseaux qui ont été signalés par le docteur Parry, on sait encore qu'aussitôt que la circulation est interrompue dans une artère principale, le sang ne pouvant parvenir au-dessous par la voie des seules artères collatérales ordinaires, reflue latéralement en partie par le système capillaire, qui éprouve momentanément un surcroît d'action et de vie manifesté par des sécrétions et une calorification plus actives ; mais que plus tard, les voies collatérales de premier ordre se dilatant, suffisent au rétablissement de la circulation, et qu'alors constamment le système capillaire rentre dans ses conditions normales. (F. Blandin.)

Anciennes éditions, T. ii, *p.* 273, *lig.* 24 ; — édition Béclard, T. ii, *p.* 31, *lig.* 26 : — « Dans les gros troncs, le sang est spécialement influencé par le cœur ; il l'est exclusivement par les parois vasculaires dans les capillaires. »

La preuve anticipée que Bichat allègue ici en faveur de la nullité de l'action du cœur sur la circulation dans les petites artères, preuve qu'il déduit de ce fait que la circulation, ralentie dans les vaisseaux, avait besoin des nombreuses anastomoses de ceux-ci pour ne pas être tout-à-fait interrompue, n'est pas à l'abri de sérieuses objections. Ainsi, sans rien préjuger sur la question à laquelle elle se rapporte, et qui sera débattue plus tard, je dis que l'on peut facilement concevoir le ralentissement de la circulation, vers la fin de l'arbre artériel, sans appeler à son secours la cessation de l'influence du cœur : l'augmentation progressive de la capacité des artères des troncs vers les branches, et la multiplication dans le même sens des frottemens, suffisent pour cet effet. Enfin n'est-il pas de toute évidence, que, si ces causes étaient les seules du ralentissement du cours du sang dans les petits vaisseaux, les anastomoses seraient encore d'autant plus nécessaires que l'on approcherait plus du système capillaire.

(F. Blandin.)

Anciennes éditions, T. ii, *p.* 274, *lig.* 18 ; — édition Béclard, T. ii, *p.* 32, *lig.* 22 : — « On considère chaque artère comme formant un cône dont la base est du côté du cœur; mais si l'on examine une artère prise entre l'origine de deux branches, on la trouve toujours cylindrique... »

Dans quelques artères même, telles que les vertébrales, labiales, spléniques, rénales, spermatiques, ombilicales, etc., le cylindre semble se dilater du côté de la seconde branche, de manière à se rapprocher de la forme d'un cône, mais renversé. Beaucoup d'artères aussi se renflent légèrement aux endroits où elles se divisent. (Béclard.)

Anciennes éditions, T. ii, *p.* 276, *lig.* 27 ; — édi-

tion Béclard, T. II, *p.* 35, *lig.* 10 ; — « La terminaison des artères présente des différences essentielles suivant les différens systèmes... »

Ailleurs j'ai déjà fait remarquer que les poils, l'épiderme, les
ongles ne contiennent point de vaisseaux, que ce sont de simples
produits de sécrétion : je ne reviendrai pas sur ce sujet, j'ajouterai seulement à ce que dit Bichat de la terminaison des artèress
que la disposition de ces vaisseaux est loin d'être identique sou,
ce rapport. Ruisch, Prochaska, Sœmmering, et plusieurs autres
anatomistes, ont signalé ces différences, qui sont telles dans certains points qu'elles suffisent quelquefois pour reconnaître, au
seul aspect, d'où proviennent les vaisseaux injectés que l'on
présente : la disposition stellaire est propre aux artères de la
rétine et de la capsule du cristallin ; celles de la choroïde sont
plus ou moins exactement spiroïdes ; dans la langue elles forment
des houppes, etc.   (F. Blandin.)

———————

Anciennes éditions, T. II, *p.* 279, *lig.* 15 ; —
édition Béclard, T. II, *p.* 38, *lig.* 10 : — « Les épan-
chémens sanguins si fréquens au cerveau se font
uniquement dans les capillaires... »

On n'émettrait plus aujourd'hui une semblable opinion,
relativement à l'origine du sang des foyers apoplectiques. Je
crois qu'il y a peu de personnes qui n'aient trouvé, je ne dis pas
toujours, mais quelquefois le vaisseau déchiré qui, dans ce cas,
donne lieu à l'épanchement. Pour mon compte, j'ai observé
chez plusieurs apoplectiques la déchirure de quelques-unes
des ces artères qui pénètrent dans le corps strié, vers la partie
interne de la scissure interlobulaire du cerveau (scissure de
Sylvius).   (F. Blandin.)

———————

Anciennes éditions, T. II, *p.* 280, *lig.* 4 ; —
édition Béclard, T. II, *p.* 38, *lig.* 32 : — « La

7

membrane propre des artères est composée de fibres très-distinctes... »

Ces fibres sont plus serrées en dedans, plus lâches en dehors ; aussi les couches internes sont-elles les plus denses. Leur direction est difficile à déterminer : la transversale est la seule manifeste ; ce doit être aussi celle du plus grand nombre. Beaucoup d'auteurs, Mascagni, Hunter, Sœmmering, disent qu'elles forment des spirales, ou au moins qu'elles sont plutôt obliques qu'exactement circulaires. **On les a comparées à des ressorts en spirales, etc.** (Béclard.)

Anciennes éditions, T. II, *p.* 282, *lig.* 11 ; — édition Béclard, T. II, *p.* 41, *lig.* 18 : — « Il n'est aucun tissu si fragile que l'artériel ; aucun par conséquent qui soit moins propre à être embrassé par les ligatures... »

Sans doute les tuniques interne et moyenne d'une artère sont coupées lorsqu'on fait une ligature avec un fil un peu rond ; mais faut-il, en ce qui concerne la tunique moyenne, attribuer ce phénomène seulement à la fragilité **de cette membrane ?** je ne le pense pas. Il me semble évident, en effet, que la disposition circulaire des fibres artérielles est **très-propre à favoriser leur séparation simple par une ligature, qui agit dans le sens transversal, et, par conséquent, d'une manière parallèle à** ces fibres. Si les phénomènes de la ligature ne sont pas les mêmes sur les intestins, cela tient sans doute à une différence de tissu, mais surtout à une différence de direction des fibres : puisque les intestins ont des fibres longitudinales qui manquent à la membrane moyenne des artères. (F. Blandin.)

Anciennes éditions , T. ii, *p.* 283, *lig.* 19; — édition Béclard, T. ii , *p.* 42, *lig.* 38 : — « Je doute que les anévrysmes puissent se former sans une altération préliminaire du tissu artériel... »

Il est facile de confirmer par des faits cette conjecture de Bichat : on sait que l'inflammation développée dans un point du corps s'étend aux artères qui s'y trouvent, et que les parois de ces vaisseaux deviennent plus molles et quelquefois se déchirent; aussi a-t-on vu souvent des branches de l'artère pulmonaire se rompre au milieu des cavernes des phthisiques ; aussi ai-je observé une rupture de l'artère poplitée au fond du clapier d'un abcès du creux du jarret. C'est encore à l'altération primitive des parois artérielles qu'il faut attribuer, selon moi, la plus grande fréquence des épanchemens apoplectiques chez les vieillards : on sait, en effet, que, dans les derniers âges de la vie, les artères cérébrales ont une grande tendance à l'ossification, circonstance qui les rend singulièrement fragiles. (F. Blandin.)

Anciennes éditions , T. ii, *p.* 284, *lig.* 2; — édition Béclard, T. ii , *p.* 43, *lig.* 12 : — La résistance longitudinale que les artères opposent à la distension est moindre que la résistance latérale opposée à l'injection... »

La tunique celluleuse est en effet presque la seule capable de soutenir un effort qui s'exerce dans le sens longitudinal, tandis que la tunique propre résiste conjointement avec elle quand l'effort est latéral. Au reste, la résistance des artères n'est pas la même pour toutes; elle dépend en général de l'épaisseur de leurs parois : les artères cérébrales, qui les ont si minces, sont aussi beaucoup plus faibles que d'autres artères du même volume. Par la même raison, les troncs offrent plus de résistance que les branches, celles-ci que les rameaux, etc. : seulement, comme l'épaisseur ne diminue pas en raison de la capacité, il en résulte que les artères les plus éloignées du cœur sont, relativement à leur calibre, les plus résistantes. Une autre cause, suivant Clifton–Wintringham, qui fait que les petites artères résistent davantage, c'est que leur tissu est plus mou et plus lâche.

On a fait peu d'expériences comparatives sur la force des parois artérielles dans le sens longitudinal. Celles de Wintringham avaient pour but de mesurer la résistance latérale : elle lui a paru plus grande, relativement à l'épaisseur même des parois, dans les petites artères que dans les grosses. L'aorte a aussi supporté, sans se rompre, un plus grand effort à son extrémité inférieure qu'auprès de son origine. Gordon a cherché à mesurer les effets de la distension : il a vu qu'il fallait un poids plus considérable pour produire la rupture de l'iliaque externe, que pour celle de la carotide primitive. Mais, dans ses expériences, la déchirure s'est opérée à l'endroit où se trouvait attaché un fil de suspension : il y a donc eu en même temps section de l'artère, de sorte qu'on n'en peut rien conclure par rapport à la distension pure et simple. Si on voulait répéter ces expériences, qui, d'ailleurs, ne paraissent devoir mener à aucun résultat bien important, on pourrait isoler l'artère d'un membre dans une certaine étendue, sans la séparer entièrement, et exercer ensuite sur ce membre désarticulé tous les efforts nécessaires. On éviterait de cette manière l'inconvénient des ligatures.

Dans les courbures artérielles, le côté de la convexité est plus épais et plus fort que celui de la concavité. Cette disposition, sans doute accommodée à l'effort du sang plus considérable de ce côté, est bien manifeste à la crosse de l'aorte.

(Béclard.)

Anciennes éditions, T. ii, *p.* 285, *lig.* 13 ; — édition Béclard, T. ii, *p.* 44, *lig.* 26 : — « La membrane externe des artères forme un tissu distinct et isolé dans l'économie... »

La membrane moyenne des artères n'est pas plus sem-

blable, pour la composition intime, au tissu musculaire qu'au tissu des tendons : elle appartient à un genre d'organes qui forment véritablement la transition entre les tissus précédens, organes que M. Duméril a proposé d'appeler *fibreux jaunes ou élastiques*. Comme le tissu ligamenteux, celui qui forme la tunique moyenne des artères est souvent employé à faire des liens : il offre une grande résistance. Comme le tissu musculaire, il concourt à la production de certains mouvemens, à la vérité, par le seul effet d'une contractilité toute particulière, mais bien réelle. Comme le tissu musculaire, il renferme une très-grande proportion de fibrine, ainsi qu'il résulte des expériences de Béclard. Enfin, pour dire toute ma pensée à l'égard du tissu fibreux élastique, je le considère comme un des états que revêt le tissu musculaire avant d'être arrivé à l'état parfait : à défaut de muscles, on le rencontre, dans certains animaux, pour concourir aux mouvemens. Dans l'organisme humain, au reste, il est loin de se rencontrer seulement dans les artères, comme le croyait Bichat ; il concourt encore à former les autres genres de vaisseaux, comme je le ferai remarquer plus loin : c'est lui qui forme les ligamens jaunes, sur-ép'neux, inter-épineux, cervical postérieur, stylo-hyoïdien ; c'est encore ce tissu que l'on rencontre dans l'aponévrose *fascia superficialis* et le dartos qui en est une dépendance ; enfin la nature l'a employé comme succédané du tissu musculaire dans tous les points où elle a voulu économiser ce tissu et cependant faciliter la production de certains mouvemens. On sait que souvent à la place du ligament stylo-hyoïdien, ou au milieu du dartos, on a trouvé des fibres véritablement musculaires. Cet état me semble représenter seulement une sorte d'hypertrophie du tissu fibreux jaune, qui a dépassé alors le degré organique qui lui appartenait. (F. BLANDIN.)

Anciennes éditions, T. ii, *p.* 295, *lig.* 6 ; — édition Béclard, T. ii, *p.* 55, *lig.* 10 : — « L'ossification des troncs ou des rameaux artériels n'ap-

porte pas le moindre dérangement dans la circulation... »

De toutes les idées contestables que l'on rencontre çà
et là répandues dans les ouvrages de Bichat, celle-ci, sans doute,
est la première. Quoi! la rigidité qu'acquièrent les parois artérielles ossifiées n'apporterait aucune gêne dans la circulation!
Que deviendrait donc l'influence reconnue des troncs artériels
sur le cours du sang, dans l'état normal? à quoi bon la nature
aurait-elle doué ces vaisseaux d'une extensibilité et d'une contractilité de tissu si remarquables? Enfin ce ne serait donc pas en
vertu des propriétés précédentes que la circulation dans les artères
serait continue, et non intermittente comme l'action du ventricule?

Au reste, il serait facile de porter un coup plus direct et,
partant, plus fort à cette doctrine de Bichat; il suffirait de citer
les résultats de l'observation, qui montre, dans une foule de cas,
des gangrènes séniles survenues sous l'influence de la seule
ossification des artères; ossification qui, dans les circonstances
moins graves, se traduit toujours à l'extérieur par le refroidissement et l'engourdissement des parties les plus éloignées du centre
circulatoire, ainsi que la chose est si commune chez les vieillards.

(F. BLANDIN.)

Anciennes éditions, *ibid.*, *lig.* 17; — édition
Béclard, *ibid.*, *lig.* 21 : — « Les ossifications artérielles s'observent chez les adultes, mais infiniment plus rarement que chez les vieillards. »

Les ossifications artérielles ne sont pas les seules que l'on
voit suivre la succession des âges; la plupart de nos organes, en
effet, sont dans le même cas, et tendent à subir la transformation
calcaire, après avoir auparavant passé par tous les degrés de
densité, depuis l'état liquide par lequel ils ont commencé. Ces
transformations normales suffiraient seules pour nous montrer les
limites de notre existence, puisque, par là, nos organes de-

viennent bientôt inhabiles à remplir les fonctions qui leur sont
départies. On peut réellement considérer ces modifications qui
rapprochent les tissus organisés de la matière inorganique, comme
un acheminement vers la mort, ou, en d'autres termes, vers cette
époque où les élémens du monde matériel, qui, pendant quelque
temps, ont joui de cette somme de mouvement que nous appelons
la vie, retombent dans les conditions auxquelles ils avaient momentanément échappé. Au reste, les ossifications artérielles diffèrent singulièrement les unes des autres, suivant qu'elles sont
survenues prématurément, ou qu'elles sont le produit de l'âge.
Dans le premier cas, ce sont, comme le dit Bichat, de simples
plaques développées dans le tissu sous-jacent à la membrane interne des artères ; dans le second cas, elles sont étrangères, en
grande partie, à la membrane interne, et portent spécialement
sur la tunique moyenne ; dans ce dernier, le tissu osséo-crétacé
se dépose réellement sur le trajet des fibres annulaires de cette
lame, et forme des cerceaux bien caractérisés.   (F. BLANDIN.)

Anciennes éditions, T. II, *p.* 298, *lig.* 4 ; — édition Béclard, T. II, *p.* 58, *lig.* 14 : — « Un tissu
cellulaire, dense, serré, forme la première tunique
des artères.. »

Cette tunique celluleuse (*cellulosa propria* de Haller),
rejetée par Monro, Walter, Scarpa, Mascagni, et que Sœmmering réunit à la membrane propre, n'est pas moins distincte
des autres tuniques qu'elle revêt, que du tissu cellulaire qui
l'environne.

C'est une membrane fibro—cellulaire, mince, assez dense
néanmoins, faisant réellement partie constituante du tube artériel. Dans les grosses artères, on la divise en deux lames :
l'une externe, qui se rapproche davantage du tissu cellulaire ;
l'autre interne, jaunâtre, coriace, qui ressemble aux couches
de la tunique moyenne. Son aspect sur les artères moyennes
est celui des aponévroses, ou bien encore du névrilème. Son
tissu se compose de fibrilles entrelacées et obliques, plus

écartées en dehors qu'en dedans. Ces fibres sont surtout apparentes dans la distension de l'artère, soit en long, soit en travers, parce qu'elles s'allongent et s'écartent avant que de se rompre : Mascagni en a donné une figure. Les petites artères ont cette tunique plus épaisse que les grosses, relativement à leur volume : c'est pour cela qu'elles supportent mieux les ligatures, qui, comme on sait, ne portent que sur la tunique celluleuse.

Sur cette membrane s'implantent une foule de filamens mous et extensibles, qui viennent de l'espèce de gaîne que l'artère reçoit du tissu cellulaire ambiant. C'est là le seul rapport qu'il y ait entre elle et ce tissu cellulaire. A la faveur de cette disposition, l'artère glisse aisément dans l'intérieur de son canal celluleux ; la rétraction des artères coupées est par là singulièrement favorisée.

La gaîne celluleuse des artères, tunique externe de Sœmmering, décrite par Haller sous le nom de *tunica cellulosa adscititia*, n'est en effet autre chose que ce tissu cellulaire lamelleux qui les avoisine et les embrasse de manière à former autour d'elles un véritable canal. Hebenstreit s'en est occupé dans une Dissertation qui fait partie du *Recueil de Dissertations* de Haller. Cette gaîne tient d'un côté à la membrane externe par les prolongemens dont nous venons de parler, et se continue de l'autre avec le système cellulaire. Elle manque dans quelques artères que recouvrent des enveloppes séreuses. D'autres en sont dépourvues, par le défaut de tissu cellulaire dans les parties où elles se rencontrent. Sa disposition varie comme celle de ce tissu : en général serrée aux membres, elle est très-lâche dans certaines régions, autour des artères spermatiques, par exemple. Ces différences méritent d'être examinées, parce qu'elles peuvent rendre raison de divers phénomènes morbides : ainsi, les ruptures artérielles sont suivies dans le cerveau d'un épanchement diffus qui désorganise sa substance ; tandis qu'aux membres la gaîne celluleuse prévient cet accident, en bornant les progrès de l'épanchement : ainsi, dans ce dernier cas, le sang s'infiltre dans une plus ou moins grande étendue, suivant la résistance que lui oppose la gaîne, etc.   (BÉCLARD.)

(105)

Anciennes éditions, *ibid.*, *lig.* 25; — édition
Béclard, T. ii, *p.* 59, *lig.* 6: — « L'épaisseur des
parois artérielles est exactement uniforme. »

Les parois artérielles n'ont pas une si grande uniformité
d'épaisseur que l'assure Bichat : lorsqu'une artère est en contact
avec une forte veine, elle prend plus d'épaisseur de ce côté ; et
lorsqu'elle est coudée, elle offre la même disposition dans le sens
de la convexité de sa courbure ; c'est, en effet, dans ce dernier
point qu'elle a surtout à supporter l'effort de la colonne sanguine. (F. Blandin.)

Anciennes éditions, T. ii, *p.* 300, *lig.* 9; — édition Béclard, T. ii, *p.* 60, *lig.* 22 : — « Jamais il
n'y a d'anévrysmes vrais... »

Il est aujourd'hui bien démontré que l'anévrysme vrai, c'est
à -dire celui que caractérise la simple dilatation de toutes les tuniques artérielles, existe dans un certain nombre de cas. On sait
également de la manière la plus positive que, presque toujours
dans les anévrysmes spontanés, la simple dilatation forme le
premier période de la maladie. (F. Blandin.)

Anciennes éditions, *ibid.*, *lig.* 22; — édition
Béclard, T. ii, *p.* 61, *lig.* 5 : — « Les fibres artérielles ne contiennent point de tissu cellulaire
dans leurs interstices ; dès lors on conçoit facilement
pourquoi elles ne contiennent point de graisse... »

Je crois que du tissu cellulaire sert à réunir les diverses
tuniques des artères ; mais qu'il y est plus fin et plus
serré que celui que l'on rencontre partout ailleurs. Au reste,
qu'il y ait, ou non, du tissu cellulaire dans les parois de ces
vaisseaux, cela ne fait rien à l'absence de la graisse dans

les mêmes lieux ; la graisse ne s'y produit pas , parce que les vésicules adipeuses, ses organes formateurs, y manquent. Quant à
l'infiltration des artères , elle est difficile dans l'anasarque , en
raison de la nature serrée de la tunique externe , qui sert comme
de barrière à la sérosité.   (F. Blandin.)

Anciennes éditions, T. ii, *p.* 3o2, *lig.* 2 ; — édition Béclard, T. ii, *p.* 62, *lig.* 20 : — « Il est
probable que l'absence du tissu cellulaire dans les
artères entraîne celle des vaisseaux absorbans... »

Il y a dans les artères des phénomènes d'absorption.
Mascagni est parvenu à faire absorber des substances qu'il avait
renfermées entre deux ligatures. Cette absorption peut dépendre , ou de ce qu'il y a des lymphatiques , ou de ce que les veines
en font l'office, ou bien enfin d'une sorte d'imbibition , comme
M. Magendie pense que cela a lieu pour les substances appliquées
à la surface externe et qu'on retrouve à l'intérieur de l'artère.
Au reste, on ne connaît d'absorbans que sur les grosses artères.
                                              (Béclard.)

Anciennes éditions, *ibid.*, *lig.* 3 : — édition Béclard, T. ii, *p.* 63, *lig.* 1 : — « *Nerfs des artères...* »

Les nerfs des artères sont d'autant plus abondans que ces
vaisseaux sont d'un calibre moindre ; ils sont plus marqués
sur les rameaux que sur les troncs. Ceux des artères des membres
viennent en partie des nerfs cérébraux. Lucae dit les avoir suivis
dans l'épaisseur des artères. Il en fait deux classes, par rapport à
leur trajet : 1° les uns s'arrêtent dans la tunique celluleuse et s'y
perdent, après avoir rampé quelque temps dans le tissu cellulaire qui l'entoure ; 2° les autres traversent cette tunique, et arrivent à la membrane propre , sur laquelle ils se répandent en un
réseau très-délié. Les premiers sont mous et aplatis ; les seconds,
d'une finesse extrême, ont un peu plus de consistance , leur forme

est plus arrondie, ils parcourent un trajet moins long. Aucun ne s'étend jusqu'à la membrane interne : Oudemann assure pourtant en avoir suivi dans la membrane nerveuse de Haller. Quelques artères paraissent dépourvues de nerfs. L'arbre pulmonaire en reçoit moins que l'aortique. Suivant Lucae , les nerfs des artères sont moins apparens chez le vieillard , particulièrement les filets destinés à la tunique moyenne.   (BÉCLARD.)

Anciennes éditions, *ibid.*, *ligne dernière* : — édition Béclard, T. II, *p.* 64, *lig.* 4 : = « Ce que nous avons à dire des propriétés du système vasculaire à sang rouge se rapportera spécialement aux artères... »

Bichat reconnaît ici que presque tout ce qu'il a dit de l'organisation de ce système, et ce qu'il dira par la suite de ses propriétés, se rapporte bien plus à l'aorte qu'aux veines pulmonaires. Il fait, par conséquent, lui-même la critique de la division qu'il a adoptée. Au reste, j'ai déjà fait remarquer, dans une des notes précédentes, le vice grave qu'elle présente en anatomie. (F. BLANDIN.)

Anciennes éditions, T. II, *p.* 306, *lig.* 9 ; — édition Béclard, T. II, *p.* 67, *lig.* 20 : — « Les artères ont peu d'extensibilité suivant leur diamètre... Les injections les dilatent peu... »

Mon ami , le docteur Poiseuille , a fait une expérience fort ingénieuse pour prouver définitivement cette dilatation contestée , mais réelle des artères dans la circulation. Sur un de ces vaisseaux préalablement disséqué , et non détaché de l'animal , il a appliqué circulairement un tube métallique formé de deux pièces mobiles l'une sur l'autre à l'aide d'une charnière , et duquel s'élevait une petite tubulure graduée ; il a luté soigneusement les extrémités du tube , de manière à combler l'espace compris entre elles et la paroi de l'artère ; puis, il a introduit de l'eau entre l'artère et le tube : dans cet état, l'artère continuait à être traversée par le sang, et l'on voyait distinctement l'eau qui l'entourait, refoulée par la dilatation du vaisseau, s'élever dans la petite tubulure graduée, et redescendre ensuite ors du retour du vaisseau sur lui-même.　　　　(F. Blandin.)

Anciennes éditions, T. ii, *p*. 307, *lig.* 21 ; — édition Béclard, T. ii, *p*. 69, *lig.* 4 : — « *Contractilité de tissu des artères...* »

A ce que dit Bichat, touchant les propriétés de tissu des artères, je dois ajouter un fait important que dernièrement M. Poiseuille a établi par la voie d'expérimentation : la contractilité de tissu des parois artérielles déploie une force supérieure à celle qui est nécessaire pour mettre en jeu l'extensibilité des mêmes parties ; en un mot, il paraît que les artères, rendent plus au sang qu'elles ne reçoivent de lui. (Pour les détails de l'expérience, *voy.* le Journal de M. Magendie.) Cet étonnant résultat permet de concevoir comment il arrive, ainsi qu'il résulte des recherches du même investigateur, que le sang conserve, à la fin du système artériel, une force d'impulsion égale à celle qui lui était inhérente à son entrée, malgré les pertes qui résultent des frottemens plus ou moins rudes auxquels il est soumis. (F. Blandin.)

Anciennes éditions, T. ii, *p*. 309, *lig.* 4 ; — édition Béclard, T. ii, *p*. 70, *lig.* 20 : — « Dans une plaie longitudinale des artères, les bouts de leurs cercles fibreux coupés s'écartent les uns des autres ; un espace qui ne se réunit point reste entre eux... »

La disposition de la membrane moyenne des artères autorise certainement cette conclusion ; mais l'observation ne la confirme pas. Béclard, en effet, voyait dans ses expériences que les lèvres des plaies longitudinales des artères n'ont aucune tendance à l'écartement, et qu'elles sont alternativement écartées pendant la systole et contractées pendant la diastole du cœur. Au contraire, les plaies transversales ont leurs bords toujours écartés. Ces faits prouvent, au reste, comme Bichat le fait remarquer, que, dans les artères, l'élasticité longitudinale est plus développée que l'élasticité transversale.   (F. BLANDIN.)

———

Anciennes éditions, T. II, *p.* 310, *lig.* 12 ; — édition Béclard, T. II, *p.* 72, *lig.* 1 : — « Dans l'opération du sarcocèle, il est avantageux de couper d'abord le paquet vasculaire en laissant intact le conduit déférent, et de faire la ligature de l'artère avant de couper ce conduit... »

Certainement ce mode opératoire est ingénieux, et peut aussi avoir de notables avantages ; toutefois je lui préfère encore celui qui consiste à couper, *à petits coups*, le cordon testiculaire, et à pratiquer successivement la ligature des vaisseaux à mesure qu'on les divise, de façon enfin à ne trancher le dernier filament de ce faisceau nerveux et vasculaire qu'après avoir terminé toutes les ligatures.   (F. BLANDIN.)

———

Anciennes éditions, T. II, *p.* 315, *lig.* 21 ; — édition Béclard, T. II, *p.* 77, *lig.* 17 : — « Tout ce qu'on a dit de la contractilité organique sensible des artères doit se rapporter à la contractilité de tissu... »

Malgré toutes ces considérations, il est encore des physiologistes qui accordent au tissu artériel la faculté de se contracter sous l'influence d'un excitant approprié. Les raisons qu'ils allèguent en faveur de cette opinion sont les suivantes. 1°. Si les

artères, disent-ils, ne se contractent pas toujours dans les expériences, elles ont cela de commun avec des tissus dont l'irritabilité
n'est pas douteuse: l'intestin, la vessie, l'estomac, ne donnent quelquefois aucune marque d'irritabilité. 2°. L'action des acides, que
Bichat regarde comme un simple racornissement, est différente
pendant la vie et après la mort: dans le premier cas, on observe
une contraction réelle; dans le second, c'est plutôt une sorte
de corrosion, comme l'a très-bien vu Verschuir. 3°. Le même
auteur a réussi à déterminer le resserrement de l'artère, en l'irri-
tant simplement avec le scalpel. 4°. Dans d'autres expériences,
le seul contact de l'air a produit un resserrement subit et très-
marqué, jusqu'à effacer presque entièrement la cavité de l'artère.
5°. Ce resserrement, dans toutes ces circonstances, s'étendait au-
delà du point touché; il cessait quand on enlevait l'excitant.
6°. L'étincelle électrique a aussi déterminé des contractions, d'a-
près Bikker et Van-den-Bos. 7°. On dit même avoir obtenu cet effet
en appliquant les excitans aux nerfs des artères. Le galvanisme a
été employé avec succès de cette manière par Giulio et Rossi.
Home s'est servi des alcalis: leur contact avec le grand nerf sympathique a été suivi de battemens violens dans l'artère carotide.
Il avait été conduit à cette expérience par des variations locales
que paraissait éprouver la circulation, dans un ulcère, à la suite
de certaines douleurs. 8°. Thomson a vu les parois artérielles
resserrées par l'action de l'ammoniaque, au point que la cavité semblait avoir totalement disparu. Le muriate de soude,
au contraire, les dilatait presque constamment.

Plusieurs de ces expériences ont sans doute besoin d'être répétées; mais on ne peut disconvenir que la contraction des artères ne soit bien différente pendant la vie de ce qu'elle est après
la mort: car, 1° l'artère, ouverte entre deux ligatures, ne se
vide plus quelques instans après la mort, à moins que, par un
excès de distension, son élasticité ne la fasse revenir sur elle-
même. 2.° Les artères vides à l'instant de la mort, et encore resserrées en vertu de cette contraction, reviennent à leurs dimensions ordinaires dès que toute influence vitale a entièrement
cessé; leur élasticité, qui reprend le dessus, maintient alors leurs
parois écartées: c'est ce que l'on voit surtout dans la mort par

hémorrhagie. 3º. De même, dans les expériences citées plus haut, le resserrement s'évanouissait après la mort, et celui qu'on obtenait en mettant en jeu l'élasticité par la distension des parois était beaucoup moins marqué. Nul doute que la force qui fait ainsi contracter les artères pendant la vie ne diffère de celle qui préside à la contraction du cœur, de l'intestin, etc. ; peut-être même a-t-on eu tort de lui donner comme à celle-ci le nom d'*irritabilité* ; mais celui de *contractilité de tissu* ne lui convient pas davantage. Kramp a proposé d'en faire une force particulière qu'il appelle *force vitale des artères*. Parry rapporte tous ses effets à la tonicité ou contractilité organique insensible. Quelle que soit sa nature, son intensité croît à mesure que les artères deviennent plus petites, ce que Sœmmering attribue à la plus grande quantité de nerfs que reçoivent les dernières : l'élasticité diminue dans la même proportion. (Béclard.)

Anciennes éditions, T. ii, *p.* 317, *lig.* 31 ; — édition Béclard, T. ii, *p.* 79, *lig.* 13 : — « Les fibres artérielles ne paraissent enflammées que par l'injection de leurs vaisseaux... »

Jamais la face interne des artères ne devient injectée de vaisseaux, lorsqu'elle est enflammée. Ulcérée, elle prend simplement une teinte rouge uniforme, qu'il ne faut point confondre, ainsi que Bichat le fait très-judicieusement observer, avec la teinte rouge également qui résulte d'une imbibition ; mais la teinte inflammatoire des artères est plus commune que ne le croyait ce physiologiste. (*Voy.* plus bas.) (F. Blandin.)

Anciennes éditions, T. ii, *p.* 318, *lig.* 26 ; — édition Béclard, T. ii, *p.* 80, *lig.* 26 : — Les artères sont intactes et seulement un peu augmentées de volume, dans les affections organiques de l'estomac, du foie, de la rate... »

On trouve souvent les artères altérées dans certaines affections organiques, et dans celles du foie en particulier : les hémorrhagies qui caractérisent les dernières périodes du cancer en sont la preuve. (F. Blandin.)

Anciennes éditions, T. II, *p.* 321, *lig.* 17 ; — édition Béclard, T. II, *p.* 83, *lig.* 21 : — Une artère formerait un canal osseux, que le sang y circulerait comme à l'ordinaire...»

J'ai fait remarquer plus haut, qu'en théorie il ne peut en être ainsi, et que tous les jours l'observation vient établir une doctrine différente de celle de Bichat, sous le rapport particulier de la circulation dans les artères ossifiées. (F. Blandin.)

Anciennes éditions, T., II, *p.* 326, *lig.* 15 ; — édition Béclard, T. II, *p.* 88, *lig.* 25 : — « On ne peut rien conclure d'un phénomène isolé contradictoire à tous ceux que la nature nous présente journellement... »

Qu'on y prenne garde, le raisonnement suivi par Bichat, dans ce point, n'est pas à l'abri de toute critique : on l'a même trop souvent et trop légèrement adopté. Non, sans doute, sur un fait isolé et contradictoire de mille autres faits, il ne faut pas établir une théorie ; mais un fait bien observé, s'il ne peut être généralisé, s'il a besoin, pour devenir positivement utile, d'être appuyé d'autres faits semblables, est suffisant cependant pour infirmer une théorie qui ne l'avait pas prévu. En effet, une saine théorie, dans les sciences d'observation, ne souffre aucune exception ; elle doit embrasser tous les faits ; et aussitôt que l'un d'eux lui paraît réfractaire, tout l'édifice sur lequel elle repose s'écroule, sapé par sa base. Je me borne à cette remarque générale, sans en faire une application particulière à l'exemple cité par Bichat. Je crois, au reste, que, pour le fond, la raison est ici

en sa faveur ; mais dans une foule d'excellens argumens avancés pour l'établir, il me paraît en avoir glissé un d'une bonté
très-contestable.   (F. BLANDIN.)

———

Anciennes éditions, *ibid.*, *lig.* 26; — édition
Béclard, T. II, *p.* 89, *lig.* 7 : — « Dans le battement
des artères, le cœur est presque la seule puissance
qui met les organes en mouvement; les vaisseaux
sont pour ainsi dire passifs... »

Parmi les faits cités par les partisans de l'influence active
des artères dans la circulation, on a rapporté les suivans: les battemens artériels plus sensibles que partout ailleurs dans une
partie enflammée, l'inégalité de force du pouls dans deux artères semblables, le défaut d'isochronisme des pulsations de
deux artères données. Il est facile de rendre compte de ces phénomènes en apparence opposés à la théorie du pouls donnée par
Bichat. En effet, 1° les battemens artériels deviennent plus
sensibles dans une partie enflammée, dans un doigt affecté de
panaris, par exemple, parce que les vaisseaux, plus pressés dans
ce point contre les nerfs voisins, communiquent plus nettement à
ceux-ci l'impression qui résulte de la modification qu'ils éprouvent ; 2° deux artères peuvent fournir un pouls de force inégale,
parce qu'elles sont inégalement développées, quelles que soient les
raisons de cette différence : le pouls senti à l'artère radiale peut
avoir une petitesse extrême d'un côté, et, au contraire, présenter
beaucoup de développement du côté opposé, sans que l'on soit
en droit de rien conclure de ce fait en faveur de la part active
des artères dans le phénomène du pouls: il suffit pour cela que,
d'un côté, l'artère radiale fournisse très-haut à l'avant-bras son
rameau *radio-palmaire*, et qu'alors, comme on a vu souvent
la chose arriver, elle se contourne de bonne heure vers la face
dorsale de la région, de manière à ne laisser dans le lieu qu'elle
occupe ordinairement que le rameau radio-palmaire, et qu'avec
cette disposition anormale d'un des membres thoraciques, se présente une disposition régulière de celui du côté opposé. 3°. Enfin,

quant à ce qui a trait au défaut d'isochronisme, je dirai que je
le crois rarement réel ; mais que , dans les cas où on l'a observé ,
il devait dépendre de ce qu'un obstacle au cours du sang dans une
artère s'opposait à ce qu'elle reçût aussi promptement que les
autres le choc produit par le ventricule. .   (F. Blandin.)

Anciennes éditions , T. ii, *p.* 328, *lig.* 30; —
édition Béclard, T. ii, *p.* 91 , *lig.* 16 : — « C'est
uniquement à l'action vitale vasculaire qu'est dû
le mouvement du sang dans le système capillaire
général... »

On ne peut nier que l'influence du cœur ne s'exerce encore
dans le système capillaire : ce sont les ventricules de cet organe,
qui secondés, par l'action élastique des troncs artériels, y poussent
le sang ,. et qui, par leur action *à tergo* sur ce liquide, si l'on
peut s'exprimer ainsi , déterminent son cours régulier vers les
veines. S'il en était autrement, on ne concevrait pas pourquoi,
dans les vaisseaux capillaires, le sang ne serait pas dans un état
de continuelle oscillation , au lieu de suivre une direction constante et facile à observer. L'inspection microscopique du mésentère de la grenouille , de la queue du têtard, ne laisse aucun
doute sur la question qui nous occupe ici. Je crois donc que l'on
doit retourner de la manière suivante la proposition générale
avancée par Bichat : *partout l'influence du cœur se fait ressentir
sur la circulation artérielle, mais cette influence devient de moins
en moins sensible à mesure qu'on l'examine plus près du système
capillaire ; et surtout elle se traduit à l'extérieur d'une manière
différente dans les différens points :* 1° dans les troncs, les branches et même les rameaux , par des pulsations bien évidentes ;
2° dans les ramuscules, par des pulsations évidentes encore, quoique très-affaiblies ; 3° dans le système capillaire, par l'impulsion
du sang dans une direction constante vers les veines. Toutefois,
en établissant ces faits, qu'on se garde de croire que j'aie la prétention de nier l'influence des artères sur le cours du sang : loin
de là, elle est trop évidente, et, comme le fait remarquer Bichat,

elle s'accroît trop clairement, en raison directe de la diminution de l'influence cardiaque. (F. BLANDIN.)

———————

Anciennes éditions, T. II, *p.* 330, *lig.* 6; — édition Béclard, T. II, *p.* 92, *lig.* 25 : — « C'est uniquement sous l'influence de la contractilité organique insensible qu'a lieu le mouvement du sang dans le système capillaire général... »

Sans doute, la contractilité artérielle est plus développée dans le système capillaire ; sans doute, elle y joue un rôle proportionnellement plus important, que dans les gros troncs vasculaires : mais ces derniers se ressentent bien certainement aussi de son influence. On ne conçoit pas trop le sens de cette proposition de Bichat : *la contractilité existe dans les branches, les troncs et les rameaux, mais son effet est nul, tant celui du cœur est marqué.* En effet, si elle existe, elle a une action quelconque, un effet plus ou moins sensible. La force de l'impulsion du cœur ne saurait empêcher la contraction des grosses artères ; car ces deux choses se succèdent sans se nuire : la contraction artérielle commence lorsque le cœur a suspendu momentanément son action sur les artères. D'ailleurs, quand bien même la contraction artérielle eût coïncidé avec la contraction ventriculaire, la première aurait encore eu pour effet sensible de modérer l'abord du sang dans les artères. Au reste, il est clair que ce qui a jeté de l'obscurité sur cette question, c'est la distinction, trop subtile selon moi, que Bichat a établi entre la contractilité de tissu et la contractilité organique insensible des artères. (F. BLANDIN.)

———————

Anciennes éditions, T. II, *p.* 331, *lig.* 28 ; — édition Béclard, T. II, *p.* 94, *lig.* 20 : — « Ce n'est point la contraction des artères qui pousse le sang à leurs extrémités... »

Si les artères ne se contractaient pas sur le sang, l'écoulement de ce fluide ne serait pas continu, mais intermittent ; tandis qu'il est, pour ainsi dire, rémittent. Le jet d'une artère ouverte s'élève à chaque contraction du ventricule, parce que cette contraction augmente la vélocité de la circulation ; il s'abaisse dans le relâchement, parce qu'il ne reste plus alors que l'action artérielle qui fasse couler le sang. Le jet devrait cesser entièrement à chaque relâchement du ventricule, s'il n'était dû qu'à la contraction de ce dernier. Il y a donc deux causes dans le mouvement du sang. 1°. Les artères, continuellement pleines, tendent sans cesse, par leur élasticité et leur contractilité, à réagir sur ce fluide. 2°. La contraction du cœur s'ajoute à celle-ci par intervalles, et donne au mouvement une nouvelle activité. Cette dernière cause est bien la plus importante, surtout dans les grosses artères ; mais la première n'en est pas moins réelle.   (BÉCLARD.)

Anciennes éditions, T. ii, *p.* 332, *lig.* 17 ; — édition Béclard, T. ii, *p.* 95, *lig.* 12 : — « On dit communément que l'aorte se dilate à l'instant de la contraction du ventricule, et se contracte ensuite pour pousser le sang dans toutes les parties; mais ce dernier temps n'existe pas... »

Il est si vrai que les artères jouissent, au contraire, de la propriété d'être dilatées par le sang, et de réagir ensuite sur lui, que M. Poisseuille a pu, comme je l'ai déjà fait remarquer, non seulement constater ces faits par des expériences directes, mais encore mesurer comparativement la force employée à la dilatation des artères et celle qu'elles-mêmes déployent dans leur réaction.   (F. BLANDIN.)

Anciennes éditions, T. ii, *p.* 334, *lig.* 27 ; — édition Béclard, T. ii, *p.* 97, *lig.* 24 : — « Ceux qui ont admis des causes de retardement du sang

conviennent que le mouvement est partout égal.
Comment cela ne leur a-t-il pas ouvert les yeux... »

On admet encore aujourd'hui la plupart de ces causes de
retardement rejetées ici par Bichat, comme les flexuosités, l'é-
tendue des surfaces qui va en augmentant, les anastomoses en
sens opposé, etc. : et en effet, un choc transmis peut s'affaiblir
par toutes ces causes aussi bien qu'un écoulement successif. Dans
les flexuosités, par exemple, il est évident que l'impulsion qui
les redresse est perdue pour le mouvement du sang. D'ailleurs,
un mouvement de totalité, tel rapide qu'il soit, peut toujours se
subdiviser en une suite de mouvemens progressifs : les mêmes lois
sont donc applicables à l'un et à l'autre cas.   (Béclard.)

M. Poiseuille a aussi constaté que la force avec laquelle circule le sang, est la même dans les gros troncs et dans les petits
rameaux. Mais il a très-bien établi que cela tenait à ce que les
pertes produites par les frottemens, les courbures, etc., étaient
compensées par la force de réaction des artères, force qu'il a trouvée supérieure à celle employée pour leur dilatation par l'abord
du sang.   (F. Blandin.)

Anciennes éditions, T. ii, *p.* 347, *lig.* 20; — édition Béclard, T. ii, *p.* 111, *lig.* 17 : — « Malgré
la continuité des deux grands systèmes sanguins.
chez le fœtus, il y a, dans les premiers mois de la
conception, une espèce d'isolement du sang qu'ils
contiennent... »

La doctrine de la non-mixtion dans l'oreillette droite du
fœtus des deux sangs qui y sont apportés par les deux veines
caves, doctrine soutenue par Sabatier, a été l'objet de nombreuses controverses, et la science ne paraît pas encore aujour-
d'hui fixée sous ce rapport. M. Magendie pense, contrairement à
l'opinion de Sabatier, que le mélange est constant à un degré
plus ou moins parfait. En cette matière, comme en beaucoup d'au-

trcs, peut-être ne doit-on rien admettre de trop exclusif ; je crois bien fermement, par exemple, que la non-mixtion des deux sangs est une chose normale dans les premiers temps de la vie intra–utérine, que l'inverse a lieu à la fin de la gestation ; et qu'enfin il y a une transition graduée entre ces deux états opposés. L'état anatomique du cœur pendant la vie intra-utérine est tout–à–fait favorable à cette théorie. Dès les premiers momens de la formation, en effet, le trou de Botal est très-large, la valvule qui le borde du côté de l'oreillette droite est longue et atteint le bord libre de la valvule d'Eustachi, de manière à former une cloison complète entre les parties supérieure et inférieure de l'oreillette droite, et à rendre continue, comme le dit Bichat, la veine cave inférieure avec l'oreillette gauche. Bien plus, s'il était permis de tirer une conclusion générale d'un fait particulier, je dirais que d'abord la valvule droite du trou de Botal et la valvule d'Eustachi sont continues organiquement, de manière à ne former qu'une lame qui se sépare ensuite en deux segmens ; à peu près comme les deux paupières, après avoir été réunies par leur bord libre, se séparent et deviennent distinctes par la suite. J'ai disséqué un fœtus de quatre mois chez lequel les deux valvules indiquées étaient réunies par les trois quarts de leur bord libre. Dans les derniers mois de la gestation, au contraire, non-seulement les deux valvules sont séparées, mais elles ne se touchent plus par leur bord opposé, et ne sauraient par conséquent établir une séparation complète.

(F. Blandin.)

Anciennes éditions, T. ii, *p.* 348 , *lig.* 21 ; — édition Béclard, T. ii, *p.* 112, *lig.* 20 : « Sous le rapport de la circulation, les parties inférieures et les supérieures du corps sont en opposition dans le fœtus, comme le poumon l'est avec tout le corps chez l'adulte; et cette opposition est probablement l'origine de la différence qu'il y aura dans la suite entre ces parties... »

Dans l'état actuel de la science, il n'est guère permis de

reconnaître l'influence signalée ici par Bichat , du mode de circulation du fœtus sur les membres supérieurs et inférieurs. Tout ce
que l'on sait , sous ce rapport , se réduit au fait du développement proportionnel plus grand des premiers ; développement
qui dépend , sans doute , de ce que ces appendices reçoivent
spécialement le sang plus nutritif venu du placenta par la veine
ombilicale , tandis que les membres inférieurs reçoivent le sang
moins nutritif qui, arrivant dans l'oreillette droite par la veine cave
supérieure , passe dans le ventricule , dans l'artère pulmonaire ,
et de là, par le canal artériel, dans l'aorte descendante. Quant
à l'apparition plus commune des taches scorbutiques , des infiltrations séreuses , des ulcères , sur les membres inférieurs , elle
reconnaît simplement pour cause la position déclive de ces
membres , la difficulté que la circulation éprouve à s'y faire
contre l'action de la pesanteur , et non une disposition organique primitive , dépendante du mode particulier de la circulation fœtale. (F. BLANDIN.)

Anciennes éditions , T. II, *p.* 351 , *lig.* 21 ; —
édition Béclard, T. II , *p.* 115, *lig.* 24: — « Chez
le fœtus le sang artériel et le sang veineux sont de
même nature, parce que la respiration n'a pas
lieu... »

On peut bien soutenir que le sang artériel et le sang veineux du fœtus, sous le rapport de la couleur , offrent beaucoup
d'analogie , mais il est impossible de convenir qu'ils sont complétement de la même nature ; il est impossible également d'admettre que chez le fœtus il y a absence de respiration. En effet ,
si l'on fait seulement consister la respiration dans la pénétration
de l'air dans la poitrine , et sa sortie alternative , nul doute
que cette fonction manque au fœtus : mais la respiration consiste
essentiellement dans la formation d'un sang nouveau , dans l'hématose ; et sous ce rapport, le fœtus respire bien certainement
par le placenta , peut-être aussi , quoique moins certainement
comme je le dirai plus bas, par le foie et plusieurs autres or-

ganes. Bien plus, il paraît que le sang qui circule dans le tissu de la peau dépourvue d'épiderme de l'embryon peut être modifié par un gaz respirable contenu dans l'eau de l'amnios et signalé par M. Lassaigne, et qu'alors l'embryon humain respire encore par la peau, comme les reptiles batraciens. La respiration placentaire du fœtus, ou la modification du sang dans le placenta, me paraît consister seulement dans une absorption, par les radicules de la veine ombilicale, des élémens du sang qui des veines de l'utérus de la mère passe dans les sinus de la face utérine du placenta. Le sang de la mère ne passe pas tout constitué dans les vaisseaux du fœtus, parce que le système vasculaire maternel est complétement isolé de celui du fœtus ; mais il y passe élément par élément, comme on voit, par exemple, le sang épanché accidentellement dans le tissu cellulaire être repris élément par élément par les vaisseaux du voisinage. Si donc la respiration se fait chez le fœtus ; et si, seulement, au lieu d'être limitée, comme chez l'adulte, à un point spécial du corps, cette fonction s'accomplit dans un grand nombre de parties, il n'en reste que mieux établi que le fœtus a deux sangs de nature différente, ou mieux que le sang du fœtus ne se ressemble pas dans tous ses vaisseaux.

(F. BLANDIN.)

Anciennes éditions, T. II, *p.* 354, *lig.* 25 ; — édition Béclard, T. II, *p.* 119, *lig.* 1 : — « Les artères devraient nécessairement précéder les autres organes dans leur nutrition... »

Plus haut, j'ai dit comment, en général, se développent les vaisseaux : je n'ajouterai ici qu'une chose pour les artères, c'est que les premières d'entre elles qui apparaissent chez le fœtus, se développent après les veines. Les recherches de Wolff et surtout de Pander ne laissent aucun doute à cet égard ; c'est dans les parois de la vésicule ombilicale, principe de tout l'œuf, que l'on aperçoit les premières artères, qui ensuite se prolongent vers le germe. Il est digne de remarque que ces vaisseaux naissent au sein des organes, et procèdent de ces points pour constituer les troncs par leur réunion ; d'où il suit que , lorsqu'un organe ne s'est pas développé, quelle que soit la cause qui ait apporté un obstacle à sa formation , la partie du système artériel qui aurait dû y prendre naissance consécutivement ne s'est pas développée non plus, et que l'absence des artères est l'effet et non la cause de l'absence de la monstruosité. (F. BLANDIN.)

Anciennes éditions, T. ii, *p.* 366, *lig.* 17 ; — édition Béclard, T. ii, *p.* 131, *lig.* 8 : — « L'accroissement du corps en longueur est fini aux environs de la seizième ou dix-septième année... »

L'accroissement du corps en longueur est loin d'être terminé, en général, vers la seizième ou dix-septième année ; en effet , cet accroissement cesse lorsque les os , base solide de toutes nos régions, ont eux-mêmes atteint ce terme ; or, chacun sait que la soudure des épiphyses des os longs des membres , soudure qui marque le terme d'allongement de ces os , ne s'achève que de la dix-neuvième à la vingt-quatrième année. (F. BLANDIN.)

Anciennes éditions, T. ii, *p.* 373, *ligne dernière* ; — édition Béclard, T. ii, *p.* 139, *ligne dernière :*

ANATOMIE PATHOLOGIQUE DU SYSTÈME VASCULAIRE

A SANG ROUGE.

§ Ier. *Altérations dans les formes extérieures.*

Souvent les artères augmentent de volume , soit dans toute leur étendue, soit dans un point isolé, ou même d'un côté seulement de leur circonférence. L'accroissement des artères dans toute leur longueur est une véritable hypertrophie qui survient quand les organes eux-mêmes sont le siége d'un excés de nutrition , quand ils éprouvent une irritation très-vive et long-temps prolongée, et dans diverses circonstances indiquées plus haut (*Voyez* page 164, édit. nouv.). Après l'oblitération d'une artère , les branches collatérales ne croissent pas seulement en largeur , mais encore en longueur ; aussi décrivent-elles des courbures qu'elles n'offraient pas auparavant. La dilatation partielle constitue une des variétés de l'anévrysme , l'anévrysme vrai des anciens. Cette affection n'est en effet dans le principe qu'une simple dilatation circonscrite et sacciforme des trois tuniques artérielles, comme le prouvent une foule d'observations. Rarement l'artère est-elle dilatée uniformément et dans toute sa circonférence : lorsque cela a lieu, la maladie présente des différences assez tranchées pour que l'on doive, à l'exemple de Scarpa, la distinguer de l'anévrysme. Ces deux genres de dilatation sont quelquefois réunis.

Le rétrécissement des artères est moins commun que leur dilatation. 1°. On l'observe toutes les fois que le sang cesse de les traverser, ou qu'il les traverse en moindre quantité, ainsi que cela arrive dans la gangrène, surtout dans cette variété connue sous le nom de *gangrène sèche*, dans certains cas d'atrophie, de paralysie, etc. 2°. On a encore rencontré, particulièrement sur les grosses artères, telles que l'aorte, la pulmonaire, des resserremens circonscrits dont la cause est assez difficile à déterminer. Dans le plus grand nombre des cas le tissu de l'artère était sain d'ailleurs ; quelquefois on l'a trouvé épaissi. Il se joint souvent à cette altération quelque maladie organique du cœur, ou même la rupture de cet organe. 3°. Diverses tumeurs, situées sur le trajet des artères, peuvent aussi, par la pression qu'elles exercent, en diminuer plus ou moins le calibre. Les tumeurs anévrysmales anciennes produisent cet effet sur les artères qu'elles occupe t et sur les branches qu'elles avoisinent et qu'elles compriment. Dans presque toutes ces circonstances, le rétrécissement des artères peut être porté jusqu'à l'oblitération.

Le mode de distribution des artères subit des changemens importans quand un tronc principal est oblitéré dans une partie:

il s'établit alors une ou plusieurs voies anastomotiques qui suppléent au tronc dans toute l'étendue de l'oblitération , et qui portent le sang de la dernière branche collatérale fournie au-dessus de cette dernière dans la première fournie au-dessous. C'est ce qu'on voit dans ia ligature , à la suite des plaies des artères , des anévrysmes , etc.

§ II. *Altérations dans l'organisation.*

La membrane interne est beaucoup plus que les autres susceptible d'inflammation. Tantôt cet état se développe primitivement dans cette membrane, tantôt il lui est transmis par divers organes: c'est ainsi que , dans les inflammations aiguës de la poitrine ou de l'abdomen , il n'est pas sans exemple de trouver en même temps la membrane interne de l'aorte fortement enflammée ; dans les parties affectées elles-mêmes , les artères participent communément à l'inflammation des autres tissus. La rougeur qui caractérise cette phlegmasie artérielle est ordinairement accompagnée de l'épaississement de la membrane et d'un épanchement de nature albumineuse , quelquefois fort abondant ; fréquemment aussi les vaisseaux de la membrane propre sont plus ou moins engorgés.

L'inflammation des artères est suivie de leur oblitératiou , quand la membrane interne enflammée vient à s'unir à elle-même. Cette adhésion dépend, comme la plupart des phénomènes de ce genre, de ce que le fluide épanché passe à l'état solide et forme une sorte de fausse membrane qui ensuite s'organise. C'est de cette manière qu'il faut concevoir comment , malgré la destruction des artères dans des ulcères souvent très-étendus , il ne se fait point d'hémorrhagie : l'inflammation qui a précédé a d'abord oblitéré les vaisseaux. On ne trouve jamais de pus dans les artères ; peut-être est-il entraîné par le sang à mesure qu'il se forme. Doit-on rapporter à un état d'induration ou d'inflammation chronique plusieurs des maladies organiques des artères , qu'accompagnent une épaisseur et une consistance plus grandes de leur tissu? Cette question ne saurait être résolue. Ce qu'il y a de certain, c'est que, comme complication, comme effet, ou comme cause, l'inflammation est souvent jointe à de semblables altérations. La gangrène de la membrane interne des artères au succède jamais à son inflammation isolée ; mais les artères sont souvent comprises dans des escarres : il arrive alors que le sang se coagule au-delà de la portion morte, de manière qu'il n'y a pas d'hémorrhagie à la chute de l'escarre, à moins que le vaisseau ne soit très-gros.

Le tissu cellulaire extérieur aux artères est sujet aux mêmes altérations que le reste du système cellulaire : l'inflammation peut l'engorger, l'épaissir, l'ulcérer, la suppuration le détruire, etc. La tunique celluleuse proprement dite s'enflamme très-rarement. Quant cela arrive et que l'inflammation se prolonge, il en résulte quelquefois cette sorte de fragilité dont il a été question à l'article du système cellulaire ; fragilité que l'on a peut-être, au reste, beaucoup exagérée.

Cet état des artères, dont Bichat a parlé (p. 97, édit. nouv.), et qui simule leur inflammation, parce qu'il consiste dans une rougeur plus ou moins étendue de leur membrane interne, a été rencontré dans des cas où l'on ne pouvait l'attribuer ni à la macération, ni à l'exposition à l'air, ni à la présence d'un caillot, ni au temps écoulé depuis la mort. (*Voyez* Hodgson, *Maladies des artères.*) On ignore donc si ce n'est pas, dans quelques circonstances, une véritable altération morbide. Suivant Franck, cette rougeur serait constante et occuperait toute l'étendue du système artériel dans une espèce de fièvre qu'il a eu occasion d'observer.

Les solutions de continuité des artères diffèrent suivant qu'elles pénètrent dans la cavité du vaisseau, ou qu'elles n'intéressent qu'une partie de ses membranes.

Le premier cas, qui est le plus ordinaire, a été très-bien observé sur les chiens par le docteur Jones. J'ai fait aussi quelques expériences à ce sujet. Voici ce qui arrive quand on ouvre une artère sur un animal vivant :

1°. Si c'est par une simple piqûre, avec la pointe d'une aiguille, par exemple, il s'écoule un peu de sang, un caillot se forme dans la gaîne celluleuse, et arrête l'hémorrhagie. Plus tard ce caillot disparaît, les bords de l'ouverture s'enflamment, leur adhésion s'établit. La cicatrice prend, à la longue, les caractères du tissu artériel, et la petite plaie ne laisse point de traces. La cavité de l'artère est conservée.

2°. Quand la plaie a une certaine étendue, l'issue est différente selon l'état de la gaîne celluleuse, la direction, la largeur de l'ouverture. Si la gaîne a été détruite, l'hémorrhagie persiste dans tous les cas ; et, quoique suspendue momentanément par les syncopes qui surviennent, elle ne cesse qu'à la mort de l'animal. Lorsqu'au contraire la gaîne est restée intacte, 1° si la plaie est longitudinale, au jet de sang qui s'échappe succède la formation d'un caillot qui ferme l'ouverture, puis celle-ci se cicatrise, comme dans le cas de simple piqûre : seulement la cicatrice reste apparente ; elle est linéaire, continue au tissu de l'artère, et se voit très-bien en ouvrant cette dernière et regardant ses parois contre le jour. 2°. Si la plaie est transversale, mais n'occupe que le quart de la circonférence de l'artère, l'hémorrhagie, quoique plus abondante que dans le cas précédent, parce que la rétraction des fibres artérielles donne à l'ouverture une forme circulaire, peut encore s'arrêter d'elle-même, et sa suspension être suivie de la formation d'une cicatrice, comme j'en conserve des exemples. 3°. Si la plaie comprend la moitié de l'épaisseur de l'artère, l'ouverture prend une forme elliptique, et la mort arrive nécessairement. 4°. Enfin, si l'artère a été divisée dans les trois quarts de sa circonférence, l'écartement est très-considérable ; les bouts opposés de l'artère, extrèmement allongés, représentent, pour ainsi dire, deux becs de plume réunis à leur extrémité ; l'espèce de languette qui les unit finit par se rompre, et la guérison, quand elle a lieu, se fait par oblitération du vaisseau.

3°. Dans les sections transversales complètes, la mort n'a lieu que lorsqu'il y a eu en même temps dénudation. Quand la gaîne subsiste, presque toujours, chez les animaux, la plaie se guérit par oblitération de l'artère. Les deux bouts se rétractent dans l'intérieur de leur canal celluleux, qui se trouve ainsi dépasser leur extrémité. L'hémorrhagie amène l'affaiblissement et la syncope; le sang s'infiltre et finit par former un caillot qui, remplissant la gaine, entoure l'artère et bouche son extrémité. Quand la force du cœur renaît, le caillot résiste et l'hémorrhagie ne reparaît pas. Le sang se coagule dans l'artère jusqu'au niveau sed premières branches collatérales, les parois du vaisseau se resserrent, une cicatrice se fait à chaque bout, et l'oblitération a lieu. Cette oblitération est, suivant Jones, le résultat d'un épanchement lymphatique qui se fait dans l'artère près de son extrémité, entre le caillot externe et l'interne. Une fois qu'elle s'est opérée, les caillots sont absorbés et disparaissent.

Chez l'homme, les choses ne se passent pas toujours comme nous venons de le dire. Dans les piqûres, par exemple, il est extrêmement rare que la guérison soit solide, s'il n'y a pas eu en même temps oblitération de l'artère. Abandonnée à elle-même, l'hémorrhagie, dans ce cas, continue sans interruption ; le sang, s'il ne s'écoule au dehors, s'épanche dans le tissu cellulaire et donne naissance à un *anévrysme diffus* ou *faux primitif*. En supposant que, par la compression que l'on exerce ou le repos de la partie, un caillot parvienne à se former, qu'une cicatrice même s'établisse, la guérison ne sera toujours qu'apparente. Quoique cet état puisse durer des années, le sang finira à la longue par soulever ou par rompre ces faibles barrières, et une tumeur apparaîtra : ce sera un *anévrysme circonscrit* ou *faux consécutif*. Tel est du moins le résultat des faits observés jusqu'à ce jour. Il est vrai qu'on ignore presque toujours la direction et l'étendue de la plaie ; et, comme on l'a vu, la terminaison est bien différente sous ce rapport. C'est ainsi qu'il est extrêmement probable qu'une piqûre faite en long guérirait aussi bien chez l'homme qu'elle guérit dans les animaux.

La guérison spontanée est de même fort rare, chez l'homme, dans les plaies qui comprennent toute la circonférence de l'artère ; et, à moins que celle-ci ne soit d'un très-petit calibre, ces plaies, abandonnées à elles-mêmes, sont constamment mortelles. Il faut pourtant en excepter, 1° certains cas dans lesquels, malgré le volume considérable des vaisseaux ouverts, un caillot formé pendant une syncope a été assez puissant, ou plutôt la circulation assez faible, pour que l'hémorrhagie n'ait pas reparu et que l'inflammation adhésive ait eu le temps de se développer : des exemples de ce genre sont cités par Boerhaave, Garengeot et autres. 2°. Les plaies d'armes à feu et celles qui résultent de l'action du feu ou des caustiques : ici ce sont les escarres qui préviennent l'hémorrhagie, et à leur chute les vaisseaux sont souvent oblitérés. 3°. Les plaies par arrachement : j'en ai rassemblé un certain nombre d'observations prises dans les auteurs ; la plus remarquable est celle de Samuel Wood, rapportée dans les Transactions philosophiques, et depuis dans divers ouvrages. Dans quelques-unes de ces observations, la mort a été la suite d'une hémorrhagie abondante; mais dans le plus grand nombre, comme aussi dans les expériences que j'ai faites sur les animaux, la guérison a eu lieu. Outre la rétraction et le resserrement indiqués par Bichat (page 87, édit. nouv.), deux causes s'opposent encore dans ce cas à l'écoulement du sang et favorisent l'oblitération de l'artère. En effet, à l'instant même de l'accident, celle-ci cède et s'allonge avant de se rompre ; mais les membranes internes, moins extensibles, se déchirent d'abord inégalement et en divers endroits, puis se séparent complétement ; tandis que la tunique celluleuse continue à s'allonger, en se rapprochant de plus en plus de l'axe du vaisseau, comme le fait un tube de verre fondu qu'on tire par les deux bouts. Quand la séparation est achevée, l'artère offre donc à son extrémité un prolongement conique, terminé par une ouverture étroite, et dans son intérieur des lambeaux irréguliers qui en obstruent la cavité. Cette dernière circonstance, paraît la plus importante des trois, car, 1° la rétraction manque souvent, le bout de l'artère est pendant, sans qu'il y ait pour cela d'hémorrhagie ; 2° en coupant sur un animal le sommet de l'espèce de cône que représente l'artère, on ne renouvelle l'écoulement du sang qu'autant que la section est pratiquée au-dessus des déchirures intérieures.

Les solutions de continuité qui n'intéressent qu'une partie des membranes artérielles portent sur les tuniques internes ou sur les externes. Hunter et Home ont vu que si on mettait, sur des chiens, la membrane interne à nu, en coupant l'externe et la moyenne, il en résultait une exsudation albumineuse, par laquelle l'épaisseur de l'artère se trouvait augmentée. Ils ont même enlevé ces membranes dans une certaine étendue , sans que l'interne se soit laissé distendre par le sang. Cela doit pourtant avoir lieu chez l'homme , dans ce qu'on appelle *anévrysme mixte* ou *mixte interne* , *aneurysma herniam arteriæ sistens* , · dans lequel on suppose le sac formé par la membrane interne de l'artère dilatée. Beaucoup d'auteurs rejettent cette espèce d'anévrysme , mais on en cite des exemples.

On a cru que la distension des artères, pendant la vie , dans des mouvemens violens , pouvait produire la rupture des membranes internes et disposer par là à l'anévrysme. Mais partout les artères sont tellement disposées qu'il est impossible que leur distension aille jusqu'à une rupture même partielle, comme il est d'ailleurs facile de s'en assurer sur le cadavre : cela n'arriverait qu'autant que leurs parois seraient le siége de quelque maladie organique. Cette rupture intérieure s'observe , au contraire, dans les circonstances suivantes. 1°. En serrant avec une pince une artère sur un animal, on opère la section de la membrane interne et de la moyenne , l'externe restant intacte ; la petite plaie qui en résulte se cicatrise, et l'artère ne perd rien de sa force dans ce point; ses parois sont même plutôt épaissies : quand les déchirures sont en grand nombre , l'oblitération de l'artère en est quelquefois la suite. 2°. Ce qui , dans le cas précédent, n'arrive que dans une médiocre étendue , a lieu circulairement dans la ligature, comme il a déjà été dit. Il y a encore cette différence, que les bords de la plaie se trouvant en contact, s'agglutinent par un mécanisme analogue à celui de la réunion des plaies par première intention. L'artère est donc oblitérée ; le sang se coagule au-dessus et au-dessous de la cicatrice , jusqu'aux premières branches collatérales ; l'oblitération se prolonge dans toute cette étendue. Si ces branches sont très-voisines, le caillot étant très-faible , la cicatrice n'est point soutenue , et une hémorrhagie peut survenir à la chute de la ligature , ou même avant , dès que les membranes commencent à s'entamer. Jones dit qu'il n'est pas nécessaire que la ligature reste appliquée sur l'artère pour que l'oblitération ait lieu : en mettant plusieurs ligatures, et en les retirant de suite, il a vu cet effet être produit. Travers assure que c'est immanquable quand la ligature reste appliquée pendant une heure : quoique le sang reprenne souvent son cours au bout de ce temps, l'artère ne s'en oblitère pas moins, suivant les expériences de cet auteur. J'ai constamment vu, dans les miennes, l'artère rester perméable quand on retirait la ligature , même au bout de vingt-quatre heures ; le vaisseau ne se fermait définitivement que lorsque l'adhésion de ses parois était déjà établie au moment où la ligature était enlevée, ce qui arrivait communément au bout de quarante-huit heures. 3°. Pour peu qu'un anévrysme soit ancien , les membranes internes cèdent à la distension , ainsi qu'on l'a vu ; elles se déchirent par le seul effort du sang ou à l'occasion d'une violence extérieure. La tumeur, que constitue alors seulement la tunique celluleuse, fait des progrès plus rapides ; le sang se coagule dans son intérieur et forme des couches fibrineuses dont la densité augmente à mesure qu'elles s'éloignent de l'axe du vaisseau : débarrassé de ces caillots , le sac présente à sa surface interne une ligne irrégulière qui indique le point où cessent les membranes ; celles-ci sont quelquefois flottantes , et représentent une sorte de cloison incomplète qui sépare la cavité du sac de celle de l'artère : c'est l'anévrysme vrai parvenu à ce degré que quelques-uns ont appelé *mixte externe*. A la longue, la tunique celluleuse elle-même n'est point épargnée , elle se détruit, et la poche ne subsiste plus qu'aux dépens du tissu cellulaire et des autres parties environnantes. 4°. Dans une autre espèce d'anévrysme, qui , à une époque avancée, ne diffère pas sensiblement du précédent, et que l'on a désigné sous le même nom, que d'autres appellent *anévrysme spontané*, la destruction des membranes précède la formation de la tumeur. Cette destruction dépend ici de l'ulcération ou de la rupture qu'éprouve la membrane interne dans des maladies organiques : le sang s'engage alors au-dessous de cette membrane et distend la celluleuse. Cette variété de l'anévrysme est peut-être la plus commune ; mais on a eu tort de dire que tous commencent ainsi. Au reste, l'ulcération de la membrane interne n'est pas toujours suivie d'anévrysme : M. Cruveilhier a trouvé cette membrane détruite ainsi que la fibreuse , sans qu'il y eût de dilatation à la tunique celluleuse.

Les corps étrangers , mis en contact avec le tissu artériel ,

9

l'enflamment, et souvent l'ulcèrent de manière à ouvrir la cavité du vaisseau. Si ces corps agissent en rapprochant les parois de l'artère, ils déterminent l'adhésion de ces parois. Lorsqu'ils exercent une constriction circulaire, comme la ligature, ils mortifient la portion étroite qu'ils embrassent, et sont ensuite entraînés avec elle; l'artère se trouve divisée: c'est ce qui arrive, pour la ligature, au bout de huit à vingt jours.

On connaît la fréquence des ossifications artérielles : elles offrent, comme on l'a vu, plusieurs formes. Il en est de circulaires, qui envahissent les artères dans presque toute leur longueur; elles s'étendent à la membrane propre, et sont quelquefois accompagnées de rétrécissement et d'obturation du vaisseau ; la gangrène dite *sénile* en est souvent alors la suite. Dans d'autres cas, l'incrustation est beaucoup plus bornée; il y a seulement à l'intérieur de l'artère un grand nombre de petites taches blanches, superficielles et peu saillantes. Entre ces deux extrêmes se trouvent les *plaques* jaunâtres, demi-transparentes, irrégulières, qui paraissent d'abord situées dans l'intervalle des deux membranes, mais que le sang touche ensuite immédiatement, parce que l'interne se détruit à leur surface.

La transformation cartilagineuse a également été observée dans le tissu artériel. Elle a son siège dans la membrane interne, et est caractérisée par des plaques d'une couleur blanche, saillantes, fibreuses, très-denses. L'état cartilagineux précède presque constamment les ossifications des artères qui arrivent dans l'âge adulte, tandis que celles des vieillards sont dues simplement à des dépôts irréguliers de matière calcaire.

Les artères se changent en un tissu comme fibreux ou ligamenteux, toutes les fois que leur cavité vient à disparaître naturellement ou accidentellement. Ce tissu s'amincit à la longue, et disparaît lui-même ou se confond avec le tissu cellulaire.

Il est quelques dégénérations propres au tissu artériel ; elles n'ont presque rien de commun avec celles qui affectent les autres tissus. 1°. On trouve quelquefois dans les anévrysmes la membrane interne épaissie, ramollie et comme fongueuse. 2°. Des végétations semblables pour la forme à celles qui sont le produit de la syphilis ont été rencontrées sur les valvules aortiques : Hodgson en a même vu dans l'artère fémorale. 3°. Le dépôt d'une matière pultacée dans l'épaisseur ou au-dessous de la membrane interne est une altération bien plus fréquente. On l'a comparée au stéatôme ; mais il y a plutôt une grande analogie entre elle et la matière tuberculeuse. Tantôt cette matière, irrégulièrement disséminée, forme à l'intérieur de l'artère de petites granulations jaunâtres, recouvertes d'une pellicule extrêmement mince ; tantôt, accumulée entre la tunique interne et la fibreuse, elle constitue des masses arrondies qui obstruent plus ou moins la cavité du vaisseau, ou même de véritables foyers remplis d'un fluide purulent, opaque et jaunâtre. La tumeur, dans ce dernier cas, finit quelquefois par s'ouvrir dans l'artère. D'autres fois la matière s'endurcit et prend tous les caractères des productions osseuses : elle contient alors beaucoup de phosphate calcaire. Cette dégénération est souvent réunie à la transformation osseuse. L'une et l'autre sont communes dans les anévrysmes, surtout la première.

Les artères participent aux dégénérations des organes dont elles font partie. Leur destruction, dans les affections cancéreuses, tuberculeuses et autres, donne lieu à diverses hémorrhagies : quelquefois cependant leur oblitération prévient alors l'écoulement du sang.

§ III. *Altérations dans le développement.*

Sans parler des variétés sans nombre d'origine, de distribution, etc., observées dans les artères, et qui, tout en s'éloignant de la disposition naturelle, n'exercent pourtant sur la circulation qu'une influence très-bornée, il suffira d'en indiquer quelques-unes dont l'importance est plus grande sous ce rapport. Avec le cœur, on a vu manquer toutes les parties supérieures, et par conséquent aussi leurs vaisseaux. Dans le cœur lui-même, il est arrivé de ne rencontrer qu'une seule oreillette et un ventricule : l'artère pulmonaire naissait alors de l'aorte. Ou bien c'est la cloison des ventricules qui se trouve perforée ; c'est le trou de Botal qui est conservé, le canal artériel qui reste perméable. Une fois, l'aorte se terminait après sa portion ascendante, et l'artère pulmonaire la continuait inférieurement. (*Steidele Samm-lung*, etc. ; c'est-à-dire, *Recueil d'Obs. chir.*) Dans un autre cas, le tronc de la première était bifurqué de manière à embrasser la trachée-artère et l'œsophage. (HOMMEL, dans les *Comment. litter. Norimb.*, etc.)

Outre les capillaires qui se développent dans une foule de circonstances, on a vu des artères d'un certain volume se produire accidentellement. Ch. Parry dit avoir trouvé, sur un mouton auquel il avait coupé l'artère carotide, de nouvelles artères qui se portaient parallèlement d'un des deux bouts à l'autre, dans l'épaisseur de la cicatrice, et rétablissaient ainsi la circulation.

(BÉCLARD.)

NOTES ET ADDITIONS

AU

SYSTÈME VASCULAIRE

A SANG NOIR.

Anciennes éditions, T. ɪɪ, *p.* 378, *lig.* 17; — édition Béclard, T. ɪɪ , *p.* 177, *lig.* 5 : — « La somme totale des veines a une capacité bien supérieure à celle des artères... »

Cette différence existe même dans les endroits où il y a deux artères pour une veine, comme à la verge, au clitoris, à la vésicule biliaire, etc.   (BÉCLARD.)

On conçoit, en effet, pourquoi la nature a rendu les veines bien supérieures aux artères pour la capacité ; mais les raisons de cette disposition ne me paraissent point être tout-à-fait celles que Bichat signale ici. On a vu plus haut qu'il l'attribue à la vitesse différente du sang dans les artères et dans les veines : je crois qu'il a pris justement l'effet pour la cause ; et qu'au contraire le sang est emporté par un cours rapide dans les artères , et lent dans les veines, parce que les premières lui présentent une voie étroite, et les secondes une voie fort large ; en un mot, comme on l'a fait remarquer, c'est ici le lieu de faire l'application de ce principe d'hydrodynamique: *quand un liquide coule à plein tuyau, la quantité de ce liquide qui, dans un instant donné, traverse les diverses sections du tuyau doit être partout la même; ainsi, là où le tuyau est étroit, la vitesse augmente; là où le tuyau s'élargit, la vitesse diminue.* Aureste, il est évident que, sans cette conformation , la circulation eût été impossible dans les veines ; en effet, au moment où il arrive dans le système veineux, le sang a presque épuisé en frottemens la force d'impulsion qui lui a été communiquée par le cœur et la réaction artérielle ; par conséquent, il fallait bien qu'il fût attiré en quelque sorte dans les veines, résultat auquel conduit en partie le fait anatomique signalé dans ce passage par Bichat.

(F. Blandin.)

Anciennes éditions, T. ii, *p.* 387, *lig.* 4 ; — édition Béclard, T. ii, *p.* 186, *lig.* 13 : — Les troncs artériels, comme les troncs veineux, sont situés profondément... »

Comparées aux artères, sous ce rapport, les veines sont partout plus rapprochées qu'elles de la surface du corps, sans doute parce que leurs lésions auraient des suites moins fâcheuses que celles de ce genre de vaisseaux. Non-seulement il y a des veines placées immédiatement au-dessous de la peau, mais les veines profondes elles-mêmes sont presque toujours situées en dehors ou au-dessus des artères qu'elles accompagnent. (Béclard.)

Anciennes éditions, T. ii, *p.* 390, *lig.* 8 ; — édition Béclard, T. ii, *p.* 190, *lig.* 20 : — « En agitant les muscles de l'avant-bras, on augmente le jet du sang de la saignée... »

A la cause alléguée par Bichat, pour expliquer le passage du sang veineux des veines profondes dans les superficielles, dans l'opération de la phlébotomie, il faut certainement ajouter celle qui ressort de la nutrition musculaire activée par les mouvemens, et de l'abord plus rapide du sang, qui en est la conséquence. (F. Blandin.)

Anciennes éditions, T. ii, *p.* 394, *lig.* 14 : — édition Béclard, T. ii, *p.* 194, *lig.* 7 : — Le mouvement du sang dans les artères est indépendant des lois de la pesanteur... »

La pesanteur est un obstacle à la circulation dans certains lieux, tandis que cette force la favorise dans d'autres points. Il est impossible qu'il en soit autrement : on peut très-facilement soutenir, en effet, que la position déclive de la tête, que Bichat considère comme apportant seulement du trouble dans la circulation veineuse de cette région, rend plus prompt et plus facile l'abord du sang vers le cerveau ; les battemens plus forts des artères carotides et temporales dans ces cas en sont la preuve. Certainement la circulation artérielle se fait plus facilement dans les parties inférieures du corps que dans les parties supérieures, lorsque le corps reste dans la situation verticale.   (F. Blandin.)

Anciennes éditions, T. ii, *p.* 397, *lig.* 14 ; — édition Béclard, T. ii, *p.* 197, *lig.* 13 : — « En supposant que le foie engorgé pût comprimer la veine cave, les anastomoses de ce tronc veineux empêcheraient les effets de la compression... »

Les anastomoses veineuses sont certainement suffisantes pour rétablir la circulation empêchée d'un côté par un obstacle ; mais il faudrait se garder de conclure de ce fait que, dans ces circonstances, la circulation veineuse n'éprouve pas de la gêne dans le système capillaire, et que par suite il n'en puisse pas résulter d'hydropisie : les expériences dans lesquelles on lie une veine principale sur les animaux, l'histoire de certaines ligatures d'artères principales des membres, dans lesquelles on a compris dans l'anse du fil la veine avec l'artère, et surtout les observations fort exactes de mon ami, le docteur Bouillaud, ne laissent aucun doute à cet égard. Aussi, sans soutenir que, dans certaines affections du foie, la veine cave inférieure soit comprimée par cet organe, je dois dire pourtant que la chose ne me paraît pas impossible dans cet état d'induration chronique de tout le tissu inter-lobulaire du foie que l'on a désigné sous le nom de *ratatinement;* on conçoit, d'ailleurs, qu'en raison de son volume bien inférieur à celui de la veine cave. inférieure, la veine azygos ne peut que lentement favoriser le passage du sang de la veine cave inférieure dans la supérieure.

(F. Blandin.)

Anciennes éditions, T. ii, *p.* 398, *lig.* 5 ; — édition Béclard, T. ii, *p.* 198, *lig.* 5 : — « Jamais les veines rénales ne contiennent de valvules... »

Les veines lombaires contiennent peu de valvules ; mais elles en ont, je m'en suis directement assuré. Ce qui a pu sous ce rapport abuser plusieurs anatomistes, c'est la facilité avec laquelle on injecte ces vaisseaux en poussant la matière liquide par la veine cave ; mais cette facilité dépend seulement des nombreuses et larges anastomoses de ces veines au-devant des apophyses transverses des vertèbres lombaires, et aussi de leurs larges communications avec les sinus vertébraux qui s'injectent facilement, et par lesquels la matière peut encore arriver au-dessous des valvules qui forment obstacle dans une autre direction.

(F. Blandin.)

Anciennes éditions, T. ii, *p.* 399, *lig.* 3 ; — édition Béclard, T. ii, *p.* 199, *lig.* 8 : — « La membrane propre des veines est formée de fibres longitudinales toutes parallèles... »

La tunique propre ou moyenne des veines n'a pas seulement des fibres longitudinales, comme Bichat le dit ici. Ces fibres sont bien incomparablement les plus développées ; mais au-dessous d'elles, on en trouve quelques autres à direction circulaire, et semblables sous ce rapport à celles qui constituent la tunique moyenne des artères. Les deux veines caves, près du cœur, en raison de leur plus grand développement dans ce point, se prêtent surtout à la démonstration de cette structure.   (F. Blandin.)

Anciennes éditions, T. II, *p.* 401, *lig.* 25; — édition Béclard, T. II, *p.* 271, *lig.* 25 : — « La membrane propre des veines est d'une nature particulière, essentiellement distincte de tous les autres tissus... »

Aujourd'hui on a des données plus positives sur la nature intime de la tunique propre des veines : semblable sous ce rapport à la tunique moyenne des artères, cette membrane est constituée de tissu *fibreux jaune*, ou *élastique ;* structure facile à constater dans les veines superficielles des membres, surtout dans celles des membres inférieurs, et qui a principalement été mise en lumière par M. Blainville, d'après l'examen de la veine temporale de l'éléphant. Au reste, dans le voisinage du cœur, le tissu veineux est bien certainement musculaire : Nysten l'a démontré par des expériences galvaniques, dans lesquelles il a vu la veine cave supérieure se contracter distinctement. Au reste, ce que j'ai dit plus haut de l'analogie du tissu musculaire et du tissu fibreux jaune, explique bien comment la tunique propre des veines, simplement élastique partout ailleurs, est devenue musculaire dans le voisinage du cœur : il lui a suffi pour cela de s'élever d'un degré d'organisation. Cette variété, enfin, n'est pas plus difficile à comprendre que celle que j'ai signalée également plus haut, et qui consiste dans le développement d'un véritable muscle à la place du ligament stylo-hyoïdien.   (F. Blandin)

Anciennes éditions, T. II, *p.* 403, *lig.* 16 ; — édition Béclard, T. II, *p.* 203, *lig.* 32 : — « Les veines cérébrales ont leurs parois si tenues, qu'on croirait qu'il n'y a que la membrane commune...»

On peut en dire autant des veines des os, des veines sus-hépatiques et ombilicale, dans lesquelles la membrane interne est seule distincte. (Béclard.)

———

Anciennes éditions, T. II, *p.* 404, *lig.* 14; — édition Béclard, T. II, *p.* 205, *lig.* 7: — « On ne voit jamais d'ossifications dans les valvules tricuspides, ni dans les sigmaïdes de l'artère pulmonaire... »

Ces ossifications sont seulement fort rares, en comparaison de celles que l'on observe du côté gauche du cœur ; mais elles s'établissent quelquefois : depuis Bichat plusieurs médecins ont eu occasion de les observer. (F. Blandin.)

———

Anciennes éditions, T. II, *p.* 407, *lig.* 12; — édition Béclard, T. II, *p.* 208, *lig.* 12 : — La situation et le nombre des valvules veineuses sont très-variables... »

Selon la plupart des auteurs les valvules sont plus nombreuses dans les veines superficielles des membres que dans les profondes. Cette remarque méritait d'autant plus confirmation, qu'au premier abord elle séduit par son apparente justesse : j'ai fait sur ce point beaucoup de recherches, soit sur l'homme, soit sur les animaux ; et j'ai été conduit à émettre une opinion complettement inverse. Ce résultat est sans doute important ; et, puisque les auteurs ont cherché à démontrer théoriquement la prédominance des valvules dans les veines superficielles , il n'est pas peu curieux de faire cadrer aussi la théorie avec les résultats contraires que m'a fournis l'observation :

De nombreuses valvules étaient nécessaires dans les veines profondes des membres , parce que ces veines ont des parois très faibles, parce que pressées par les muscles dans les interstices desquels elles sont placées, le sang avait à vaincre dans la circulation des frottemens considérables; et peut-être aussi parce que, voisines des artères, dans lesquelles le sang circule du centre du corps à la circonférence, et desquelles elles reçoivent une secousse dans cette direction, elles devaient avoir en elles-mêmes de quoi annihiler cet obstacle à leur circulation.

Les veines superficielles , placées dans des conditions inverses des précédentes, avaient par conséquent beaucoup moins besoin de valvules , sortes de soupapes mobiles qui facilitent le cours du sang en brisant les colonnes qu'il forme, et en laissant peser un poids moins considérable sur la partie inférieure des tubes veineux et sur leur système capillaire.   (F. BLANDIN.)

Voici ce qu'on peut ajouter à ce que Bichat a dit des valvules.

1°. Ces valvules sont plus nombreuses dans les veines superficielles que dans les profondes, dans celles des membres qu'à l'intérieur du tronc ; les membres supérieurs en ont moins que les inférieurs. On n'en trouve point , en général, dans les branches de communication des veines, telles que la médiane du bras. Les veines du cœur en sont totalement dépourvues ; il en est de même ordinairement de celles de l'utérus. Les veines spermatiques manquent de valvules chez la femme ; elles en présentent chez l'homme. C'est à la partie inférieure des membres qu'il y en a le plus ; les veines de l'extérieur de la tête n'en renferment qu'un petit nombre : il en existe communément à l'embouchure des branches dans les troncs (*).

(*) Ce premier paragraphe de la note de Béclard contient quelques inexactitudes , telles que l'idée de la prédominance des valvules dans les veines superficielles , ou l'absence de ces replis dans la veine médiane de l'avant-bras , dans les veines du cœur, de l'ovaire : néanmoins cette note m'a paru mériter, sous d'autres rapports, d'être conservée.   (F. BLANDIN.)

2°. Le bord libre de ces valvules est plus épais que le reste, et forme, comme l'adhérent, une sorte de bourrelet.

3°. Au-dessus des valvules, la veine offre une dilatation qui détermine un enfoncement à l'intérieur et une bosselure à l'extérieur du vaisseau. Cette disposition, dans certains cas, donne naissance à des espèces de nœuds, qui ne se remarquent qu'au niveau des endroits où il existe des valvules.

4°. Outre les deux feuillets membraneux qui, dit-on, forment les valvules, quoiqu'on ne puisse nullement les séparer, des fibres paraissent entrer dans la composition de ces replis : du moins, en les examinant sur une de leurs faces, on y distingue souvent des filets blancs entrecroisés. Quelquefois aussi les valvules sont perforées et formées par un tissu aréolaire.

5°. Perrault a établi plusieurs espèces de valvules, suivant la forme qu'elles affectent. La seule différence réelle sous ce rapport est que, dans les grosses veines, elles sont fort larges, et la courbe qu'elles décrivent est peu prononcée, tandis que, dans les petites, leur peu de largeur rend cette courbe plus marquée. Les valvules sont aussi plus larges au niveau des angles de réunion des branches avec les troncs. Ceci est indépendant de l'état de resserrement ou de dilatation des veines, qui influe également sur la grandeur des valvules, comme on l'a vu plus haut. (BÉCLARD.)

Anciennes éditions, T. II, *p.* 407, *lig.* 26 ; — édition Béclard, T. II, *p.* 203, *lig.* 27 : — « Les valvules jouent un rôle important dans la circulation veineuse... »

Les valvules veineuses ont évidemment pour usage d'empêcher le retour du sang vers le système capillaire, retour qui dans les veines des parties inférieures, serait surtout favorisé par l'action de la pesanteur contre laquelle se fait la circulation : mais cette influence dernière n'existe pas au cou et à la tête chez l'homme qui est habituellement dans l'attitude verticale ; là aussi les valvules sont à la vérité moins nombreuses, mais elles existent, et ont pour usage particulier d'empêcher le reflux du sang vers

(141)

la tête pendant la contraction de l'oreillette ; elles sont un obstacle à la propagation trop loin de ce qu'on appelle le pouls veineux. Trois valvules fort belles, disposées à l'union des veines sous-clavière et jugulaire interne, ne sauraient avoir d'autre but.

(F. BLANDIN.)

Anciennes éditions, T. II, *p.* 411, *lig.* 28; — édition Béclard, T. II, *p.* 213, *lig.* 5 : — « Il ne se fait pas d'exhalation dans les veines; car toute veine restée vide s'oblitère, ce qui n'arriverait pas s'il y avait un fluide exhalé... »

Cette raison n'est point péremptoire, comme le fait observer M. Meckel; le fluide lui-même, altéré dans sa nature, peut devenir la cause de l'adhérence : c'est ce qui a lieu dans les membranes séreuses. Les cavités muqueuses, malgré le fluide qui les lubrifie, ne s'oblitèrent pas moins dans une foule de circonstances. (BÉCLARD.)

Anciennes éditions, T. II, *p.* 417, *lig.* 30; — édition Béclard, T. II, *p.* 219, *lig.* 25 : — « On peut irriter les veines par un instrument mécanique, sans causer de douleur... »

Al. Monro assure avoir senti sur lui-même une piqûre faite au tissu veineux. (BÉCLARD.)

Anciennes éditions, T. II, *p.* 418, *lig.* 24; — édition Béclard, T. II, *p.* 220, *lig.* 23 : — « Pourquoi, dans certaines asphyxies, n'introduirait-on pas un stylet dans le cœur droit, par la jugulaire externe droite, pour ranimer l'action de cet organe... »

Deux raisons, aujourd'hui faciles à déduire, rendraient fort dangereux l'emploi du moyen proposé ici par Bichat : premièrement, la phlébite dont l'apparition serait le plus souvent fatale, et en second lieu l'introduction de l'air extérieur dans le système veineux, le long du stylet, introduction que favoriseraient surtout les grands efforts d'inspiration auxquels se livrent les asphyxiés que l'on parvient à rappeler à la vie, et qui donnerait naissance aux accidens formidables et promptement mortels signalés par MM. Piédagnel et Magendie.

(F. BLANDIN.)

Anciennes éditions, T. II, *p.* 418, *lig.* 32 ; — édition Béclard, T. II, *p.* 221, *lig.* 1 : — « Quand une bulle d'air pénètre dans les veines, l'animal pousse des cris douloureux, s'agite et se débat avant de périr... »

Nysten et quelques autres physiologistes, qui ont injecté des quantités considérables d'air dans les veines d'animaux vivans, n'ont pas obtenu le résultat indiqué ici. Les animaux n'ont point éprouvé sur-le-champ d'accidens graves, et il n'en est survenu consécutivement que lorsque l'air avait été injecté en très-grande quantité, tout à la fois et sans aucune précaution. On peut voir, pour de plus amples détails, les *Recherches de Physiologie et de Chimie pathologiques* de P. H. Nysten.

(BÉCLARD.)

Il résulte des expériences de Nysten, qu'en effet une certaine quantité de l'air injecté dans les veines traverse le poumon ; mais que cet air, dont le passage ne s'effectue qu'à la condition de sa dissolution dans le fluide circulatoire, ne produit aucun désordre dans l'économie ; et que, dans les cas où la mort arrive après l'introduction de l'air en grande quantité dans les veines, ce fatal événement est produit par la portion d'air qui, n'ayant pas eu le temps de se dissoudre dans le sang, s'est arrêtée sous forme de bulles dans les cavités droites du cœur, et les divisions de l'artère pulmonaire.   (F. Blandin.)

Anciennes éditions,   T. ii, *p.* 421 , *lig.* 34 ; — édition Béclard, T. ii, *p.* 223 , *lig.* 17 : — « Le pouls veineux est un effet du reflux du sang dans les artères pulmonaires et le côté droit du cœur... »

En résumé, il existe deux causes du pouls veineux, ou en d'autres termes de la distension et de l'affaissement brusques et alternatifs des veines; 1° le reflux qui se fait réellement au voisinage du cœur, lors de la contraction de l'oreillette, reflux qui est toujours en raison inverse de la masse du sang que peut admettre le ventricule correspondant; 2° la stagnation du sang dans les veines, lors de l'expiration, moment pendant lequel la circulation pulmonaire est moins facile. De là deux espèces de pouls veineux, qui ne sont point isochrones, et qui peuvent être distingués l'un de l'autre par l'observateur attentif.   (F. Blandin.)

Anciennes éditions, T. ii, *p.* 424, *lig.* 4 ; — édition Béclard, T. ii, *p.* 226, *lig.* 26 : — « La cicatrisation des plaies veineuses, dans la saignée, est un effet de l'inflammation... »

Sans doute c'est à la faveur de l'inflammation de leurs bords, et de l'exsudation plastique qui en résulte, que se cicatrisent les plaies veineuses ; mais avant que tout ce travail s'accomplisse, la nature établit une cicatrisation provisoire que les auteurs ont peu étudiée dans les plaies latérales des veines, et qui mérite cependant l'attention des physiologistes. Sur plusieurs individus morts après avoir subi l'opération de la phlébotomie depuis un temps plus ou moins éloigné, voici ce que j'ai observé : la circulation n'est pas un seul instant interrompue dans

la veine ; les parois de ce vaisseau subissent un véritable épaississement dans les environs de la plaie ; un caillot, d'abord volumineux, formé de fibrine colorée, et faisant saillie à l'intérieur,
se forme entre les lèvres de la plaie ; ce caillot s'étend à
la fois en dehors et en dedans de la veine ; il se renfle et
offre assez bien la figure de ces boutons à deux têtes que
l'on emploie comme agrafe ; au bout de quelques jours, la
tête interne du caillot blanchit par la résorption du cruor
qu'elle contenait ; bientôt la fibrine elle-même commence à en
être résorbée, et au bout de trois à quatre jours elle se trouve
réduite à un filament mince et conique, flottant dans le vaisseau
du côté du cœur, vers lequel il est entraîné par le courant sanguin ; ce caillot se détache toujours avec facilité ; mais à mesure
qu'il disparaît, les bords de la plaie se froncent, et au bout de
dix à douze jours, ils sont réunis immédiatement. (F. BLANDIN.)

Anciennes éditions, T. 11, *p.* 424, *lig.* 22 ; —
édition Béclard, T. 11, *p.* 227, *lig.* 22 : — « Souvent,
quand une artère s'oblitère, ce n'est pas par inflammation... »

Bichat, à mon avis, a mieux décrit que tous ceux qui
l'ont suivi, le mécanisme de la cicatrisation des plaies artérielles ;
on a singulièrement exagéré, en effet, les idées d'épanchement
de lymphe plastique dans ces vaisseaux liés, et de cicatrisation à
la faveur de cette sécrétion. Chez les amputés, chez lesquels ces observations peuvent facilement être faites, on voit se former d'abord
dans l'artère un caillot d'une forme particulière : suivant J.-L.
Petit, ce caillot est conique ; mais il m'a paru que le plus
souvent il présente au contraire la disposition fusiforme,
ce caillot est un moyen hémostatique provisoire ; il persiste jusqu'à ce que l'inflammation de l'extrémité de l'artère ait déterminé
l'oblitération de celle-ci. Au reste, ce caillot adhère à l'artère,
en raison de sa disposition fusiforme, disposition partagée par le
vaisseau à son extrémité, et aussi par sa seule élasticité, plutôt que
par des exsudations plastiques. Lorsqu'une inflammation un peu

vive s'empare de l'artère, une exsudation se fait bien entre le caillot et la paroi artérielle qui le contient, mais elle décolle le bouchon hémostatique, et le dispose singulièrement à être chassé par l'effort du sang, d'où une espèce particulière d'hémorrhagie que j'ai signalée ailleurs.　　　　　　　　　　(F. BLANDIN.)

Anciennes éditions, T., ii, *p.* 425, *lig.* 15 ; — édition Béclard, T. ii, *p.* 228, *lig.* 10 : — « Le sang est hors de l'influence du cœur, lorsqu'il arrive dans les veines... »

Cette opinion est diamétralement opposée à celle de Harvey et des mécaniciens de son temps, que quelques physiologistes modernes ont adoptée. Ils regardent le cœur comme l'agent unique de la circulation tant veineuse qu'artérielle ; Harvey le comparait à une pompe foulante et aspirante, qui d'un côté attire le sang veineux, et de l'autre repousse le sang artériel. Il y a sans doute de l'exagération dans cette manière de voir, mais il pourrait y en avoir aussi à rejeter absolument toute influence de la part du cœur sur le mouvement du sang dans les veines. L'action capillaire et l'action veineuse sont les principales causes de ce mouvement ; mais la contraction des ventricules doit être comptée parmi les causes secondaires. Un fait suffit pour s'en convaincre. Ouvrez une veine et observez le jet de sang qui s'en écoule : au bout d'un certain temps, ce jet ne sera plus parfaitement uniforme ; il s'élèvera manifestement, et le sang sortira plus vite à chaque contraction des ventricules. Cette influence est donc réelle, quoique beaucoup moins marquée que pour les artères.　　　　　　　　　　(BÉCLARD.)

Anciennes éditions, T. ii, *p.* 427, *lig.* 16 ; — édition Béclard, T. ii, *p.* 230, *lig.* 2 : — « Les racines des veines jouissent d'une espèce de faculté ab-

10

sorbante par laquelle elles puisent le sang dans le système capillaire... »

On peut admettre, avec Bichat, qu'une sorte d'aspiration absorbante est exercée par les veines sur le système capillaire ; mais il faut entendre ce phénomène d'une autre manière que lui : la cause de cette aspiration n'appartient point aux veines, mais aux oreillettes du cœur, qui en se dilatant attirent à elle le sang du système veinenx. (F. BLANDIN.)

Ancienne séditions, T. ii, *p.* 430, *ligne dernière* : — édition Béclard, T. ii, *p.* 233, *lig.* 32 : — « Le mouvement du sang noir abdominal est analogue à celui des veines... »

Il est au moins douteux que, dans le foie, le sang charrié par la veine porte ait une marche aussi lente que dans les autres parties de ce système veineux ; je dirai plus, la chose est impossible, parce que cette terminaison du système à sang noir abdominales est plus retrécie que son origine : s'il en était autrement, il ne passerait pas la même quantité de sang, dans un instant donné, à travers les ramifications intestinales et jécorales de ce vaisseau, ce qui ne saurait avoir lieu (F. BLANDIN.)

Anciennes éditions, T. ii, *p.* 431, *lig.* 30 ; — édition Béclard, T. ii, *p.* 234, *lig.* 32 : — « Les veines, chez le fœtus, sont proportionnellement beaucoup moins développées que les artères... »

En appliquant à l'homme les travaux de Haller, de Pander, et autres, sur le développement des vaisseaux sanguins dans le poulet, il en résulterait qu'une partie du système veineux serait plus précoce dans son développement que le système artériel.

Les premiers vaisseaux que l'on aperçoit sont les radicules de la veine du jaune, ou omphalo-mésentérique. Cette veine elle-même, ainsi que la veine porte, sont distinctes lorsque l'aorte existe à peine. J.-F. Meckel pense néanmoins que, d'après la disposition du système sanguin chez certains fœtus monstrueux, et la manière dont ce système se complique dans l'échelle des êtres, il serait possible que l'artère aorte se formât dans l'homme en même temps que les premières veines, ou même avant elles. Si cela était, cette artère préexisterait au cœur, et s'aboucherait directement avec la veine porte avant la formation de ce viscère. Au reste, à part cette exception pour les vaisseaux omphalo-mésentériques, les veines en général ne se développent qu'après les artères correspondantes. (Béclard.)

Anciennes éditions, T. ii, *p.* 437, *lig.* 30; — édition Béclard, T. ii, *p.* 240, *lig.* 30 : — « L'étude des veines est difficile, impossible même, sur le cadavre de l'enfant... »

Cette proposition est une erreur, préjudiciable bien certainement à l'étude de ce système... On doit reconnaître, au contraire, que les veines des enfans sont très faciles à injecter, que leurs parois ont une résistance suffisante pour supporter la pression de la matière que l'on emploie à cet effet, et que leur grande dilatabilité leur permet d'acquérir un volume considérable, qui les fait contraster sous ce rapport avec les autres organes, desquels par conséquent on les distingue très-aisément. (F. Blandin.)

Anciennes éditions, T. II, *p.* 440, *lig.* 31 ; — édition Béclard, T. II, *p.* 244, *lig.* :6 : — « A cause du court trajet des veines pulmonaires, la pesanteur n'a presque pas d'influence sur leur sang... »

Cette circonstance explique l'absence complète de valvules dans ces veines. (F. BLANDIN.)

———

Anciennes éditions, T. II, *p.* 445, *lig.* 17 ; — édition Béclard, T. II, *p.* 249, *lig.* 7 : — « L'influence de la pesanteur est marquée sur le sang de la veine porte... »

L'influence de la pesanteur se fait d'autant plus ressentir dans le système de la veine porte, que ses branches sont dépourvues de valvules, et que toutes suivent une marche ascendante. Au reste, comme le fait remarquer Bichat, les veines hémorrhoïdales fournissent surtout des preuves de cette disposition : elles ont une tendance très-grande aux varices, tendance qu'augmentent encore la pression à laquelle elles sont soumises, de la part des matières fécales endurcies, chez les sujets habituellement constipés, et le passage de leurs radicules anales entre les faisceaux du muscle sphincter. Toutes les tumeurs dites hémorrhoïdales ne sont autre chose que des varices des veines de ce nom, comme je m'en suis directement assuré, et comme mon ami, le docteur Jobert, l'a encore démontré dans sa thèse inaugurale. Tantôt ces varices sont solitaires, tantôt elles forment des groupes plus ou moins composés, que l'on a pris pour des masses de tissu érectile. Le plus souvent, dans les tumeurs hémorrhoïdales, ce sont les veines secondaires, celles qui sont presque capillaires, qui subissent la dilatation variqueuse. (F. BLANDIN.)

———

(149)

Anciennes éditions, T. II, *p.* 447, *lig.* 10; —
édition Béclard, T. II, *p.* 251, *lig.* 2 : — « Lorsqu'on
injecte de l'air dans la veine porte, l'animal ne
paraît pas souffrir : ce qui prouve que ce n'est pas
par son contact sur les veines ou sur le cœur,
mais par son action sur le cerveau, que l'air injecté est funeste... »

Le fait de l'injection de l'air dans la veine porte , sans que,
d'une part , l'animal témoigne par ses cris de l'agitation et de la
douleur, et sans que, de l'autre, la mort en soit la conséquence, est
fort important ; mais il ne prouve pas que c'est par son contact
sur le cerveau que l'air injecté dans les veines tue l'animal ; car,
dans ce cas spécial , l'air arrive aussi vers le cerveau , mais dissous dans le sang, comme dans les cas où, une petite quantité de ce
fluide ayant été injectée dans la veine jugulaire, l'animal n'est pas
mort immédiatement. Dans les deux circonstances , l'air distend
d'abord les vaisseaux dans lesquels il est poussé , ici la veine porte,
là le cœur droit et l'artère pulmonaire ; jusqu'à ce que, ayant été
dissous par le sang , il ait été mis dans des conditions propres à
faciliter son passage à travers les systèmes capillaires hépatique
ou pulmonaire. A cet état , comme Nysten l'a parfaitement reconnu , l'ai n'agit point défavorablement sur les parties au
sein desquelles il est porté par les artères. Si l'injection de
l'air dans la veine porte ne produit pas la mort , cela tient à ce
que, dans cette expérience, l'air ne peut produire que l'engorgement et la distension des veines sous-hépatiques , et par suite
du foie, organe certainement fort important, mais dont la lésion
n'attaque pas immédiatement le principe vital à sa source ; tandis
qu'au contraire l'injection de l'air dans une des veines du système
général pouvant produire une distension énorme d'un des côtés
du cœur et des poumons, il s'ensuit immédiatement une gène dans
les fonctions de ces deux organes, et des lésions incompatibles
avec la vie.   (F. BLANDIN.)

Anciennes éditions, T. ıı, *p.* 454, *lig.* 10; — édition Béclard, T. ıı, *p.* 258, *lig.* 16 : — « Le rôle inconnu que le foie joue dans l'économie animale est digne de toute l'attention des physiologistes. Certainement il ne change pas en rouge le sang noir du système abdominal... »

Certainement il y a une erreur grossière, suffisamment relevée par Bichat, dans l'opinion des personnes qui croient que *le foie supplée les poumons dans leurs fonctions d'enlever au sang son hydrogène et son carbone ;* mais pour cela le foie est-il moins un organe d'hématose ? Je suis loin de le penser. Toutefois, il ne suffit pas d'énoncer vaguement cette manière de voir, comme on le fait généralement ; il faut encore montrer comment la chose a lieu, et en quoi consiste la modification que subit le sang qui traverse les radicules de la veine porte. Depuis long-temps je me suis occupé de ce point curieux de physiologie ; voici mes idées à ce sujet : la disposition de la veine porte dans le foie ne peut avoir pour but que l'hématose ou la sécrétion de la bile, ou les deux choses à la fois. Les sécrétions sont bien, jusqu'à un certain point, des fonctions d'hématose, mais indirectement et d'une manière accessoire. Certes, il est impossible de soutenir que le sang de la veine porte, dans lequel se trouvent tous les matériaux de la bile, comme dans le fang des artères, ne sert pas à la sécrétion de ce fluide ; mais on a toujours droit de demander aux auteurs de cette opinion, pourquoi la nature, ici comme dans les autres glandes, n'aurait pas abandonné cette fonction au sang artériel ; et, si le volume de l'artère hépatique paraît insuffisant, pourquoi ce vaisseau n'aurait pas été rendu plus fort. La réponse à ces questions est difficile, à moins que l'on ne prenne pour telle les subtilités répétées à l'envi par tous les auteurs. Quant à moi, il me paraît probable que l'artère hépatique apporte seule au foie les matériaux à l'aide desquels il compose la bile ; tandis que la veine porte traverse le même organe, seulement pour y laisser en passant la bile mélangée avec son sang et toute formée, que cette veine a pompée dans l'intestin ; de sorte que la bile qui s'écoule du canal hépatique serait un mélange de bile nouvellement séparée par le foie au dépens du sang de l'artère hépatique, et de bile déjà sortie par cet organe, mais rapportée vers lui par la veine porte. Dans cette opinion, la distribution artérieuse de la veine porte dans le foie aurait pour triple but de soulager l'action du foie, d'économiser les matériaux de la sécrétion de la bile, et d'empêcher qu'une partie de ce fluide ne passe dans le torrent circulatoire, où sa présence causerait des accidens. En théorie, il est impossible que les radicules intestinales de la veine porte n'absorbent pas une partie de la bile qui circule dans l'intestin ; en effet, ces radicules se trouvent en contact avec ce fluide, qui doit imprégner et imbiber leurs parois, et par conséquent être absorbé, comme le sont les autres matières liquides. L'observation, au reste, m'a paru confirmer ces idées théoriques : sur plusieurs animaux sur lesquels j'ai goûté comparativement, et dans le même instant, le sang que je venais d'extraire de la veine porte et d'une veine crurale, j'ai trouvé au premier une amertume complétement étrangère au second. Je sais bien que cette expérience ne suffit pas, qu'il faudrait encore appeler la chimie à son secours, qu'il faudrait faire d'autres essais et les varier beaucoup plus ; mais cette simple présomption cadre trop bien avec l'usage que j'attribue à la distribution hépatique de la veine porte, pour que je m'abstienne de la citer. Au reste, il n'a encore été fait que peu de chose sur ce point, et il me paraît important de poser un jalon dans cette voie.   (F. BLANDIN.)

Anciennes éditions, T. II, *p.* 456, *lig.* 17; — édition Béclard, T. II, *p.* 260, *lig.* 27 : — « On dit que, l'artère hépatique ayant été liée, la sécrétion de la bile a continuée... »

Ce résultat cadre très-bien avec la théorie que j'ai précédemment émise : lorsque l'artère hépatique est liée, la bile dont le sang de la veine porte se dépouille en traversant le foie, doit encore couler par le canal hépatique ; mais ce n'est pas là une véritable sécrétion, c'est une dépuration analogue à celle qui se fait dans les poumons sous le nom d'*exhalation pulmonaire*. Le produit de cette dépuration prend ici la voie des conduits biliaires, tandis que dans le poumon il se volatilise par les bronches et la trachée : voilà toute la différence.   (F. Blandin.)

Anciennes éditions, T. ii, *p.* 457, *lig.* 21 ; — édition Béclard, T. ii, *p.* 262, *lig.* 1 : — « Quelle induction tirer d'un animal dont le ventre est ouvert... »

En faisant ici le procès de toutes les vivisections, Bichat se condamne lui-même par conséquent dans un grand nombre de cas. Mais heureusement il y a exagération dans cette opinion, et par conséquent en partie erreur : en effet, le ventre d'un animal étant ouvert, on peut encore faire une foule d'observations physiologiques fort importantes, en ce qui concerne le foie ou les autres organes ; mais il faut soigneusement tenir compte des lésions qui ont été nécessaires pour arriver au but que l'on se proposait, et se bien garder de considérer tous les phénomènes que présente l'animal ainsi mutilé comme l'expression de la lésion organique spéciale que l'on a produite en dernier lieu, et qui était le but de l'expérience. Cette remarque s'applique à toutes les vivisections, et ne doit jamais être perdue de vue par ceux qui suivent leurs recherches dans cette voie pénible.   (F. Blandin.)

Anciennes éditions, T. ii, *p.* 461, *lig.* 23 ; — édition Béclard, T. ii, *p.* 266, *lig.* 15 : — « L'estomac contient toujours une certaine quantité de bile... »

M. Magendie pense que la bile que l'on trouve dans l'estomac n'y arrive qu'accidentellement ; ce que je puis affirmer de mon côté, c'est que plusieurs fois, pendant la digestion stomacale, j'ai examiné l'estomac sur des animaux, et que jamais je n'y ai rencontré de bile ; ce que l'on peut ajouter encore, c'est que le chyme est grisâtre, et non jaune comme la bile ; qu'il n'est point alcalin, comme il le devient lorsqu'il est mélangé avec ce fluide ; et qu'enfin son goût douceâtre contraste singulièrement avec l'amertume extrême de la bile, amertume que certainement ce fluide communiquerait au chyme stomacal, s'il parvenait dans l'estomac pendant la digestion. (F. BLANDIN.)

Anciennes éditions, T. II, *p.* 467, *lig.* 5 ; — édition Béclard, T. II, *p.* 272, *lig.* 5 : — « Le volume considérable du foie chez le fœtus, comparativement à la petite quantité de bile qu'il sécrète, suppose dans cet organe une fonction importante que nous ignorons... »

Cette idée est généralement admise : on croit que le foie, chez le fœtus, est un organe d'hématose. Mais je dois faire observer 1° que rien ne le prouve ; 2° que l'on a attribué tout aussi gratuitement la même fonction aux autres organes très-développés du fœtus, dont on ne peut chez lui expliquer le mécanisme. Certes, le foie est très-volumineux dans les premiers temps de la vie ; certes, il est traversé par une partie du sang qui revient du placenta : mais cela suffit-il pour faire établir que cet organe sert à l'hématose ? Je ne le pense pas. Peut-être ce développement, qui porte spécialement sur le lobe gauche de l'organe, et qui paraît être la conséquence de la distribution d'une partie de la veine ombilicale de ce côté, est-il seulement lié à cette loi d'embryogénie en vertu de laquelle les organes humains doivent, dans leur formation, revêtir transitoirement les états divers qui caractérisent les animaux placés dans des degrés inférieurs de l'échelle organique. Dans les animaux, en effet, le foie tend à prendre de plus en plus une disposition symétrique et médiane, à mesure qu'on s'éloigne davantage de l'homme; eh bien! telle est la position et la forme que donne au foie du fœtus le développement considérable de son lobe gauche. (F. BLANDIN.)

Anciennes éditions, T. II, *p.* 468, *lig. dernière;* — édition Béclard, T. II, *p.* 275, *lig. dernière...»*

ANATOMIE PATHOLOGIQUE DU SYSTÈME VASCULAIRE A SANG NOIR.

§ Ier. *Altérations dans les formes extérieures.*

Les veines, comme les artères, éprouvent des dilatations totales ou partielles : c'est ce qui constitue les *varices.* On connaît la fréquence de cette altération aux membres inférieurs; la raison en a été donnée plus haut. Elle se rencontre encore assez souvent dans les veines du rectum, de la vessie, des organes génitaux, dans les veines sous-cutanées de la paroi antérieure de l'abdomen. Les veines profondes n'en sont pas exemptes, quoiqu'elles en soient bien plus rarement affectées que les superficielles. Morgagni a trouvé la veine azygos considérablement dilatée; les jugulaires, la crurale, deviennent quelquefois variqueuses. Dans certains cas, tout le système veineux offre un accroissement très-marqué. Puschelt, qui a publié dans ces derniers temps en Allemagne un traité fort étendu sur les maladies des veines, a beaucoup insisté sur cette dilatation générale, à laquelle il fait jouer un rôle important dans un grand nombre de maladies. La dilatation peut, comme on l'a vu précédemment, n'occuper qu'une seule veine, mais s'étendre à toutes ses divisions. L'augmentation de volume n'a pas lieu alors seulement dans le sens transversal; les veines forment des flexuosités qui tiennent évidemment à leur accroissement en longueur. Enfin il y a des dilatations plus bornées encore, qui n'affectent qu'une partie de la circonférence du vaisseau.

L'état opposé au précédent, ou la diminution de capacité du système veineux, n'est pas, à beaucoup près, aussi commun'. Cependant on l'observe dans quelques circonstances, soit dans tout le système, soit seulement dans quelques veines en particulier. Cette diminution peut aller jusqu'à l'oblitération. Il existe des exemples d'oblitération spontanée des troncs veineux eux-mêmes, comme des veines caves, jugulaires, etc.

§ II. *Altérations dans l'organisation.*

L'inflammation des veines se développe dans une foule de circonstances (*Voy*. précédemment. 1°. On l'a vu s'étendre plus ou moins loin à la suite de l'opération de la saignée. C'est toujours du côté du cœur qu'elle se propage dans ce cas, et jamais du côté des vaisseaux capillaires (1). La mort peut en être le résultat. 2°. La ligature des veines que l'on pratique quelquefois dans les amputations a été suivie de leur inflammation, qui, de même que dans le cas précédent, s'est propagée vers le cœur à une distance plus ou moins grande. 3°. La ligature du cordon ombilical paraît avoir produit le même effet: Meckel l'ancien et Osiander en rapportent des exemples. 4°. Des veines affectées de varices et liées au-dessus de la maladie ont également présenté ce phénomène. 5°. Dans les inflammations phlegmoneuses très-étendues, dans celles, par exemple, qui surviennent à la suite des couches, dans les abcès et les gangrènes qui leur succèdent, on trouve souvent les veines plus ou moins fortement enflammées tant à l'extérieur qu'à l'intérieur. Cette inflammation s'étend quelquefois fort au-delà de la partie malade.

Il n'est pas de veine qui n'ait offert des traces d'inflammation par quelqu'une des causes que nous venons d'indiquer. Une rougeur plus ou moins vive à la membrane interne, avec épaississement des deux autres tuniques ; des collections purulentes

(1) Cependant cette règle n'est pas sans exception. Abernethy a vu. après une saignée du bras, la veine enflammée au-dessous, jusqu'au voisinage du poignet, rester saine au-dessus, c'est-à-dire du côté du cœur. (BÉCLARD.)

de diverse nature autour du vaisseau, ou même dans sa cavité intérieure ; des concrétions fibrineuses qui obstruent plus ou moins cette cavité ; quelquefois même l'oblitération complète de la veine ; dans certains cas un endurcissement remarquable, d'autres fois des ulcérations : tels sont les principaux désordres auxquels cette affection donne lieu (1).

Elle devient salutaire, au contraire, lorsque, comme dans la saignée, bornée aux lèvres de la plaie, elle n'y est portée qu'au degré nécessaire pour que l'adhésion en soit le résultat. Tout le monde sait que ces sortes de piqûres se guérissent avec la plus grande facilité ; on sait aussi qu'au bout de vingt-quatre heures le moyen d'union est encore peu solide, qu'il se rompt par ul effort même modéré, et que ce n'est que plus tard qu'il existe une véritable cicatrice. Le mécanisme de la réunion est donc ici e même que dans les plaies des autres tissus ; tandis que, pour les artères, cette réunion n'a pu être observée, jusqu'à présent, que sur les animaux. Si l'on en croit M. Travers, la membrane interne des veines ne participe pas à leur inflammation adhésive.

Le même auteur pense que, dans l'oblitération des veines qui suit leur section transversale, ce n'est pas l'adhésion de la membrane interne, mais bien l'épaississement des parois, qui ferme la cavité du vaisseau. Ses observations à ce sujet ont besoin d'être répétées.

On peut rapprocher des plaies produites par une cause extérieure les ruptures spontanées dont il a été question à la page 228. Morgagni cite un cas de ce genre, dans lequel la veine azygos présentait une ouverture ovalaire chez une femme morte de phthisie. Le sang s'était épanché dans la poitrine ; la veine, quoique en partie affaissée sur elle-même, avait encore le volume de la veine cave. Des mouvemens convulsifs ont paru quelquefois être la cause de ces ruptures.

Les plaies faites aux parois des veines peuvent atteindre en même temps une artère qui leur est accolée. Si, dans ce cas, la

(1) La phlébite est aujourd'hui bien mieux connue, et cette description n'en peut donner qu'une idée fort incomplète : (voyez à ce sujet une note ajoutée plus loin.)

(F. Blandin.)

plaie extérieure se cicatrise , l'ouverture de communication subsistant entre l'artère et la veine , il en résultera la maladie décrite sous le nom de _varice anévrysmale_, dans laquelle le sang, passant de l'artère dans la veine à chaque contraction du ventricule , distend cette dernière et y détermine un mouvement de pulsation analogue à celui des artères. Tantôt il y a simplement une ouverture arrondie , formée aux dépens des parois correspondantes de l'un et de l'autre vaisseaux ; tantôt il existe un anévrysme faux consécutif, qui se trouve intermédiaire entre l'artère et la veine. C'est dans ce dernier cas que la maladie mérite le nom d'_anévrysme variqueux_. Le pli du coude est le siége le plus fréquent de cette affection, dont on trouve divers exemples dans les auteurs, et en particulier dans l'ouvrage de Hodgson sur les maladies des artères.

Bichat a déjà fait remarquer combien les transformations osseuses sont rares dans le système vasculaire à sang noir ; c'est même un des caractères qu'il a donnés à la membrane commune qui revêt tout l'intérieur de ce système. Cependant cette membrane n'en est pas entièrement exempte. Morgagni a trouvé, sur une jeune fille , les valvules sigmoïdes de l'artère pulmonaire en partie cartilagineuses et offrant déjà un commencement d'ossification. Corvisart a plusieurs fois rencontré cette altération dans ces valvules , ainsi que dans les tricuspides. Les veines elles-mêmes sont susceptibles de s'ossifier chez les vieillards, surtout dans le côté par lequel elles touchent à une artère. On trouve quelquefois dans les veines de petits corps durs et arrondis qu'on prendrait , au premier coup-d'œil , pour des productions osseuses. Quelques-uns ont même supposé qu'ils se formaient d'abord dans les parois des veines ; d'autres ont dit que c'était dans l'épaisseur des valvules ; Hodgson pense que leur siége primitif est à l'extérieur de la veine. Ces corps, que j'ai eu bien des fois occasion d'examiner, m'ont paru être de véritables concrétions, des _phlébolithes_. Ils sont ordinairement renfermés dans des dilatations latérales, où le sang reste en stagnation ; on ne remarque dans leur structure rien qui ressemble au tissu osseux ; ils paraissent formés au contraire de couches superposées , et ont autour d'eux un caillot très-manifeste. On les trouve d'ailleurs à divers degrés de consistance. Les veines qui offrent le plus souvent cette altération sont celles dans lesquelles le cours du sang est le plus exposé à être ralenti : aussi est-elle très-commune dans les veines qui occupent l'intérieur du bassin, les environs de l'anus, etc.

Le tissu veineux n'a point de dégénérations qui lui soient particulières ; il participe à celles des autres organes.

§ III. *Altérations dans le développement.*

Les variétés anatomiques dans la situation, l'origine, la distribution des veines, sont-elles plus fréquentes que celles des artères, comme le pensait Haller ? Meckel prétend que c'est le contraire, et que les veines ne semblent offrir plus de variétés, que parce que leur nombre est plus considérable. Il y a peut-être exagération de part et d'autre : cependant il est évident que, dans les gros troncs, la disposition est bien plus constante pour les veines que pour les artères.

Il se fait des veines de toutes pièces comme il se fait des artères. En voici la preuve : une fausse membrane trouvée dans l'arachnoïde ne tenait à la séreuse que par un de ses bords, au niveau du sinus longitudinal supérieur, et était du reste entièrement libre ; elle fut injectée par le mercure, qui nous fit voir des veines se rendant dans ce sinus.　　　　　(Béclard.)

NOTES ET ADDITIONS

AUX

SYSTÈMES CAPILLAIRES.

Anciennes éditions, T. ii, *p.* 475, *lig.* 8 ; — édition Béclard, T. ii, *p.* 292 , *lig.* 24 : — « Dans une foule d'organes, le système capillaire général est parcouru en partie par le sang, en partie par d'autres fluides qui paraissent être blancs... »

De ce que certains vaisseaux sanguins ne paraissent pas rouges dans l'état sain, tandis qu'ils le deviennent dans l'état inflammatoire, en peut-on conclure que, dans le premier cas, ils ne contenaient pas la partie colorée du sang, qui y aborde dans le second? La chose n'est pas démontrée. Il serait possible que la non coloration rouge de certains vaisseaux tînt seulement à la trop petite quantité de globules sanguins qui s'y trouvent habituellement en circulation. (F. Blandin.)

Anciennes éditions, T. ii, *p.* 476, *lig.* 11 ; — édition Béclard, T. ii, *p.* 293, *lig.* 23 : — « Des vaisseaux capillaires existent dans les vaisseaux : le sang y pénètre par l'effet de la plique polonaise... »

Nous expliquerons plus tard les effets organiques de la plique polonaise ; qu'il nous suffise par avance de relever ici l'erreur dans laquelle tombe Bichat, en disant que les cheveux

deviennent réellement vasculaires dans cette rare et curieuse maladie.

(F. Blandin.)

Anciennes éditions, T. ii, *p.* 479, *lig.* 21; —
édition Béclard, T. ii, *p.* 297, *lig.* 12 : — « Les injections ne sont avantageuses que pour l'étude des
gros vaisseaux; dans les capillaires, elles ne sauraient atteindre le point précis qui existe dans la
nature... »

Il faut rabattre beaucoup des idées émises ici par Bichat touchant les injections considérées en général. Cette opinion, à mon
avis, si elle était admise, porterait un coup mortel aux recherches d'anatomie fine, à celles qui ont pour but la texture intime
des organes, texture qui est presque entièrement vasculaire.
Presque tout ce que nous savons de positif à cet égard, nous le
devons aux anatomistes qui se sont livrés à l'art trop négligé,
malheureusement, des injections. Certainement une substance
très-ténue, poussée dans les artères, les veines, etc., va plus loin
que les troncs de ces vaisseaux, elle atteint le système capillaire
commun à tous les conduits circulatoires ou excrétoires; mais elle
remplit cependant d'une manière bien plus complète les artères,
ou les veines, etc., suivant qu'elle a été portée directement dans
les unes ou dans les autres. En résumé, ici comme partout, il faut
user du moyen, mais en tenant compte soigneusement de toutes
les conditions de l'expérience, afin d'éviter l'erreur.

(F. Blandin.)

Anciennes éditions, T. ii, *p.* 485, *lig.* 4; — édition Béclard, T. ii, *p.* 303, *lig.* 15 : — « Les hémorrhagies actives ne sont point précédées de congestion sanguine dans les capillaires, d'augmentation de l'action vitale... »

Il serait facile de contester, comme on l'a fait maintes fois, la bonté de la division des hémorrhagies en actives et passives. En effet, y a-t-il bien des hémorrhagies sans congestion sanguine préalable vers la partie, sans un effort quelconque vers ce point ? je ne le pense pas. Ce n'est pas à dire pour cela que, dans mon opinion, toutes les hémorrhagies soient annoncées par les mêmes signes et caractérisées par les mêmes phénomènes ; mais toute la différence me paraît consister essentiellement dans la variété des causes qui produisent la congestion locale : tantôt il n'y a qu'une véritable irritation, tantôt c'est une lésion du cœur, des poumons ou de l'aorte, qui produit un refoulement du sang veineux dans le système capillaire, etc. Dans le premier cas, on saigne en effet avec avantage, comme Bichat le fait remarquer, parce qu'à l'aide de ce moyen on agit à la fois efficacement sur la cause du mal, l'irritation locale, et sur sa conséquence immédiate, la congestion également locale ; dans le second cas, au contraire, les saignées sont bien moins avantageuses, parce qu'elles n'ont aucune prise sur la lésion organique, origine de tout le mal, qu'elles ne portent leur action que sur la congestion locale, et d'autant moins efficacement que, la cause première persistant, cette congestion est reproduite presque aussitôt que combattue.

(F. BLANDIN.)

Anciennes éditions, T. ii, *p.* 486, *lig.* 31 ; — édition Béclard, T. ii, *p.* 305, *lig.* 13 : — « Les troncs et les branches vasculaires qui se rendent à un organes ont-ils plus ou moins dilatés, suivant que le système capillaire de cet organe est plus ou moins rempli de sang..? »

Il implique trop de supposer que les troncs vasculaires voisins d'un organe ne sont pas dilatés ou resserrés en raison directe de l'état plus ou moins actif de la circulation du système capillaire de cet organe, pour que l'on puisse admettre, au moins complétement, le sentiment de Bichat sur ce point. Chacun connaît la dilatation que subissent les artères mammaires dans les femmes qui ont souvent nourri, celle de l'utérus chez les femmes encéintes, etc. J'ai disséqué le testicule d'un individu qui avait une inflammation ancienne de cette partie, et l'artère correspondante était double en volume de celle du côté opposé. (F. BLANDIN.)

———

Anciennes éditions, T. II, *p.* 489, *lig.* 8; — édition Béclard, T. II, *p.* 307, *lig.* 25: — « On a demandé s'il y avait un intermédiaire entre les artères et les veines : le système capillaire est seul cet intermédiaire... »

Les anciens croyaient en effet, même après les belles découvertes de Harvey sur la circulation du sang, qu'il y avait un tissu intermédiaire entre les dernières extrémités des artères et les premières radicules des veines. Cette opinion était fondée sur ce que souvent, dans les injections, la matière poussée par les artères, au lieu de revenir directement par les veines, semblait d'abord s'infiltrer dans le tissu cellulaire environnant. Plus tard, on s'aperçut que cette infiltration n'était qu'accidentelle, que certaines substances seulement, la dissolution de colle par exemple, étaient susceptibles de s'infiltrer, tandis que d'autres ne présentaient pas ce phénomène. On fut dès-lors porté à rejeter l'existence d'un tissu intermédiaire, d'autant mieux que personne ne disait avoir vu ce tissu. Enfin, Malpighi paraît être le premier qui ait prouvé, par l'inspection microscopique, la continuation directe des artères avec les veines, si bien démontrée par les expériences de Spallanzani et surtout de Leuvenhoeck. Il suffit aujourd'hui de vouloir s'en donner la peine pour voir cette continuation : on choisit pour cela les parties transparentes des animaux, comme le mésentère des grenouilles, la queue et les membres des têtards, celle des poissons, etc. Non-seulement, au reste, les injections poussées par les artères reviennent très-bien par les veines, mais l'inverse a lieu également, à moins que des valvules ne s'y opposent.

La continuation des artères en vaisseaux exhalans ne peut être réelle qu'autant que ces vaisseaux existent réellement : or, nous verrons plus tard que ce point est encore fort obscur. La communication avec les excréteurs n'est pas démontrée pour toutes les glandes; il en est dans lesquelles les injections n'ont point passé des artères dans ces conduits : le microscope n'a pas encore fait voir la continuation de ces deux ordres de vaisseaux ; on ignore si, dans les glandes même où ils communiquent évidemment, il n'y a pas entre eux une substance intermédiaire.

Les dernières extrémités des artères communiquent encore ; suivant quelques-uns, avec les lymphatiques, à l'origine de ces derniers ; c'est ce qui sera examiné au chapitre du *Système absorbant*. (BÉCLARD.)

Anciennes éditions, T. II, *p*. 494, *lig*. 24 ; — édition Béclard, T. II, *p*. 313, *lig*. 17 : — « Les sciences physiquesn'ont fait des progrès que depuis qu'on a analysé les lois simples qui président à leurs innombrables phénomènes... »

Déjà j'ai fait remarquer plus haut que ce n'est point avancer la science, que ce n'est point analyser les lois vitales, que de dire : tous nos organes sont doués d'une sensibilité et d'une contractilité organiques insensibles, en vertu desquelles ils exécutent leurs actions les plus cachées. C'est seulement exprimer que la vie de chacun d'eux s'exécute par des rouages qui nous sont *inconnus*, puisqu'ils sont *insensibles* pour nos sens ; je ne reviendrai plus ici sur ce ujet. (J. BLANDIN.)

Anciennes éditions, T. II, *p*. 496, *lig*. 18 ; — édition Béclard, T. II, *p*. 315, *lig*. 14 : — « Les vaisseaux capillaires refusent d'admettre les fluides auxquels leur sensibilité organique n'est pas accommodée...»

L'expérience ne confirme point du tout cette théorie ; loin de là, toutes les fois qu'un fluide injecté dans les vaisseaux d'un animal ne le tue pas, il traverse le système capillaire en

(164)

dépit de la contractilité et de la sensibilité organiques insensibles de ce système ; les injections d'air , d'eau , etc., ne laissent aucun doute à cet égard.   (F. Blandin.)

Anciennes éditions, T. ii, *p.* 5o1 , *lig.* 13; — édition Béclard, T. ii, *p.* 32o, *lig.* 18 : — « L'atonie des solides précède toujours l'altération du sang : les symptômes de faiblesse s'annoncent avant ceux de putridité... »

Les symptômes de faiblesse des organes sont-ils nécessairement antérieurs à ceux de putridité des fluides? ou , en d'autres termes , les solides sont-ils toujours malades avant les fluides ? c'est là une grande question sur laquelle il règne encore beaucoup de vague et d'incertitude dans la science , et dont la solution exclusive dans un sens ou dans un autre serait, à mon avis, également inexacte en partie. C'est sous ce rapport que les idées de Bichat méritent un sérieux examen dans l'état actuel de la science. En effet , s'il est bien établi que , dans quelques circonstances , dans certaines phlébites , par exemple , une lésion organique locale est le principe du mal, duquel découlent comme conséquences 1° l'altération du sang et autres humeurs, 2° un état adynamique général des solides ; il n'est pas moins démontré que souvent il serait impossible de faire procéder de la même manière les lésions que l'on observe. Ainsi , un homme reste-t-il exposé pendant quelque temps à l'action des effluves des marécages , ou bien a-t-il séjourné long-temps dans un lieu rempli d'hydrogène sulfuré , de miasmes produits par des matières animales en putréfaction , ou par l'accumulation d'un grand nombre d'individus malades ? il éprouve une faiblesse générale , une langueur toute particulière ; et si cet état est un peu prononcé il constitue une maladie extrêmement grave ; tandis qu'au contraire, lorsque les symptômes sont plus légers, c'est une indisposition , qu'une sueur abondante et fétide ou des évacuations intestinales offrant les mêmes caractères, terminent spontanément. Alors peut-

on dire qu'il y a eu altération première de quelque solide? N'est-il
pas, au contraire, de toute évidence que les molécules nuisibles
répandues dans l'atmosphère ont été absorbées dans les poumons,
et qu'immédiatement portées dans le torrent circulatoire, elles
ont affecté le sang d'une manière directe, et par lui les autres
organes? N'est-il pas évident encore que les sueurs fétides servent
de crise dans ces cas, et qu'elles doivent leurs odeurs spéciales
aux gaz absorbés et mêlés dans le sang, gaz qu'heureusement la
nature repousse efficacement au dehors. Vainement dirait-on que
les miasmes ont d'abord agi sur le poumon, et que lui d'abord a
dû s'altérer organiquement. L'observation ne démontre rien de
semblable; et d'ailleurs, s'il en était ainsi, ne serait-il pas bien sur-
prenant que cette affection première de l'organe respiratoire n'eût
été traduite à l'extérieur que par un état de malaise de tous les
organes?

En résumé, dans les maladies, tantôt les fluides, et tantôt les
solides sont primitivement lésés; mais toujours, et nécessairement, au bout d'un temps variable, ceux qui d'abord avaient
été épargnés, solides ou fluides, tendent à subir le sort des premiers. Les solides s'altèrent consécutivement aux fluides, parce
que, arrosés continuellement par ceux-ci, desquels ils ne peuvent
recevoir que des matériaux viciés comme eux, ils doivent bientôt
se vicier eux-mêmes. Les fluides s'altèrent consécutivement aux
solides, par la raison qu'ils sont produits par ceux-ci, et que d'une
source impure il ne saurait sortir autre chose qu'un produit également impur.

Toutefois, il ne faudrait pas conclure de ce qui précède que
toutes les lésions d'organes que l'on trouve sur le cadavre des
individus qui meurent dans les circonstances indiquées plus haut,
ont été ou primitivement ou consécutivement produites : on tom-
berait dans une grande erreur. Il existe, en effet, dans l'état
morbide comme dans l'état pathologique, une réaction continuelle
des fluides sur les solides, et réciproquement; réaction telle,
qu'étant donnée l'altération définitive des solides ou des fluides
dans un point du corps, on voit souvent en résulter bientôt comme
première conséquence, une altération générale des fluides circulatoires, et enfin, plus tard, une viciation des solides et des hu-

meurs primitivement ménagés. Je ne connais aucune affection qui ait plus éclairé et qui soit plus propre à éclairer cette question que la phlébite produite par une cause extérieure : on y voit d'abord une inflammation toute locale , bientôt suivie d'une infection générale du sang par son mélange avec le pus formé dans la veine malade ; puis enfin on voit se développer un état adynamique général très-remarquable , et des lésions profondes dans une foule d'organes, surtout dans les grands viscères splanchniques. (J. Blandin.)

Anciennes éditions, T. ii , *p.* 5o8 , *lig.* 18 ; — édition Béclard , T. ii , *p.* 3a8 , *lig.* 10 : — « La rate, le corps caverneux ne présentent que des tissus spongieux où le sang paraît stagner au lieu de se mouvoir... »

La disposition du système capillaire dans ces tissus spongieux a été fort bien décrite par plusieurs anatomistes modernes. Le corps caverneux a été l'objet spécial de leurs recherches. On croirait, au premier coup d'œil , que c'est un tissu celluleux ou spongieux infiltré de sang ; lorsqu'on l'incise, ce fluide s'en écoule et semble sortir des aréoles ouvertes, et non des vaisseaux immédiatement. C'est ce qui en a imposé à Haller et aux anatomistes qui l'ont suivi, et leur a fait croire que le sang était versé par les artères dans les intervalles des lames et des fibres du corps caverneux , d'où il était repris par les veines. Mais, si on injecte les artères, d'une part, on les voit se terminer par des ramifications très-fines qui se comportent absolument comme dans les autres parties ; et de l'autre part , en injectant les veines , on reconnaît aisément 1° qu'elles sont très-dilatées à leur origine ; 2° que les espèces de renflemens auxquels elles donnent lieu ont des anastomoses très-multipliées , comme le système capillaire dont ils font partie. Il résulte de là que ces vaisseaux paraissent, pour ainsi dire , criblés d'ouvertures, ce qui les fait ressembler à des aréoles ou mailles communiquant toutes entre elles. Le tissu érectile du corps caverneux est donc formé d'artérioles et de vé-

nules entrelacées à la manière des réseaux capillaires ; toute la
différence, c'est qu'ici les radicules veineuses sont plus développées et dilatées d'une manière particulière. Ces renflemens
sont si peu des cellules, qu'ils ne se continuent qu'avec les
veines, et qu'on y retrouve la membrane interne de ces conduits.

Au reste, cette manière d'envisager le tissu érectile n'est pas
nouvelle : Vésale, Ingrassias, Malpighi, avaient entrevu sa
véritable disposition. J. Hunter a dit positivement qu'il n'é-
tait formé que par des vaisseaux. Duvernoy eut la même idée
d'après la dissection de la verge de l'éléphant. De nos jours,
MM. Cuvier, Ribes et autres en France, Mascagni, Paul Far-
nèse, Moreschi en Italie, Tiedemann en Allemagne, ont parfaitement démontré ce fait, soit chez l'homme, soit chez divers
animaux.

Dans l'érection, le sang s'accumule dans ce tissu, ainsi que
Swammerdam s'en est assuré; mais on ignore quelle en est la
cause. Duvernoy attribuait ce phénomène à une contraction des
veines. D'autres ont dit qu'il dépendait de ce que le sang abor-
dait en plus grande quantité par les artères : il resterait à expliquer, dans cette hypothèse, pourquoi cet afflux existe. Quelques-
uns ont prétendu que c'était une expansion vitale de ce tissu,
et que l'accumulation du sang n'était que secondaire.

Il est quelques parties dont la structure se rapproche de celle du
corps caverneux, ou qui sont même susceptibles d'une sorte d'érection plus ou moins semblable à la sienne. La rate paraît être dans
ce cas, quant à la structure, et même quant aux phénomènes :
en effet, ce viscère présente un mouvement réel d'expansion et
de contraction, 1° dans les expériences : quand, sur un animal
vivant, on arrête le cours du sang dans la veine splénique, la
rate se gonfle ; elle revient promptement sur elle-même aussitôt
qu'on rétablit la circulation ; 2° dans les maladies : les accès de
fièvre intermittente sont accompagnés d'un gonflement manifeste de cet organe, qui cesse dès que l'accès est passé ; 3° il
paraît que la même chose a lieu pendant la digestion. Mais c'est
surtout au tissu spongieux de l'urètre, au corps caverneux du
clitoris, au mamelon, au tissu vasculaire des nymphes, qu'on

peut appliquer le nom de *tissu érectile*. On a expliqué les mouvemens de l'iris en le supposant formé de ce tissu. Les lèvres
présentent quelque chose d'analogue. Partout, au reste, la disposition du système veineux semble, jusqu'à un certain point,
indiquer la présence d'une sorte de tissu érectile, suivant la
remarque qu'en a faite M. Chaussier. Les injections montrent
partout les veines très-prononcées à leur origine, et donnant
naissance à des réscaux à mailles tellement serrées qu'on pourrait
les prendre pour les cellules d'un tissu spongieux : la pulpe des
doigts offre cette disposition d'une manière évidente.   (BÉCLARD.)

Anciennes éditions, T. II, *p.* 510, *lig.* 6 ; —
édition Béclard, T. II, *p.* 330, *lig.* 1 : — « Les
hémorrhagies actives ne s'annoncent jamais par
une augmentation de l'action du cœur... »

Il n'est pas fort rare, au contraire, de voir le cœur augmenter ses battemens, et une fièvre véritable se manifester aux
approches d'une hémorrhagie. Au reste, ce qui prouve que, dans
ces circonstances, le cœur subit une véritable influence, ce sont
les caractères particuliers que revêt le pouls, caractères notés
par tous les auteurs, et qui lui ont fait donner le nom de *dicrote*,
bisferiens, etc.   (F. BLANDIN.)

Anciennes éditions, T. II, *p.* 511, *lig.* 16 ; —
édition Béclard, T. II, *p.* 331, *lig.* 13 : — « Ces-
sons de considérer le cœur comme l'agent de la
circulation capillaire... »

Ce que nous avons dit de la circulation veineuse s'applique
également à celle des capillaires : l'expérience que nous avons
citée prouve l'influence du cœur sur cette dernière comme sur
la première. En outre, si, dans cette expérience, on vient à
comprimer l'artère, le jet du sang qui sort par la veine baisse

et devient moins rapide. Donc, en suspendant momentanément l'action du cœur par rapport à la veine, on a soustrait l'une des causes qui déterminaient le sang à s'écouler au dehors. Or, quelles sont ces causes ? Les mêmes, à peu de chose près, que celles qui déterminent la circulation capillaire. Donc, la circulation capillaire reconnaît pour causes, 1° l'action propre des réseaux capillaires, 2° l'action du cœur. Il ne faut jamais perdre de vue que le cœur peut influencer cette circulation à sa manière.

(Béclard.)

Anciennes éditions, T. ii, *p.* 516, *lig.* 31 ; — édition Béclard, T. ii, *p.* 337, *lig.* 6 : — « Les médecins se sont beaucoup occupés de savoir quelle veine on doit saigner : il serait beaucoup plus important de savoir quand il faut agir sur la circulation générale, et quand il faut agir sur la capillaire... »

Sans doute, il importe beaucoup de connaître les circonstances dans lesquelles convient la saignée, soit celle des gros troncs vasculaires, soit celle des capillaires ; mais il n'est pas moins utile de déterminer quel vaisseau on doit ouvrir de préférence dans telle ou telle maladie. Un seul exemple suffira pour établir cette vérité : dans l'aménorrhée, ce serait un véritable contresens que de pratiquer la phlébotomie au bras ; tandis que la saignée du pied est, au contraire, d'un effet très-avantageux.

Toute saignée, au reste, manifeste son action de deux manières ; par un effet local et par un effet général. L'effet local est le premier, il est ressenti dans toute la portion du système vasculaire sur laquelle la saignée est pratiquée ; il consiste en une déplétion, et par suite en une activité circulatoire plus grande de la partie. L'effet général, toujours consécutif, consiste en une déplétion générale plus ou moins grande. Lorsque la saignée est pratiquée sur un gros tronc vasculaire, la déplétion locale et l'augmentation correspondante de l'activité vasculaire sont très-promptement suivies d'une sensation de déplétion générale ;

c'est aussi dans cette saignée qu'apparaissent surtout les syncopes et les défaillances. La saignée des capillaires circonscrit pendant quelque temps son action dans le lieu où elle est appliquée, et ne fait ressentir son influence générale que d'une manière lente ; témoin la rareté, dans ces cas, des syncopes, si communes, comme je l'ai fait remarquer, dans le premier. Enfin il est clair que toute saignée, en activant la circulation dans le lieu sur lequel elle agit immédiatement, y attire dans un instant donné une plus grande quantité de sang, et en détourne autant des autres parties ; en un mot, une saignée est toujours à la fois *dérivative* pour un point du corps, et *révulsive* pour un autre.

Des considérations précédentes sur le mode d'action des saignées, il résulte que la saignée des gros troncs convient dans les cas où l'on veut promptement obtenir un effet général. Mais qu'en raison de l'effet local qu'elle ne cesse jamais d'avoir, cette saignée ne doit pas être indifféremment faite sur une veine ou sur une autre, dans tous les cas. Ainsi veut—on, en même temps que l'on produira promptement une déplétion de tout le système vasculaire, rappeler une fluxion sanguine vers un point, comme après la suppression des règles, des hémorrhoïdes ? il faut ouvrir l'une des veines des membres pelviens, veines qui font partie du système vasculaire inférieur du corps. La même règle doit encore présider au choix, dans les cas où le médecin veut éloigner ɩe sang des parties supérieures, comme dans une vive inflammation des méninges : dans ce cas particulier, qu'on ne s'y trompe pas, la saignée des parties inférieures convient mieux d'abord que celle de la jugulaire, parce qu'elle écarte le sang de la tête, vers laquelle celle-ci, au contraire, a l'inconvénient de l'appeler. Il en résulte également que la saignée capillaire, faite sur le lieu malade, convient dans les inflammations lentes et chroniques, parce qu'elle active dans la partie la circulation rallentie par le fait du mal, et facilite ainsi la résolution ; mais que cette saignée, au contraire, est peu convenable dans l'état aigu d'une phlegmasie, tandis qu'elle est très—efficace, toujours par la même raison, lorsque l'on veut rappeler vers un point une fluxion sanguine supprimée.

(F. Blandin.)

Anciennes éditions, T. II, *p.* 520, *lig.* 18; — édition Béclard, T. II, *p.* 341, *lig.* 3 : — « Tout le monde connaît les innombrables hypothèses relatives à la production de la chaleur animale... »

Malgré la tendance qu'ont beaucoup de personnes à considérer les phénomènes de la production de la chaleur comme purement vitaux, je persiste à croire que leur cause est presque en tout semblable à celle qui préside au développement du calorique dans les combinaisons chimiques. Vainement allègue-t-on contre les théories de ce genre que nous sommes des êtres vivans, et qu'en cette qualité, nous avons nos lois particulières auxquelles nous sommes soumis avant tout. En effet, n'appartenons-nous pas à l'ensemble des corps de la nature ; et, bien que doués de la vie, ne restons-nous pas nécessairement soumis aux lois qui les régissent ? S'il est bien établi que chaque corps brut de la nature a sa température particulière, dépendante des actions moléculaires de ses élémens, pourquoi la nôtre ne serait-elle pas placée sous la même influence ? Enfin, l'élévation de notre température ne peut-elle pas être considérée comme l'expression de la complication de notre organisation, et des actions moléculaires qui s'y passent ? La chaleur, dans les êtres organisés, est produite d'abord dans le lieu où leur fluide nutritif emprunte à l'air extérieur quelques-uns de ses principes, et au moment où ceux-ci, passant de l'état gazeux qu'ils revêtaient à l'état fluide pour lequel ils ont besoin de moins de calorique, dégagent nécessairement une partie de celui qu'ils tenaient *latent*. Ce calorique devenu libre imprègne le fluide nutritif, par lequel il est transporté dans les diverses parties de l'être. Enfin, dans ces derniers points, de nouveau calorique est dégagé, au moment où une partie du sang se solidifie pour former la trame des organes. Cette théorie est, au reste, à peu près celle de Bichat ; avec cette différence, que ce célèbre physiologiste, comme on le voit, lui a donné une teinte tout-à-fait vitale, teinte qui lui est étrangère dans la réalité.

Toutefois, il faut en convenir, à mesure qu'une partie du

fluide nutritif se solidifie pour former les organes, une autre partie de ceux-ci se fluidifie également pour être rejetée au dehors ; mais il paraît que ces deux mouvemens ne sont jamais complétement en équilibre, et que toujours celui de composition prédomine. Au reste, la preuve que les phénomènes de composition organique influent sur ceux de production de la chaleur, c'est que chez l'enfant, chez lequel le mouvement de composition prédomine beaucoup, le dégagement de la chaleur est plus grand que chez l'adulte et le vieillard, chez lesquels on voit graduellement le mouvement nutritif devenir inverse. Enfin le dégagement de calorique dans une partie enflammée, dans laquelle le mouvement nutritif de composition est également augmenté, vient encore à l'appui de cette théorie. (F. Blandin.)

Anciennes éditions, T. ii, *p.* 533, *lig.* 14 ; — edition Béclard, T. ii, *p.* 354, *lig.* 18 : — « La faculté qu'ont les animaux de résister à la chaleur extérieure tient à des lois de la propagation du calorique qui nous sont encore peu connues... »

L'immortel Franklin nous a révélé ce secret inconnu à Bichat : c'est encore en vertu d'une loi purement physique que les êtres organisés résistent à une température supérieure. On sait, en effet, que notre corps est habituellement couvert d'une perspiration dont l'abondance est proportionnée à l'élévation de sa température ; eh bien ! ce liquide est vaporisé continuellement à la surface, et en grande partie à la faveur du calorique du corps, qu'il rend latent, à peu près comme on voit l'humidité qui transpire à travers les vases poreux connus sous le nom d'*alcarazas*, être une source de refroidissement pour les liquides qu'ils renferment. Ainsi ces deux choses existent simultanément dans les êtres organisés : 1° dégagement de calorique dans le sein des organes, 2° sécrétion, par le tégument extérieur, d'un liquide continuellement vaporisé à la surface du corps, à l'aide de son calorique libre, et refroidissement proportionné à cette vaporisation. (F. Blandin.)

(173)

Anciennes éditions, T. ii, *p.* 538, *lig.* 26 ; —
édition Béclard, T. ii, *p.* 360, *lig.* 10 : — « Dans
les capillaires pulmonaires, le sang se meut constamment et avec uniformité ; dans les capillaires
généraux, il doit osciller et varier dans ses mouvemens... »

Le système capillaire pulmonaire, sans doute, est beaucoup
moins étendu que le général ; sans doute, il offre beaucoup moins
de capacité que lui, mais sous tous les autres rapports il est disposé de la même manière : comme lui, il est la terminaison des
artères et l'origine des veines ; comme lui, il fournit les matériaux
d'une exhalation qui se fait spécialement à la surface des bronches.
Le sang dans ce système ne marche pas plus uniformément que
dans les vaisseaux capillaires généraux ; car, dans ceux-ci,
comme il a été dit plus haut, il est loin d'être dans cet état
d'oscillation indiqué par quelques physiologistes.   (F. Blandin.)

Anciennes éditions, T. ii, *p.* 539, *lig.* 29 ; —
édition Béclard, T. ii, *p.* 361, *lig.* 7 : — « Dans le
système capillaire pulmonaire la vitesse n'est pas
plus grande ; mais, les espaces parcourus étant
moindres, le temps employé à les parcourir est
moindre aussi... »

Le système capillaire pulmonaire reçoit dans le même instant autant de sang, à peu près, que le système capillaire général ; et, comme sa capacité est moindre, il en résulte que la
vitesse du liquide y doit être, et y est réellement plus grande.
(F. Blandin.)

Anciennes éditions, T. ii, *p.* 543, *lig.* 15; — édition Béclard, T. ii, *p.* 364, *lig.* 31 : — « On ne connaît pas dans le poumon d'autres vaisseaux que les sanguins... »

Le poumon, sous le rapport des différens ordres de vaisseaux qu'il possède, ne diffère en rien des autres organes; et c'est par suite d'un simple oubli que Bichat lui refuse ici cette texture. On y trouve, en effet, des lymphatiques très-nombreux, que certainement Bichat connaissait parfaitement; et si la nature a chargé un genre particulier de vaisseaux de la fonction d'exhaler le fluides, on ne saurait refuser ces voies spéciales aux poumons.

(F. Blandin.)

Anciennes éditions, T., ii, *p.* 545, *lig.* 32; — édition Béclard, T. ii, *p.* 367, *lig.* 10 : — « Un point d'irritation est un aimant qui attire le sang : ce fluide circulait de l'artère aux veines, il circule uniquement vers le point irrité... »

Cette expression des pathologistes : *le sang, dans une partie enflammée, converge de toutes parts vers le point irrité comme vers un centre*, est simplement métaphorique. L'irritation d'un point d'un organe ne change pas, dans cet organe, le mode de circulation dans le sens que Bichat indique ici, c'est-à-dire, de manière que *le sang cesse d'aller de l'artère aux veines :* mais, le sang affluant seulement en plus grande quantité par les artères de la partie malade, le mouvement de composition nutritif y est augmenté proportionnellement; de là résulte une tuméfaction intersticielle, une sorte d'hypertrophie, véritable *obstruction* des anciens médecins, par suite de laquelle le mouvement des fluides dans les vaisseaux centripètes (veines et lymphatiques) est gêné, mais non interrompu.   (F. Blandin.)

Anciennes éditions, T. ii, *p.* 546, *lig.* 13 ; — édition Béclard, T. ii, *p.* 369 : — « *Altération du sang dans les capillaires pulmonaires...* »

Sans entrer dans aucun détail relatif aux modifications que subit le sang dans les poumons, je ferai remarquer que, dans ces organes, le fluide nutritif se dépouille de certains matériaux qui constituent l'exhalation pulmonaire, et qu'il en reçoit quelques autres de l'air extérieur. Quelles sont les voies par lesquelles se font cette exhalation d'une part, cette absorption de l'autre ? Je n'ai pas la prétention de le décider complétement ; mais je veux en passant signaler un fait d'anatomie peu connu, et qui peut-être concourt à ces importantes actions. Les cellules pulmonaires, ou, en d'autres termes, ces cavités plus ou moins exactement arrondies et renflées dans lesquelles se terminent les divisions de l'arbre aérien, et ou, par conséquent, pénètre bien visiblement l'air extérieur, ces cavités communiquent avec le système capillaire pulmonaire par des ouvertures ou à l'aide de petits conduits accessoires. Voici une expérience que j'ai souvent répétée, et qui me paraît mettre la chose dans tout son jour : soufflez doucement de l'air dans le canal aérien, de manière à distendre un poumon ; liez ensuite fortement la bronche correspondante, et abandonnez à lui-même l'organe ainsi distendu ; bientôt vous le verrez s'affaisser et se vider tout-à-fait de l'air qu'il contenait. Long-temps j'ai cru que cela tenait à la transsudation de l'air à travers le tissu pulmonaire ; mais bientôt ayant mis le poumon sous l'eau, je m'aperçus que des bulles d'air se dégageaient de temps en temps d'un point voisin de la racine du poumon, point qu'il me fut aisé de reconnaître pour celui qu'occupe les veines et l'artère pulmonaires. Que si, au contraire, vous faites la même insufflation en prenant la précaution de lier les vaisseaux pulmonaires, l'air ne s'échappe pas, et l'organe r te distendu ; c'est en cela que consiste l'art de souffler les poumons pour les dessécher et en faire une préparation propre à l'étude de leur texture intime. Les ouvertures que je viens de signaler sont-elles également les voies par lesquelles le sang afflue dans les bronches, dans la pneumonie et dans certaines hémoptysies ? La chose me paraît probable.   (F. Blandin.)

Anciennes éditions, T. II, *p.* 548, *ligne dernière* ; — édition Béclard, T. II, *p.* 370, *ligne dernière.*

ANATOMIE PATHOLOGIQUE DU SYSTÈME CAPILLAIRE.

§ Ier. *Altérations dans les formes extérieures.*

Les vaisseaux capillaires paraissent augmenter de volume dans deux circonstances principales : 1o lorsque le cours du sang se trouve interrompu dans un tronc artériel ou veineux ; 2o lorsque ce fluide s'accumule dans une partie en vertu de l'irritation qu'elle a éprouvée. (*Voyez ce qui a été dit de l'inflammation.*)

Après la ligature de l'artère d'un membre, il se passe, comme on sait, des changemens fort importans dans la circulation de ce membre. Tout le sang qui passait par l'artère liée reflue d'abord vers les extrémités capillaires des branches collatérales situées au-dessus, et arrive ainsi, à la faveur des anastomoses si nombreuses du système capillaire, dans les branches situées au-dessous du point lié. La circulation se fait donc alors, dans une certaine étendue, presque exclusivement par les vaisseaux capillaires, qui se dilatent à proportion. Les injections faites sur le cadavre montrent, à cette époque, une quantité innombrable de ces vaisseaux, dont beaucoup ne deviennent apparens que parce que le sang les traverse au lieu des fluides séreux qu'ils contenaient. Sur le vivant, ce passage subit d'une grande quantité de sang à travers le système capillaire donne lieu à une élévation de température, souvent même à la rougeur de la peau. Plus tard, un ou plusieurs de ces vaisseaux prennent un accroissement plus considérable que les autres, lesquels reviennent à leur volume primitif : les phénomènes indiqués disparaissent peu à peu. Il existe ordinairement alors deux ou trois grosses branches collatérales dilatées , qui rétablissent la circulation dans le membre.

L'oblitération spontanée des artères est suivie, comme leur ligature , du rétablissement de la circulation par le moyen des anastomoses. Mêmes phénomènes dans les veines : il y a , comme pour les artères , accroissement des réseaux capillaires à une certaine époque. Il faut , au reste , distinguer cet accroissement des capillaires de celui qui s'opère dans les branches anastomotiques d'un volume plus considérable , et dont il a été question ailleurs.

§ II. *Altérations dans l'organisation.*

Inconnus dans leur structure, les capillaires le sont aussi dans leurs altérations de tissu. La contusion semble affaiblir leurs parois ; du moins ils se laissent souvent, dans ce cas, énormément distendre par le sang : la commotion paraît agir de la même manière. Les capillaires sont fréquemment rompus , de là les diverses espèces d'ecchymoses, d'infiltrations sanguines, etc. Divisés dans les plaies, ces vaisseaux fournissent d'abord du sang, puis des fluides séreux , puis une matière concrescible qui devient la base de la cicatrice.

§ III. *Altérations dans le développement.*

Des réseaux capillaires se produisent accidentellement, 1° dans la production des fausses membranes , 2° dans la formation des cicatrices. Stoll paraît avoir , le premier , fait la remarque que , dans quelques cas, les couches membraneuses qui recouvrent les membranes séreuses enflammées contiennent des vaisseaux très-manifestes et se continuant avec ceux de la séreuse elle-même. J. Hunter et M. Chaussier ont fait depuis la même observation. La plupart des auteurs admettent que ces vaisseaux ne sont qu'un prolongement de ceux de la séreuse. M. Home pense , d'après J. Hunter, qu'ils se développent d'une toute autre manière : suivant lui, il y aurait, 1° formation de petites ampoules ne contenant que des fluides incolores ou même gazeux dans le principe ; 2° réunion de ces ampoules et production d'un réseau vasculaire encore dépourvu de sang ; 3° enfin, abouchement entre les vaisseaux développés et ceux de la membrane enflammée, abord du sang dans les premiers. Telle paraît être, en effet, la marche de la nature. Si l'on remplit de mercure, au hasard, une fausse membrane qui ne semble pas, en apparence, contenir de vaisseaux, le métal s'y distribue régulièrement, et prend la forme de stries ramifiées, semblables à des nervures de feuilles ; ce sont les vaisseaux de la fausse membrane, qui existaient avant de communiquer avec ceux de la séreuse. Ces vaisseaux présentent même par la suite un diamètre supérieur à celui des vaisseaux de communication, et une disposition propre différente de la leur, comme je m'en suis assuré par l'injection.

C'est sans doute par un mécanisme analogue que se produisent les vaisseaux des cicatrices. M. Home a fait, conjointement avec M. Bauer, des expériences microscopiques qui viennent à l'appui de cette idée ; je la crois d'autant plus admissible, qu'elle s'accorde parfaitement avec ce que nous savons de la formation des vaisseaux dans le développement naturel des tissus.

On retrouve dans une maladie décrite par Bell sous le nom d'*anévrysme par anastomose*, par Frier et les auteurs allemands sous celui de *télangiectasie*, cette variété de forme du système capillaire, qui constitue le tissu érectile. Souvent c'est un vice de conformation que l'enfant apporte en naissant : telles sont beaucoup de ces *taches* dites *de naissance* ou *nœvi materni*. Cette maladie apparaît ordinairement sous la forme d'une tumeur, dont l'étendue, le volume, etc., varient. On a vu tout un membre en être le siége. Le tissu qui forme ces tumeurs ressemble à celui du corps caverneux : injecté par les artères, il ne se remplit pas toujours ; l'injection réussit bien mieux par les veines. On trouvera, au reste, de plus amples détails à ce sujet dans l'ouvrage déjà cité de Hodgson.   (Béclard.)

NOTES ET ADDITIONS

AU

SYSTÈME EXHALANT.

Anciennes éditions, T. II, *p.* 552, *lig.* 5; — édition Béclard, T. II, *p.* 384, *lig.* 13 : — « Il est difficile de se former une idée précise des vaisseaux exhalans... »

Il est évident que, si l'on se borne à la stricte observation, il n'y a pas plus de raisons en faveur de l'existence des vaisseaux exhalans, admis par Boerhaave et autres, qu'il n'y en a pour celle des porosités latérales imaginées par Mascagni. Il est bien vrai qu'il existe des vaisseaux blancs, comme Vieussens et Boerhaave en ont eu presque en même temps l'idée, dans ce sens que le sang passe incolore à travers une foule de capillaires, qui ne deviennent visibles que quand leur élargissement permet aux globules rouges de s'y introduire. L'existence de ces vaisseaux est surtout bien établie par une expérience de Bleuland : cet auteur injecta par les artères de l'intestin deux matières diversement colorées, dont l'une, plus ténue, parvint au-delà des vaisseaux rouges, dans un réseau formé par des vaisseaux d'un autre ordre, qui naissaient des artères et revenaient se terminer aux veines ; la matière grossière ne remplissait, au contraire, les artères et les veines que jusqu'au point de leur continuation directe. Ruysch avait reconnu depuis long-temps que les injections colorent des parties qui ne sont point naturellement colorées. C'est à tort que l'on a prétendu que cette différence ne dépendait que de la quantité du sang et non de la nature de ce fluide ; car, vu au microscope, un seul globule paraît coloré.

Mais ces vaisseaux blancs, comme le montrent les injections,

(180)

se terminent ainsi que les rouges en se continuant avec les veines ;
rien ne prouve qu'ils aillent plus loin. Que nous apprend à cet
égard le fait des exhalations, celui de la nutrition, celui des
transsudations par les extrémités des artères, dans les injections
fines? Qu'il y a des ouvertures à ces extrémités, par lesquelles
s'échappent les fluides exhalés, les matériaux de la nutrition, la
matière même de l'injection. Mais ces ouvertures se rencontrent-
elles au point de continuation des artères avec les veines, ou
bien sont-elles les extrémités libres d'un ordre de vaisseaux qui
se prolongeraient au-delà? C'est ici que l'observation s'arrête,
comme on le conçoit aisément.   (Béc ard.)

S'il est exact de dire que la véritable science de l'organisation se compose seulement de notions rigoureusement déduites
de faits bien observés, et nullement de simples spéculations
théoriques, on doit reconnaître que nous ne savons rien du tout,
en anatomie, sur l'existence de vaisseaux *particulièrement* chargés
de l'exhalation des fluides, et qu'*a fortiori*, nous ne nous doutons
pas même de l'origine et de la terminaison de ces canaux. Les
opinions variées des auteurs sur ce sujet confirment surabondam-
ment ce que j'avance à cet égard. Au reste, cette vérité est aujourd'hui tellement reconnue, que Béclard, dans son *Anatomie
générale*, n'a pas consacré d'article au *système exhalant*, dont la
création n'importe plus qu'à ceux qui veulent s'occuper de tracer
'histoire de la science.   (F. Blandin.)

Anciennes éditions, T. ii, *p.* 567, *lig.* 10; —
édition Béclard, T. ii, *p.* 400, *lig.* 24 : — « Les hémorrhagies muqueuses n'ont rien de commun que
l'extravasation du sang avec celles qui sont l'effet
des hémorrhoïdes... »

Il y a deux choses à distinguer dans les hémorrhoïdes,
comme on le sait généralement, le flux et les tumeurs : le flux
hémorrhoïdal, dont Bichat parle ici, est le plus souvent une
hémorrhagie muqueuse par exhalation, et sans rupture, comme

les autres hémorrhagies. Le cas dans lequel quelques tumeurs hémorrhoïdales rompues fournissent la matière de l'écoulement est de beaucoup le moins commun. (F. Blandin.)

———

Anciennes éditions, T. ii, *p.* 568, *lig.* 8; — édition Béclard. T. ii, *p.* 401, *lig.* 25 : — « On ne saigne pas pour *dériver* le sang vers une partie... »

La preuve que l'on doit souvent faire entrer cette considération dans la pratique de la saignée peut être facilement fournie. Qu'une femme soit affectée d'une déviation des règles, et que cette évacuation se fasse par le sein, comme je l'ai récemment observé sur une femme à laquelle j'ai donné des soins à l'hôpital Beaujon ? Eh bien, pour ramener les choses à leur état normal, qui ne sait que le meilleur moyen consiste dans l'application, un peu avant l'époque menstruelle, de sangsues à la vulve ? Assurément, dans cette circonstance, on ne cherche point seulement à obtenir une déplétion sanguine ; car, sous ce rapport, la nature se suffirait bien à elle-même, à l'aide de l'hémorrhagie mammaire ; mais on veut attirer le sang vers les parties génitales, et par là même le détourner du lieu vers lequel il prend irrégulièrement son cours. (F. Blandin.)

———

Anciennes éditions, T. ii, *p.* 576, *lig. dernière ;* — édition Béclard, T. ii, *p.* 411, *lig. dernière...*

Il est facile de reconnaître, après la lecture du *Système exhalant*, que cet article est presque entièrement *physiologique*, et que le peu qu'il contient d'*anatomie* n'est pas le résultat de l'observation des organes ; c'est une spéculation de l'esprit actif de Bichat, mais une spéculation fort jolie, inspirée par l'étude la plus attentive et la plus complète des exhalations. Pour ces raisons diverses, cette partie de l'*Anatomie générale* offre un haut degré d'intérêt, et mérite toutes les méditations du médecin. (F. Blandin.)

———

NOTES ET ADDITIONS

AU

SYSTÈME ABSORBANT.

Le nom de *système absorbant* ne saurait être conservé aujourd'hui dans la science : en effet, il implique nécessairement l'idée d'un ensemble de vaisseaux exclusivement chargés de la fonction absorbante, ce qui est contraire aux recherches les plus récentes sur cette partie de la physiologie, puisque l'on sait que tous les vaisseaux absorbent en raison directe de l'hygrométricité plus ou moins grande de leurs parois. Au reste, le système *absorbant* de Bichat est loin d'être aussi imaginaire que l'*exhalant* : il se compose en très-grande partie des vaisseaux lymphatiques, dont l'existence ne saurait être contestée ; mais la preuve que Bichat ne le borne pas à ces vaisseaux, c'est que, comme on le verra, il l'admet dans tous les points où se fait une véritable absorption ; dans tout le corps, par conséquent, quoique certains lieux manquent certainement de vaisseaux lymphatiques. (F. BLANDIN.)

Anciennes éditions, T. II, *p.* 582, *lig.* 10 ; — édition Béclard, T. II, *p.* 419, *lig.* 20 : — « Les phénomènes des absorptions ne donnent aucun aperçu sur le mode d'origine des absorbans... »

Nous ne connaissons rien de positif relativement à l'origine des vaisseaux lymphatiques. Encore une fois, les faits physiologiques trompent souvent lorsqu'on veut en déduire la disposition anatomique des organes ; ainsi de ce que l'absorption se fait à la surface des membranes, qu'on n'aille pas en conclure que les absorbans commencent par des ouvertures béantes sur ces membranes. Il existe certainement des points du corps dans lesquels les vaisseaux lymphatiques, à leur origine, communiquent avec le système capillaire, surtout avec celui des veines; il en sera spécialement question dans une autre note. (*Voy.* plus bas.)

(F. BLANDIN.)

Anciennes éditions, T. ii, *p.* 585, *lig.* 28; — édition Béclard, T. ii, *p.* 423, *lig.* 15: — « Beaucoup d'auteurs ont représenté les vaisseaux absorbans comme offrant une suite d'étranglemens successifs, ce qui n'est réel que jusqu'à un certain point... »

Les lymphatiques présentent réellement des renflemens et des resserremens à des distances très-rapprochées les unes des autres; les renflemens correspondent aux valvules intérieures, et sont placés du côté de ces soupapes mobiles qui regarde le cœur. La dilatation est surtout très-marquée à la hauteur de la valvule elle-même, ce qui forme ce qu'on appelle le sinus de celle-ci; et comme les valvules sont le plus souvent disposées deux à deux, les deux dilatations rapprochées donnent au vaisseau, dans le point correspondant, la figure d'un cœur de carte à jouer.

(F. BLANDIN.)

Anciennes éditions, T. ii, *p.* 594, *lig.* 19; — édition Béclard, T. ii, *p.* 432, *lig.* 31 : — « Tous les absorbans connus vont se réunir à deux troncs principaux... »

On sait positivement aujourd'hui que les vaisseaux lymphatiques communiquent avec le système veineux dans un grand nombre de points du corps autres que ceux dans lesquels se terminent le *canal thoracique* et la *grande veine lymphatique droite.* Meckel et Abernethy ont vu, dans quelques cas, le mercure passer directement des ganglions lymphatiques dans lesquels il avait été poussé par leurs vaisseaux afférens, dans les veines qui sortent de ces ganglions. De semblables observations ont été répétées depuis par plusieurs anatomistes : Bogros, en particulier, en 1822, me montra des veines dans lesquelles il avait fait passer de l'injection par ce moyen. Mais personne n'a insisté sur cette communication autant que le docteur Fohmann d'Heidelberg : cet anatomiste, a publié en 1822 un travail très-remarquable, dans lequel il démontre de la manière a plus probante, par des injections répétées sur des animaux de diverses classes, que les lymphatiques communiquent avec les capillaires veineux dans tous les ganglions lymphatiques. M. Lauth de Strasbourg a confirmé plusieurs fois ces observations par ses travaux particuliers. Au reste, il est trop facile de faire passer le mercure par la voie que je viens de signaler, pour que l'on puisse soutenir qu'il y a eu rupture dans ces cas. Il ne faut pas confondre ces communications lymphatiques capillaires, avec celles que le docteur italien Lippi dit avoir vues dans quelques points du corps, entre de gros troncs veineux et lymphatiques. (*Voyez* son ouvrage accompagné de planches, année 1827.)

Tout ce que je puis dire relativement à ces communications décrites par M. Lippi, c'est qu'elles sont au moins fort difficiles à démontrer. Je les ai cherchées bien des fois, depuis deux années que je connais le travail de cet anatomiste, et je n'ai pu les découvrir. J'ai renouvelé les mêmes recherches sur des cadavres de suppliciés, avec M. le professeur Cruveilhier, et nous ne les avons pas vues davantage. J'apprends même, en ce moment, que M. Lippi, depuis son arrivée à Paris, n'a pas été plus heureux, et qu'il n'a pu réussir qu'à montrer la communication, dès longtemps connue, des lymphatiques avec les capillaires veineux, bien qu'il ait employé un grand nombre de cadavres à ses expérimentations. (F. Blandin.)

Anciennes éditions, T. ii, *p.* 597, *lig.* 6; — édition Béclard, T. ii, *p.* 435, *lig.* 2 : — « En liant, pendant la digestion, le canal thoracique à son entrée dans la jugulaire, on pourrait résoudre la question générale des absorptions... »

La ligature du canal thoracique dans la région cervicale, proposée par Bichat, et mise depuis à exécution par Flandrin et par M. Dupuytren, ne saurait éclairer *la question* générale *des absorptions*, autant que le pensait le premier de ces physiologistes. En effet, ce n'est point alors le défaut du passage dans les veines des matières absorbées dans le sein de nos organes ou sur les surfaces, qui amène la mort, lorsqu'elle arrive, mais bien, au contraire, la non–mixtion du chyle au sang. En un mot, cette expérience ne sert qu'à établir, ce dont personne ne doute, que les vaisseaux lymphatiques intestinaux sont les organes exclusifs de l'absorption du chyle, et que le canal thoracique est la seule voie de dérivation de celui–ci vers le système veineux.

(F. BLANDIN.)

Anciennes éditions, *ibid. lig.* 22; — édition Béclard, T. ii, *p.* 436, *lig.* 8 : — « Comme la compression des veines superficielles porte en même temps sur les absorbans, l'infiltraton du membre ne fournit aucune induction pour l'absorption veineuse... »

A l'aide d'une ligature, on peut exercer une constriction seulement sur la veine principale d'un membre, et alors cette expérience, regardée comme peu concluante par Bichat, acquiert un plus grand poids. Elle produit, au reste, constamment l'infiltration des parties placées au–dessous. Je connais un homme chez lequel la veine fémorale a été comprise avec l'artère de ce nom dans une ligature faite pour un anévrysme, et dont le membre correspondant est dans un état constant d'œdème. Au reste, la nature elle-même se charge souvent du soin de nous fournir les mêmes résultats, et de nous présenter, en quelque sorte, l'expérience toute faite, comme on le voit dans l'inflammation des veines et dans leur oblitération par du pus et des pseudo-membranes. Les observations de mon ami le docteur Bouillaud ne laissent aucun doute à cet égard.   (F. BLANDIN.)

———

Anciennes éditions, T. II, *p.* 598, *lig.* 7; — éd.tion Béclard, T. II, *p.* 436, *lig.* 25. — « Les extrémités veineuses pompent, par voie d'absorption, le sang épanché dans les corps caverneux... »

Cette opinion n'est plus admissible d'après ce que nous avons dit de la structure de ces corps.   (BÉCLARD.)

———

Anciennes éditions, T. II, *p.* 599, *lig.* 3; — édition Béclard, T. II, *p.* 436, *lig. dernière.* « Tout n'est qu'obscurité dans les données qui pourraient servir à résoudre le problème de l'absorption veineuse... »

Avant la découverte des vaisseaux lymphatiques, les veines étaient généralement considérées comme les agens uniques de l'absorption. Plus tard, Hunter et Cruikshank les dépouillèrent de cette propriété pour en revêtir exclusivement les vaisseaux absorbans. On est aujourd'hui en partie revenu à l'idée des anciens, reproduite avec de nouvelles preuves par Meyer, MM. Magendie, Ribes et d'autres physiologistes modernes. Un fait des plus concluans surtout est celui-ci : on isole dans une certaine étendue l'artère et la veine d'un membre, en ayant soin de couper tous les autres liens vivans qui l'unissent au tronc; une substance vénéneuse est introduite dans le tissu cellulaire : l'animal ne tarde pas à éprouver tous les symptômes de l'empoisonnement. Tiedemann et Gmelin ont constaté par une multitude d'expériences que toutes les substances reconnaissables à leur odeur, à leur couleur, ou à leur composition chimique, ingérées dans l'estomac, se retrouvent dans le sang de la veine porte avec les caractères qui leur sont propres. Il faut donc admettre, ou bien que les veines ont des orifices absorbans ouverts sur toutes les surfaces, ou qu'elles communiquent, peu après leur origine, avec les vaisseaux absorbans. Abernethy a observé quelque chose de semblable à cette dernière disposition : il a vu des efférens partir d'une glande lymphatique pour aller se rendre dans une veine, et l'injection passer de la première dans la seconde. (BÉCLARD.)

Anciennes éditions, T. ii, *p.* 602, *lig.* 32, et *p.* 603, *lig.* 5; — édition Béclard, T. ii, *p.* 442, *lig.* 5 et 11 : — « On n'a encore trouvé aucune glande lymphatique dans le crâne; on en trouve beaucoup sur le buccinateur... »

L'absence de ganglions dans le crâne, le petit nombre et le peu de volume de ceux que l'on trouve près de la base de cette cavité, sont autant de raisons qui viendraient faire présumer l'absence de vaisseaux lymphatiques dans les centres nerveux encéphaliques, si l'observation n'avait dès long-temps fourni des certitudes à cet égard.

Sur la face externe du buccinateur, on trouve, en effet, beaucoup de glandules, mais elles ne sont rien moins qu'analogues aux ganglions lymphatiques; ce sont de véritables glandes qui versent dans la bouche le produit de leur sécrétion, à l'aide de petits conduits spéciaux. Je crois que Bichat s'est laissé abuser par l'analogie de forme extérieure; car il n'existe pas en dehors du buccinateur d'autres corps que l'on puisse prendre pour des renflemens lymphatiques.  (F. BLANDIN.)

Anciennes éditions, T. ɪɪ, *p.* 609, *lig.* 25 ; — édition Béclard, T. ɪɪ, *p.* 449, *lig.* 9 : — « Il n'est pas prouvé que les glandes lymphatiques ne soient que l'entrecroisement des vaisseaux absorbans... »

Cette idée, savoir, que les glandes lymphatiques ne sont autre chose que l'entrecroisement des absorbans, est celle de Mascagni, qui les regarde comme entièrement formées de vaisseaux. Gordon partage cette opinion qui paraît, en effet, la plus probable, d'après les considérations que nous allons exposer.

Il y a, comme on a pu le voir, deux ordres de vaisseaux lymphatiques dans les glandes de ce nom : les uns arrivent à ces glandes, les autres en sortent. Ce sont les vaisseaux *afférens* et *efférens ;* on les distingue à leur situation en sens contraire, et surtout à la direction de leurs valvules : celles des premiers ont leur bord libre plus près que l'autre de la glande : c'est l'inverse dans les seconds. Le nombre de ces vaisseaux varie ; on en trouve depuis un jusqu'à trente de chaque côté. Il y a, en général, moins d'efférens que d'afférens, quelquefois autant, rarement plus. Pour bien voir la disposition de ces vaisseaux dans la substance propre de la glande, on peut injecter celle-ci à sa surface avec du mercure, ou dans son intérieur avec une matière susceptible de passer à l'état solide. 1°. Si l'on injecte la surface, soit par les vaisseaux afférens, soit par les efférens, cette surface présente, d'une part, des divisions ramifiées à l'infini, et formant, comme il a été dit, deux systèmes capillaires opposés ; de l'autre, des rameaux dilatés, renflés, anastomosés un très-grand nombre de fois, formant, ainsi que les précédens, des réseaux intermédiaires entre les deux ordres de vaisseaux, et appartenant à tous les deux. 2°. Cette disposition se retrouve à l'intérieur : remplis avec de la cire, les vaisseaux paraissent de même communiquer de deux manières, d'abord par des extrémités capillaires semblables à celles qui, dans le système sanguin, finissent les artères et commencent les veines, et en outre par des renflemens qu'on ne saurait mieux comparer qu'aux renflemens analogues qui surmontent les veines dans les tissus érectiles. C'est dans ces renflemens qu'est contenue cette matière blanchâtre, épaisse, que Bichat place, d'après Haller, dans des cellules particulières, et que l'on trouve plus abondante chez les enfans.

Toutes les glandes un peu volumineuses offrent d'une manière évidente la structure que nous venons d'indiquer ; on la distingue même dans beaucoup de petites, quoiqu'elle y soit moins apparente. Il y a très-peu de tissu cellulaire dans ces glandes, et il y est très-fin, si on en excepte la membrane fibro-celluleuse qui les entoure. Leurs veines sont en assez grand nombre, surtout dans l'épaisseur de cette membrane. Mascagni, Walter et autres n'y ont pas suivi de nerfs. (BÉCLARD.)

Anciennes éditions, T. II, *p.* 615, *lig.* 15 ; — édition Béclard, T. II, *p.* 455, *lig.* 14 : — « Il y a dix inflammations des absorbans pour une des veines... »

Il y a dans ce passage de l'*Anatomie générale* une erreur, qu'il est d'autant plus impossible de passer sous silence, qu'elle touche l'un des points les plus importans peut-être de la pathologie, celui des inflammations veineuses.

Je ne veux ni ne puis nier que l'inflammation des vaisseaux lymphatiques ne soit une maladie fort commune ; loin de là, la pratique chirurgicale m'en fournit continuellement la preuve dans les érysipèles, les panaris, etc. Mais qu'on ne s'y trompe pas, dans ces circonstances, la phlébite est au moins aussi fréquente ; c'est elle, comme je l'ai établi ailleurs (*Journal hebdomadaire,* et *Dict. de Méd. et de Chir. prat.*), qui cause la plupart des accidens dont sont quelquefois suivies les opérations chirurgicales ; c'est à cette maladie que succombent souvent les malheureux atteints de fractures comminutives ou de phlegmons profonds des membres ; enfin, c'est la phlébite qui enlève un grand nombre des femmes qui périssent à la suite de l'accouchement, ainsi que l'a très-bien démontré mon collègue et ami M. le docteur Dan ce. (*Arch. gén. de médecine.*) Au reste, les inflammations veineuses

et lymphatiques sont de leur nature fort graves, et ont entre elles,
sous tous les rapports, une foule d'analogies. 1°. Elles siègent
tantôt en dehors, tantôt en dedans de ces vaisseaux, ou bien
encore de l'un et de l'autre côtés à la fois. 2°. Elles sont plus
meurtrières lorsqu'elles affectent la membrane interne de ces
vaisseaux. 3°. Elles ont une tendance remarquable à se prolonger
de la circonférence au centre du corps : elles sont *centripètes*,
comme les vaisseaux dans lesquels elles apparaissent. 4°. Les
produits de ces phlegmasies, lorsqu'elles sont internes, tombent
dans la cavité du vaisseau, et l'obstruent au point d'y ralen-
tir d'abord, puis ensuite d'y faire tout-à-fait cesser la circulation. 5°. Une fois établi de la sorte dans un point de ces vaisseaux, l'obstruction s'étend jusqu'aux branches collatérales voisines, branches qui, par leurs anastomoses réciproques, rétablissent la circulation d'une manière plus ou moins exacte, entre
les parties des vaisseaux placés au-dessous et au-dessus de l'obstacle. 6°. Au niveau de ces derniers points, les courans sanguins ou lymphatiques entraînent une partie de l'humeur inflammatoire ; celle-ci se répand dans tout le système vasculaire,
et de la sorte arrive bientôt une altération générale de tous les
fluides circulatoires ; altération telle, que ceux-ci deviennent
plus fluides, moins coagulables, et plus susceptibles de s'é-
pancher hors de leurs conduits naturels. 7°. De ces dernières
influences résultent immédiatement 1° des ecchymoses, lividités
ou pétéchies, que l'on voit apparaître de préférence à la périphérie
du corps ou des organes, parce que là s'exerce une pression
moindre ; 2° consécutivement, des inflammations circonscrites
dans divers points de l'économie, surtout dans les grands viscères, le foie et les poumons ; inflammations qui se terminent
promptement par la suppuration, et souvent par le sphacèle des
parties. 8°. Enfin, cette altération générale du fluide circulatoire,
et les lésions organiques qui la suivent, sont annoncées par un appareil de symptômes très-remarquables, parmi lesquels je noterai
spécialement une extrême prostration des forces et des frissons
violens, analogues à ceux qui caractérisent le début des fièvres
ntermittentes.

La phlébite produit plus fréquemment que la lymphite tous

les accidens qui viennent d'être signalés, parce que la circulation se fait avec plus d'activité d ns les veines que dans les lymphatiques, et que par suite l'ent aînement de la matière purulente sécrétée doit être plus facile et plus prompt.   (F. Blandin.)

Anciennes éditions, T. ii, *p.* 617 , *lig.* 1 ; — édition Béclard , T. ii, *p.* 457, *lig.* 5 : — « Les absorbans intéressés dans une plaie se ferment plus tard que les capillaires sanguins : de là l'écoulement séreux qui subsiste encore quelques momens après que celui du sang a cessé... »

Il n'est pas prouvé que cet écoulement soit fourni par les vaisseaux lymphatiques.   (F. Blandin.)

Anciennes éditions, T. ii, *p.* 618, *lig.* 7 ; — édition Béclard , T. ii, *p.* 458 , *lig.* 14 : — « Rien de plus commun que de voir les engorgemens des glandes lymphatiques ne point donner lieu à des infiltrations séreuses... »

Le fait de l'absence de l'infiltration séreuse , dans les cas d'engorgement des ganglions lymphatiques supérieurs, est loin d'être aussi constant que Bichat le dit ici. Au reste, il ne faudrait point encore en conclure que la circulation de la lymphe n'est pas gênée dans ce cas, mais seulement que ce fluide a trouvé des voies anormales de dérivation.   (F. Blandin.)

Anciennes éditions, T. ii, *p.* 620, *lig.* 18; — édition Béclard, T. ii, *p.* 460, *lig.* 26 : — « Après les opérations où quelques glandes engorgées n'ont pu être enlevées, on les voit rarement carcinomateuses... »

A la page précédente, Bichat avait dit que *les gonflemens des glandes lymphatiques sont de même nature que l'affection qui leur donne lieu* ; par conséquent il se contredit ici , et en même temps il émet une opinion qui ne saurait être admise par personne, savoir que, dans une opération de cancer, on peut toujours impunément ne pas extirper les ganglions lymphatiques du voisinage , lorsqu'ils ont subi un certain degré d'engorgement. La pratique contraire est tellement rationnelle qu'il convient d'admettre , comme principe, de ne jamais opérer un cancer lorsqu'il n'est pas possible d'enlever complétement les ganglions lymphatiques dont il a produit l'engorgement. Souvent des malades ont été victimes d'une détermination différente ; plus souvent aussi on a crié à la répullulation de cancers qui, en réalité, ne se reproduisaient pas , mais continuaient à marcher dans des ganglions dont l'altération avait été méconnue au moment de l'opération, soit que ces ganglions, placés hors de la portée de nos moyens d'investigation, n'aient pas pu être suffisamment explorés, soit que leur lésion peu avancée ait par cela même été ignorée.   (F. Blandin.)

Anciennes éditions, T. ii, *p.* 621, *lig.* 18; — édition Béclard, T. ii, *p.* 461, *lig.* 30 : — » Dans le carreau, le tissu de la glande est toujours primitivement affecté... »

Sans doute, les inflammations lymphatiques sont tantôt primitives et tantôt consécutives ; mais l'exemple que choisit ici Bichat pour montrer la possibilité d'engorgemens ganglionnaires primitifs pourrait être récusé, et le serait certainement par beaucoup de médecins qui considèrent le carreau comme procédant toujours d'une entérite chronique. (F. BLANDIN.)

Anciennes éditions, T. ii, *p.* 622, *lig.* 12 ; — édition Béclard, T. ii, *p.* 462, *lig.* 25 : — « Les glandes lymphatiques sont le siége de ce que l'on nomme très-improprement *parotides...* »

Ce ne sont point essentiellement les ganglions parotidiens qui se gonflent dans les *parotides* des fièvres adynamiques, mais bien au contraire la glande parotide elle-même. Toutefois, il faut distinguer trois espèces de *parotides*, suivant le siége plus spécial de l'inflammation qui les caractérise : 1º celles qui consistent en une inflammation du tissu cellulaire qui pénètre la glande ; 2º celles que caractérise l'inflammation des veines du même organe ; 3º enfin, celles dans lesquelles on observe l'affection des granulations glandulaires elles-mêmes. J'ai plusieurs fois vérifié sur le cadavre l'exactitude de ces distinctions, que les auteurs me paraissent avoir trop négligées : et en même temps j'ai constaté que, parmi ces trois variétés, la première est la plus commune, et qu'ensuite, sous ce rapport, viennent successivement la seconde et la troisième. (F. BLANDIN.)

Anciennes éditions, T. ii, *p.* 623, *lig.* 16 ; — édition Béclard, T. ii, *p.* 464, *lig.* 3 : — « Les phénoménes de l'absorption sont tout différemment de ceux des tubes capillaires inertes... »

Il appartenait à notre époque de voir tomber le voile jeté sur le mécanisme le plus intime de l'absorption ; cette question, en effet, si elle n'a pas été complétement résolue par les travaux de MM. Magendie et Foderà, a été, au moins, singulièrement éclaircie par ces physiologistes. Ils me paraissent avoir démontré,

(194)

sans réplique, que l'absorption est un simple phénomène d'imbibition ; et que tous les vaisseaux, en traversant les organes, se laissent pénétrer des fluides avec lesquels ils sont en contact, fluides qu'entraîne ensuite le courant sanguin ou lymphatique intérieur. Cette raison, fondée sur des faits expérimentaux nombreux, est d'une application immense ; elle rapproche ainsi l'absorption qui s'exécute chez les animaux, de cette imbibition toute physique qui se passe dans les minéraux *déliquescens*, et de cette autre absorption qui constitue l'unique moyen de nutrition des animaux infusoires. Toutefois, qu'on se garde de croire que ces analogies établissent une similitude complète dans ces actes divers : des différences très-tranchées les séparent au contraire, différences qui dépendent de la manière variable dont se comportent les liquides absorbés dans ces différens cas.

Ce n'est plus, à l'avenir, à l'occasion du système lymphatique, ou du système veineux, qu'il convient de traiter de l'absorption ; cette fonction importante, en effet, étant commune à tous les vaisseaux, doit être examinée dans les généralités sur le système vasculaire. (F. Blandin.)

———

Anciennes éditions, T. ii, *p.* 623, *lig.* 24 ; — édition Béclard, T. ii, *p.* 464, *lig.* 13 : — « Les fluides qui se trouvent en contact avec les absorbans sont pris ou laissés par eux, selon qu'ils conviennent ou qu'ils répugnent à leur sensibilité organique... »

Des expériences récentes faites par MM. Dupuytren et Magendie ruinent presque complétement ce système des absorptions électives, et prouvent qu'il suffit qu'un liquide soit introduit au sein de notre corps, pour que son absorption s'effectue. Ces faits sont parfaitement faciles à concevoir dans la théorie de l'imbibition, car la nature d'un liquide ne saurait empêcher que les molécules de ce liquide pussent imbiber les parois vasculaires. (F. Blandin.)

———

Anciennes éditions, T. ii, *p.* 627, *lig.* 6 ; — édition Béclard, T. ii, *p.*467, *lig.* 31 : — « Le pus séjourne impunément sur le tissu cellulaire, dans la plupart des plaies : mais qu'une application imprudente y exalte un peu les forces des absorbans, il est repris par eux ; l'ulcère se déssèche ; la série funeste des symptômes de résorption commence... »

Cette doctrine est aujourd'hui le sujet de vives controverses. Quelques médecins, parmi lesquels je citerai MM. Ribes, Cruveilhier, Velpeau, etc., pensent, avec Bichat, que les plaies, les ulcères, sont des portes continuellement ouvertes à l'absorption purulente, et que cette absorption est la cause du desséchement de la surface de ces solutions de continuité, dessèche ment qui arrive quelquefois. Ces médecins fondent principalement leur opinion sur ce que, dans ces circonstances, du pus à l'état pur a été vu dans les veines voisines, et que de graves accidens surviennent à la même époque. Pour moi, je ne crois pas que l'on puisse se ranger à cet avis, et je m'appuie sur les raisons suivantes : 1° le desséchement des plaies et des ulcères indique seulement que l'inflammation qui présidait, sur ces surfaces, à la formation du pus, s'est transportée sur une autre région du corps, lors de l'apparition, dans cette dernière région, d'une irritation plus vive ; 2° le pus trouvé pur dans les veines ou les lymphatiques du voisinage n'y est pas arrivé par absorption, mais, au contraire, il s'y est formé par suite de l'inflammation de ces vaisseaux ; 3° ce pus n'offre jamais les caractères de la matière fournie par la surface suppurante, ce qui impliquerait contradiction dans l'hypothèse de l'*absorption*.

Au reste, je suis loin de soutenir que le pus ne puisse pas être absorbé ; il serait, en effet, par trop singulier que seule cette substance, mise en rapport avec des vaisseaux absorbans, ne pût être prise par eux : mais je nie, 1° que la dessiccation des plaies dépende d'une résorption purulente véritable ; 2° que le pus trouvé pur dans les vaisseaux et non mélangé avec le sang, soit du pus absorbé. En effet, lorsque le pus est absorbé, il est en même temps décomposé, sa partie aqueuse est pompée la première, et plus tard seulement on voit disparaître sa partie solide; en un mot, ce n'est pas le pus lui-même qui passe dans les vaisseaux, mais seulement les élémens qui le constituent. Ainsi voit-on le sang épanché dans les aréoles du tissu cellulaire, ou dans la pulpe du cerveau, disparaître partie par partie, et ne jamais passer à l'état de sang dans le système vasculaire; ainsi dans les cas d'épanchemens purulens des cavités séreuses, et dans ceux de certains tubercules pulmonaires ramollis, voit-on la partie liquide de la matière disparaître seule, et la partie solide persister à l'état de pseudo-membrane d'une part, et sous celui de concrétion crétacée de l'autre. Que si, au reste, on n'admettait pas ce mode d'absorption du pus, on pourrait encore démontrer autrement l'impossibilité de retrouver pur, dans les vaisseaux, le pus réellement absorbé. En effet, cette absorption ne pourrait avoir lieu que globules à globules, et à la condition que ceux-ci, incessamment entraînés par le courant sanguin, se mélangeraient avec lui d'une manière intime; et, comme je l'ai fait remarquer ailleurs, de ce que, dans des expériences faites dans un autre but, M. Cruveilhier a retrouvé dans les veines à l'état de globules le mercure absorbé, il n'en faut rien conclure pour le pus. Le mercure, en effet, n'est pas miscible au sang, et le pus se combine au contraire avec lui d'une manière facile. Au reste, cette question importante a besoin d'être minutieusement discutée. (*Voyez*, à cet égard, pour la théorie de l'absorption les thèses de MM. Velpeau et Maréchal; et contre cette théorie deux mémoires, l'un de M. Dance, et l'autre que j'ai récemment publié.)   (F. BLANDIN.)

Anciennes éditions, T. II, *p.* 429, *lig.* 3; — édition Béclard, T. II, *p.* 470, *lig.* 1: — « Comment se fait-il que, dans le reflux qui détermine le pouls veineux, le sang ne s'introduise pas dans l'un et l'autre troncs absorbans ?

J'ai vu quelquefois dans le canal thoracique, tout près de

la veine sous-clavière gauche, un liquide rougeâtre qui ressem-
blait beaucoup à du sang veineux. Etait-ce du sang véritable, ou
simplement de la lymphe altérée et devenue rougeâtre par cela
même, comme la chose arrive quelquefois, lorsque l'on fait
coaguler ce liquide dans un vase inerte? je n'ose le décider. Je
rapporte seulement le fait sans trop m'inquiéter de l'explication.
Au reste, en supposant que le sang veineux ne pénètre pas dans
le canal thoracique, je doute qu'aujourd'hui il y ait beaucoup
de physiologistes qui admettent la théorie proposée par Bichat
pour rendre compte de cette circonstance : les valvules disposées
à l'embouchure du canal thoracique, donnent de ce phénomène
une raison bien plus simple et bien plus naturelle. La comparaison
empruntée de l'état physiologique du larynx lorsqu'il est irrité par
un corps étranger qui tente de s'y glisser, manque d'exactitude.

(F. Blandin.)

Anciennes éditions, T. ii, *p.* 636, *ligne dernière* ;
— édition Béclard, T. ii, *p.* 477, *ligne dernière.*

ANATOMIE PATHOLOGIQUE DU SYSTÈME ABSORBANT.

§ Ier. *Altérations dans les formes extérieures.*

Les absorbans paraissent pouvoir se dilater accidentellement. Quelques auteurs regardent comme des dilatations de ce
genre des espèces d'hydatides que l'on remarque surtout au
plexus choroïde, où elles sont rangées sur une même ligne,
réunies entre elles par des filamens.

§ II. *Altérations dans l'organisation.*

L'inflammation des vaisseaux lymphatiques est suivie, comme
celle des veines, de suppuration, d'épanchement albumineux,
d'oblitération, etc. Il en a déjà été question, ainsi que de celle
des glandes. Les plaies de ces parties se guérissent en général
assez facilement ; on ignore si c'est avec oblitération du vaisseau :

le tissu cellulaire concourt sans doute pour beaucoup au travail de la réunion. Ce travail est quelquefois fort lent dans les glandes : aussi préfère-t-on souvent les enlever, dans les opérations, de crainte que leur gonflement n'écarte les bords de la plaie et ne nuise aux progrès de la cicatrisation. On a vu, dans les absorbans, des ruptures analogues à celles qui s'opèrent dans les veines : Assalini et Th. Bartholin en rapportent des exemples pour le canal thoracique.

Les glandes lymphatiques sont assez souvent le siége de la transformation osseuse, même dans un âge peu avancé. Leur ossification n'a lieu communément que dans une partie de leur étendue. On connaît la fréquence de la dégénération tuberculeuse de ces organes : ce n'est pas ici le lieu de décrire cette altération.

§ III. *Altérations dans le Développement.*

Comme dans le système sanguin, les variétés anatomiques sont très-nombreuses dans le lymphatique, à part même celles qui sont purement accidentelles et qui dépendent du genre de mort, de la maladie qui a précédé, etc. Ces variétés portent sur les troncs principaux comme sur les rameaux secondaires, sur les glandes comme sur les vaisseaux. Ainsi, le canal thoracique est quelquefois double, au moins dans une certaine partie de son trajet; souvent alors les deux branches se réunissent de nouveau et circonscrivent ainsi des espèces d'îles. Rien n'est plus variable que la terminaison de ce canal à son extrémité supérieure : tantôt unique, tantôt versant la lymphe par deux ou même trois orifices dans la veine sous-clavière gauche, on l'a vu, au lieu de s'ouvrir dans cette veine, se porter dans la jugulaire, dans la sous-clavière droite, envoyer une branche dans la veine azygos, etc. Les glandes ne varient pas moins dans leur nombre et leur situation.

L'inspection n'a point encore démontré de vaisseaux lymphatiques dans les tissus accidentels, tels que les cicatrices : cependant l'absorption les y suppose, à moins qu'on n'aime mieux avoir recours à celle des veines. (BÉCLARD.)

NOTES ET ADDITIONS

AU

SYSTÈME OSSEUX.

Anciennes éditions, T. III, *p.* 16, *lig.* 14; — édition Béclard, T. III, *p.* 17, *lig.* 8 : — « Les éminences dites *d'impression* sont-elles en effet un résultat de la pression des organes sur l'os, ou dépendent-elles des lois du développement osseux, lois qui donnent aux os des formes accommodées aux organes environnans... »

Il n'y a rien, en effet, de comparable aux effets de l'anévrysme sur les os, dans les saillies que les organes déterminent sur certains points du squelette, en refoulant le tissu dont ses pièces se composent ; mais, de ce que la comparaison a été mal choisie par les auteurs, il ne peut s'en suivre nécessairement que les organes, par leur pression, ne déterminent pas les saillies en question ; des preuves contraires pourraient en être trouvées dans une foule de points : je me contenterai de citer les suivantes. Les os du crâne n'ont en dedans aucune éminence d'impression chez les anencéphales tout-à-fait privés de cerveau ; ces saillies manquent encore dans les premiers temps de la vie intra-utérine, lorsque le cerveau est représenté par une masse uniformément liquide ; et on les voit se former en même temps que l'encéphale prend de la consistance, et que sa surface devient ondulée ; enfin, chez l'adulte, où le cerveau a pris toute la dureté qu'il doit avoir, les éminences osseuses correspondantes sont à leur *summum* de développement.

Au reste, soutenir avec Bichat que les éminences d'impression se forment en vertu des lois naturelles de l'ossification, c'est avancer une vérité qui n'est point contraire à la théorie précédente. En effet, par le fait de la pression d'un organe sur un point d'un os, les vaisseaux correspondans sont affaissés sur eux-mêmes, et les matériaux nutritifs qu'ils devaient y apporter sont refoulés dans les vaisseaux du voisinage, d'où une hypertrophie de ces derniers points, et par suite une éminence que l'on peut appeler, avec Bichat, *d'impression.* (F. BLANDIN.)

Anciennes éditions, T. III, *p.* 19, *lig.* 9; — édition Béclard, T. III, *p.* 20, *lig.* 6: — « Chaque os a un conduit intérieur obliquement dirigé entre les fibres du tissu compacte, et pénétrant tantôt de bas en haut, tantôt de haut en bas dans la cavité de l'os... »

Les conduits nutriciers des grands os longs ont une direction constante et fort remarquable, direction telle que, dans l'état de flexion des membres sur le tronc, comme cela arrive pendant le séjour du fœtus dans l'utérus, l'axe du canal tend vers le centre circulatoire. Le conduit nutricier de l'humérus marche de haut en bas, celui du fémur en sens inverse; le conduit correspondant du radius et du cubitus procède de bas en haut, et ceux du tibia et du péroné de haut en bas. (F. BLANDIN.)

Anciennes éditions, T. III, *p.* 20, *lig.* 25; — édition Béclard, T. III, *p.* 21, *lig.* 24. — *Cavités creusées à l'intérieur des os...*

Jusqu'ici il n'a été question que de la surface extérieure des os. A l'intérieur, ces organes sont creusés de cavités, les unes destinées à contenir la moelle (ce sont les plus remarquables), les autres servant de réceptacle à des vaisseaux veineux. Les premières, Bichat les décrit seulement à l'occasion du système médullaire ; les secondes, ignorées de Bichat , et découvertes depuis par MM. Fleury et Chaussier , trouveront leur place à l'occasion des vaisseaux osseux auxquels elles sont destinées. Les oiseaux seuls ont dans les os des cavités aériennes communiquant médiatement avec les poumons ; circonstance qui concourt à la fois à leur donner une légèreté spécifique très-grande , et à augmenter chez eux le champ de la respiration et de l'hématose.   (F. BLANDIN.)

Anciennes éditions, T. III, *p.* 23, *lig.* 13 ; — édition Béclard , T. III, *p.* 24, *lig.* 16 : — « On peut concevoir l'intérieur de tout os comme formant une cavité générale que remplit une foule de fibres entrecroisées... »

La substance aréolaire des os présente trois variétés principales : 1° celle qui remplit les os courts et les extrémités des os longs ; 2° celle que l'on trouve dans le canal médullaire des os longs , et que l'on appelle *réticulaire ;* 3° enfin celle qui constitue le *diploë* de certains os plats , de ceux du crâne en particulier.   (F. BLANDIN.)

Anciennes éditions , T. III , *p.* 26, *lig.* 10 ; — édition Béclard, T. III , *p.* 27 , *lig.* 20 : — « Considérons le tissu compacte comme un assemblage de fibres rapprochées, mais nullement séparées par couches... »

. On a beaucoup écrit sur la structure intime des os, sur celle du tissu compacte en particulier. Malpighi admettait des lames et des fibres dans ce tissu. Gagliardi a décrit minutieusement les chevilles osseuses dont il a été parlé plus haut : il semble y avoir quelque chose de vrai dans son opinion, en ce qu'on distingue en effet dans les os des fibres qui se dirigent obliquement à travers leur épaisseur. Albinus, suivi en cela par la plupart des anatomistes modernes, a dit qu'il n'y avait que des fibres dans le tissu osseux, parallèles pour les os longs, rayonnées pour les larges. Enfin, si l'on en croit Scarpa, tout ne serait qu'aréoles dans la substance compacte des os comme dans la spongieuse. Michel Medici a déjà combattu cette idée, et pense avec les anciens que c'est sous la forme de lames qu'est disposé le tissu osseux.

En se bornant à l'examen des faits allégués pour ou contre ces différentes opinions, on voit, 1° que l'existence des fibres n'est nullement démontrée par l'apparence linéaire qu'affectent les molécules osseuses lors de leur développement : en effet, cette disposition ne dure pas long-temps ; dans les os larges, par exemple, ces prétendues fibres, qui répondent alors au milieu de l'épaisseur de l'os, se changent plus tard en un tissu aréolaire. Cependant il y a des fibres dans les os, comme on le voit après les avoir dépouillés de leur matière calcaire. 2°. On s'assure de même qu'il y a des lames, en prenant un os long ramolli par un acide et en le faisant macérer dans l'eau : son tissu compacte se sépare au bout d'un certain temps en feuillets superposés, réunis par des fibres qui passent obliquement des uns aux autres. 3°. Souvent, dans cette expérience, les lames finissent par se résoudre en filamens, et en même temps tout l'os devient comme spongieux. De ce dernier fait, et de ce que, dans plusieurs maladies des os, la substance compacte devient spongieuse ; de ce qu'elle prend manifestement cette apparence lorsque, comme le fit Troja, on détermine le gonflement d'un os long en introduisant un corps étranger dans sa cavité médullaire, Scarpa conclut à la structure aréolaire dont nous avons parlé. Cette conclusion n'est pas rigoureuse, puisque, outre les aréoles, la macération montre dans les os des lames et des fibres distinctes. Il est vrai que, si cette macération est trop long-temps prolongée, elle convertit les fibres elles-mêmes en une substance, pour ainsi dire, spongieuse, en une espèce de mucus.

Il semblerait donc que c'est pour n'avoir eu égard qu'à un

petit nombre de faits à la fois que chaque auteur a exposé à sa manière l'arrangement des molécules osseuses, et qu'on doit admettre dans les os des lames, des fibres et des aréoles, celles—ci plus marquées dans le tissu spongieux, celles-là plus développées dans la substance compacte.   (Béclard.)

Anciennes éditions, T. III, *p.* 26, *lig.* 19; — édition Béclard, T. III. *p.* 27, *lig.* 29 : — « Telle est l'intime juxta-position des fibres du tissu compacte, qu'elles ne laissent entre elles que des pores souvent à peine sensibles à la vue simple, et que remplissent le suc médullaire et les vaisseaux... »

La substance compacte des os, comme le prouve les faits signalés par Bichat, est essentiellement semblable à la substance celluleuse; elle ne constitue qu'une variété de forme, ou mieux de disposition des fibres osseuses, fibres toujours identiques. Cette substance, au reste, présente deux variétés, suivant sa densité plus au moins grande : 1° celle qui constitue l'extérieur de tous les os, et le centre des os longs; 2° celle qui forme les parois du labyrinthe. Plusieurs anatomistes considèrent encore l'ivoire des dents comme constituant une variété de substance compacte; mais, ainsi que je le ferai remarquer plus tard, les dents diffèrent des os sous une foule de rapports : ce sont bien des *ostéides*, mais non des os proprement dits.   (F. Blandin.)

Ces pores que laissent entre elles les fibres du tissu compacte sont en beaucoup d'endroits de véritables conduits qui renferment en effet de la moelle et des vaisseaux sanguins. Havers, Monro, et, dans ces derniers temps, Houship, les ont décrits, Ils ont $\frac{1}{400}$ de pouce de diamètre. La plupart sont parallèles et réunis entre eux par d'autres dont la direction est transversale ou oblique par rapport aux premiers.   (Béclard.)

Anciennes éditions, T. III, *p.* 32, *lig.* 8 ; — édition Béclard, T. III, *p.* 33, *lig.* 18 : — *Analyse chimique* et *structure anatomique du tissu osseux...*

Les os humains contiennent, suivant M. Berzélius, sur cent parties, 32,17 de gélatine et 1,13 de vaisseaux sanguins ; 51,04 de posphate de chaux ; 11,30 de carbonate de chaux, 2,00 de fluate de chaux ; 1,16 de phosphate de magnésie ; 1,20 de soude, d'hydrochlorate de soude et d'eau.

Cette analyse, la plus complète jusqu'à ce jour, ne s'accorde pas entièrement avec celle des autres chimistes. Ainsi, Fourcroy et M. Vauquelin ont reconnu l'existence des oxydes de fer et de manganèse, de la silice, de l'alumine, dans les os ; au contaire, ils n'y ont point trouvé d'acide fluorique, etc. Au reste, la composition chimique des os offre une foule de différences, non-seulement suivant l'âge, le sexe, les individus, mais même dans les différentes parties du corps. L'analyse de M. Berzélius a été faite sur le fémur d'un adulte. Mais les dents contiennent manifestement beaucoup plus de substance terreuse ; il paraît qu'il en est de même du rocher. Divers autres exemples de ce genre sont consignés dans l'Anatomie de Monro, d'après de nouvelles recherches de J. Davy.

Sous le rapport anatomique, les os se composent essentiellement d'un tissu fibreux particulier, dans les aréoles duquel se trouve déposée la matière calcaire. C'est ce tissu que l'on obtient en traitant un os par les acides. Le résidu de cette opération n'est point un cartilage, il n'en a ni la blancheur, ni la consistance, ni la composition ; flexible comme les ligamens, il ressemble en tout aux organes fibreux, dont il ne diffère qu'en ce que l'ébullition le transforme plus aisément en gélatine, et que la macération le ramollit plus promptement. Ce tissu renferme tous les élémens organiques de l'os. On ne peut donc pas simplement le considérer comme de la gélatine, et dire que les os ne sont qu'un mélange de cette substance et de matière calcaire, ainsi que l'ont fait quelques auteurs. Cette expression convient d'autant moins,

(205)

que la gélatine n'existe pas, à ce qu'il paraît, toute formée dans
les os, pas plus que dans les autres matières animales, puisqu'il
faut toujours le secours de l'ébullition pour l'obtenir. D'ailleurs,
si l'on fait bouillir de la colle et de la matière calcaire, il n'en
résulte qu'un composé inorganique, cassant, bien différent du
tissu osseux.   (BÉCLARD.)

Anciennes éditions, T. III, *p.* 36, *lig.* 3; — édition Béclard, T. III, *p.* 36, *lig.* 5 : — « Les veines des os ne peuvent guère se voir... »

Les veines des os sont aujourd'hui bien mieux connues : on
les trouve logées dans des canaux particuliers, découverts par
M. Fleury, et tapissés par une lame de substance compacte ;
elles ont des parois très-fines, qui paraissent constituées seulement par la membrane interne de tout le système veineux ;
elles sont plus volumineuses que les artères auxquelles elles correspondent ; et, après avoir parcouru dans l'os un trajet plus ou
moins long, d'autant plus long que l'os est formé d'une proportion plus grande de substance compacte, elles paraissent se
terminer dans des cellules communiquant entre elles, et auxquelles aboutissent les artères capillaires, disposition à peu près
semblable à celle des tissus appelés érectiles. Ces notions sur les
veines des os sont fort importantes, et peuvent servir à l'interprétation de divers phénomènes morbides, par exemple, de la fréquence de la phlébite, et des accidens formidables qui en sont trop
souvent la conséquence dans les fractures compliquées, suivant
M. Dance. C'est l'inflammation des veines des os du crâne, dans
les fractures des parois de cette cavité, qui est le principe des abcès
du foie observés par plusieurs auteurs dans ces circonstances; abcès,
au reste, moins communs qu'on le pense *généralement.* De mon
côté, je ne suis pas éloigné de croire, et ailleurs (*Dict. de Méd.
et de Chir. prat.*, art. AMPUTATION) j'ai émis cette opinion, que la
phlegmasie des veines aréolaires des os à la suite des amputations
dans la continuité de ceux-ci, apporte souvent des obstacles particuliers au succès de ces opérations.   (F. BLANDIN.)

Anciennes éditions, T. III, *p.* 38, *lig.* 26; — édition Béclard. T. III, *p.* 40, *lig.* 32 : — « On ne peut suivre les nerfs dans les os, tant sont tenus les filets qui y pénètrent... »

Klint, dans une thèse soutenue sous la présidence de Wrisberg, dit avoir vu pénétrer des filets nerveux par le trou qui donne passage à l'artère principale de ce canal. Walter en a figuré qui semblaient se porter vers le périoste, mais aucun anatomiste n'en a suivi jusque dans le tissu osseux. (Béclard.)

———

Anciennes éditions, T. III, *p.* 43, *lig.* 20 ; — édition Béclard, T. III, *p.* 46, *lig.* 5 : — « En général, on peut dire que par là même qu'elle existe dans un os, l'inflammation y est chronique... »

Cette chronicité des inflammations osseuses, n'est réelle que relativement à l'inflammation des autres systèmes d'organes dont la vitalité est plus grande ; mais il ne faudrait point induire de ce passage de Bichat, comme je l'ai entendu faire par quelques personnes, et contre l'opinion de ce célèbre physiologiste, que, considérée exclusivement dans les os, cette maladie ne présente aussi un état aigu dans certaines circonstances. En effet, la distinction générale des phlegmasies en aiguës et chroniques, suivant la rapidité plus ou moins grande de leur marche, est toujours relative au degré de vitalité des organes dans lesquels on les observe ; cette vérité, au reste, ressort d'une foule de passages de l'*Anatomie générale.*　　　　　　　　　　(F. Blandin.)

———

Anciennes éditions, T. III, *p.* 45, *lig.* 19 ; — édition Béclard, T. III, *p.* 48, *lig.* 7 : — « Les os ne répondent point aux affections aiguës des autres système : ils ne sont point sympathiquement affectés pendant ces affections... »

De ce que nous ne pouvons point reconnaître d'altérations dans le système osseux des individus qui succombent dans le cours d'une maladie aiguë, faut-il en conclure que ce système alors ne sympathise pas avec les autres ? Je ne le pense pas. La preuve de mon opinion peut être déduite rigoureusement de ce que Bichat rapporte plus loin des altérations des os dans les maladies chroniques. Quoi ! dans les maladies lentes, pendant lesquelles les sympathies générales sont à peine mises en jeu, celles des os apparaîtraient dans tout leur développement, tandis que le contraire arriverait dans les maladies aiguës, qui ont sur les sympathies générales une action inverse. La chose serait par trop surprenante. Convenons donc plutôt, qu'en raison de la lenteur de leur mouvement nutritif, les os n'ont pas le temps de subir, dans les maladies aiguës, des modifications organiques assez profondes pour devenir bien sensibles ; mais que ces modifications, bien que légères, n'en sont pas moins réelles, que celles, plus frappantes à la vérité, que présentent les os du malheureux depuis long-temps en proie à une maladie chronique.   (F. Blandin.)

Anciennes éditions, T. III, *p.* 47, *lig.* 4 ; — édition Béclard, T. III, *p.* 50, *lig.* 22 : — « Souvent, chez les vieillards, la consolidation des fractures ne peut se faire, parce que les os ne vivent déja plus assez pour s'enflammer et se réunir... »

L'exemple rapporté par Bichat, *d'un vieillard dont le col du fémur fracturé était resté long-temps sans réunion,* ne prouve pas qu'à un âge avancé de la vie, les os ne sont plus susceptibles de s'enflammer et de se réunir, alors que les parties molles, la peau et les muscles, jouissent encore de cette précieuse propriété. En effet, dans ce cas comme dans beaucoup d'autres, ce défaut de réunion de la fracture du col du fémur, a été plutôt un effet de la privation de vaisseaux du fragment supérieur, qui est presque réduit à l'état d'un corps étranger, qu'à l'âge de l'individu ; car un semblable résultat a été souvent observé chez des sujets encore jeunes. Au reste, on sait très-bien, d'autre part, que les fractures, chez les vieillards valides, se cicatrisent bien en général, quoique plus lentement que dans les premiers âges de la vie.

(F. BLANDIN.)

Anciennes éditions, T. III, *p.* 49, *lig.* 8 ; — édition Béclard, T. III, *p.* 52, *lig.* 9 : — « Toutes les articulations se rapportent à deux classes générales : les unes sont mobiles, les autres immobiles... »

En prenant ce terme dans son acception la plus rigoureuse, il n'y a pas d'articulations complétement *immobiles* ; les unes seulement ont des mouvemens très-évidens, les autres, au contraire, n'en présentent que de très-obscurs : les sutures du crâne ou de la face sont de ce dernier genre. Au reste, ces dernières varient singulièrement suivant les âges, sous le rapport de la mobilité, jusqu'au moment où on les voit disparaître chez le vieillard par la soudure des os qui entrent dans leur composition.

(F. BLANDIN.)

Anciennes éditions, T. III, *p.* 58, *lig.* 17 ; — édition Béclard, T. III, *p.* 60, *lig.* 28 : — « Les surfaces des os métacarpiens et des premières phalanges sont un exemple du second genre d'articulations mobiles à surfaces contiguës... »

C'est par mégarde que Bichat cite ici les articulations

métacarpo-phalangiennes comme exemple d'une tête appartenant à l'os mobile, et d'une cavité située sur l'os qui sert principalement de point d'appui ; ces jointures sont au contraire le modèle d'une disposition inverse.   (F. BLANDIN.)

Anciennes éditions, T. III, *p.* 60, *lig.* 16 ; — édition Béclard, T. III, *p.* 65, *lig.* 1 : — » Les mouvemens de flexion sont toujours plus étendus que ceux d'extension, parce que tous nos principaux mouvemens sont de flexion, et que les mouvemens d'extension n'ont pour but que de ramener le membre dans une position d'où il puisse partir pour se fléchir de nouveau... »

Tout ceci démontre sans réplique la nécessité de grands mouvemens de flexion dans les articulations ginglymoïdales, mais ne peut être considéré comme la preuve que le champ de l'extension y est plus borné que celui de la flexion. Cette preuve, cette raison, est toute anatomique, et Bichat ne la fournit que très-incomplétement plus bas pour les articulations du coude et du genou. M. Dupuytren, dans sa thèse inaugurale, a résolu cette question. Il a établi, en effet, que les *ligamens latéraux, placés plus près du sens de la flexion que de celui de l'extension, et plus courts que les sphéroïdes osseux auxquels ils sont annexés,* sont la cause de ce phénomène remarquable.   (F. BLANDIN.)

Anciennes éditions, T. III, *p.* 61, *lig.* 5 ;—édition Béclard, T. III, *p.* 65, *lig.* 22 : — « Dans l'extension, la jambe ou l'avant-bras ne peuvent pas se mouvoir latéralement, parce que les ligamens latéraux, très-tendus, ne prêtent point assez pour laisser l'os s'incliner d'un côté ou de l'autre... »

Les ligamens latéraux des articulations ginglymoïdales

sont, en effet, tendus dans les mouvemens d'extension, et relâchés dans ceux de flexion : ces faits, qui ressortent de l'explication donnée par M. Dupuytren de la disposition de ces ligamens, explication rapportée dans la note précédente, avaient, comme on le voit, été reconnus par Bichat ; ils interprètent merveilleusement l'attitude particulière qu'affectent exclusivement les membres dont quelques articulations sont le siége d'une vive phlegmasie : ces membres se fléchissent d'une manière proportionnée à l'étendue de la lésion. Voyez, en effet, ce qui arrive au genou, au coude, etc., lorsqu'ils sont le siége de tumeurs blanches. Dans cette flexion ; les ligamens latéraux, relâchés, laissent plus d'écartement entre les surfaces osseuses correspondantes ; les parties malades sont soumises à une moindre pression, et les douleurs sont d'autant diminuées. Cherchez, dans cet état de choses, à replacer le membre dans des conditions inverses ; il devient le siége des plus vives douleurs, auxquelles concourt certainement pour une grande part la pression des surfaces osseuses es unes sur les autres. (F. BLANDIN.)

Anciennes éditions, T. III, *p.* 65, *lig.* 11 ; — édition Béclard, T. II, *p.* 70, *lig.* 9 : — « L'âge n'efface point l'articulation des dents avec les mâchoires... »

Par la raison que les dents ne sont point, à proprement parler, des os, ainsi que j'ai eu occasion de le dire plus haut, leur jonction avec les os maxillaires diffère tout-à-fait de celle des os entre eux : ce ne sont pas là enfin des articulations, dans le sens ordinairement attaché à ce terme. Néanmoins, on doit convenir, contre le sentiment de Bichat, que les cas dans lesquels on observe la soudure des dents et de leurs alvéoles ne sont point rares, quoiqu'il ne faille pas considérer comme els tous ceux rapportés par les auteurs. (F. BLANDIN.)

Anciennes éditions, T. III, *p.* 68, *lig.* 24; — édition Béclard, T. III, *p.* 74, *lig.* 2 : — « On distingue trois états dans le développement des os : l'état muqueux, l'état cartilagineux, et l'état osseux..»

Cette évolution des os peut être regardée comme un des faits les plus beaux que l'on puisse citer en faveur de la loi de métamorphose des organes. Les pièces du squelette, en effet, parcourent visiblement, avant d'arriver à l'état de complet développement, une suite de phases qui, transitoires chez l'homme, sont des états permanens, au contraire, dans certains degrés inférieurs de l'échelle des êtres. A l'état muqueux, le squelette de l'embryon humain rappelle celui de certaines lamproies ; à l'état cartilagineux, il est l'analogue de celui d'une classe nombreuse de poissons ; enfin, à l'état calcaire, il a atteint le degré qui caractérise cette partie de l'organisme dans les animaux qui occupent le faîte de la grande échelle des êtres. Ces états se succèdent avec plus ou moins de rapidité : Dans quelques os, l'état cartilagineux dure peu, de façon que l'on croirait au premier abord qu'il a manqué, et qu'il y a eu passage sans intermédiaire de l'état muqueux à l'état calcaire ; mais avec un peu de soin, on peut constater encore ici que les trois états se sont montrés successivement. C'est à tort, à mon avis, que Béclard a signalé les os du crâne et le centre des os longs, comme ne présentant pas de période cartilagineuse dans leur développement.

L'état cartilagineux lui-même offre des degrés : d'abord, le cartilage est mou, il devient ensuite ferme, et présente une couleur d'un blanc nacré resplendissant ; plus tard, enfin, il prend successivement les teintes *blanc mat* et *jaunâtre* ; dès cette dernière époque, on commence à voir s'y développer des vaisseaux et des cavités, et bientôt aussi commence l'état osseux.

(F. BLANDIN.)

Anciennes éditions ; T. [illisible], p. [illisible], lig. [illisible]; — édition Béclard, T. III, p. 76, lig. 15 : — « L'état cartilagineux des os présente une particularité qui le distingue de l'état osseux : c'est que, tous les os unis par la suite au moyen des cartilages ne font qu'une seule et même pièce… »

— Sans doute, à l'aide des cartilages des sutures, les cartilages d'origine des pièces du crâne sont continus les uns aux autres ; sans doute, à l'aide des substances inter-vertébrales, la même disposition existe pour les cartilages d'origine des corps vertébraux ; mais est-il bien démontré que ces cartilages, qui servent de moules aux os, ne soient pas eux-mêmes formés, dans les premiers temps, de plusieurs pièces aussi distinctes que le sont les divers noyaux primitifs d'ossification ? Je ne le pense pas. Il me paraît probable, au contraire (et c'était l'opinion particulière de Béclard), que l'état cartilagineux commence par des parties d'abord isolées, mais promptement réunies, et dont la disposition est le plus ordinairement, mais non d'une manière nécessaire, analogue à celle des premiers linéamens d'ossification. Ce fait cadre parfaitement, au reste, avec tout ce que l'on sait de l'évolution des organes, et même de celle de l'organisme tout entier, travail dans lequel la nature procède par des formations circonscrites dans des points très-limités, qui constituent autant de centres, desquels s'irradie en quelque sorte la matière organique, jusqu'à ce que, la fusion s'étant opérée, l'organe ou tout le système ne forme plus qu'une seule pièce. S'il est établi que l'état cartilagineux commence par des points isolés, on peut rapporter aisément à un simple arrêt de développement, ce que l'on voit arriver chez certains fœtus monstrueux, dont le sternum est bifide dans toute son étendue. Cet état doit avoir une origine plus éloignée que l'état calcaire de l'os indiqué, car les pièces les plus élevées qui forment celui-ci s'ossifient par des points médians et impairs. Toutefois, pour que la question fût tout-à-fait résolue, il faudrait montrer que l'état cartilagineux commence dans le sternum par des points latéraux. (F. Blandin)

*Anciennes éditions, T. III, p. 72; — édition Bé-
clard, T. III, p. 77. — Développement des os; Phénomènes de l'ossification des cartilages et Progrès
de l'état osseux.*

Duhamel, J. Hunter, Nesbith, Reichel, Senff, et beaucoup d'autres, ont fait connaître une foule de faits intéressans
qui doivent trouver ici leur place. Il ne sera question que du développement naturel des os : l'accidentel rentre dans l'anatomie
pathologique.

L'état osseux commence à peu près vers l'époque qu'indique Bichat. Senff en a trouvé les premiers rudimens à
quarante jours. Des embryons de trente jours ou environ
m'ont déjà offert quelques points osseux. La clavicule, les
mâchoires, se montrent en premier lieu ; puis successivement
et à quelques jours d'intervalle, l'humérus et le fémur, les
os de la jambe et ceux de l'avant-bras, les côtes, les vertèbres, les os du crâne, etc. Le sternum, les os wormiens,
la rotule, les os du carpe, sont les derniers à s'ossifier. Cet ordre
n'est, comme on le voit, assujetti à aucune règle : aussi toutes
celles qu'on a voulu établir sont-elles fausses, pour la plupart,
dans leur application. La seule qui ait quelque fondement réel,
c'est que les os longs précèdent en général les larges dans leur
développement, encore y a-t-il des exceptions. Mais quant à
l'influence que certains auteurs ont accordée sous ce rapport au
voisinage du cœur et à celui du système nerveux, quant à ce
que d'autres disent du développement plus ou moins précoce des
os suivant le degré d'importance de leurs fonctions chez l'homme,
ou, comme le pensent quelques-uns, suivant leur liaison plus ou
moins intime avec les phénomènes de la vie dans les différentes
classes d'animaux, rien de tout cela n'est fondé sur l'observation.

Il se passe de grands changemens dans un cartilage qui se convertit en os. Des conduits vasculaires, qu'on ne pouvait y apercevoir avant, s'y développent. Incolores dans le principe, et
irrégulièrement disposés, ils sont plus tard ramifiés à la
manière des artères, et traversés par le sang. La couleur

de ce fluide s'y manifeste par degrés : ces conduits ne paraissent point pourtant le contenir directement ; les vaisseaux du cartilage injectés semblent plutôt tapisser simplement leurs parois, cette sorte de membrane vasculaire qui les revêt a même été regardée comme propre à sécréter la substance osseuse. On voit très-bien ces conduits dans les os courts et aux extrémités des os longs. Le point osseux, dont le développement suit de près celui des vaisseaux, n'est d'abord qu'une réunion de filamens d'une extrême ténuité, qu'il est facile d'isoler en faisant brûler le cartilage : on obtient alors une espèce de flocon formé par la matière calcaire. A mesure que l'ossification fait des progrès, les canaux vasculaires s'effacent : on n'en trouve plus de traces aussitôt que les épiphyses sont soudées.

L'action des vaisseaux sanguins est donc augmentée dans l'ossification des cartilages. Mais ces derniers n'éprouvent-ils d'autre changement dans leur tissu que celui qui résulte de la déposition d'une substance terreuse? ou bien la matière organique est-elle aussi renouvelée, comme quelques auteurs l'ont pensé? Il faut en effet que le cartilage subisse une transmutation bien grande, s'il ne disparaît pas entièrement, pour devenir os ; car il ne contient presque, comme nous le verrons plus tard, que de l'eau, du tissu cellulaire et de l'albumine, tandis que les os sont formés d'un tissu fibreux joint à une matière saline. Il y a donc une très-grande différence entre la composition du premier et celle des seconds, et on ne peut pas dire que les os soient simplement des cartilages, plus de la matière calcaire. Quels que soient les matériaux de l'ossification, ce sont les artères qui les apportent et qui les versent, soit par des extrémités exhalantes, comme le veut Bichat, soit par des porosités latérales, suivant l'opinion de Walter. Ces vaisseaux ne jouent point le rôle que leur attribuaient Nesbith, Reichel, W. Hunter, de donner lieu par leur ossification à celle du cartilage. Les lignes régulières que présentent les os dans leur développement, et qui en ont imposé à ces anatomistes, ne suivent nullement le trajet des vaisseaux sanguins. On sera encore moins tenté d'admettre l'hypothèse de Mascagni, qui, regardant les cartilages comme entièrement formés de vaisseaux lymphatiques, suppose que dans leur ossification ces vaisseaux ne font que s'emplir de matière calcaire.

Dans les os longs, le premier point osseux se manifeste du quarantième au soixantième jour, un peu plus tôt pour la clavicule. Le petit cylindre qu'il représente est alors la seule partie solide de l'os ; tout le reste est encore muqueux. Ce n'est que du soixantième au soixante-dixième jour que naissent les cartilages des extrémités. Quand ces derniers s'ossifient, ce qui n'arrive que beaucoup plus tard, il se forme entre elles et le corps de l'os des conduits vasculaires semblables à ceux qui occupent leur intérieur. Il y a donc cette remarquable différence entre le corps des os longs et les extrémités de ces mêmes os, qu'on ne distingue point de cartilage pour le premier comme pour les secondes. Au milieu, le tissu osseux semble formé de toutes pièces à la face interne du périoste ; ce tissu est manifestement cartilagineux dans le principe, à chaque extrémité.

L'accroissement en longueur des os longs se fait près de leurs extrémités ; leur partie moyenne n'y est pour rien. Une expérience le prouve ; elle est due à J. Hunter : si l'on perforc un de ces os dans son corps en deux endroits différens, et qu'on tue l'animal quelque temps après, les deux ouvertures sont encore à la même distance l'une de l'autre, quoique l'os ait augmenté de longueur. Elles devraient, au contraire, s'éloigner si l'accroissement se faisait dans toute l'étendue de ce dernier. Un autre fait confirme celui-ci : dans les expériences avec la garance, la coloration n'a lieu, sur les jeunes animaux, que dans l'intervalle qui sépare chaque extrémité du corps de l'os ; le reste n'est rouge qu'à la surface, à moins que l'animal n'ait été nourri pendant très-long-temps avec cette substance. Tant qu'une lame cartilagineuse subsiste entre le corps et l'extrémité, on conçoit que l'accroissement doit se faire aux dépens de ce cartilage. Mais lorsqu'une fois il est envahi, il faut admettre une déposition de substance osseuse dans cet endroit, précédée tout au plus de l'état muqueux. L'accroissement en longueur ne cesse que quand les épiphyses sont soudées au corps de l'os, ce qui arrive vers l'époque de vingt-un ans. Une lame mince de substance compacte est d'abord interposée entre le corps et l'extrémité ; elle s'efface à la longue, et la continuité devient parfaite.

(Béclard.)

Anciennes éditions, T. III, *p.* 75, *lig.* 1 ; — édition Béclard, T. III, *p.* 80, *lig.* 20 : — *Progrès de l'état osseux dans les os larges.*

L'ossification des os larges du crâne commence vers deux mois et demi. Les points osseux sont d'abord disséminés dans la substance muqueuse épaissie qui représente l'os à cette époque. Ils se réunissent ensuite et prennent la forme de réseaux irréguliers : ce n'est que plus tard qu'ils ont celle de rayons osseux encore recouverts de substance muqueuse par leurs deux surfaces. Ces rayons disparaissent quand les deux lames compactes se produisent ; ils se transforment en tissu celluleux. (Béclard.)

Anciennes éditions, T. III, *pag.* 77, *lig.* 15 : — édition Béclard, T. III, *pag.* 83, *lig.* 9 : — *Accroissement des os en épaisseur.*

Les trois espèces d'os croissent en épaisseur bien au-delà du terme de l'accroissement en longueur, comme il a déjà été dit. De nouvelles couches s'ajoutent sans cesse à leur surface, comme le montre la coloration de cette surface par l'usage, même peu prolongé, de la garance. Si l'ingestion de cette substance a été cessée et reprise alternativement, les couches extérieures de l'os sont alternativement rouges et blanches ; d'où il faut conclure qu'elles s'étaient formées pendant le temps même qu'a duré l'expérience. La substance osseuse se produit là comme dans le cas précédent, sans cartilage préexistant, et peut-être en passant par l'état muqueux : mais il n'y a pas de déposition interstitielle, comme dans la nutrition ordinaire ; c'est plutôt une sorte de juxta-position. Cela n'empêche pas que la nutrition ne s'exerce dans les os de même que dans les autres parties. L'usage assez long-temps continué de la garance, de manière à obtenir l'effet indiqué par Bichat, en est la preuve. Il est aussi des cas d'accroissement accidentel, soit en longueur, soit en épaisseur, qui paraissent tenir à un véritable excès de nutrition.

En même temps que les os croissent à l'extérieur, leurs cavités intérieures s'agrandissent ; ce qui fait que, dans les os longs, les parois du canal médullaire restent, à peu de chose près, dans la même proportion d'épaisseur, tant que leur accroissement en dehors et leur amincissement en dedans se font mutuellement équilibre : l'os gagne d'un côté ce qu'il perd de l'autre. Il n'en est pas de même chez le vieillard : l'accroissement en épaisseur ne se faisant plus, la dilatation intérieure continue ; il en résulte un amincissement extrême dans les parois de la cavité médullaire. Cette cause est une de celles qui rendent les os des vieillards si fragiles. (Béclard.)

Anciennes éditions, T. III, *p.* 80, *lig.* 23 ; — édition Béclard, T. III, *p.* 86, *lig.* 6 : — « A mesure qu'on avance en âge la gélatine va en diminuant dans les os, et la substance calcaire en y augmentant... »

Il se fait encore, chez le vieillard, quelques changemens importans dans le système osseux. Les os larges diminuent en général d'épaisseur. Leur tissu celluleux disparaît et les deux lames de substance compacte qu'il tenait écartées s'adossent ; c'est ce qu'on voit souvent aux bosses pariétales, où cela est d'autant plus frappant que la saillie de ces bosses est alors remplacée par une dépression. Quelquefois les os larges semblent avoir augmenté de volume, parce que leur tissu est, pour ainsi dire, raréfié ; des lames minces qui le traversent lui donnent cette apparence. Dans les os courts la substance compacte extérieure diminue ; les aréoles du tissu spongieux sont au contraire

plus marquées. Les os longs, outre qu'ils perdent de leur épaisseur, semblent aussi éprouver un raccourcissement réel. Enfin,
le changement de composition qui arrive dans le tissu osseux lui
ôte beaucoup de son élasticité. Les os des jeunes sujets sont
flexibles jusqu'à un certain point : on voit à cet âge les os longs
se plier, les os larges s'enfoncer dans diverses circonstances. Les
mêmes causes produiraient fracture chez un adulte, et, à plus
forte raison, chez le vieillard.   (BÉCLARD.)

Anciennes éditions, T. III, *p.* 81, *lig.* 28 ; —
édition Béclard, T. III, *p.* 88, *lig.* 1 : — *Phéno-*
mènes de la formation du cal.

Dans la formation du cal, véritable cicatrice osseuse,
il y a production d'une portion de tissu osseux qui forme le
moyen d'union des deux parties séparées ; cet os accidentel
passe réellement par toutes les phases que parcourent les os dans
leur formation régulière, depuis l'état muqueux jusqu'à l'état
osseux complet. Sans entrer ici dans les détails propres à montrer
l'inexactitude de la théorie du cal proposée par Bichat, et sans
m'arrêter à établir, d'une part, que les bourgeons charnus ne
naissent sur l'extrémité des fragmens d'un os fracturé que lorsque
la solution de continuité est partagée par les chairs extérieures,
et, d'autre part, que les bourgeons charnus ne s'ossifient point
eux-mêmes, tandis que cela arrive seulement à la matière qu'ils
sécrètent, qu'il me suffise de faire remarquer que tout ce travail
s'accompagne d'une série de phénomènes fort intéressans, pour les
détails desquels je renvoie à la note de Béclard placée plus bas,
à l'article *Anatomie pathologique*.   (F. BLANDIN.)

Anciennes éditions, T. III, *p.* 84, *lig.* 24; — édition Béclard, T. III, *p.* 91, *lig.* 6. — « Les dentes, différentes en partie des autres os par leur tissu, ont aussi un mode particulier de nutrition... »

J'ai déjà dit précédemment que les dents ne sont point des os, mais des productions muqueuses analogues aux ongles, aux poils, etc., et différentes des os par leur position à l'extérieur du corps, leurs connexions, leurs formes, leur structure, leur développement et leurs usages : cependant, comme Bichat les a examinées à l'occasion du système osseux, je placerai ici, et successivement, quelques notes qui me paraissent nécessaires.

(F. BLANDIN.)

Anciennes éditions, T. III, *p.* 90, *lig.* 31; — édition Béclard, T. III, *p.* 97, *lig.* 11 : — « La membrane qui sert d'enveloppe au follicule dentaire forme un sac sans ouverture... »

Après l'éruption des dents, il est évident que le follicule de ces *ostéides* offre beaucoup d'analogie avec celui des poils ; en effet, il se continue, près de son goulot, avec la membrane tégumentaire buccale, dont il peut être considéré comme une simple dépression. Avant l'éruption des dents, au contraire, l'analogie existe déjà réellement, mais elle n'est pas aussi claire, et, comme on le voit, elle a été méconnue par Bichat, qui représente la membrane propre du follicule comme formant un sac sans ouverture. Aujourd'hui, et spécialement depuis les travaux sur ce sujet de M. Delabarre, il est reconnu que le follicule dentaire, du côté du rebord gengival, est uni à la muqueuse par un prolongement canaliculé qui établit réellement une continuité d'une part entre la cavité buccale et celle du follicule, et de l'autre entre la muqueuse gengivale et la membrane dentaire. Ce canal, fermé par la contiguïté de ses parois dans les premiers temps, et dilaté plus tard par la dent qui le parcourt pour se porter au-dehors, représente réellement le goulot, mais le goulot très-allongé de ce follicule particulier.

Le follicule dentaire se compose de deux choses : 1° de la membrane qui forme ses parois ; 2° de la pulpe, ou mieux de la *papille*, sur laquelle est formée la dent. La membrane du follicule est elle-même formée par la superposition de deux feuillets, l'un, extérieur, fibreux, doit adhérer plus tard à l'alvéole, c'est le périoste *alvéolo-dentaire* et le derme de la membrane muqueuse buccale déprimée en follicule au niveau des dents ; l'autre, intérieur, villeux et vasculaire, forme immédiatement la cavité du follicule. Ces deux feuillets associés s'étendent jusqu'à la base de la papille, vers le point par lequel celle-ci reçoit les vaisseaux et les nerfs qui forment son pédicule ; mais ni l'un ni l'autre ne se réfléchissent réellement sur la papille, comme Bichat le suppose ici. Ce qui a pu abuser ce physiologiste, c'est que le tissu de la papille est continu avec celui du feuillet interne du follicule. La *papille* ou *pulpe dentaire*, partie essentiellement nerveuse et vasculaire, est une expansion qui naît du fond du follicule ; c'est une papille analogue à celles que l'on trouve dans tous les points des membranes tégumentaires, mais seulement plus développée, en raison des attributions spéciales qu'elle a reçues ; elle est analogue à la papille des poils et des plumes. Le sommet de la papille dentaire présente autant de bourgeons que la dent doit avoir de *cuspides* ou d'éminences de la couronne.

(F. BLANDIN.)

Anciennes éditions, T. III, *p.* 91, *lig.* 16 ; — édition Béclard, T. III, *p.* 98, *lig.* 9 : — « La rosée de la cavité du follicule est essentiellement albumineuse comme celle des membranes séreuses... »

Le liquide de la cavité du follicule diffère, à beaucoup d'égards, de celui des membranes séreuses : il a plus de consistance et de viscosité ; sa couleur est d'un jaune plus foncé, mais surtout il jouit de propriétés acides tout-à-fait spéciales, propriétés qu'il paraît devoir à la présence de l'acide lactique de Berzélius. (F. BLANDIN.)

Anciennes éditions, T. III; *p.* 91, *lig.* 30 ; — édition Béclard, T. III, *p.* 98, *lig.* 23 : — « Du moment où se développe le premier point osseux, il prend la forme du sommet de la couronne qu'il doit former. »

Dès le moment où la partie osseuse de la dent se forme sur le sommet de la papille, elle présente la même figure, partout : c'est toujours un petit chapiteau conique, et creux du côté de la papille qu'il embrasse. Les dents varient seulement à cette époque sous le rapport du nombre de ces noyaux élémentaires : les unes, les canines, n'en ont qu'un ; d'autres, les petites molaires, en ont deux ; tandis que les incisives en présentent trois ; et les grosses molaires quatre ou cinq ; en un mot, il y a autant de points premiers de formation que la pulpe présente de bourgeons, et que la dent doit avoir par la suite de *cuspides* ou d'éminences terminales de la couronne. La dent, qui se forme par plusieurs noyaux, voit bientôt ceux-ci se réunir par leur base, et, pour le reste, la formation ne présente plus rien de spécial ; mais c'est alors seulement que l'on peut dire, avec Bichat, que le sommet de la dent est devenu *quadrilatéré sur les molaires, pointu sur les canines, et taillé en biseau sur les incisives.*

L'adhérence des rudimens de la partie osseuse de la dent sur le sommet de la papille est très-faible, mais surtout elle n'est pas vasculaire, comme Bichat le dit ici : c'est une simple juxta-position. (F. BLANDIN.)

Anciennes éditions, T. III, *p.* 92, *lig.* 23 ; — édition Béclard, T. III, *p.* 99, *lig.* 18 : — « L'ossification de la dent se fait spécialement aux dépens de la cavité interne, qui va toujours en se rétrécissant ainsi que la pulpe, disposition inverse de celle des os... »

Bichat argumente ici dans l'hypothèse que les dents s ont de véritables os ; il les représente seulement comme le résultat de l'ossification de la papille, ossification qui se ferait de la périphérie vers le centre, tandis que les os ordinaires se forment de l'intérieur à l'extérieur dans les cartilages qu'ils remplaçent. Mais il règne, dans cette manière de concevoir la formation de la partie osseuse de la dent, une erreur qui a besoin d'être signalée. Il n'y a pas, entre la papille dentaire et la dent, le rapport qui existe entre le cartilage primitif du corps d'une vertèbre et le corps osseux de cette pièce du rachis ; ce n'est pas la papille qui s'ossifie pour former la dent, pas plus que ce n'est la papille du poil ou de la plume qui se densifie pour former le poil ou la plume : la dent est sécrétée par la surface externe de la papille, sur laquelle elle reste appliquée, et dont elle prend exactement la forme ; elle s'accroît en longueur et en épaisseur, comme les poils, les plumes et les ongles, c'est-à-dire par l'addition successive de couches à l'intérieur des premières sécrétées. En raison de la forme particulière de la papille, qui est celle d'un cône dont la pointe regarde le fond de l'alvéole, la dent se prolonge également en pointe de ce côté, et la papille se trouve bientôt emprisonnée par les couches calcaires qu'elle a sécrétées à sa surface ; toutefois d'abord la papille, peu comprimée, continue sa sécrétion, d'où il suit que la cavité dentaire se trouve de plus en plus rétrécie, et la papille de plus en plus serrée, au point que, plus tard, celle-ci subit ainsi une véritable atrophie. On conçoit encore de la sorte, ainsi que l'a très-bien fait remarquer M. Oudet, comment les dents de l'homme ne peuvent s'accroître d'une manière indéfinie, tandis que les défenses de l'éléphant et du sanglier, qui sont bien aussi des dents, peuvent s'allonger pendant toute la durée de la vie, à mesure qu'elles sont détruites à l'extrémité par les frottemens : ces dernières sont munies d'une papille qui représente un cône dont la base répond au fond de l'alvéole. (F. BLANDIN.)

On trouvera de nouvelles particularités sur le développement des dents, la disposition et la structure de leurs follicules membraneux, l'époque à laquelle ils se forment et s'ossifient pour les différentes classes de dents, les rapports des dents secondaires et des dents de lait, les phénomènes de l'éruption, etc., dans les ouvrages publiés sur ce sujet par MM. Serres et Delabarre, ainsi que dans les considérations qu'a présentées M. J.-F. Meckel sur le même objet. Presque tous ces détails appartiennent à l'anatomie descriptive ; c'est pourquoi ils ne seront pas exposés ici. (BÉCLARD.)

Anciennes éditions, T. III, p. 93, *lig.* 11 ; — édition Béclard, T. III, *p.* 100, *lig.* 5 : — « On ne connaît pas encore le mode d'origine de l'émail... »

Suivant M. Cuvier, l'émail est le produit de la sécrétion immédiate de la lame interne du follicule ; suivant Hunter, il reste quelque temps en dissolution dans le fluide du follicule et se cristallise ensuite sur l'ivoire de la dent, à mesure que son menstrue est repris par les vaisseaux absorbans du follicule ; enfin quelques personnes ont soutenu que l'émail est, comme l'ivoire, sécrété par la papille, et qu'il traverse les pores de l'ivoire pour arriver à la surface de la dent. On doit avouer qu'il règne encore une assez grande obscurité relativement à la formation de l'émail ; car il est difficile de concevoir, dans ces différentes hypothèses, pourquoi la racine de la dent, qui se forme comme la couronne, sur la papille, dans la cavité et au milieu du liquide du follicule, ne se couvre pas d'émail comme elle. M. Delabarre seul a été embarrassé par cette difficulté, et s'est occupé d'y répondre : il croit que l'émail est sécrété par le feuillet interne du follicule ; mais que ce feuillet ne descend pas jusque vers le pédicule de la papille, qu'il s'insère sur le milieu du contour de celle-ci, et que la couronne de la dent seule se trouve formée dans sa cavité. Mais cette opinion, sur l'anatomie du follicule, ne me paraît pas suffisamment établie pour que l'on puisse en faire la base d'une explication physiologique; l'analogie ne lui est point favorable; et tout me porte à la considérer comme une hypothèse anatomico-physiologique, mais une hypothèse si jolie, qu'on regrette de ne point la trouver confirmée par la sévère observation. (F. BLANDIN.)

Anciennes éditions, T. III, p. 95, *lig.* 13; — édition Béclard, T. III, *p.* 101, *lig.* 14 : « A la fin de la première année, paraissent les quatre canines; à la fin de la seconde, sortent à chaque mâchoire deux molaires, que deux autres suivent bientôt... »

Les premières molaires sortent presque toujours avant les canines. MM. Serres et Meckel pensent même que cela a lieu constamment. (BÉCLARD.)

Anciennes éditions, *Ibid.*, *lig.* 24; — édition Béclard, T. III, *p.* 101, *lig.* 24 : « Les vingt-quatre dents formant la première dentition tombent toutes, et sont remplacées par de nouvelles... »

Ici existe une erreur qu'il importe de signaler : parmi les vingt-quatre dents que Bichat considère comme appartenant à la première dentition, il en est quatre, celles qui sortent à l'âge de quatre ou cinq ans, qui ne tombent point; elles doivent constituer plus tard les premières grosses molaires. (F. BLANDIN.)

Anciennes éditions, T. III, *p.* 95, *lig.* 9; — édition Béclard, T. III, *p.* 102, *lig.* 16: — Le mécanisme de l'ouverture des gencives est inconnu...»

Sans résoudre la question du mécanisme de l'éruption des dents, Bichat avait cependant reconnu, comme on le voit, qu'il devait y avoir là quelque chose de plus qu'un simple soulèvement de la gencive : mais ce quelque chose lui avait échappé; c'était pour lui une *inconnue*, qu'il invitait chacun à chercher. Ce problème est aujourd'hui entièrement résolu, grâce aux notions récemment acquises sur l'anatomie du follicule dentaire. Dans leur sortie des alvéoles, les dents soulèvent d'abord la membrane gengivale; puis celle-ci est détruite par pression dans quelques points, surtout lorsque la couronne de la dent qui lui est opposée présente une large surface à son sommet, comme cela a lieu pour les molaires; mais, en outre, l'ouverture naturelle du follicule, son goulot, le *ductus dentis* enfin, est dilaté, et la dent le parcourt plus ou moins complétement. Ainsi les poils e les plumes, parties analogues aux dents, sortent-ils de leur bulb lors de leur complète formation; ainsi la matière sécrétée par les follicules simples s'échappe-t-elle par le goulot de ces dépressions des membranes tégumentaires, lorsqu'en raison de sa quantité elle cesse de pouvoir y rester contenue. Quant à la raison de l'apparition des dents au-dehors, je viens de la donner : c'est le développement lui-même de la dent, et un accroissement tel, que celle-ci cesse de pouvoir être contenue dans la capacité de son follicule. La chose est évidente pour les poils e les plumes, auxquels il faut toujours revenir en semblable cas, et que l'on doit prendre pour point de départ, à cause de leur condition d'analogie avec les dents, et de leur remarquable simplicité. L'explication différente, proposée par M. Delabarre, est jolie sans doute; mais, à mon avis, c'est son unique mérite : elle est fondée sur une erreur anatomique, l'insertion de la membrane interne du follicule sur les parties latérales de la papille, là où devra se former le collet de la dent. Les accidens si communs pendant la dentition me paraissent enfin tenir à la même

cause, le développement de la dent ; cet os, en effet, pour s'é-
chapper, fait effort contre la gencive ; celle-ci résiste, et de là
résulte : 1° une irritation de la muqueuse de la bouche ; 2° un
refoulement de la dent vers le pédicule nervoso-vasculaire du
follicule. Que si ces accidens ne sont pas constans, bien que
la cause ne manque jamais, cela tient seulement à la différence
d'irritabilité nerveuse des différens enfans, et à la résistance
variable du tissu gengival.   (F. BLANDIN.)

Anciennes éditions, T. III, *p.* 95, *lig* 29 ; — édition Béclard, T. III, *p.* 103, *lig.* 6 : — « *Différences
entre les dents de la première et de la seconde
dentition...* »

Les dents de la première dentition ne diffèrent pas seulement de celles de la seconde par leur durée moindre ; elles s'en
distinguent en outre par leur remarquable blancheur, et par la
forme arrondie et souvent globuleuse de la couronne ; cette
partie, dans les molaires surtout, est ventrue en dehors. Enfin,
les deux molaires caduques sont multicuspidées ; ce sont de
grosses molaires, tandis que celles qui leur succèdent sont bi-
cuspidées, ce sont les *petites molaires* proprement dites.

                                            (F. BLANDIN.)

Anciennes éditions, T. III, *p.* 97, *lig.* 25 ; — édition Béclard, T. III, *p.* 105, *lig.* 6 : — « La seconde
molaire de la première dentition reste, et devient
la première grosse molaire... »

Il y a ici une contradiction manifeste, qui ne peut être
qu'une faute d'attention échappée à l'auteur, ou une erreu rty-
pographique. Il est dit plus haut que la première dentition
se compose de vingt-quatre dents, dont quatre molaires,

à chaque mâchoire, sorties vers la fin de la seconde année, et deux autres molaires vers l'âge de quatre ans. Ce sont donc ces dernières, ou les troisièmes de la première dentition, qui forment dans la seconde les premières grosses. Les nouvelles petites molaires remplacent donc deux dents de la même nature, et non une seule. Toute la différence, c'est que ces nouvelles petites molaires sont beaucoup moins fortes que les dents auxquelles elles succèdent : celles-ci ressemblent beaucoup aux grosses molaires. (BÉCLARD.)

Anciennes éditions, T. III, *p.* 98, *lig.* 17 ; — édition Béclard, T. III, *p.* 106, *lig.* 10 : — « Formation du tartre qui encroûte le collet des dents... »

Pendant toute la vie les dents sont plus ou moins encroutées vers leur collet d'une matière calcaire jaunâtre que l'on appelle le *tartre*. Cette substance est sécrétée par une série de petits follicules au nombre de neuf environ, qui garnissent en forme de cercle le goulot du follicule, disposition tout-à-fait analogue à celle que présentent les poils et les plumes. (F. BLANDIN.)

Anciennes éditions, T. III, *p.* 102, *lig.* 31 ; — édition Béclard, T. III, *p.* 111, *lig.* 13 : — « On sait que le cal de la rotule n'est pas le même que celui des autres os... »

On sait aujourd'hui que la rotule peut présenter un cal analogue à celui des autres pièces du squelette, et que la cicatrice fibreuse qui a souvent été observée à la suite des fractures de cet os, s'établit à la faveur du grand écartement des fragmens, écartement que favorise la disposition des puissances musculaires insérées sur le fragment supérieur. (F. BLANDIN.)

Anciennes éditions, T. III, *p.* 104, *lig.* 6; — édition Béclard, T. III, *p.* 112, *lig.* 21.

ANATOMIE PATHOLOGIQUE DU SYSTÈME OSSEUX.

§ Ier. *Altérations dans les formes extérieures.*

Le gonflement des os est de plusieurs espèces. 1°. Il y a des tumeurs qui semblent déposées, pour ainsi dire, à la surface de l'os, en sorte que celui-ci est parfaitement au-dessous : telles sont la plupart des exostoses. Cette altération paraît dépendre, dans beaucoup de cas, d'une inflammation du périoste, à la suite de laquelle cette membrane se détache, et sécrète par sa face interne une matière qui se durcit et se confond avec le tissu de l'os ; une sorte de périostose précède la formation de la tumeur osseuse. Celle-ci est plus ou moins volumineuse suivant l'étendue de l'inflammation. Si l'inflammation est circonscrite, il en résulte ce qu'on appelle des *nodus*. Ces sortes de tumeurs sont très-distinctes de l'os dans leur principe ; plus tard, la macération les en détache encore, et les fait voir tenant au périoste : ce n'est qu'à la longue qu'elles paraissent se continuer avec le tissu osseux ; on observe alors, au microscope, que leurs vaisseaux n'ont pas la même disposition que ceux du reste de l'os, et ne semblent pas être un prolongement de ces derniers. Lorsqu'au contraire le périoste s'enflamme dans une grande étendue, des lames énormes se produisent et donnent naissance à l'exostose dite *laminée* : l'os est entier au-dessous de ces lames, comme dans l'autre cas. 2°. Certaines exostoses ont leur siége dans l'os lui-même, et sont produites par un développement ou un écartement de ses lames les plus superficielles. 3°. L'os tout entier est distendu, aminci, considérablement dilaté, dans le spina-ventosa. 4°. Un véritable excès de nutrition est la cause de l'accroissement de volume, quand il s'y joint une augmentation de densité, ou que du moins cette densité reste la même. C'est ce qu'on voit dans les **exostoses** éburnées, et dans certains cas où la totalité de l'os paraît avoir augmenté tout à la fois d'épaisseur et de consistance. On peut rapporter à la même cause l'accroissement en longueur que subissent quelquefois les os des individus scrophuleux, celui en largeur que présentent les os du crâne ou ceux du sinus maxillaire, dans des affections de ces cavités. Cet accroissement accidentel, qui se fait ainsi dans un ou plusieurs os, tandis que les autres n'y participent nullement, ne s'opère point par un mécanisme analogue à celui du développement naturel : il y a ici déposition interstitielle, et non formation de couches successives.

L'accroissement de substance peut se borner à accroître la densité du tissu osseux. L'énostose ou ossification intérieure, dans laquelle les cavités des os s'effacent, en est un exemple. Les os des rachitiques présentent un phénomène analogue, dans la compacité que contractent leurs courbures du côté de la con-cavité.

Un état opposé au précédent est l'espèce d'atrophie qu'éprouve ce tissu quand l'absorption vient à le détruire, soit à l'intérieur, comme cela a lieu chez le vieillard, soit à l'extérieur, ainsi qu'on l'observe quelquefois. Suivant Howship, auquel on doit de nouvelles recherches sur les altérations du tissu osseux, la fragilité des os dépend dans certains cas, dans la syphilis, par exemple, d'une altération de ce genre, d'une sorte d'absorption intérieure qui transforme la substance compacte en tissu spongieux. Cet auteur distingue la fragilité qui tient à cette cause de celle qui arrive, par exemple, à la suite du scorbut, des scrophules. Cette dernière est généralement attribuée à un défaut de proportion entre les élémens constitutifs du tissu osseux ; mais il paraît y avoir en outre altération de la matière animale.

Le ramollissement est très-voisin de la fragilité ; souvent l'un et l'autre coïncident dans le même os. Ce ramollissement est de deux espèces. L'un affecte les adultes : les os qui en sont le siége deviennent mous et flexibles, et ploient par le seul effort des muscles ; sur le cadavre, le scalpel les coupe aisément. La des-siccation, la coction, montrent dans ces os une prédominance marquée de la substance gélatineuse, qu'indiquent déjà leur couleur et leur aspect. L'autre espèce de ramollissement, propre aux enfans, diffère du précédent sous plusieurs rapports : il constitue le rachitis.

Comprimés par des tumeurs voisines, les os éprouvent dans leur configuration divers changemens. Souvent aussi ces tumeurs les détruisent en partie, les perforent, les usent dans une plus ou moins grande étendue. Cela arrive surtout pour celles qui sont agitées d'un mouvement pulsatile, telles que les anévrysmes.

Les connexions des os, ou les articulations, sont le siége de diverses altérations qui changent plus ou moins les rapports des surfaces articulaires. La soudure des articulations immobiles, les luxations, l'ankylose des articulations mobiles, en offrent des exemples. Des connexions accidentelles ont quelquefois lieu entre les os, comme on le voit dans les fausses articulations. Parmi ces dernières, les unes succèdent à des luxations, et méritent le nom d'*articulations supplémentaires ;* les autres, qui sont la suite de fractures, et que forme un seul os divisé en deux fragmens, sont des *articulations surnuméraires.* 1°. Lorsqu'un os luxé n'a pas été réduit, il peut se creuser une nouvelle cavité dans le lieu qu'il occupe. Cette cavité acquiert peu à peu la profondeur convenable ; un bourrelet cartilagineux d'abord, puis osseux, se forme à sa circonférence ; le tissu cellulaire, épaissi autour des surfaces, représente une sorte de capsule fibreuse (1), laquelle contient un fluide visqueux, un peu moins onctueux que la synovie. Un périoste fibro-cartilagineux revêt a nouvelle cavité articulaire. L'ancienne se déforme et diminue en général d'étendue. 2o. Quand les deux bouts d'un os fracturé ne peuvent se réunir, soit à cause de leur mobilité, soit par toute autre circonstance, les nouveaux rapports qu'ils contractent ressemblent en quelque sorte à une articulation, quoique cela soit bien moins sensible que dans le cas précédent. Le plus souvent, en effet, les fragmens ne tiennent l'un à l'autre que par des espèces de liens fibreux intermédiaires. Dans quel-

(1) Bichat parle de cette capsule dans le système synovial, auquel elle lui a semblé appartenir plutôt qu'au système fibreux. Le fait est qu'elle n'a pas toujours la même apparence dans les différens cas.

(BÉCLARD.)

ques cas, néanmoins, leurs extrémités s'arrondissent et s'encroûtent de cartilages ; une capsule fibreuse les entoure. On a même vu, dans certaines fractures du col du fémur, le fragment inférieur se creuser une cavité dans le supérieur : ce cas pourrait être confondu avec un décollement de l'épiphyse.

§ II. *Altérations dans l'organisation.*

On connaît peu les effets de l'inflammation sur le tissu osseux. On sait pourtant que les os suppurent. Ils présentent ce phénomène dans la carie, maladie dont la nature est jusqu'à présent inconnue, et qui paraît devoir être dans beaucoup de cas une véritable nécrose. Dans ce qu'on appelle tumeur blanche, et qui comprend certainement des affections très-diverses, les extrémités articulaires offrent souvent quelque chose d'analogue. Elles sont alors le foyer primitif de la maladie. La substance spongieuse se ramollit d'abord, se pénètre de vaisseaux et s'infiltre d'une sérosité roussâtre. Plus tard l'os suppure, et il se forme des fistules dans son intérieur, lesquelles se dirigent tantôt vers la substance compacte extérieure, tantôt du côté du cartilage articulaire. Dans ce dernier cas, le cartilage, jusqu'alors sain, se détache de l'os, s'amincit et se perfore ; et ce qui prouve bien que la maladie a commencé par l'os, c'est que l'ouverture reste plus petite à la surface libre du cartilage qu'à son côté adhérent, comme l'ont très-bien vu Palletta et M. Brodie, qui ont décrit cette altération, et comme je l'ai moi-même constaté.

La gangrène des os est la nécrose. Elle est suivie des mêmes phénomènes que celles des parties molles, si ce n'est qu'il faut un temps beaucoup plus long pour que l'inflammation, la suppuration et la séparation de la partie morte, qui prend ici le nom de *séquestre*, aient lieu. Mais cette nécrose varie en outre d'après son étendue, ainsi que suivant son siége. Elle est ordinairement le résultat de la destruction des vaisseaux nourriciers de l'os, par le détachement du périoste ou la destruction de la membrane médullaire. Quand c'est la membrane médullaire qui est lésée, la nécrose peut n'occuper que les lames internes de l'os ; le séquestre est alors renfermé dans le canal médullaire, et a l'épaisseur de l'os en dehors à traverser avant de pouvoir être rejeté. Mais, dans d'autres cas, le périoste s'enflamme en même temps et se sépare de l'os ; celui-ci se nécrose alors dans toute son épaisseur, et il arrive tous les phénomènes décrits plus bas à l'article du système médullaire ; le périoste sécrète un nouvel os, lequel entoure l'os nécrosé. Il faut pour cela que cette membrane soit restée intacte ; car si elle était détruite, il n'y aurait point de régénération. C'est à tort que Scarpa et d'autres ont nié cette régénération, et ont prétendu que ce qu'on regardait comme un nouvel os était toujours une partie de l'os ancien, dilatée par l'inflammation et que la nécrose avait épargnée. Le séquestre a toutes les formes de l'os ancien ; on y retrouve toutes les saillies, les enfoncemens les plus superficiels : les nombreuses pièces que l'on possède à ce sujet ne laissent pas le moindre doute. Ce qui a pu en imposer aux auteurs dont nous venons de parler, c'est que l'os nécrosé s'use à sa surface et se recouvre d'inégalités. Le nouvel os a une forme irrégulière, et ressemble plutôt à une exostose ou à une sorte de végétation, qu'à un os qui existait primitivement. Enfin, dans les os larges, tels que l'omoplate, cela est encore bien plus frappant : il existe alors deux os de nouvelle formation, l'un en dehors, l'autre en dedans, et l'os ancien, nécrosé, est compris, dans l'intervalle.

Le décollement du périoste et la dénudation des os qui en est le résultat ne sont pas toujours suivis de nécrose, lorsqu'ils n'ont lieu que dans une certaine étendue. Si l'os n'est pas fortement contus, que le sujet soit jeune, et que les tégumens aient été réappliqués, on obtient la réunion immédiate par l'épanchement d'une matière coagulable. Cette matière présente, à une certaine époque, des points osseux irréguliers, qui ont fait croire à une exfoliation nsensible ; ces points s'effacent ensuite.

Les solutions de continuité des os, ou les fractures, diffèrent suivant qu'il y a en même temps plaie aux parties molles, ou que ces parties recouvrent encore le lieu de la fracture. Les phénomènes sont tout différens dans l'un et l'autre cas. Ce n'est qu'aux fractures avec dénudation qu'il faut appliquer tout ce qui a déjà été dit précédemment de la formation du cal. Dans celles-là seulement naissent des bourgeons charnus, qui font ensuite la base de la cicatrice, qu'il y ait eu ou non exfoliation par la dénudation. Dans les autres, on doit subsistuer aux trois périodes indiquées, 1° une période d'exsudation, 2° une période de tuméfaction, 3° une période de réunion.

Première période. Le tissu osseux ne peut être divisé sans que les vaisseaux ouverts ne laissent écouler du sang : aussi s'épanche-t-il d'abord une certaine quantité de ce fluide entre les deux fragmens ; cette quantité est ordinairement peu considérable, et le sang s'arrête de lui-même au bout d'un temps assez court. Un autre fluide lui succède ; celui-ci est de nature séreuse et d'une consistance légèrement visqueuse. Le sang épanché perd peu a peu sa couleur rouge. La réunion s'opère dans le périoste, dans la membrane médullaire, et dans toutes les autres parties molles qui ont souffert par le seul effet de la fracture.

Deuxième période. Ces parties molles réunies, et le périoste en particulier, s'enflamment, se gonflent et s'écartent de l'os : de là une tumeur qui se manifeste au dehors. Cette tumeur est en grande partie formée par une matière coagulable épanchée au-dessous du périoste et entre ses lames internes. Des points osseux se forment dans cette matière, et finissent par l'envahir totalement ; l'état cartilagineux est à peine sensible, et n'existe tout au plus que dans quelques points. Au défaut du périoste, le tissu cellulaire devient le siége de cette ossification, ainsi que l'a vu Macdonald. La membrane médullaire s'ossifie également.

Troisième période. Jusqu'ici il ne s'est presque rien passé dans l'os même : seulement les deux bouts se trouvent joints en dehors par une sorte de virole, en dedans par une cheville qui ferme le canal médullaire. Mais cette union n'a qu'une médiocre solidité ; et si l'os est de nouveau soumis à des efforts, même peu considérables, le cal peut céder et se plier, ou se rompre. Le travail de la réunion s'opère dans les fragmens eux-mêmes ; la substance intermédiaire qui remplit leur intervalle, de fluide qu'elle était, devient peu à peu plus consistante, et se pénètre de vaisseaux qui se continuent avec ceux du périoste et même de l'os. Cette substance ne tarde pas à s'ossifier : on ne sait pas au juste de quelle manière, quoiqu'on ait vu manifestement les vaisseaux s'y développer. En même temps que ces phénomènes ont lieu, le gonflement extérieur s'affaisse. A la longue l'ossification du périoste disparaît, le canal médullaire se reproduit, et les choses se rétablissent dans l'état où elles étaient avant la fracture.

Il y a donc dans la réunion des fractures, comme dans les plaies des parties molles, une cicatrice vasculaire, formée à peu près par le même mécanisme. Toute la différence consiste dans les changemens qu'éprouvent les parties environnantes, et qui donnent lieu au développement d'un os provisoire, avant que le cal définitif ne soit formé. Retranchez la seconde période, et le mode de réunion des os fracturés ne différera plus sensiblement de celui des parties molles.

On voit aussi ce qu'on doit penser des opinions si diverses qu'ont eues les auteurs sur la formation du cal. La plupart ne sont exclusifs que pour n'avoir observé le cal que dans une période de son développement. C'est ainsi que Duhamel, et après lui Fougeroux, M. Pelletan, avaient fort bien vu que le périoste s'ossifie ; mais ils lui attribuaient trop en pensant que c'était là ce qui constituait le cal. Or, cela ne paraîtra pas étonnant, quand on saura que Duhamel ne suivait ses expériences sur le cal, d'ailleurs si recommandables, que pendant trente à quarante jours. De même, Boerhaave, Haller, Dethleef, avaient trouvé entre les fragmens une matière lymphatique, et s'en étaient tenus à cette observation. Presque de nos jours encore, Hunter, Macdonald, Howship, ont dit que c'est le sang épanché, et dont la matière colorante est absorbée, qui s'organise ensuite pour donner naissance au cal. D'àutres, à l'exemple de Bordenave, ont été abusés par ce qui se passe quand la fracture est en contact avec l'air, et ont cru qu'il en était de même lorsque les fragmens ne sont point à nu : Bichat lui-même n'a pu éviter cette erreur. Quelques-uns, tels que Troja, Camper, ont plus approché de la vérité en adoptant une opinion mixte. Mais c'est surtout aux anatomistes modernes qu'est due la connaissance des faits que nous avons exposés. M. Dupuytren a observé ces faits un des premiers. On doit à MM. Breschet et Villermé un travail fort étendu sur cette matière.

Il est des fractures dans lesquelles il ne se forme point de cal osseux, mais seulement une cicatrice fibreuse qui unit lâchement les deux fragmens. C'est ce qu'on voit surtout pour les os qui, comme la rotule, l'olécrâne, le col du fémur, sont très-difficiles à maintenir parfaitement immobiles. Les mouvemens des fragmens et leur écartement sont en effet les seules causes de ce phénomène, que l'on regardait autrefois comme constant dans ces os et inhérent à leur structure, et qu'on cherchait à expliquer par une prétendue dilution du suc osseux, par l'absence du périoste, etc. On obtient le même résultat quand, sur un animal vivant, on resèque une portion d'un os long : si la distance est trop grande entre les deux bouts pour que leurs extrémités puissent se rejoindre en s'amincissant et se portant l'une vers l'autre, le cal est en partie fibreux ou fibro-cartilagineux. L'ouverture du trépan offre également cette particularité : lorsqu'elle est très-large, la cicatrice est complétée par une portion fibreuse. Au contraire, la réunion est immédiate, même dans les os qu'on n'en croyait pas susceptibles, dès que le rapprochement des fragmens est exact pendant le temps convenable. J'ai vu des rotules ainsi réunies : desséchées et trempées dans l'essence de térébenthine, afin que cette essence rendit la cicatrice transparente, dans le cas où elle aurait été fibreuse ; elles sont restées osseuses partout. Ces cas sont, à la vérité, fort rares, parce que l'écartement est presque inévitable ; qu'il peut survenir non-seulement à l'instant de la fracture, mais encore tant que la substance intermédiaire jouit de quelque extensibilité ; que le cal lui-même cède quelquefois ; et qu'il faut au moins deux ou trois mois pour que ce cal ait acquis toute sa solidité, au lieu de cinquante à soixante jours, comme on le croit communément. Cette issue des fractures est absolument analogue à ce qui arrive aux os longs, quand on meut continuellement leurs fragmens. Il en résulte une sorte de fausse articulation.

Les os sont rarement affectés de transformations organiques : ce point de leur histoire a d'ailleurs été jusqu'à présent assez négligé. Cependant on a décrit leur cancer, qu'on a appelé *ostéosarcôme* ; mais il reste beaucoup à faire pour démêler tout ce qui a été désigné sous ce nom. On rencontre quelquefois dans

les os la dégénération tuberculeuse. Ils sont aussi le siége de tumeurs comme charnues, qui interrompent totalement leur continuité, et dont le tissu a beaucoup de ressemblance avec celui
des tumeurs cérébriformes, si ce n'est qu'il contient davantage
de vaisseaux sanguins. La clavicule m'a plusieurs fois offert de
ces tumeurs.

§ III. *Altérations dans le développement.*

Le système osseux est sujet à de fréquens vices de conformation ; on les observe surtout aux os du crâne et au sternum.

La substance osseuse tend à se produire dans une foule de
circonstances. Il n'est presque pas de partie qui ne s'ossifie par
les progrès de l'âge. Les cartilages sont en première ligne,
comme on l'a vu ; puis viennent les fibro-cartilages, les tissus
fibreux, sous le rapport de la fréquence de cette ossification.
Le tissu cellulaire en est moins souvent le siége. Quant aux
artères, c'est dans beaucoup de cas une sorte d'incrustation,
plutôt qu'une véritable transformation osseuse. Le système veineux, le musculaire, le nerveux, en offrent plus rarement des
exemples. Les productions accidentelles ne sont pas exemptes
de cette transformation : on trouve souvent des kystes tout osseux. L'état cartilagineux ne semble pas toujours précéder ces
ossifications.   (BÉCLARD.)

NOTES ET ADDITIONS

AU

SYSTÈME MÉDULLAIRE.

Anciennes éditions, T. III, *p.* 110, *lig.* 27; — édition Béclard. T. III, *p.* 143, *lig.* 12 : — « La texture de la membrane médullaire est très-peu connue... »

Entièrement détachée de l'os, cette membrane ressemble, en quelque sorte, à une toile d'araignée; elle est percée d'une multitude d'ouvertures. Elle a pour base du tissu cellulaire et des vaisseaux. Le premier est très-rare et n'a d'autre usage que de soutenir les ramifications vasculaires. Parmi ces dernières, les unes, très-bien décrites par Duverney, se jettent en dehors, dans le tissu osseux; les autres se portent en dedans, vers les prolongemens de ce tissu et de la membrane elle-même. L'artère principale du canal médullaire est entourée de vaisseaux absorbans à son entrée dans ce canal. Un plexus nerveux manifeste se remarque également autour d'elle, sur les os qui sont le plus près du tronc.

En outre, des vésicules adipeuses, du même genre que celles du tissu cellulaire, quoiqu'elles soient un peu moins distinctes, contiennent la moelle et occupent l'intérieur de la membrane médullaire, logées dans les intervalles celluleux que présente cette dernière; on ignore s'il s'en trouve aussi dans le tissu spongieux des extrémités. Les auteurs avaient indiqué depuis long-temps que la moelle est formée de petits grains réunis en grappe, comme on le voit surtout lorsqu'elle est récente et qu'elle n'a pas encore perdu la consistance qui lui est propre. Mais on croyait que ces vésicules communiquent toutes entre elles, comme on le pensait alors du tissu adipeux. G. Hunter,

Mascagni et plusieurs autres, ont vu qu'elles sont fermées. La description qu'ils en ont donnée, tant par l'inspection directe que d'après l'analogie, y montre une disposition semblable à celle du tissu adipeux. Nous ne reviendrons pas sur cette disposition. (Béclard.)

Anciennes éditions, T. III, *p.* 111, *lig.* 25 ; — édition Béclard, T. III, *p.* 144, *lig.* 11 : — « Pour constater l'existence de la membrane médullaire, exposez le cylindre qu'elle forme à l'action très-intense du calorique... »

On fait cette expérience en sciant un os long, qu'on plonge ensuite dans l'eau bouillante : la membrane s'éloigne de l'os et s'applique sur la graisse, ce qui permet de la mieux apercevoir. On peut encore se servir des acides minéraux affaiblis, qui produisent le même effet.

Anciennes éditions, T. III, *p.* 112, *lig.* 15 ; — édition Béclard, T. III, *p.* 145, *lig.* 3 : — « La sensibilité animale est très-développée dans la membrane médullaire... »

Ce phénomène n'est pas constant : la douleur est souvent nulle dans ce cas ; mais il ne faut pas en conclure, comme on l'a fait, que la sensibilité de la membrane médullaire n'existe pas. Dans les amputations faites chez l'homme, la douleur causée par la section des parties molles, et surtout de la peau, est tellement intense, que celle moins forte que produit la lésion de la membrane médullaire, qui lui succède presque immédiatement, est à peine sentie. Mais si, sur un animal vivant, on suspend l'opération après la section des parties molles, pour la reprendre quand une fois cette première impression est en partie dissipée, la sensation est vivement perçue, et l'animal jette des cris douloureux. La sensibilité de la moelle, déjà reconnue par Duverney, niée depuis, est donc réelle. (BÉCLARD.)

Anciennes éditions, T. III, *p.* 115, *lig.* 29; — édition Béclard, T. III, *p.* 148, *lig.* 23 : — « L'absence de graisse médullaire dans le fœtus distingue essentiellement la moelle de la graisse ordinaire, déjà très-abondante à cet âge... »

La graisse des os, en manquant dans le fœtus, a cela de commun avec celle des parties profondes en général, qui en sont alors presque totalement dépourvues. Au reste, non-seulement il n'y a pas de moelle à cet âge, mais il n'y a pas non plus de membrane médullaire. Bichat ne veut pas que cette membrane soit un nouvel organe, mais il est évident que rien n'indique sa présence avant l'ossification. Lorsque, plus tard, le canal médullaire commence à se former, l'artère nourricière le remplit d'abord en entier ; ce n'est qu'à une époque ultérieure que cette artère est rejetée sur les parois de la cavité et que la membrane médullaire existe.

La moelle devient très-abondante chez le vieillard, à cause de l'agrandissement de la cavité médullaire. (BÉCLARD.)

Anciennes éditions, T. III, *p.* 117, *lig.* 32; — édition Béclard, T. III, *p.* 150, *lig.* 27. — « La membrane médullaire fournit-elle une partie de la synovie par la transsudation de la moelle à travers l'extrémité des os longs ?.. »

On peut joindre aux motifs énoncés ici pour ne pas admettre la production de la synovie par la transsudation de la moelle à travers les extrémités articulaires, ceux que donne Sœmmering.

savoir, que la moelle est précisément plus abondante dans l'endroit
savoir, le plus éloigné des extrémités, et que les enfans, qui n'ont
pas de moelle, et dont les extrémités sont toutes cartilagineuses,
n'en ont pas moins de synovie dans leurs articulations. Ce dernier fluide se rencontre d'ailleurs dans beaucoup d'endroits où
l'autre ne peut évidemment pénétrer, comme autour des tendons, dans les bourses muqueuses, soit naturelles, soit accidentelles; enfin, il y a une différence totale de propriétés, de
composition, entre lui et la graisse médullaire.

Divers usages, non moins hypothétiques, ont été encore attribués à la moelle. On l'a crue propre à donner de la flexibilité, de
la ténacité aux os : c'était l'opinion de Duverney. Mais si l'on se
souvient que les os des jeunes sujets sont les moins susceptibles
de se rompre; que ceux des vieillards, qui contiennent tant de
moelle, sont au contraire les moins résistans, on n'aura point
égard à cette opinion, qui ne repose que sur un seul fait, c'est
que les os réduits par la combustion à leur matière calcaire re-
prennent en partie leur solidité quand on les fait bouillir dans
de l'huile; mais la même chose a lieu avec toute autre substance,
avec la gélatine, par exemple, et il y a loin d'un os que la combustion a détruit en partie, à celui qui contient encore tous ses
principes.

Les anciens disaient que la moelle servait à nourrir le tissu
osseux; mais il suffit qu'il y ait un grand nombre d'os dépourvus
de graisse médullaire pour que cela ne soit point admissible. La
membrane médullaire fait au dedans de l'os l'office du périoste;
elle contient les vaisseaux nourriciers, et c'est sous ce rapport
seulement qu'elle sert à la nutrition. Quant à la moelle, elle doit
avoir les mêmes usages généraux que la graisse; c'est une sorte
d'aliment en réserve, une des formes que doit revêtir la matière
nutritive. Elle sert en outre à remplir le vide qui sans elle existerait dans le canal médullaire.   (Béclard.)

(241)

Anciennes éditions, T. III, *p.* 118, *lig.* 24; — édition Béclard, T. III, *p.* 151, *lig.* 21.

ANATOMIE PATHOLOGIQUE DU SYSTÈME MÉDULLAIRE.

Les altérations de ce système n'ont pas été assez étudiées pour qu'on puisse en présenter le tableau complet. Nous nous bornerons ici à un simple aperçu.

Il est très-probable que, comme le dit Bichat, la membrane médullaire des os longs est affectée dans les douleurs de la syphilis. En effet, une légère percussion exercée à la surface de l'os excite ces douleurs, à cause de l'ébranlement qui se communique à la moelle. Du reste, on ignore complétement quelle espèce d'altération éprouve cette dernière.

Dans les amputations, la matière huiléuse des os est absorbée au voisinage de la plaie; la membrane médullaire se couvre de bourgeons charnus, et concourt à la formation de la cicatrice. Il a déjà été question de ce qui arrive après les fractures : une sorte de bouchon endurci remplit le canal médullaire; ce canal se rétablit ensuite, à moins que la réunion ne soit pas exacte entre les fragmens, comme quand ils chevauchent l'un sur l'autre. Dans les nécroses qui comprennent le canal médullaire, lorsque l'os ancien a été retiré, il reste une membrane rougeâtre qui tapisse le nouveau; mais la moelle ne se reproduit pas.

Le spina-ventosa est une affection propre de la moelle; c'est un véritable cancer de la membrane médullaire, différent du cancer de l'os, de celui qui affecte le périoste, mais analogue à ces affections, quant à sa nature. La maladie a ordinairement son siége près des extrémités; à la jambe, c'est vers le bout supérieur; à la cuisse, vers l'inférieur, qu'elle exerce le plus souvent ses ravages. Il peut se faire que le tissu osseux soit en même temps altéré; mais souvent ce tissu est sain et n'a éprouvé qu'une dilatation plus ou moins grande, une simple extension. On trouve alors que l'os forme à la tumeur une enveloppe, quelquefois prodigieusement dilatée, souvent perforée et traversée par des végétations de nature cancéreuse : c'est ce que j'ai eu plusieurs fois occasion d'observer.

La graisse médullaire varie beaucoup en quantité suivant l'état de l'embonpoint; mais le canal médullaire est toujours plein d'un fluide qui approche plus ou moins de la moelle. Chez les sujets gras, la moelle m'a paru contenir, sur huit parties, sept de matière huileuse et une de matière étrangère. Cela s'accorde avec ce qu'avait annoncé Grützmacher. Sur un phthisique, j'ai vu la graisse ne plus former que le quart ; le reste était un fluide séreux ou albumineux semblable à celui dont parle Bichat. Il serait donc possible que, dans la maigreur extrême, il n'y eût presque plus rien en matière grasse.

(BÉCLARD.)

NOTES ET ADDITIONS

AU

SYSTÈME CARTILAGINEUX.

Anciennes éditions, T. III, *p.* 119, *ligne dernière,* — édition Béclard, T. III, *p.* 160, *lig.* 2 : — « Il existe trois classes de cartilages... »

Il faut y joindre les fibro-cartilages membraneux, qui sont de vrais cartilages, comme nous le verrons par la suite.

(Béclard.)

Anciennes éditions, T. III, *p.* 126, *lig.* 15 ; — édition Béclard, T. III, *p.* 167, *lig.* 10 : — « Le tissu cartilagineux paraît, au premier aspect, absolument homogène... »

Ces fibres sont elles-mêmes très-difficiles à bien apercevoir ; tout semble homogène, comme le dit Bichat, dans un cartilage coupé en travers. La seule chose qui y dénote l'organisation, c'est qu'il se fait un suintement séreux, au bout de peu de temps, sur les surfaces divisées, ce qui indique qu'il y avait des fluides en circulation. Ce suintement est d'autant plus abondant que le sujet est plus jeune.

Divers faits semblent néanmoins montrer un arrangement particulier dans le tissu cartilagineux ; d'où sont nées diverses opinions. Duhamel pensait que ce tissu était composé, dans les cartilages d'ossification, de lames concentriques superposées, d'après la formation des couches osseuses successives que ses expériences sur la garance lui avaient démontrées. Il a été question ailleurs de ces expériences; nous avons vu ce qu'il fallait en conclure relativement à l'accroissement des os. Elles ne prouvent nullement la disposition dont il s'agit, puisque les couches ne se forment qu'à la surface de l'os quand une fois celui-ci est développé en entier : on ne trouve ni plaques ni lames d'aucune espèce dans le cartilage préexistant.

Hunter et Delassone ont dit que les cartilages des articulations mobiles avaient leurs fibres perpendiculaires, pour la plupart, et implantées sur les os de ces articulations; ils comparent au tissu du velours l'aspect qui doit en résulter. La facilité plus grande avec laquelle ces cartilages se cassent dans le sens de leur épaisseur, la direction perpendiculaire des fibres qu'on y aperçoit quand on les coupe dans ce même sens, la macération, qui rend, dit-on, ces fibres distinctes lorsqu'elle est suffisamment prolongée, sont les motifs sur lesquels se fonde cette opinion, qu'on ne saurait entièrement rejeter, car la structure qui vient d'être décrite devient quelquefois apparente dans les maladies. Je dirai seulement, par rapport au second fait, qu'on aura sans doute pris pour des fibres les traces que laisse l'instrument dont on se sert pour opérer la section du cartilage.

Suivant Hérissant, les cartilages des côtes sont formées de lames contournées en spirale, et c'est à cette disposition qu'ils doivent leur élasticité. Cet auteur cite la macération comme preuve de qu'il avance. Ses observations à ce sujet ont besoin d'être confirmées.

Enfin, quelques-uns paraissent avoir été trompés par les changemens que subissent les cartilages lorsqu'ils sont sur le point de s'ossifier. C'est ainsi que Mascagni admet dans les cartilages costaux des lames en forme de rayons, parce qu'il a trouvé dans le centre de ces cartilages une sorte de moelle séparant ces lames. Mais elles n'existent que chez les adultes et sur des cartilages qui ont été exposés à la dessiccation : or, pris à cette époque, le tissu cartilagineux n'est plus parfaitement homogène; son extérieur, plus compacte, se dessèche plus vite que l'intérieur, et ne peut revenir sur lui-même quand celui-ci tend encore à diminuer de volume; il en résulte des vides qui se produisent au centre. On doit de même attribuer à un commencement d'ossification , dû aux progrès de l'âge , les cavités rougeâtres et aréolaires que Morgagni et M. Portal ont décrites comme inhérentes à la structure des cartilages.

Les cartilages membraneux du nez, de l'oreille, dont il sera question dans le système fibro-cartilagineux , ont , suivant Sœmmering , des fibrilles distinctes après une macération d'un mois.

(Béclard.)

Anciennes éditions, T. III, *p.* 127, *lig.* 31 ; — édition Béclard, T. III, *p.* 168, *lig.* 29. — « L'ébullition ramollit et fond presque complétement le tissu cartilagineux... »

Les cartilages des sutures se dissolvent de même dans l'eau bouillante et fournissent une sorte de gelée , comme les cartilages diarthrodiaux ; tous les autres résistent à l'ébullition , et ne donnent de la gélatine dans ce cas que lorsqu'ils renferment des points osseux. Cela s'accorde avec ce que l'on sait aujourd'hui de la composition des cartilages. Haller les croyait formés d'eau , de gélatine et de substance terreuse ; mais les chimistes modernes ont obtenu des résultats différens. M. Hatchett a trouvé dans les cartilages de l'albumine et du phosphate de chaux. M. Chevreul a donné l'analyse des os cartilagineux du *squalus maximus :* ils contiennent , d'après ses recherches, du mucus , de l'huile, de l'acide acétique et différens sels. Enfin , d'après J. Davy, il y a dans les cartilages 44,5 d'albumine , 55,o d'eau , et o,5 de phosphate calcaire.

Au reste, cette composition doit varier aux différentes époques de la vie , ainsi que la proportion des principes constituans. Les cartilages des jeunes sujets contiennent plus de fluides , comme il est aisé de s'en convaincre en les faisant sécher comparativemet avec ceux d'un adulte. Ils se réduisent presque à rien dans cette expérience, tandis que les seconds perdent beaucoup moins de leur volume. On voit de même , dans la combustion , les uns ne laisser presque point de cendres , tandis que les autres donnent un résidu terreux abondant. (Béclard.)

(246)

Anciennes éditions, T. III, *p.* 129, *lig.* 3 et 15; — édition Béclard, T. III, *p.* 170, *lig.* 3 et 16 : — « Il y a du tissu cellulaire dans les cartilages..... On n'y distingue pas de vaisseaux sanguins... »

Quel est le degré d'organisation des cartilages? possèdent-ils réellement des vaisseaux, et sont-ils pénétrés de tissu cellulaire, à l'instar des autres parties solides qui concourent à former nos organes? Voilà deux questions depuis long-temps agitées, et diversement résolues par les anatomistes; questions sur lesquelles la science, il faut bien le dire, n'est pas encore complétement fixée aujourd'hui. Toutefois, si je ne m'abuse, ce problème n'est pas aussi inabordable qu'on le croit généralement, et sa solution complète, si déjà elle n'a été donnée, au moins a été partiellement aperçue par divers savans. Voici, au reste, l'opinion que je professe à cet égard :

Ainsi que nous l'avons déjà fait remarquer, l'état cartilagineux est une forme que revêt transitoirement la matière organique, à une époque très-voisine encore de son origine. Il succède immédiatement à l'état muqueux, que revêtent d'abord tous les tissus ; il constitue avec le cellulaire les deux modes de transmutation de l'état muqueux. Certaines influences décident seulement lequel des deux doit succéder à ce dernier, dans un cas donné ; mais jamais, comme on l'a dit, les cartilages, dans l'ordre naturel, n'ont passé par la forme cellulaire. Le fait des pseudo-membranes qui se développent si souvent sur les surfaces séreuses enflammées, pseudo-membranes qui de l'état muqueux passent ici à l'état cellulaire, là à l'état cartilagineux, me paraît éclairer suffisamment cette question.

Ce premier point accordé, *que les cartilages sont des parties très-rudimentaires, et placées très-bas dans l'échelle, sous le rapport de l'organisation, puisqu'ils succèdent immédiatement à l'état muqueux primitif*, examinons le second. Y a-t-il, ou n'y a-t-il pas de vaisseaux et de tissu cellulaire dans les cartilages? Pour décider cette question, il ne faut pas perdre de vue que les cartilages, par suite de leur condition reconnue d'*organes transitoires*, tendent de plus en plus à s'élever sous le rapport de l'organisation, et que par suite ils ne sont pas, à toutes les époques de leur formation, également propres à servir, dans ce procès, de pièces de conviction : il faut les prendre à l'état parfait, à cette époque où aucune teinte étrangère ne trouble la couleur d'un blanc nacré qui leur est naturelle ; l'omission de cette condition ferait commettre plus d'une erreur. Ce prétendu tissu cellulaire des cartilages parfaits, Bichat ne l'a admis que par analogie : en effet, il avance d'abord que le défaut *d'interstices entre les fibres de ces organes rend ce tissu fort difficile à montrer dans l'état ordinaire ;* mais il n'en conclut pas moins que son existence est réelle, et il invoque à l'appui de son opinion le développement des bourgeons charnus sur la surface des solutions de continuité cartilagineuses. Il est aujourd'hui superflu d'insister pour montrer le peu de valeur de cette dernière preuve ; car chacun sait, non-seulement que le tissu des cartilages ne donne point naissance à des bourgeons charnus, mais encore que ces organes restent constamment étrangers à toute cicatrisation ; le cal des cartilages fracturés se fait tout-à-fait en dehors d'eux, et résulte des modifications variées de la membrane cellulaire qui les entoure, membrane dont l'organisation avancée ne saurait être un instant douteuse. Quant aux vaisseaux des cartilages, leur existence est tout aussi peu établie : Bichat le reconnaît très-bien. Suivant lui, il n'y a pas de vaisseaux rouges dans ces organes ; il y admet seulement des vaisseaux blancs. Je ne sache pas que personne ait jamais démontré des vaisseaux blancs dans les cartilages ; à moins que l'on ne prenne au sérieux l'hypothèse de Mascagni, qui considérait le tissu cartilagineux comme résultant d'un assemblage de vaisseaux lymphatiques : or, à quel ordre appartiendraient donc les vaisseaux blancs des cartilages, s'ils ne sont ni sanguins ni lymphatiques ? En outre de ce que, dans un état avancé de leur vie, lorsqu'ils doivent s'ossifier, les cartilages présentent des vaisseaux sanguins bien évidens, qu'on se garde d'en conclure que ces vaisseaux existaient auparavant, et que seulement alors ils commencent à recevoir la partie colorée du sang, qui auparavant leur était étangère ; en effet, d'une part, on conçoit tout aussi facilement alors la formation entière de ces canaux au sein de la matière cartilagineuse, que le développement semblable qui s'opère journellement dans les cicatrices, les pseudo-membranes, etc. D'un autre côté, il restera évident, pour tous ceux qui examineront directement le phénomène, et d'une manière sérieuse, que les vaisseaux qui apparaissent dans un cartilage qui s'ossifie offrent tous les caractères de vaisseaux de formation récente : ce sont d'abord de simples cavités à peine colorées, qui bientôt deviennent rosées ; plus tard seulement on y remarque une forme allongée et rameuse, jusqu'à ce que l'apparence vasculaire frappe d'une manière non équivoque.

En résumé, il n'y a de véritablement cellulaire et vasculaire dans les cartilages que la membrane qui les entoure : eux-mêmes sont formés par de la matière organisable, mais dans laquelle l'organisation est encore au moins très-rudimentaire ; matière qui bien certainement ne possède point de vaisseaux, si ce n'est lorsqu'elle commence à subir la transformation osseuse. Les vaisseaux des cartilages, en un mot, n'ont été admis que par une pure supposition, et il est temps de mettre un terme à toutes ces spéculations de l'esprit, qui peuvent bien transformer la science de l'organisation en un joli roman, mais qui la déparent réellement, en lui ôtant ce cachet de vérité sans lequel elle ne saurait plus désormais servir de base qu'à une physiologie vaine et mensongère!　　　　　　　　　　　　　　　(F. Blandin.)

Anciennes éditions, T. III, *p.* 132, *lig.* 2 ; — édition Béclard, T. III, *p.* 173, *lig.* 17 : — « Je présume que les cartilages doivent leur élasticité à la grande quantité de gélatine qu'ils contiennent... »

Comme on l'a vu plus haut (note de Béclard), les cartilages ne contiennent que peu ou point de gélatine ; le mucus en forme essentiellement la base.　　　　　　　　(F. Blandin.)

Anciennes éditions, T. III, *p.* 135, *lig.* 15 ; — édition Béclard, T. III, *p.* 174, *lig.* 31 : — « Les articulations souffrent ou ne souffrent pas de la présence des corps étrangers, suivant que, par leur position, ces corps irritent ou n'irritent pas les extrémités cartilagineuses... »

Il paraît certain que les douleurs produites par les corps étrangers articulaires dépendent de leur action sur la membrane synoviale, et médiatement sur les os, mais nullement de la modification des cartilages diarthrodiaux, couche aussi dépourvue de sensibilité et de vie que l'épiderme, et qui se comporte de la même manière dans les inflammations des tissus sous-jacens. Dans l'inflammation du derme cutané, en effet, l'épiderme se détache, comme dans l'inflammation des extrémités articulaires des os, on voit se séparer par écailles le cartilage qui les recouvre.　　　　　　　　　　　　　　(F. BLANDIN.)

Anciennes éditions, T. III, *p.* 135, *lig.* 15 ; — édition Béclard, T. III, *p.* 177, *lig.* 4. «Les bons praticiens ont renoncé à ces prétendues réunions par première intention, si vantées à la suite de l'amputation à lambeaux... »

Par ces expressions de *réunion par première intention*, on entend deux choses bien distinctes l'une de l'autre : 1º le rapprochement immédiat des lèvres d'une plaie ; 2º l'agglutination sans suppuration de ces parties mises en contact. L'une est toujours à la disposition du chirurgien ; l'autre, au contraire, peut bien être favorisée par l'art, mais ne lui est que secondairement soumise, et dépend de la nature elle-même. Aujourd'hui, bien que la plupart des praticiens aient beaucoup rabattu des avantages immenses attribués au rapprochement immédiat des lèvres de la plaie des amputations, cependant ce mode de pansement n'est pas tombé dans le discrédit dont parle ici Bichat : on reconnaît généralement qu'il a des avantages et des inconvéniens ; que les premiers prédominent dans certains cas, et que le contraire a lieu dans d'autres. Le rapprochement immédiat est une nécessité, en quelque sorte, après les amputations articulaires ; il est alors souvent suivi de l'agglutination sans suppuration ; après les amputations dans la continuité, il est moins avantageux, parce que l'agglutination immédiate est presque impossible sur l'extrémité de l'os scié, et qu'ainsi, en facilitant la réunion des bords de la plaie, on emprisonnerait le pus qui se forme profondément. Le fait de l'agglutination immédiate de beaucoup de plaies des amputations articulaires, quoique bien réel, étonne au premier abord. Toutefois, l'étonnement cesse lorsque l'on réfléchit que les extrémités articulaires des os sont très-vasculaires ; qu'en raison de leur rondeur, elles sont peu irritantes pour les parties molles qu'on réapplique sur elles, et que le cartilage diarthrodial, ou bien se détache et est résorbé, ou bien s'organise promptement sous l'influence du défaut de pression, et sert de base solide à la cicatrice, ou bien enfin reste adhérent à l'os, qui se trouve à jamais séparé des parties molles par une petite cavité synoviale.

(F. Blandin.)

Anciennes éditions, T. iii, *p.* 136, *lig.* 10 ; — édition Béclard, T. iii, *p.* 177, *lig.* 32 : — « Il faut long-temps aux substances nutritives pour se combiner avec les cartilages... »

Les cartilages jouissent, comme nous l'avons vu, d'une vitalité au moins très-obscure, et par conséquent, ainsi que Bichat le fait remarquer, sans doute, ils ne doivent que très-tard se laisser pénétrer des principes contagieux qui circulent quelquefois mélangés avec nos humeurs ; mais, pour établir ce fait, Bichat a choisi un exemple qui n'est pas très-concluant. En effet, souvent il est arrivé que telle substance animale, très-délétère dans son application partout ailleurs, portée dans l'estomac et altérée par les sucs gastriques, s'est montrée tout-à-fait innocente. Les expériences de Fontana sur le venin de la vipère, et les faits rapportés par Morand et Thomassin, d'individus qui, sans en être incommodés, ont mangé la chair de bœufs morts du charbon, ne laissent que peu de doutes à cet égard.   (F. BLANDIN.)

Anciennes éditions, T. III, *p.* 139, *lig.* 13; — édition Béclard, T. III, *p.* 182, *lig.* 16 : — « Les observations des chirurgiens de nos jours ont rarement constaté le décollement des épiphyses... »

Le décollement des épiphyses a été souvent observé depuis Bichat. Il survient dans deux circonstances différentes : tantôt il est le produit de l'action d'une violence extérieure, tantôt il succède à une inflammation qui s'est emparée de cette lame cartilagineuse que l'on s'observe au niveau des épiphyses aussi long-temps que dure l'accroissement des os en longueur. J'ai fréquemment eu l'occasion de voir cette seconde variété du décollement des épiphyses sur les phalanges des doigts et des orteils ; et plus d'une fois, dans des os de ce genre, lorsqu'il s'est agi de faire les amputations phalangiennes, ou métacarpo ou métatarso-phalangiennes, l'instrument tranchant est tombé directement entre l'épiphyse et la diaphyse de la phalange inférieure, au lieu d'arriver dans l'articulation elle-même, articulation qu'ensuite il a fallu désunir.

     (F. BLANDIN.)

Anciennes éditions, T. III, *p.* 139, *lig.* 32; — édition Béclard, T. III, *p.* 183, *lig.* 3 : — « On attribue communément aux mouvemens articulaires, le défaut d'ossification des cartilages des articulations mobiles... »

Je crois bien plutôt que le défaut d'ossification des cartilages diarthrodiaux, dans les circonstances ordinaires, dépend de la pression forte à laquelle ils sont soumis. En effet, pour

(252)

que le cartilage, substance organisable, bien plus qu'organisée, s'ossifie, il a besoin de vaisseaux; or ces vaisseaux ne peuvent se former qu'à la faveur de la raréfaction de la matière cartilagineuse; et dans les conditions de pression où se trouvent les cartilages diarthrodiaux, cette raréfaction est fort difficile.

(F. BLANDIN.)

———

Anciennes éditions, T. III, *p.* 141, *lig.* 18; — édition Béclard, T. III, *p.* 183, *lig.* 22 : — « Dans les dernières années de la vie, l'ossification s'empare de tous les cartilages... »

En décrivant la formation des os, j'ai parlé des changemens que subissent les cartilages qui les représentent, lorsqu'ils tendent à l'ossification; des modifications semblables se remarquent, seulement plus tard, dans les cartilages improprement appelés *permanens.*

(F. BLANDIN.)

Les cartilages passent d'autant plus promptement à l'état osseux, qu'ils remplissent des fonctions plus actives dans l'organisme, et que par suite ils sont soumis à une plus vive irritation : telle est la raison de l'ossification prompte des cartilages costaux, surtout du premier; voilà pourquoi les pièces solides du larynx et de la trachée présentent promptement le même phénomène. Les cartilages arythénoïdes, en particulier, s'ossifient de bonne heure, parmi les pièces laryngées, parce qu'en raison de leur union aux lèvres de la glotte, ils sont dans un mouvement continuel, soit pour la respiration, soit surtout pour la production des différens sons.

(F. BLANDIN.)

———

Anciennes éditions, T. III, *p.* 142, *lig.* 26; — édition Béclard, T. III, *p.* 185, *lig.* 1 : — « Le développement du système osseux dans des organes auxquels il est naturellement étranger, est un effet de l'âge; celui du système cartilagineux est un effet maladif... »

Le fait signalé par Bichat, que la formation des cartilages

après la naissance réclame nécessairement des influences morbides, tandis qu'il en est autrement pour les formations osseuses, est digne de la plus sérieuse attention. Il sera compris facilement par toutes les personnes qui ne perdront pas de vue cet autre fait que nous avons énoncé plus haut : *que l'état cartilagineux est une des formes les plus rudimentaires que revête la matière organique, forme qui succède immédiatement à celle que l'on appelle muqueuse.* En effet, à la naissance, l'organisation générale est très-avancée, il ne reste plus rien de la masse muqueuse primitive de l'embryon, et par conséquent il n'y a rien qui puisse, en s'élevant d'un degré d'organisation, subir la forme cartilagineuse. Toutes les métamorphoses de ce genre qui devaient avoir lieu sont réalisées. Une irritation anormale de quelque point du corps peut seule donner lieu à une formation accidentelle de matière mucoso-gélatineuse, comme cela arrive souvent, etpréparer ainsi une organisation de cartilage. Il en est autrement du tissu osseux : état de la matière organique plus élevé dans l'échelle, ce tissu succède à celui des cartilages que l'on rencontre dans beaucoup de points pendant une grande partie de la vie, et qui là, par conséquent, se présente naturellement à l'ossification. (F. Blandin.)

Anciennes éditions, T. iii, *p.* 143, *lig.* 15 ; — édition Béclard, T. iii, *p.* 185, *lig.* 22 : — Les productions cartilagineuses mobiles et souvent libres, viennent elles de l'ossification d'une partie de la synoviale..? »

Les corps étrangers que l'on trouve isolés dans quelques articulations, ou dans quelques cavités séreuses, naissent, suivant Béclard, en dehors de la membrane correspondante, la repoussent et s'en enveloppent d'abord tout simplement ; plus tard, ils l'entraînent et s'en forment un pédicule qui les soutient suspendus près du lieu de leur naissance, jusqu'au moment où, ce pédicule se rompant, le corps en question devient tout-à-fait libre. (F. Blandin.)

Anciennes éditions, T. III, *p.* 144, *ligne dernière ;* — édition Béclard, T. III, *p.* 91, *ligne dernière.*

ANATOMIE PATHOLOGIQUE DU SYSTÈME CARTILAGINEUX.

§ Ier. *Altérations dans les formes extérieures.*

Les cartilages articulaires sont quelquefois gonflés et ramollis dans les tumeurs blanches, d'autres fois détachés en partie et pendans dans l'articulation, souvent détruits dans une plus ou moins grande étendue : cette destruction, fréquente dans les maladies des articulations, peut amener l'ankylose. Dans certains cas, les cartilages articulaires semblent avoir entièrement disparu, et l'on ne trouve que des surfaces osseuses comme nées : le tissu cartilagineux s'ossifie-t-il dans cette circonstance, comme le dit Bichat, ou bien a-t-il a été détruit? C'est ce qu'il est difficile de déterminer. Ces mêmes cartilages offrent assez souvent, après des affections rhumatismales, à la suite d'engorgemens chroniques, des espèces de fibres flottantes et libres par leur extrémité : ce sont ces fibres qui semblent favorables à l'opinion de Hunter et Delassonne sur la structure des cartilages. Le tissu cartilagineux semble se décomposer dans cette circonstance, à moins qu'on ne regarde cette altération comme le résultat d'une érosion partielle.

§ II. *Altérations dans l'organisation.*

On n'a jamais eu occasion d'observer l'inflammation des cartilages ; dans aucun cas, les vaisseaux de ces parties ne sont colorés par le sang ; des fluides blancs seuls paraissent susceptibles de s'y accumuler. Cependant l'ulcération, qui n'épargne pas les cartilages articulaires, comme on vient de le voir, est un indice que l'inflammation doit s'y développer.

La dénudation et les plaies, qui, partout ailleurs, sont suivies

d'inflammation, ne produisent pas cet effet dans les cartilages.
Lorsqu'ils sont mis à nu dans une plaie des parties molles, celle-
ci se réunit par adhésion ou par cicatrisation, suivant que le
lambeau a été réappliqué ou non : mais le tissu cartilagineux ne
participe point au travail de la réunion, comme l'ont vu J. Hunter et J. Bell ; il reste isolé, recouvert par la cicatrice, sans lui
adhérer aucunement. Quand on ouvre une articulation sur un
animal vivant, le cartilage ne s'enflamme point, ne rougit point,
quelle que soit la durée de son exposition au contact de l'air :
seulement, si on prolonge l'expérience, on voit la synoviale,
rouge d'abord dans le reste de son étendue, s'enflammer aussi
sur le cartilage, et la rougeur de cette membrane s'étendre peu à
peu vers le centre de ce dernier. Cependant les cartilages rompus
se réunissent, comme Autenrieth l'a reconnu le premier pour les
cartilages costaux. Divers observateurs, MM. Magendie, Lobstein et moi-même, avons de nouveau constaté ce fait. Mais le
rôle des cartilages est purement passif dans cette circonstance.
Quand ceux des côtes sont fracturés, si les deux bouts restent
affrontés, une virole osseuse se forme autour d'eux et les maintient en contact ; si, comme c'est le plus ordinaire, les fragmens
ont chevauché l'un sur l'autre, un bourrelet, fibreux d'abord,
puis cartilagineux et osseux, tenant au périchondre, remplit
leur intervalle ; mais dans ce cas, comme dans l'autre, eux-mêmes
sont simplement contigus. Ce n'est que chez le vieillard, quand
les cartilages sont sur le point de s'ossifier, qu'ils se réunissent,
comme les os, par un véritable cal intermédiaire.

Les ulcères des cartilages diarthrodiaux sont quelquefois le
siége d'un travail de réparation qui ressemble, jusqu'à un certain point, à celui des plaies des parties molles. On trouve alors
des portions cartilagineuses nouvellement formées en remplacement de celles que l'érosion avait détruites. Cette altération a
été prise par quelques-uns pour un vice de conformation origi-
nel : elle n'est évidemment que secondaire.

La transformation osseuse est la seule qu'éprouvent les cartilages ; mais ils l'éprouvent presque nécessairement avec l'âge,
et sans presque sortir pour cela de l'ordre naturel (*voyez* page
196). Au reste, on distingue, sous ce rapport, deux sortes de

cartilages : les uns, purement temporaires, doivent s'ossifier
dès les premières années ; les autres, qui persistent plus long-
temps, sont dits *permanens*, mais seulement par rapport aux
premiers, car eux-mêmes finissent aussi par s'ossifier ; les cartilages des articulations mobiles font seuls peut-être exception.
Mais leur ossification n'a pas lieu régulièrement ni à des époques
fixes, comme celle des cartilages temporaires ; elle peut se faire
attendre jusqu'à un âge très-avancé. Keil a vu les cartilages costaux non ossifiés sur un homme de cent trente ans ; Harvey a
fait la même observation sur un autre de cent cinquante-deux.
Au reste, le mécanisme de l'ossification est le même pour tous
les cartilages.

§ III. *Altérations dans le développement.*

Le système cartilagineux est sujet à un petit nombre de vices
de conformation : les cartilages costaux offrent quelquefois de
ce sir régularités.

Il a été question précédemment du développement accidentel
de ce système : nous reviendrons, dans le système synovial, sur
les corps étrangers des articulations, et sur le véritable mécanisme de leur formation. Les productions cartilagineuses diffèrent, comme toutes les autres, suivant qu'elles paraissent déposées, pour ainsi dire, dans les interstices des organes, ou
qu'elles sont dues à une transformation qu'a subie l'un d'entre
eux. Des masses cartilagineuses isolées ont été trouvées dans diverses parties. Plus souvent encore divers organes deviennent
cartilagineux. M. Laennec a rencontré dans l'urètre cette transformation : je l'ai observée dans le vagin, à la suite du renversement de la matrice ; je l'ai vue également dans le prépuce, dans
un cas de phimosis.   (BÉCLARD.)

NOTES ET ADDITIONS

AU

SYSTÈME FIBREUX.

Anciennes éditions, T. iii, *p.* 145, *lig.* 1 ; — édition Béclard, T. iii, *p.* 196, *lig.* 1 : — «Système fibreux... »

Il faut convenir que cette dénomination n'est pas heureuse ; car elle s'applique visiblement à tous les tissus dont les élémens anatomiques sont disposés en séries linéaires ; et cependant, en réalité, on ne comprend sous ce nom, en anatomie générale, qu'une partie de ces organes. Ce n'est pas que les anatomistes n'aient cherché à modifier sous ce rapport le langage scientifique ; mais leurs tentatives n'ont pas eu tout le succès désirable : les termes de tissu *albugineux*, *tendineux*, *aponévrotique* , en sont la preuve. Celui de *ligamenteux* ou *desmeux* proposé par Béclard, offrirait les mêmes inconvéniens ; car il insinuerait, tout-à-fait à tort, que ce système est seulement employé, dans l'économie, à fixer les unes aux autres ou à retenir en place certaines parties.

(F. Blandin.)

Les organes fibreux forment le passage du tissu cellulaire à celui des muscles. Ils occupent un degré intermédiaire dans l'échelle organique. Le tissu cellulaire est presque uniquement formé de gélatine ; le fibreux contient encore beaucoup de cette substance, mais, de plus, on y rencontre de la fibrine en quantité plus ou moins grande. Toutefois, parmi les organes fibreux, il existe sous le rapport de l'organisation des degrés secondaires bien distincts et importans à signaler ici. Quelle différence, en effet, ne trouve-t-on pas entre les simples membranes fibro-cellulaires et les tissus fibreux élastiques, entre l'aponévrose cervicale, par exemple, et les ligamens jaunes des vertèbres? Les premières sont très-voisines du tissu cellulaire ; ou mieux , ce sont , comme leur nom l'indique, de véritables hermaphrodites, que, dans une classification, on est embarrassé de rapporter au tissu cellulaire ou bien au tissu fibreux , ainsi que le témoignent les assertions des auteurs sous ce rapport. Les seconds sont réellement des organes fibromusculaires , que les auteurs ont aussi quelquefois rangés parmi les muscles , et que l'on considère aujourd'hui, avec beaucoup plus de raison, comme appartenant à une variété du tissu fibreux. Qu'on étudie les opinions émises à diverses époques sur la nature de la tunique moyenne des artères , et l'on se convaincra de cette vérité. Enfin, et ce trait me paraît frappant en faveur du rapprochement que j'établis entre le tissu fibreux élastique et le tissu musculaire : lorsqu'une partie musculaire dans les animaux , tombe, chez l'homme, dans des conditions un peu plus rudimentaires, elle revêt le caractère du tissu fibreux élastique ; la membrane du canal aérien , musculaire chez les animaux , fibreuse chez l'homme, en est un exemple ; et d'autre part , dans l'homme lui-même, on voit quelquefois en sens inverse , comme je l'ai dit plus haut, le ligament élastique stylo-hyoïdien subir la transformation musculaire. (F. BLANDIN.)

Anciennes éditions, T. III, *p.* 152, *lig.* 3; — édition Béclard, T. III, *p.* 203, *lig.* 22 : — » Tout organe fibreux a pour base une fibre d'une nature particulière, peu élastique... »

Les fibres du tissu fibreux, sous le rapport de l'élasticité , peuvent être partagées en deux classes, comme le tissu luimême : les unes élastiques et jaunes , les autres peu élastiques et blanches. Tout ce que Bichat dit ici se rapporte aux secondes ; quant à ce qui concerne les premières, *voyez* plus bas une note de Béclard. (F. BLANDIN.)

Anciennes éditions, T. III, *p.* 155, *lig.* 2 ; — édition Béclard, T. III, *p.* 206, *lig.* 30 : — « Un muscle et son tendon forment un appareil organique, et non un organe simple... »

Il paraîtrait même y avoir, suivant la remarque de Murray, entre le muscle et le tendon une substance intermédiaire, différente de tous les deux, et servant à les unir. Du moins, en regardant attentivement, contre le jour, la fibre tendineuse et la musculaire, on trouve que leur intervalle est demi-transparent : et il ne semble de la nature ni de l'une ni de l'autre fibre. Cette substance est d'autant plus distincte que les muscles sont mieux nourris : elle est peu apparente chez les sujets morts dans l'émaciation. La disposition des vaisseaux de ces parties est encore une raison de plus pour ne point admettre leur continuation : ces vaisseaux ne se prolongent pas de l'une à l'autre, mais se terminent vers leur point d'union, ou se recourbent en cet endroit.

(Béclard.)

Anciennes éditions, T. III, *p.* 157, *lig.* 21 ; — édition Béclard, T. III, *p.* 210, *lig.* 2 : — « Les ligamens placés entre les lames des vertèbres paraissent entièrement différens des autres par leur nature... »

Ces ligamens appartiennent, en effet, à une division du système fibreux confondue pendant long-temps avec les autres organes du même nom, mais qui en diffère par une foule de caractères : je veux parler du tissu fibreux jaune ou élastique. Il faudra donc, à l'avenir, partager le système fibreux en deux grandes classes : l'une comprendra les organes fibreux blancs ou albugineux de M. Chaussier, l'autre les jaunes ou élastiques. Cette dernière expression est peut-être plus convenable que la première pour désigner ce genre de tissu, l'élasticité en étant le principal caractère, tandis que la couleur ne lui est pas aussi es-

sentielle. Au reste, personne, que je sache, n'a donné de description complète de ce tissu : il n'a presque été indiqué jusqu'à ce
jour que dans des leçons orales. M. Chevreul s'est, dit-on, occupé de sa composition.

Ce tissu se rencontre partout où il faut une résistance continuellement en action, une sorte d'antagonisme perpétuel, différent sous ce rapport du fibreux ordinaire, dont la résistance est,
pour ainsi dire, passive, et n'entre en exercice que par la distension, et du musculaire, qui ne résiste qu'autant que dure sa
contraction. On la retrouve chez les animaux dans les mêmes
circonstances. Le ligament cervical postérieur des quadrupèdes
agit de cette manière pour s'opposer à la pesanteur, qui tend
incessamment à fléchir leur tête. Une tunique de la même nature
fortifie la paroi abdominale chez ces mêmes animaux, et l'empêche de céder au poids des viscères. Tout le genre des *chats* a
un ligament élastique inséré à l'ongle, et maintenant celui-ci
dans le sens de l'extension dès que l'animal ne contracte plus
ses muscles pour le rendre saillant. Les écailles des bivalves,
huîtres, moules, etc., s'ouvrent au moyen d'un tissu fibreux
analogue, quand les muscles qui les ferment sont relâchés. Chez
l'homme, outre les ligamens jaunes des vertèbres, on doit encore ranger parmi les organes que ce tissu concourt à former la
membrane propre des artères, celle des veines, des vaisseaux
lymphatiques, des conduits excréteurs, celle des voies aériennes,
l'enveloppe fibreuse du corps caverneux, de l'urètre, peut-être
aussi celle de la rate. Toutes ces parties ont besoin d'une force
sans cesse active, opposée à la distension, et qui les fasse revenir sur elles-mêmes aussitôt que l'effort contraire cesse d'avoir le
dessus.

Les fibres du tissu élastique ont la même disposition que celles
du tissu fibreux blanc. Leur couleur tire plus ou moins sur le
jaune ; elle est plus marquée dans le cadavre. Leur ténacité est
moindre que dans l'autre tissu ; leur élasticité est, au contraire,
plus grande. Les vaisseaux de ce tissu sont en petit nombre.

La coction ne le résout point en gélatine, comme le tissu
fibreux blanc. Il paraît contenir beaucoup de fibrine, jointe à
un peu de gélatine et d'albumine.

Ses propriétés sont peu marquées, à part l'élasticité et la résistance qui le caractérisent spécialement. Il ne paraît point sensible, ou du moins ne l'est-il, comme le système fibreux en général, que pour certains genres d'impressions. Il s'ossifie rarement. Il a pour fonctions de servir de lien ou d'enveloppe, et de faire en même temps l'office d'un ressort, qui obéit à l'extension et revient brusquement sur lui-même une fois qu'elle ne subsiste plus. C'est ce qui est bien manifeste dans les artères : la colonne de sang qu'elles contiennent, ébranlée à chaque contraction des ventricules, étend les parois de ces canaux ; mais l'instant d'après, l'élasticité resserre ces parois : par là le cours du sang est continu, tandis qu'il devrait être interrompu si le cœur en était l'agent unique, comme nous l'avons dit ailleurs.

(Béclard.)

Anciennes éditions, T. III, *p.* 171, *lig.* 4 ; — édition Béclard, T. III, *p.* 224, *lig.* 14 : — « On a vu, dans l'opération de la cataracte par abaissement, la lésion de la sclérotique, donner lieu à des vomissemens sympathiques, etc... »

(1) L'irritation qui produit ces phénomènes est-elle bien celle qui résulte de la lésion de la sclérotique? Je ne le pense pas. Il me paraît plus probable que c'est à la lésion des nerfs ciliaires que tout doit être rapporté. Ces nerfs, en effet, émanés pour la plupart du ganglion orbitaire du grand sympathique, marchent entre la sclérotique et la choroïde, parallèlement à l'axe de l'œil, jusqu'au cercle ciliaire qu'ils traversent pour aller ensuite se terminer dans l'iris : par conséquent, il doit arriver souvent qu'ils soient lésés dans l'opération de la cataracte par dépression, puisque l'aiguille traverse la sclérotique au-dessus du cercle ciliaire. L'opinion que je professe ici a été, au reste, partagée par des hommes du premier mérite, et notamment par Chaussier, Béclard, etc. De là le précepte donné par eux, dans l'opération de la cataracte par dépression, de piquer la sclérotique en dirigeant en haut la convexité de l'aiguille, de manière

à mettre le plus grand diamètre de la partie aplatie de l'instru-, ment, en rapport avec le diamètre intéro-postérieur de l'œil de manière surtout à opposer aux nerfs ciliaires le plus petit diamètre de l'aiguille, et ainsi courir le plus de chances possible pour éviter ces parties. (F. BLANDIN.)

Anciennes éditions, T. III, *p.* 172, *lig.* 17; — édition Béclard, T. III, *p.* 225, *lig.* 28. — « Au milieu de l'état muqueux de l'embryon, on ne distingue point encore les organes fibreux... »

En se développant, le tissu fibreux passe successivement par les états muqueux et cellulaire; puis il revêt l'état qui le caractérise lors de sa complète évolution.

(F. BLANDIN.)

Anciennes éditions, T. III, *p.* 187, *lig.* 10; — édition Béclard, T. III, *p.* 241, *lig.* 18 : — « Le périoste est étranger à la formation des os... »

Le périoste joue au contraire un rôle fort important dans la formation des os. Partie essentiellement vasculaire de ces organes, c'est lui qui, dans les premiers temps, sécrète la matière cartilagineuse qui, par son organisation de plus en plus patente, et de plus en plus élevée, finit par subir la transformation osseuse proprement dite; c'est encore lui qui, lorsque cette importante révolution première a été accomplie, continue à fournir les matériaux de cette couche mince de cartilage par laquelle il est séparé de l'os chez l'enfant, et qui, continuellement envahie par les progrès de l'ossification, est aussi continuellement reproduite, jusqu'à ce que l'accroissement en épaisseur de ces organes ait atteint les limites naturelles. (F. BLANDIN.)

---

(265)

Anciennes éditions, T. III, *p.* 210, *ligne der-*
nière; — édition Béclard, T. III, *p.* 266, *ligne*
dernière.

ANATOMIE PATHOLOGIQUE DU SYSTÈME FIBREUX.

§ Ier. *Altérations dans les formes extérieures.*

Les ligamens et les tendons sont épaissis, ramollis dans les tumeurs blanches : ils deviennent alors fragiles, pour ainsi dire, et
cèdent aux moindres efforts dirigés contre eux. Le tissu cellulaire qui les entoure est souvent confondu avec eux et avec celui
des parties voisines, ce qui leur ôte leur mobilité, et rend en
partie raison de la fixité de leur situation et de la gêne des mouvemens qui accompagne presque toujours ces maladies. Dans
d'autres cas, comme dans certaines contractures, les mouvemens sont empêchés par la rigidité qu'acquièrent les tendons,
et par la difficulté avec laquelle ils se laissent étendre. Les ligamens offrent une rigidité semblable dans les fausses ankyloses.

§ II. *Altérations dans l'organisation.*

L'inflammation des parties fibreuses est peu connue : celle du
périoste est la plus commune; elle joue un très-grand rôle dans
beaucoup de maladies des os. J'ai vu divers tendons être le siége
d'engorgemens lents, qui quelquefois avait été manifestement la
suite d'une inflammation aiguë, telle que celle que produit une
piqûre, par exemple. J'ai eu moi-même une affection de ce
genre, qu'avait déterminée une piqûre à la main : une tumeur
se forma dans le tendon extenseur d'un doigt et subsista fort
long-temps.

C'est particulièrement dans les ruptures du tendon d'Achille,
qu'on a eu occasion d'observer le mode de réunion des organes
fibreux divisés. Une matière coagulable, albumineuse ou fibri-
neuse, s'épanche dans cette circonstance, acquiert une densité
de plus en plus grande, et finit par unir solidement les deux

bouts ; molle et extensible dans le principe, cette substance est susceptible de s'allonger à cette époque, comme cela arrive en effet lorsque le membre se meut trop tôt. La rupture des ligamens a presque constamment lieu dans les luxations ; mais on n'a pas décrit ce qui arrive après la réduction de ces dernières.

L'ossification est peu fréquente dans le tissu fibreux. Rarement l'espèce d'endurcissement qu'éprouve ce tissu chez le vieillard va-t-il jusqu'à y produire cette transformation ; elle ne survient guère que dans les tendons, aux endroits de leurs frottemens, et dans les ligamens, à leur extrémité attachée aux os. Il n'en est pas de même chez certains animaux : chez les gallinacés, par exemple, les tendons des muscles des pieds sont constamment osseux à une certaine époque.

Le périoste est quelquefois affecté de cancer, comme on le voit dans ce que les uns appellent *fongus* ou *fongus médullaire du périoste*, les autres, *tumeur ossivore*, *tumeur lymphatique du périoste*, etc. D'autres organes fibreux, comme la dure-mère, présentent des tumeurs analogues. La périostose diffère de ces tumeurs, en ce qu'elle est le résultat d'une exsudation qui se fait au-dessous du périoste détaché de l'os : la matière de cette exsudation devient quelquefois de plus en plus consistante ; nous avons vu qu'elle peut devenir osseuse.

§ III. *Altérations dans le développement.*

Certains vices de conformation sont accompagnés d'un relâchement extrême des ligamens qui unissent les os, comme les pieds-bots en fournissent un exemple : ce relâchement n'est, dans ce cas, qu'une circonstance secondaire qui dérive de la faiblesse de certains muscles.

Le tissu fibreux se produit dans plusieurs circonstances. 1°. Sans parler de sa reproduction quand il est lui-même divisé, les cicatrices de divers organes sont essentiellement fibreuses : c'est ce que nous avons déjà vu dans quelques circonstances pour les os, et ce que nous verrons par la suite pour les muscles, pour la peau. 2°. Le tissu cellulaire, la membrane ré-

tine, la substance du testicule, la glande thyroïde, se transforment parfois en tissu fibreux. 3°. Des productions fibreuses
diverses se développent au milieu des organes. Elles affectent la
forme de membranes, comme dans les kystes, ou de faisceaux,
comme dans les ligamens des fausses articulations ; ou bien ce
sont des masses qu'on désigne sous le nom de *corps fibreux*. Ces
corps se rencontrent particulièrement dans l'utérus : Bichat en
fait mention (page 242). Ils occupent différens points de l'épaisseur de cet organe. Leur nombre varie ; souvent on en trouve
plusieurs. D'abord très-petits, ils augmentent progressivement
de volume, et prennent en certains cas un accroissement considérable. Leurs fibres forment des couches à peu près concentriques, et paraissent comme pelotonnées : elles reçoivent des vaisseaux plus ou moins apparens. Ces corps passent souvent à l'état
fibro-cartilagineux ; mais cet état ne leur est pas propre, comme
on l'a dit. L'ossification peut même s'en emparer : ils ressemblent alors à des pierres ou à des concrétions. Quelquefois ils se
détachent entièrement, et tombent soit dans la cavité du péritoine, soit dans celle de l'utérus ; ils constituent, dans le second
cas, les prétendus calculs de la matrice, dont on trouve plusieurs
exemples dans un mémoire de Louis inséré parmi ceux de l'Académie de Chirurgie. Les corps fibreux de l'utérus sont connus
depuis fort long-temps : Chambon leur avait donné le nom de
sclérôme. Mais c'est surtout à Bichat, dont les idées sur ce
point ont été publiées par M. Roux, et à Bayle, qu'on en doit
une description plus exacte. Des corps fibreux analogues ont été
trouvés dans d'autres parties, comme au cou, dans l'épaisseur
des doigts. Il n'est pas rare de rencontrer autour du vagin,
entre la vessie et ce conduit, entre celui-ci et le rectum, ou
dans ses parois mêmes, des tumeurs fibreuses, qui, à la vérité,
diffèrent un peu des précédentes. Elles n'ont pas l'aspect pelotonné de ces dernières : leur tissu, mou et flexible, a quelque
ressemblance avec celui des polypes ordinaires. Mais elles ne
naissent pas comme ceux-ci ; leur adhérence est faible avec tous
les tissus voisins, en sorte que leur extirpation n'offre aucune
difficulté. M. Pelletan cite des exemples de cette affection :
M. Dubois l'a observée un grand nombre de fois ; j'ai vu moi-

même plusieurs de ces tumeurs. Leur structure mériterait d'être approfondie. Elles sont importantes à connaître dans la pratique, parce qu'on pourrait, si l'on n'y faisait attention , commettre quelque méprise à leur sujet.   (Béclard.)

NOTES ET ADDITIONS

AU

SYSTÈME FIBRO-CARTILAGINEUX.

Anciennes éditions, T. III, *p.* 211, *lig.* 22; — édition Béclard, T. III, *p.* 275, *lig.* 1 : — Fibro-cartilages membraneux... »

Sous le nom de *cartilages membraneux*, Bichat désigne ici des corps qui ont tout-à-fait les caractères des cartilages, et qui présentent de spécial ces deux caractères seulement : 1° leur aplatissement très-grand, 2° l'épaisseur remarquable de leur périchondre. C'est cette dernière disposition surtout qui a abusé les anatomistes, et leur a fait croire à une forme fibro-cartilagineuse, dans des parties qui ne présentent point, en réalité, un mélange intime de tissu cartilagineux et de substance fibreuse. Au reste, Meckel, depuis long-temps, et plus récemment Béclard, avaient déjà, à cet égard, rectifié les idées émises par Bichat. Les prétendues lames fibro-cartilagineuses dont il est ici question, sont principalement les corps élastiques qui forment l'oricule, l'aile du nez, l'épiglotte, la trachée, les bronches et le bord libre des paupières ; enfin, c'est encore dans la même classe que vient se ranger cette production que j'ai découverte dans le centre de la langue, et à laquelle j'ai donné le nom de *cartilage lingual*.

(F. BLANDIN.)

Anciennes éditions, T. III, *p.* 212, *lig.* 25; — édition Béclard, T. III, *p.* 277, *lig.* 1 : — « Les trois classes de fibro-cartilages n'ont ni la même structure, ni les mêmes propriétés vitales... »

Si, d'après les considérations précédentes, nous rejetons

la première classe de fibro-cartilages, il restera les fibro-cartilages articulaires et ceux des gaînes des tendons, qui présentent
encore en effet de grandes différences. Ces différences paraissent
avoir leur source principalement dans les proportions diverses
qu'affectent les tissus fibreux et cartilagineux dans ce système ;
d'où résulte une ressemblance plus ou moins parfaite avec l'un
ou l'autre de ces tissus, une structure fibreuse, une résistance,
une flexibilité plus ou moins marquées, ou, au contraire, une
élasticité, une homogénéité plus ou moins grandes. Voici, au
reste, le tableau qu'on peut faire du système fibro-cartilagineux,
en joignant aux formes indiquées par Bichat celle des anneaux
de cette nature dans lesquels glissent l'extrémité supérieure du
radius et le tendon du muscle grand oblique de l'œil, et celle des
bourrelets également fibro-cartilagineux qui augmentent la profondeur de certaines cavités articulaires.

FIBRO-CARTILAGES

ARTICULAIRES.

Ils sont en rapport avec les surfaces articulaires des os, et remplissent à leur égard divers usages. Ceux des articulations diarthrodiales sont embrassés par la synoviale de ces articulations. Ils peuvent être divisés en

- **LIBRES :** exemple, celui de la mâchoire inférieure.

- **ADHÉRENS.** Ceux-ci le sont :
  - Par leurs extrémités, comme celui de la clavicule, de l'extrémité inférieure du cubitus, ceux du genou, etc.
  - Par une de leurs surfaces, comme les bourrelets qui s'attachent au bord des cavités glénoïde et cotyloïde.
  - Par leurs deux surfaces ; telles sont les substances inter-vertébrales, celles du pubis, du sacrum, etc.

DE GLISSEMENT.

Leur nom indique leur usage ; presque tous répondent à des tendons. Ils sont :

- **APLATIS :** ceux des gaînes tendineuses ou de revêtement.

- **CIRCULAIRES :** la poulie du grand oblique de l'œil, le ligament annulaire du radius : celui-ci sert en outre à affermir l'articulation de cet os.

(BÉCLARD.)

Anciennes éditions, T. III, *p.* 213, *ligne dernière;* édition Béclard, T. III, *p.* 177, *ligne dernière.*

ANATOMIE PATHOLOGIQUE DU SYSTÈME FIBRO-CARTILAGINEUX.

§ Ier. *Altérations dans les formes extérieures.*

On trouve quelquefois, dans les maladies, les substances inter-vertébrales singulièrement gonflées, ramollies, gorgées de fluides ; ce qui produit une plus grande mobilité et peu de solidité dans la colonne vertébrale. La symphyse du pubis éprouve plus manifestement encore cette altération dans la grossesse.

§ II. *Altérations dans l'organisation.*

Les affections organiques des fibro-cartilages sont peu connues. Cependant on y a vu des ulcérations; Palletta et M. Brodie ont décrit une variété du mal vertébral qui commence par l'érosion des fibro-cartilages inter-vertébraux (1).

On n'a pas observé la manière dont se réparent ces organes lorsqu'ils sont divisés. C'est ce qu'il serait facile de voir, par exemple, après l'opération de la symphyse.

Quant à l'ossification des fibro-cartilages, on peut établir ici, comme dans le système cartilagineux, une distinction fondée sur l'époque à laquelle cette ossification a lieu. Il y a en effet des fibro-cartilages temporaires qui servent de moules à des os, comme il y a des cartilages de ce nom : ceux-là s'ossifient régulièrement, et cette transformation n'est pour eux qu'une suite de leur développement naturel. Ces fibro-cartilages d'ossification se rencontrent là où des os se développent dans des tissus fibreux,

(1) Avant la publication du travail de Brodie, M. Marjolin, dans ses cours, avait signalé cette variété du mal de Pott, qui commence par l'inflammation et le ramollissement des substances inter-vertébrales. (F. BLANDIN.)

comme on l'a vu, à l'article du système osseux, pour les os sésamoïdes : les points osseux des ligamens stylo-hyoïdiens et thyro-hyoïdiens se forment encore de cette manière. Au contraire, les fibro-cartilages permanens passent rarement à l'état osseux. Cela arrive quelquefois pour ceux des vertèbres, comme il a été dit (page 298) : encore souvent, dans ce cas, les couches extérieures sont-elles seules envahies. Au pubis, ce phénomène est extrêmement rare ; il l'est un peu moins dans la symphyse sacro-iliaque, dans les articulations sacrées. Les organes fibro-cartilagineux semblent intermédiaires, sous ce rapport, aux tissus cartilagineux et fibreux, comme ils le sont sous beaucoup d'autres ; ils s'ossifient moins souvent que les premiers, mais plus fréquemment que les seconds.

§ III. *Altérations dans le développement.*

Il se fait des fibro-cartilages accidentels, 1° dans le mode de guérison de certaines fractures mal maintenues ; 2° dans les fausses articulations, à la suite desquelles le périoste prend souvent cette forme ; 3° dans les ankyloses fausses, qui sont quelquefois produites par des brides de la même nature ; 4° enfin, dans des kystes, dans des tumeurs composées de l'utérus, de la glande thyroïde, etc., et dans lesquelles on trouve souvent des parties fibreuses, d'autres fibro-cartilagineuses, etc.   (BÉCLARD.)

NOTES ET ADDITIONS

AU

SYSTÈME MUSCULAIRE

DE LA VIE ANIMALE.

Anciennes éditions, T. III, *p.* 230, *lig.* 11 ; — édition Béclard, T. III, *p.* 300, *lig.* 21 : — « La nature varie suivant les fonctions des organes, la conformation des agens de leurs mouvemens... »

Dans la considération extérieure des muscles, il ne faut pas omettre de noter avec le plus grand soin, 1° la masse qu'ils représentent, parce que, ainsi qu'on le verra plus bas, elle est l'expression de la force absolue qu'ils peuvent déployer ; 2° leur direction d'un point d'attache principal à l'autre : car lorsque les fibres sont droites et parallèles entre elles, la force du muscle est exprimée par la somme des forces de toutes les fibres ; et s'exerce en outre parallèlement à la direction de ces fibres, tandis que, si les fibres sont obliques à l'axe du muscle, le résultat est différent ; 3° leur disposition courbe ou non courbe, celle en anneau ; 4° la figure géométrique ou autre, à laquelle on peut rapporter celle qui leur appartient ; 5° leur position relativement au reste du corps, et leurs rapports de contiguité ; 6° leur état de simplicité ou de complication : et, sous ce dernier point de vue, les muscles varient infiniment ; les uns n'ont qu'un seul faisceau distinct à l'extérieur, *uniceps ;* les autres en ont deux, *biceps ;* ceux-ci en présentent trois, *triceps ;* ceux-là en ont un plus grand nombre, *multiceps ;* 7° l'arrangement relatif des fibres charnues et des fibres aponévrotiques : celles-ci occupent le plus souvent les extrémités d'insertion, mais quelquefois on les rencontre au centre du muscle, séparant cet organe en deux parties ou ventres (*muscles digastriques*); tantôt c'est un tendon, tantôt c'est une aponévrose, tantôt ce sont des fibres isolées, qui servent aux insertions musculaires. Lorsque l'on trouve un tendon, il s'épanouit toujours en aponévrose du côté des fibres musculaires pour recevoir leurs insertions; et tantôt vous le trouverez ainsi disposé en dehors des fibres charnues, tantôt ce sera en dedans de leur faisceau, et ce seront elles enfin qui viendront le recouvrir et le dérober aux yeux. Lorsque l'épanouissement tendineux est extérieur, il peut être simple, et alors la membrane fibreuse peut recouvrir une des faces ou l'un des bords du muscle, ou même se placer entre deux faisceaux charnus, dont elle reçoit les insertions par deux côtés opposés. Enfin, cet épanouissement extérieur peut aussi être double : l'aponévrose se sépare en deux lames, qui tantôt renferment les fibres charnues comme dans une espèce de cornet, et qui tantôt leur présentent simplement une anse ou sinus de réception. 8°. Enfin, il faut noter les noms particuliers qui leur ont été appliqués pour les désigner, soit que l'on ait fait entrer plusieurs considérations dans la fixation de leur nomenclature, comme le faisaient des anatomistes encore peu éloignés de nous, soit que l'on ait déduit leurs noms des insertions propres à chacun d'eux, comme l'ont tenté avec quelques variations Dumas, Chaussier et le professeur Duméril. (F. BLANDIN.)

Anciennes éditions, T. III, *p.* 233, *lig.* 17; — édition Béclard, T. III, *p.* 304, *lig.* 6 : — «L'inspection ne nous apprend rien sur la nature intime de la fibre musculaire... comment a-t-on pu en faire un objet de recherches anatomiques..?»

Malgré le peu d'utilité que semblent en effet avoir ces recherches, comme beaucoup de savans s'y livrent encore aujourd'hui, on ne sera pas fâché de trouver ici une courte analyse des travaux et des opinions dont la fibre musculaire a été l'objet.

Les uns la regardent comme divisible presque à l'infini : Muysk disait qu'il fallait diviser et subdiviser chaque faisceau huit fois de suite avant d'arriver à la dernière fibre musculaire. Les autres, à l'exemple de Prochaska, pensent que ce terme est beaucoup moins éloigné. On n'est pas non plus d'accord sur le volume que doit avoir cette fibre : il est inférieur, suivant la plupart, à celui des globules du sang. Sprengel, qui l'a mesurée au micromètre de Banks, lui attribue, au contraire, un diamètre beaucoup plus grand, qu'il porte à un quarantième de ligne dans les mammifères, à un vingtième chez les oiseaux et les poissons.

La fibre musculaire paraît inégale et comme ridée à sa surface, ce qui a été différemment expliqué. On a dit que ces inégalités étaient un simple effet de la contraction musculaire ; qu'elles dépendaient de la contractilité de tissu des parties celluleuses et vasculaires qui entourent la fibre ; que c'était une suite de nœud et d'étranglemens, dont était composée celle-ci. Cette dernière opinion est la mieux fondée dans les insectes, qui présentent manifestement dans leurs fibres cette sorte d'apparence noueuse ; mais cela n'est pas, à beaucoup près, aussi évident chez l'homme. Meckel, qui a très-bien vu sur les premiers cette disposition, au microscope, n'a pu la reconnaître dans le second. La fibre musculaire lui a paru, chez l'homme, à peu près unie et de la même grosseur dans tous ses points : seulement on y distinguait constamment des globules ou points plus opaques, placés de distance en distance, et séparés par un milieu plus transparent ; ce qui est bien différent des nodosités. Home a également observé des globules dans la fibre musculaire. En prenant cette fibre privée de son tissu cellulaire par l'ébullition, comme on doit toujours le faire quand on veut l'étudier isolément, et en la faisant macérer, il l'a vue se réduire en corpuscules arrondis, parfaitement semblables aux globules du sang.

Divers observateurs ont examiné au microscope la coupe transversale d'un muscle. La surface de cette coupe représente assez exactement celle d'un terrain basaltique : les fibres sont serrées les unes contre les autres, aplaties, et prismatiques plutôt que cylindriques. On en prendra une très-bonne idée dans une figure qu'en a donnée Prochaska.

18

(274)

La fibre musculaire est-elle pleine ou creuse ? C'est une question qui a beaucoup occupé les anatomistes, bien qu'il ne soit
guère possible d'y répondre par l'inspection. Aussi n'a-t-on
presque formé à cet égard que des suppositions. Cependant Lecat,
Verbeyen, Vieussens, se sont tous trois rencontrés sur ce point,
et ont cru pouvoir conclure de leurs observations que chaque
fibre d'un muscle était l'assemblage de vaisseaux d'un ordre particulier, continus aux artères et aux veines à l'endroit où ces
deux ordres de vaisseaux se confondent, mais placés hors de la
circulation de ces derniers. Ces vaisseaux, qu'on pourrait appeler
de dérivation, sont admis par Mascagni : ce sont les mêmes que
Bleuland assure avoir trouvés dans le système capillaire en général, et dans d'autres parties encore que dans les muscles. D'un
autre côté, Haller rejette cette opinion. Tous ceux qui, comme
lui, distinguent des parties injectables et non injectables, et
c'est le plus grand nombre des anatomistes, pensent que la fibre
musculaire est pleine et hors de toute circulation des fluides.

(Béclard.)

Anciennes éditions, T. iii, *p.* 245, *lig.* 16 ; —
édition Béclard, T. iii, *p.* 316, *lig.* 22 : — « Dans
tous les muscles larges, dans les grands muscles
longs, le tissu cellulaire est très-abondant... »

La laxité du tissu cellulaire inter-musculaire n'est pas
moins remarquable que sa quantité. Cette propriété est indispensable pour la liberté de glissement des muscles les un
sur les autres. Ce qui le prouve d'ailleurs, c'est que la laxité
de ce tissu est en raison directe de l'étendue de contraction des
muscles voisins. Comparez en effet, sous ce rapport, les brides
cellulaires qui séparent les muscles des gouttières vertébrales,
avec celles que l'on rencontre entre les longs muscles de la cuisse,
et vous jugerez aisément de la différence.   (F. Blandin.)

Anciennes éditions, T. III, *p.* 247, *lig.* 27 ; — édition Béclard, T. III, *p.* 319, *lig.* 7 : — « C'est la portion du sang combinée avec le tissu musculaire qui donne à ce tissu sa couleur : En voici les preuves... »

Ajoutez à toutes ces preuves que la matière colorante retirée de la chair musculaire par des lotions répétées est différente de celle du sang libre dans le système circulatoire. Une expérience, pourtant, semble opposée à cette opinion, savoir, que la couleur des muscles ne dépend point des fluides qui y circulent. Elle consiste à pousser de l'eau chaude dans l'artère coronaire : le sang sort d'abord par la veine correspondante, puis l'eau ; le cœur conserve sa couleur rouge dans les premiers instans ; mais il finit par la perdre et devient tout-à-fait incolore. On serait tenté de croire, d'après cette expérience, si elle est exacte, que la substance colorante des muscles, tout en étant située hors du grand mouvement circulatoire du sang, est cependant soumise, dans ces organes, à une circulation particulière.

(BÉCLARD.)

Anciennes éditions, T. III, *p.* 251, *lig.* 8 ; — édition Béclard, T. III, *p.* 332, *lig.* 12 : — « Quelle que soit la cause de la supériorité des fléchisseurs, on ne peut la révoquer en doute...»

Énoncée d'une manière générale, comme elle l'est ici, cette proposition demande *distinction* ; en effet, dans certains lieux, les muscles extenseurs l'emportent sur les fléchisseurs ; mais ailleurs on observe un état inverse. Ainsi, chez l'homme en particulier, dont la destination pour l'attitude verticale ne pourrait être mise en doute que par des sophistes ou d'ignorans physiologistes, les muscles postérieurs du tronc sont plus nombreux et plus forts que les fléchisseurs ; et il en est de même de ceux qui servent à l'extension du bassin sur les fémurs, du pied sur la jambe.

Que si on opposait les raisons données par Bichat, que chez les enfans et les vieillards ce sont les mouvemens de flexion qui prédominent ; je répondrais que cela ne prouve rien pour l'homme adulte, dont il est ici question. On voit seulement par là, ce qui était connu depuis long-temps, que les deux âges extrêmes de la vie se ressemblent sous le rapport de la difficulté apportée à l'exension du tronc ; or cette difficulté dépend, chez les enfans, de 'état rudimentaire des apophyses épineuses du rachis, et par suite de la brièveté du bras de levier qu'elles fournissent aux muscles dorsaux ; chez les vieillards, de la courbure de l'épine en avant, sous l'influence du poids des organes antérieurs du tronc, courbure en arc qui rend moins oblique l'insertion des muscles fléchisseurs ; circonstances diverses qui sont étrangères aux muscles eux-mêmes, et qui rendent impossible à ces âges la station sur deux pieds. Au reste, chez les adultes, s'il est vrai que la force effective des muscles extenseurs soit, dans plusieurs points, beaucoup supérieure à celle des fléchisseurs, la chose est bien plus réelle encore pour la force absolue ; en effet, les extenseurs du tronc en particulier, les muscles des gouttières vertébrales, agissent sur le rachis, pour l'étendre, par un bras de levier infiniment plus court que celui à l'aide duquel les muscles abdominaux, par exemple, l'entraînent dans la flexion. Cette circonstance, qui frappe tous les yeux, suffit sans doute pour montrer la nécessité d'un grand appareil d'extension supérieur de beaucoup en force absolue à celui de flexion. Voyez d'ailleurs combien la nature a favorisé la flexion du rachis, et par suite soulagé l'action musculaire propre à ce mouvement : les ligamens postérieurs de cette tige osseuse sont formés d'un tissu très-extensible, de tissu fibreux jaune ; au contraire, n'êtes-vous frappés, en considérant la résistance et le peu d'extensibilité du ligament vertébral commun antérieur, des obstacles qui ont été mis à l'extension du tronc, et par suite de l'énergie qu'il a fallu déployer dans les forces destinées à produire cet effet.   (F. Blandin.)

Anciennes éditions, T. III, *p.* 251, *lig.* 25; — édition Béclard, T. III, *p.* 324, *lig.* 1 : — « Chaque branche nerveuse, arrivée dans les fibres charnues, se divise d'abord et se subdivise dans leurs interstices, puis se perd dans leur tissu... »

Suivant MM. Prevost et Dumas, en plaçant sur l'objectif d'un microscope solaire une tranche de muscle, le sterno-pubien d'une grenouille, par exemple, il est facile de voir que les nerfs présentent, en se terminant dans les muscles, la disposition suivante : leurs derniers rameaux s'insèrent entre les fibres musculaires, dont ils croisent la direction à angle droit ; et, chose remarquable, si le muscle est contracté, on voit que les dernières fibrilles transverses du nerf répondent précisément au sommet des angles ou flexuosités des fibres musculaires.   (F. BLANDIN.)

Anciennes éditions, T. III, *p.* 268, *lig.* 26; — édition Béclard, T. III, *p.* 342, *lig.* 3 : — « Nous voyons souvent un état convulsif coïncider avec l'hydrocéphale, etc... »

Sans doute, l'état convulsif du système musculaire peut se rencontrer dans l'hydropisie encéphalique, mais au début, alors que l'épanchement aqueux est encore peu considérable, et que subsiste encore, à un certain degré d'acuité, l'irritation inflammatoire qui le produit. Au reste, ces phénomènes, plus communs chez les enfans, sont loin d'être étrangers aux adultes, comme cela semblerait résulter des observations de Bichat ; et, en outre, ils deviennent de nouveau très-fréquens dans la vieillesse.   (F. BLANDIN.)

Anciennes éditions, T. III, *p.* 270, *lig.* 23 ; — édition Béclard, T. III, *p.* 344, *lig.* 5 : — « Plus une cause irritante exerce son action près de la protubérance annullaire, plus les phénomènes convulsifs sont apparens... »

Ces remarques de Bichat sont en rapport avec les recherches ultérieures des physiologistes sur les fonctions de l'axe nerveux cérébro-spinal. Il résulte, en effet, des travaux les plus récemment entrepris à cet égard par MM. Magendie, Flourens, etc. qu'à la protubérance annulaire et aux tubercules quadrijumeaux se termine supérieurement, la portion des centres nerveux destinée à influencer directement la contraction musculaire. Et M. Magendie, en particulier, a établi que la protubérance annulaire et la moelle président aux mouvemens, seulement par la partie à l'aide de laquelle elles se trouvent en rapport avec la base du crâne et avec les corps des vertèbres, qui sont la base du canal rachidien. En un mot, les phénomènes convulsifs, dans les expériences où l'axe cérébro-spinal est artificiellement irrité, sont de plus en plus apparens, à mesure que l'irritation agit plus près de la base du crâne et de la protubérance annulaire, comme le dit Bichat ; mais en outre (et ce physiologiste l'ignorait), la même chose s'observe pour la partie antérieure de la moelle, qui est l'analogue de la partie inférieure ou de la base du cerveau.

(F. BLANDIN.)

Au temps de Bichat, les faits pathologiques avaient bien déjà, comme on le voit, jeté une vive lumière sur les fonctions cérébrales ; ils avaient bien appris que certaines lésions de l'encéphale peuvent troubler les mouvemens sans gêner les fonctions intellectuelles, et réciproquement ; mais c'est seulement de nos jours que l'on est parvenu à montrer les points de cette masse nerveuse dont l'intégrité est nécessaire à la régularité des fonctions intellectuelles, et ceux qui ont des rapports immédiats avec les mouvemens ; questions fort importantes, non-seulement pour la physiologie, mais encore pour la pathologie. En effet, pour ne citer qu'un seul exemple, on a de fortes raisons de croire aujourd'hui que le malade chez lequel on reconnaît une perversion des fonctions intellectuelles offre une altération plus ou moins patente de la surface des lobes cérébraux, tandis que cet autre, qui est devenu paralytique, ou chez lequel des convulsions variées se sont manifestées, présente plus spécialement une affection du centre des lobes cérébraux ou des masses nerveuses appliquées sur la base du crâne et du canal rachidien.   (F. BLANDIN.)

———

Anciennes éditions, T. III, *p.* 278, *lig.* 20; — édition Béclard, T. III, *p.* 323, *lig.* 15 : — « Un muscle enflammé ne se contracte point... »

L'inflammation n'abolit la faculté contractile dans les muscles que lorsqu'elle est portée au point de désorganiser l'organe, ou bien lorsqu'elle a déterminé un état d'engorgement chronique de son tissu inter-fibrillaire, engorgement par suite duquel les nerfs moteurs se trouvent eux-mêmes comprimés. Dans toute autre circonstance, le muscle enflammé se contracte même lorsqu'il y est excité plus légèrement que de coutume ; mais instinctivement nous empêchons autant qu'il est en nous, cette contraction, qui occasione de vives douleurs : on peut citer à l'appui de ce que j'avance les phénomènes observés chaque jour dans le lumbago, le torticolis, ou la pleurodynie, etc. La vessie elle-même ne fait pas exception à cette règle. C'est, en effet, une opinion trop légèrement professée par Bichat, à mon avis au moins, que la cystite détermine toujours la rétention d'urine. Je pense, au contraire, que toujours, sauf les cas de gonflement de la prostate, et d'inflammation spécialement développée vers le col de ce viscère, je pense que la cystite aiguë est la cause la plus commune de la strangurie sans rétention. Une vessie vivement phlogosée ne peut retenir un instant le fluide urinaire, et, presque aussitôt qu'une goutte arrive dans sa cavité par les uretères, elle se soulève avec douleur, et d'une manière presque convulsive, jusqu'à ce qu'elle l'ait chassée dans l'urètre ; seulement alors, la contraction cesse, pour recommencer bientôt sous la même influence, et avec les mêmes phénomènes.

(F. BLANDIN.)

———

Anciennes éditions, T. III, *p.* 279, *lig.* 9; — édition Béclard, T. III, *p.* 353, *lig.* 7 : — « En liant l'aorte au-dessus de sa bifurcation en iliaques primitives, la paralysie des membres inférieurs survient tout à coup... »

La paralysie est loin d'être complète dans cette expérience que j'ai répétée bien des fois; mais cela n'infirme en rien la règle dont il est ici question; c'est parce que le sang passe par les voies collatérales que les muscles continuent à se mouvoir : si la suspension de la circulation pouvait être complète, la paralysie le serait aussi.

(BÉCLARD.)

———

Anciennes éditions, T. III, *p.* 288, *lig.* 1; — édition Béclard, T. III, *p.* 362, *lig.* 19 : — « *Permanence de la contractilité animale après la mort...* »

Nysten a établi une table des organes musculaires, d'après l'ordre dans lequel ils perdent leur faculté contractile après la mort. Il résulte, en effet, des recherches de cet habile expérimentateur, que d'abord on voit cesser cette propriété dans le ventricule aortique du cœur, puis ensuite, et successivement, dans le gros intestin, l'intestin grêle et l'estomac, la vessie urinaire, le ventricule pulmonaire, l'œsophage, l'iris, les muscles de la vie animale, l'oreillette gauche et l'oreillette droite. (Voy. ses *Recherches de physiologie et de chimie pathologiques*, 1 vol. in-8°.)

(F. BLANDIN.)

———

(281)

Anciennes éditions, T. III, *pag.* 289, *lig.* 16 : —
édition Béclard, T. III, *pag.* 364, *lig.* 5 : — « C'est
à la susceptibilité du cerveau et des nerfs pour
transmettre encore le principe du mouvement
après la mort, qu'il faut rapporter les phénomènes
que présentent les divers genres de décollation...»

Sans doute la mort doit arriver promptement dans les cas
où la tête est brusquement séparée du reste du corps ; mais enfin,
on conçoit pourtant qu'alors le cerveau, placé hors de l'atteinte immédiate des instrumens vulnérans, doit un instant
conserver son influence sur les parties encore attenantes
à la tête, et avec lesquelles il communique par des nerfs.
L'expression faciale de quelques suppliciés doit, en partie, dépendre de cette cause, et être rapportée au principe sensitif.
Quant au cochon-d'Inde qui enfonça si douloureusement ses
dents incisives dans le doigt de Bichat, après avoir souffert l'a-
blation du cœur, il me semble incontestable qu'il le fit par un
motif de représailles ; dans ce cas, en effet, le principe sensitif
est bien plus promptement aboli que dans le premier. Il ne faut
pas confondre ces mouvemens avec ceux des membres et du tronc
après la décapitation : il y a entre eux une énorme différence.
Ces derniers sont nécessairement, comme le fait remarquer Bichat, hors de l'influence cérébrale, puisque les parties qui en
sont le siége sont séparées de cet organe ; les premièrs, au contraire, me paraissent lui devoir être rapportés. (F. BLANDIN.)

Anciennes éditions, T. III, *p.* 294, *lig.* 32 ; — édition Béclard, T. III, *p.* 369, *lig.* 32 : — « La permanence de la contractilité organique sensible,
après la section de tous les nerfs d'un membre,
prouve bien que cette propriété réside essentiellement dans le tissu musculaire...»

Quand tous les nerfs d'un muscle sont coupés, ce muscle

ne conserve qu'un certain temps la faculté d'obéir à l'action des stimulans : bientôt la contractilité s'épuise et ne reparaît plus. Au contraire, lorsque la communication est libre avec les centres nerveux, l'irritabilité diminue bien de même à mesure qu'on la met en exercice, et finit, comme dans le cas précédent, par disparaître entièrement ; mais, si on laisse reposer l'animal, elle se reproduit de nouveau. Il semblerait, d'après cela, que cette propriété n'est point inhérente au muscle, mais qu'elle est entièrement soumise à l'influence nerveuse. La permanence, d'ailleurs peu durable, de l'irritabilité après la section des nerfs pourrait fort bien dépendre de l'influence de ces nerfs au-dessous de la section ; influence qui doit peu persister, n'étant pas renouvelée, par le défaut de communication avec les centres nerveux. D'après cette idée, qui est celle de Platner, de Legallois, etc., les muscles ne feraient que mettre en action un principe qui leur serait apporté par les nerfs ; ceux-ci auraient un double rôle dans la contractilité du tissu musculaire : 1° ils entretiendraient ce tissu dans un état d'excitabilité habituelle pour la contractilité organique sensible ; 2° ils transmettraient l'excitation dans certaines circonstances, comme dans la volonté, pour la contractilité animale. Les muscles seraient au système nerveux ce que sont les sens à ce système, des parties dont l'action est intimement liée à la sienne, et devient nulle sans lui. Et en effet cette action, dans les premiers comme dans les seconds, s'épuise, se perd et se répare à peu près de la même manière. Le sommeil, le repos, les alimens, rétablissent l'énergie musculaire affaiblie par un long exercice, comme ils rendent aux sens la leur détruite par la même cause. Nous venons de voir que cela ne paraît pas s'appliquer seulement à la contractilité animale, mais encore à la contractilité organique sensible, ou irritabilité proprement dite.

Au reste, il s'en faut de beaucoup que tous les physiologistes soient d'accord là-dessus. Un grand nombre ont suivi l'opinion de Haller, et n'attribuent aux nerfs d'autre usage, dans la contractilité, que de conduire l'excitant quand il vient du cerveau. Ils se fondent sur ce que, 1° Tourdes a reconnu des mouvemens dans la fibrine pure ; 2° les végétaux et les zoophytes se contractent, quoiqu'ils soient manifestement dépourvus de nerfs ;

3° la contractilité est mise en jeu dans les muscles par des excitans qui leur sont directement appliqués. Mais, 1° en admettant l'expérience de Tourdes, que personne n'a vérifiée depuis, ses résultats sont bien différens de ceux de la contractilité musculaire ; 2° les végétaux et les animaux sans nerfs sont aussi sans muscles, ainsi leur contraction n'a rien de commun avec celle de ces derniers ; 3° le dernier argument se trouve en partie combattu par toutes les raisons alléguées plus haut en faveur de l'opinion opposée. Cependant la question est fort difficile à résoudre d'une manière absolue. On trouve dans Meckel une sorte d'opinion mixte, qui est peut-être la plus exacte. Selon cet auteur, l'influence nerveuse est bien une des conditions nécessaires à la contraction, mais elle n'agit pas autrement que le sang qu'apportent les artères, étant comme celui-ci indispensable à la vie du muscle, qui n'en possède pas moins son irritabilité en propre.

(Béclard.)

Anciennes éditions, T. iii, *p.* 296, *lig.* 6 ; — édition Béclard, T. iii, *p.* 371, *lig.* 7 : — « *Raideur cadavérique...* »

Lorsque la vie a cessé dans les muscles, il se manifeste un état de raideur générale plus ou moins apparent et dont la connaissance est fort importante. Nysten, en effet, a prouvé que cette raideur cadavérique à laquelle paraissent au premier abord participer tous les organes, et dont les muscles sont cependant le siége exclusif, est le signe le plus certain de la mort réelle. Au reste, ses recherches ont donné les résultats suivans :

1°. L'homme, les animaux vertébrés, et parmi les invertébrés, ceux qui ont un système musculaire distinct, deviennent raides après la mort :

2°. Dans l'homme, la force et la durée de cette raideur sont en raison directe du développement des muscles au moment de la mort :

3°. Ce phénomène s'observe d'autant plus promptement après la mort que la nutrition musculaire est plus épuisée, comme après les maladies chroniques ; et d'autant plus tard que cette nutrition est moins active , comme après les maladies aiguës et les morts violentes. Ainsi , plus le développement de la raideur est prompt , moins elle devient forte , et moins elle persiste.

4°. Ni la paralysie , ni la destruction de la moelle épinière n'empêchent la raideur cadavérique de se développer et d'acquérir la force dont elle est susceptible.

5°. Dans les mammifères et les oiseaux , le moment où la raideur commence est celui où la chaleur vitale paraît s'éteindre, et où les stimulans artificiels n'ont plus ou presque plus d'action sensible sur la contractilité.

6°. Les muscles sont le siége exclusif de la raideur cadavérique.

7°. Ce phénomène , étranger aux propriétés physiques de ces organes , dépend entièrement de la contractilité vitale, à la vérité très-affaiblie , mais suffisante pour résister quelque temps à la dissolution des élémens du corps.

8°. La raideur cadavérique ne saurait être confondue avec celle que l'on observe quelquefois pendant la vie ; et, comme elle a lieu constamment , elle devient par cela même le signe le plus certain de la mort.

9°. Si , dans un cas douteux , le corps était mou , on mettrait à découvert une portion du muscle , et on l'exciterait à l'aide du galvanisme : son défaut de sensibilité à l'influence de cet agent autoriserait à prononcer que la vie est éteinte.

(F. Blandin.)

Anciennes éditions, T. III, *p.* 307, *lig.* 28 ; — édition Béclard, T. III, *p.* 382, *lig.* 22 : — « *Vitesse des contractions musculaires...* »

Cette vitesse est, en général, très-grande ; elle devient surtout sensible dans l'action de jouer de divers instrumens : on a trouvé qu'il y avait, en général, une contraction par tierce, en comptant combien chaque note de musique exige de mouvemens différens. M. Wollaston a obtenu le même résultat d'une autre manière. Ses recherches sont consignées dans une leçon Croonienne qui fait partie des Transactions philosophiques pour l'année 1810. Voici comment il s'y est pris pour mesurer la vitesse des contractions :

D'après ses recherches, la contraction musculaire, pour peu qu'elle ait de durée, est intermittente, pour ainsi dire, et se compose d'une foule de petites contractions et de relâchemens alternatifs : l'espèce de bourdonnement qu'on entend dans l'oreille orsqu'on en bouche l'ouverture avec l'extrémité du doigt en est la preuve. Ce bruit particulier dépend, suivant M. Wollaston, de l'effort musculaire qu'exige l'attitude que l'on prend ; et en effet j'ai éprouvé qu'il est nul quand on remplace le doigt par un corps inerte. Or, ce bourdonnement comprend une suite d'oscillations très-rapprochées qui répondent à autant de contractions des muscles ; il ne s'agissait donc plus que de trouver un terme de comparaison pour ces oscillations : c'est ce qu'a fait M. Wollaston. Il est parvenu à pouvoir comparer ce bruit à celui que produit le roulement d'une voiture, qui est également intermittent, et dont il était facile d'apprécier la fréquence. Il a reconnu par ce moyen la vitesse indiquée plus haut. (Béclard.)

Anciennes éditions, T. III, *p.* 312, *lig.* 8; — édition Béclard, T. III, *p.* 388, *lig.* 11 : — «Le volume des muscles reste à peu près le même penda leur contraction... »

Il y a d'ailleurs plusieurs causes d'erreur dans les expériences que l'on a faites à ce sujet. Swammerdam, par exemple, dit qu'en mettant le cœur d'une grenouille dans l'eau, on voit le liquide baisser dans le moment de la contraction et monter dans le relâchement ; mais le cœur contenant un fluide qui peut en augmenter ou en diminuer le volume, sans que pour cela son tissu ait éprouvé aucun changement, il est évident qu'on ne peut rien conclure de cette expérience. De même, dans celle de Glisson, qui faisait plonger le bras à un homme dans une cuve, et

observait ensuite la différence de niveau suivant l'état de contraction ou de relâchement des muscles , les résultats ne sauraient
inspirer une grande confiance , parce que , d'une part , il
est assez difficile dans ce cas d'établir le niveau exactement , et
que , d'une autre part , la contraction des muscles étant toujours
accompagnée du relâchement des muscles opposés , il est impossible de bien distinguer ces deux effets l'un de l'autre.

Un fait qui semble offrir quelque chose de plus positif est dû à
Erman. Ce physiologiste , ayant placé un tronçon d'anguille dans
un tube de verre étroit et contenant de l'eau , vit , à chaque contraction que déterminait un courant galvanique , l'eau baisser
sensiblement , et ce liquide remonter pendant le relâchement.

Au reste , cette question , qui a beaucoup occupé les auteurs ,
a été résolue par eux de toutes les manières. On a soutenu que
le muscle diminuait , on a prétendu qu'il augmentait , et enfin ,
on a assuré qu'il ne pouvait augmenter ni diminuer : il serait
difficile d'imaginer une quatrième opinion.   (Béclard.)

NOTES ET ADDITIONS

AU

SYSTÈME MUSCULAIRE

DE LA VIE ORGANIQUE.

Anciennes éditions, T. III, *p.* 340, *lig.* 15; — édition Béclard, T. III, *p.* 431, *lig.* 14 : — « Les fibres blanches qui naissent de la surface intérieure du cœur n'ont nullement la nature des tendons... »

La seule différence qui me paraisse exister entre les fibres tendineuses du cœur et les tendons proprement dits, réside dans leur disposition extérieure : elle est fondée sur ce que ces fibres se terminent à la surface des faisceaux charnus dans le cœur, tandis que les tendons se prolongent ordinairement dans l'épaisseur des muscles. (Béclard.)

Anciennes éditions, T. III, *p.* 342, *lig.* 19; — édition Béclard, T. III, *p.* 432, *lig.* 22 : — « Plusieurs fibres du système musculaire organique paraissent former une courbe entière... »

Il n'y a dans le cœur de fibres décrivant une courbe entière, que celles qui entourent en manière de *sphincters* lés orifices veineux des oreillettes : sans doute, ce sont ces fibres dont Bichat entend parler. Toutes les autres, après avoir suivi une marche spiroïde, très-marquée, comme Senac et Wolf l'avaient ndiqué clairement, mais comme il résulte surtout des travaux plus récens de mon ami le docteur Gerdy , se terminent par leurs extrémités d'une manière plus ou moins immédiate sur les zones fibreuses artérielles et auriculo-ventriculaires que l'on trouve à la base du cœur. (F. BLANDIN.)

Anciennes éditions, T. III, *p.* 343, *lig.* 19 ; — édition Béclard, T. III, *p.* 434, *lig.* 31 : — « Au cœur, l'entrecroisement des fibres musculaires est tel, dans les ventricules, que c'est un véritable réseau... »

Ce passage montre évidemment que les idées de Bichat, relativement à la texture du cœur, étaient loin de la vérité. En effet, il n'y a pas dans le cœur d'entrecroisement des fibres en réseau, ou plutôt cet entrecroisement n'existe qu'en apparence. (*Voyez* le Mémoire de M. Gerdy inséré dans les Bulletins de l'ancienne Société de la Faculté.) (F. BLANDIN.)

Anciennes éditions, T. III, *p.* 344, *lig.* 31 ; — édition Béclard, T. III, *p.* 436, *lig.* 16. — « Quelle que soit la distension des muscles creux par les fluides qui les remplit, il ne s'y fait presque jamais de rupture. La vessie seule présente quelquefois ce phénomène... »

Les crevasses de la vessie par excès de distension , dans les cas de rétention d'urine , sont en effet fort rares ; mais lorsqu'on les observe elles ne fournissent point d'exemple de la rupture des fibres charnues de cet organe. En effet, rassemblées en faisceaux ou colonnes de grosseur inégale , ces fibres résistent très-fortement à la distension ; et pendant ce temps la muqueuse vésicale fait hernie dans leurs interstices , et se rompt seule ou avec la séreuse, qu'elle soulève lorsque la hernie se fait de son côté.

(F. BLANDIN.)

Anciennes éditions, T. III, *p.* 345, *lig.* 13 ; — édition Béclard, T. III, *p.* 437, *lig.* 4 : — « Le tissu cellulaire est plus rare dans les muscles organiques que dans les autres... »

Ce tissu devient plus apparent par divers procédés : on peut le gonfler par la macération, ou le distendre par l'insufflation pratiquée soit dans le tissu cellulaire extérieur aux fibres, soit par les veines. Le cœur en présente de très-distinct quand il a bouilli. (Béclard.)

———

Anciennes éditions, T. III, *p.* 349, *lig.* 2 ; — édition Béclard, T. III, *p.* 441, *lig.* 7 : — « Le volume du ventre serait double, dans la typmpanite, si l'extensibilité de ses parois était proportionnée à celle des intestins... »

C'est un fait incontestable, sans doute, que les intestins sont plus rapidement susceptibles d'une grande dilatation que les parois abdominales : mais cela prouve-t-il que les fibres des muscles de la vie organique sont plus extensibles que celles des muscles de la vie animale ? Je ne le pense pas. Cette différence dépend seulement de la différence des deux parties sous le rapport du nombre des fibres. D'un côté, vous voyez peu de fibres, et par conséquent peu de tension de tissu à vaincre par la puissance expansive ; de l'autre, au contraire, apparaît une disposition toute inverse, qui doit amener nécessairement un obstacle inverse à la dilatation. (F. Blandin.)

———

Anciennes éditions, T. III, *p.* 349, *lig.* 29 ; — édition Béclard, T. III, *p.* 442, *lig.* 3 : — « Le volume du cœur dans les anévrysmes, de la matrice dans la grossesse, n'est pas dû à une distension, mais bien à un accroissement contre nature... »

Sans doute, c'est principalement sous l'influence d'une véritable hypertrophie de ses parois, que la matrice distendue par le produit de la conception acquiert le volume énorme qu'on lui connaît ; mais il est impossible de mettre en doute la part que prend l'œuf à ces phénomènes, par la distension qu'il produit sur tout l'organe : l'effacement progressif d'abord, et plus tard, la dilatation toujours croissante du col de l'utérus en sont la preuve. Au reste, ici comme au cœur, le contenu produit une distension excitante, qui devient pour le contenant la cause d'une hypertrophie, que l'on n'observe alors que d'une manière consécutive. (F. BLANDIN.)

———

Anciennes éditions, T. III, *p.* 350, *lig.* 12; — édition Béclard, T. III, *p.* 442, *lig.* 18 : — « Lorsque les valvules mitrales sont ossifiées, le ventricule gauche reste souvent dans l'état naturel... »

Il est fort rare que le cœur conserve son état normal, sous les autres rapports, lorsque la valvule *mitrale* est ossifiée. Alors, en effet, tantôt le sang éprouve une gène considérable à passer dans le ventricule, tantôt il s'y rend facilement, mais reflue en grande proportion dans l'oreillette, suivant que les deux replis de cette soupape auriculo-ventriculaire gauche, soudés ensemble en grande partie, rétrécissent beaucoup l'ouverture, ou que ces valves, se trouvant couchées vers le ventricule et retenues par les tendons ossifiés des colonnes charnues, ne diminuent point l'ouverture, mais sont impuissantes pour la fermer. Dans tous les cas, c'est surtout l'oreillette qui éprouve des modifications dans son volume, sa forme et sa texture ; et l'on conçoit facilement comment Bichat a pu trouver alors le ventricule gauche *dans son état naturel ;* mais cela ne prouve pas que la distension du cœur par le sang ne soit la source des hypertrophies variées, avec ou sans dilatation, que présentent si souvent les diverses parties du centre circulatoire. L'expérience récemment acquise établit au contraire une doctrine inverse. La distension du cœur par le sang produit mécaniquement la dilatation simple du cœur ; mais le plus souvent cet organe réagissant pour se débarrasser du fluide qui l'obstrue, subit un accroissement de nutrition sous l'influence de cet exercice lui-même accru, et à la dilatation mécanique primitive s'ajoute une hypertrophie plus ou moins apparente. Toutefois, il est une hypertrophie du cœur sans dilatation, qui n'a point sa source dans une distension du cœur, mais qui tient à une excitation d'un autre genre : c'est à cette lésion seulement que peut s'appliquer le raisonnement de Bichat.   (F. Blandin.)

Anciennes éditions, T. iii, *p.* 355, *lig.* 12 ; — édition Béclard, T. iii, *p.* 448, *lig.* 1 : — « Je rapporte au même mode de sensibilité la gêne qu'éprouvent les malades qui portent dans la vessie une sonde continuellement ouverte... »

Cette gêne, cette anxiété qu'éprouvent les malades qui portent une sonde continuellement ouverte, tient bien plutôt à l'irritation et à l'inflammation produites par le double contact de l'air et de l'instrument sur la membrane muqueuse, contact tout-à-fait étranger à la sensibilité particulière de cette partie. Les douleurs cuisantes, la fièvre, les urines glaireuses et sanguinolentes que l'on observe dans ces circonstances, me paraissent jeter sur cette question un jour suffisant.   (F. Blandin.)

Anciennes éditions, T. III, *p.* 356, *lig.* 14; — édition Béclard, T. III, *p.* 449, *lig.* 6 : — « Si quelques hommes ont eu la faculté d'arrêter les mouvemens de leur cœur, c'est en suspendant d'abord leur respiration... »

Sans doute il existe une étroite liaison entre les fonctions du poumon et celles du cœur; sans doute ces fonctions exercent les unes sur les autres une action réciproque, mais dans certaines limites ; et je ne pense pas que l'on soit en droit de soutenir aujourd'hui, avec Bichat, que la suspension momentanée de la respiration puisse faire cesser par contre-coup les contractions du cœur. Cet organe, en effet, se contracte long-temps encore chez un animal que l'on vient de sacrifier, en lui ouvrant largement la poitrine ; et cependant, dans cette expérience, on empêche immédiatement la respiration. Les individus qui ont joui de la singulière et rare faculté de suspendre volontairement les mouvemens du cœur chez eux, ont dû arriver à ce résultat d'une autre manière : peut-être avaient-ils quelques anomalies dans l'origine des nerfs cardiaques? La chose serait possible. Si de semblables individus ont réellement existé, on pourrait supposer que chez eux le nerf cardiaque du pneumo-gastrique, plus développé que de coutume, exerçait une action insolite sur le centre circulatoire, et le mettait avec le système nerveux cérébro-spinal dans des relations bien plus marquées.　　　　　(F. BLANDIN.)

Anciennes éditions, T. III, *p.* 356, *lig.* 30; — édition Béclard, T. III, *p.* 449, *lig.* 21. — « Après le coup qui a assommé un animal et rendu tout son système musculaire immobile, l'estomac vomit encore quelquefois les alimens... »

Ce passage de Bichat montre l'opinion qu'il professait relativement au vomissement : il considérait l'estomac comme produisant seul tous les phénomènes qui se rattachent à cet acte. Quoique aujourd'hui encore, malgré les expériences si belles et si concluantes de M. Magendie, quelques personnes n'aient pas d'opinion bien arrêtée sur le mécanisme du vomissement, cependant on ne saurait plus partager complétement le sentiment de Bichat à cet égard. Il n'est pas possible, en effet, de nier la part que prennent à cet acte les muscles abdominaux et le diaphragme. L'estomac, dont la contraction est essentiellement lente et vermiculaire, ne saurait, seul surtout, produire une action rapide et forte comme celle qui caractérise le vomissement; il ne peut *vomir* seul, en un mot. Tout l'effet de la contraction de la tunique charnue de l'estomac se réduit à cette expulsion lente des matières qu'il contient, expulsion qui constitue la régurgitation, qu'il faut se garder de confondre avec le vomissement.

(F. Blandin.)

Anciennes éditions, T. III, *pag.* 357, *lig.* 6 : — édition Béclard, T. III, *pag.* 449, *lig.* 28 : — « Les substances narcotiques qui paralysent les muscles volontaires, laissent les autres intacts... »

L'opium et les autres substances narcotiques ont, pour la plupart, une double action sur notre économie : ils excitent d'abord, et plus tard ils produisent cet affaissement, cette torpeur qu'on appelle *narcotisme*. Dans le premier période de leur incubation au sein de nous-mêmes, le cœur, comme le système nerveux, se trouve surexcité ; mais il est constant que plus tard il participe au narcotisme général, et qu'il ralentit ses contractions. Parmi les narcotiques, celui que l'on retire de la baie de *l'atropa belladona* exerce cette double action sur le cœur d'une manière bien tranchée et bien reconnue.   (F. Blandin.)

Anciennes éditions, T. iii, *p.* 357, *lig.* 23 ; — édition Béclard, T. iii, *p.* 450, *lig.* 16 : — « Dans les fièvres malignes, le pouls est à peine changé ; quelquefois même il est ralenti... »

Ce ralentissement du cœur est une modification qui prouve au contraire directement l'influence des centres du système nerveux de la vie animale sur la contractilité des muscles de la vie organique. Les expériences de Legallois, au reste, si elles ne prouvent point tout ce que ce médecin habile a cru pouvoir en déduire, témoignent cependant d'une manière non équivoque en faveur de cette influence. (F. Blandin.)

Anciennes éditions, T. iii, *p.* 358, *lig.* 13 ; — édition Béclard, T. iii, *p.* 452, *lig.* 9 : — « La section des deux nerfs vagues est mortelle ; mais je doute que ce soit par le cœur que commence alors la mort... »

Depuis Galien de nombreuses expériences ont été tentées sur les nerfs pneumo-gastriques, et toutes sont favorables à l'opinion émise ici par Bichat, savoir, que la mort, après leur section faite de l'un et de l'autre côtés à la fois, *ne commence pas par le cœur*, bien que cet organe se trouve un peu lésé dans ses fonctions. Cette terminaison funeste, qui ne manque jamais de suivre l'expérience que je viens de signaler, ne saurait non plus résulter du trouble des fonctions de l'estomac, trouble observé par une foule de physiologistes, et notamment par MM. Brodie et Dupuis. Mais il en est autrement des fonctions respiratoires : elles éprouvent immédiatement une perturbation extrême, qui, selon moi, dépend principalement de la cessation de l'hématose et de la difficulté avec laquelle le poumon, privé de ses nerfs propres, réagit pour se débarrasser des liquides qui tendent à l'engorger, et qui

(295)

l'obstruent bientôt, comme on le peut aisément constater après la
mort. Les recherches auxquelles je me suis livré sur la distribution des nerfs dans le larynx , ne me permettent point d'adopter
l'opinion qui représente la section des nerfs pneumo-gastriques
au col comme produisant l'occlusion de la glotte , parce que ,
faite au-dessus des nerfs récurrens, elle abandonne l'ouverture
de la glotte à la merci de ses constricteurs , qui , dans cette
opinion , recevraient leurs nerfs du seul *laryngé supérieur*. En
effet , nous avons reconnu que le nerf récurrent se distribue à
tous les muscles véritablement moteurs des lèvres de la glotte ; et
alors il est clair que sa section , ou celle des pneumo-gastriques
au milieu du col, peut bien produire l'aphonie , puis-qu'elle para-
lyse les lèvres de la glotte, mais qu'elle ne peut être suivie de l'occlusion de cette ouverture , surtout d'une occlusion telle que la
mort en soit la conséquence.   (F. BLANDIN.)

Anciennes éditions, T. III, *p.* 361 , *lig.* 31 ; — édition Béclard , T. III, *p.* 454 , *lig.* 32 : — « Jamais je
n'ai vu la vessie pleine d'urine se contracter assez violemment pour expulser ce fluide... »

La vessie , par sa seule contraction , peut suffire à l'excrétion de l'urine dans une foule de circonstances. Souvent , en effet , sur des animaux vivans dont l'abdomen était largement
ouvert , ou même après la mort, la vessie , pleine d'urine , étant
extraite du bassin et placée sur une table, j'ai vu cet organe se
contracter brusquement , et rejeter au loin par un jet continu
tout le liquide qui le distendait.   (F. BLANDIN.)

Anciennes éditions, T. iii, *p.* 365, *lig.* 3 ; — édition Béclard, T. iii, *p.* 458, *lig.* 10 : — « Il faut bien que les nerfs qui entrent dans la composition des muscles organiques servent à quelques usages... »

Nous avons vu, dans le système musculaire de la vie animale, que l'influence des nerfs sur l'irritabilité de ce système n'est pas facile à déterminer. La même question se reproduit ici, avec plus de complication même. En effet, dans l'autre système, il y avait au moins une action évidente de la part du cerveau et des nerfs dans la contractilité animale ; dans celui-ci, non-seulement cette action devient douteuse, mais la même difficulté subsiste, plus grande peut-être, relativement au rôle que jouent les nerfs dans la contractilité organique. On peut se demander, 1° si le cerveau a quelque influence sur la contractilité des muscles de la vie organique ; 2° si la moelle n'est point nécessaire à l'exercice de cette contractilité ; 3° si les nerfs sont purement passifs dans ce phénomène, en sorte que cette propriété soit, suivant l'expression de Haller, inhérente à la fibre de ces muscles.

Les considérations présentées par Bichat ont montré les muscles de la vie organique indépendans dans leur action de l'influence cérébrale ; mais elles ne prouvent pas que celle-ci ne puisse s'exercer dans quelques circonstances. Plusieurs des faits qu'il a cités tendent, au contraire, à démontrer cette influence. Les passions en sont un exemple remarquable. Il me paraît extrêmement probable que, lorsque dans une émotion vive, par exemple, le cœur précipite ses mouvemens, cela n'a lieu que parce que le cerveau réagit sur cet organe et lui transmet l'impression qu'il a reçue. Placer le siége primitif des passions dans les organes de la vie intérieure, c'est oublier, ce me semble, que le cerveau est l'organe unique des perceptions, et que les passions sont toujours la suite de ces dernières. Au reste, ce n'est pas ici le lieu de traiter cette question : il suffisait de faire pressentir que l'action du cœur pourrait bien dans ce cas être entièrement soumise à celle du cerveau. Les cas rares , à la vérité, dans lesquels la volonté peut suspendre l'action du premier de ces organes , semblent se rattacher à la même cause. Bayle , qui jouissait de cette singulière faculté, la mettait en exercice sur-sur-le-champ et avec la même facilité que l'on fait mouvoir un muscle de la vie animale : or , si cela dépendait uniquement de la suspension de la respiration, il faudrait un certain temps pour que le phénomène eût lieu. Au reste, le cœur n'est pas le seul organe qui obéisse ainsi , dans certains cas , à l'influence du cerveau : une foule de faits montrent l'estomac, l'intestin, la vessie, la matrice même , également sensibles à cette influence. On ignore , il est vrai , si c'est par les nerfs qu'elle se transmet ; mais comme ces agens sont les seuls moyens de communication du cerveau avec ces différens organes , tout porte à croire que tel est leur usage: Cependant , il faut convenir que nous manquons d'expériences directes propres à mettre ceci hors de doute. Au contraire, celles qui ont été faites jusqu'à ce jour nous apprennent qu'on peut enlever le cerveau sans diminuer en rien l'action des muscles de la vie organique , si l'on a soin en même temps d'entretenir la respiration. Que conclure de ces faits opposés, et de ceux exposés par Bichat? que sans doute l'influence cérébrale n'est pas absolument nécessaire à la contraction de ces muscles, mais qu'elle peut la modifier dans certaines circonstances. Nous allons voir qu'il en est à peu près de même pour la moelle épinière.

D'une part, Legallois, par de nombreuses expériences dont il a déjà été question à l'article du système nerveux de la vie organique, a prétendu prouver que le cœur reçoit, par le grand sympathique , de tous les points de la moelle , le principe de son mouvement, lequel s'anéantit quand celle-ci est détruite dans sa totalité, d'une autre part, différens faits, qui ont été cités à ce même article, et des expériences de Clift, de Wilson, démontrent que souvent, malgré l'absence de la moelle, le cœur n'en continue pas moins son action ; que certaines lésions de la moelle ont plus d'influence que d'autres sur cet organe ; que , suivant l'âge et l'espèce d'animal , on observe de grandes différences dans les résultats, etc. D'où l'on voit que la contractilité organique , quoique indépendante jusqu'à un certain point de la moelle épinière, est dans quelques cas influencée par elle.

Enfin, la permanence de cette contractilité, malgré la destruction du cerveau ou de la moelle, est-elle une preuve que la fibre musculaire en est douée par elle-même, et indépendamment de toute influence nerveuse, comme le pensait Haller? Non sans doute, puisque les nerfs subsistent et peuvent encore agir isolément dans ce cas. Rien ne s'oppose à ce qu'on admette ici la même hypothèse que dans le système musculaire de la vie animale, savoir, que les muscles puisent dans le système nerveux le principe de leur action; mais je ne connais aucun fait qui prouve cela d'une manière incontestable.   (Béclard.)

Anciennes éditions, T. iii, *p.* 369, *lig.* 8; — édition Béclard, T. iii, *p.* 462, *lig.* 17 : — « Dans la course, tous les muscles en contraction expriment le sang veineux contenu dans leur tissu, et ce sang, abordant au cœur en abondance, le fait palpiter avec force... »

Pendant la course, en effet, comme Bichat le fait remarquer, le cœur augmente ses contractions pour se débarrasser du sang qui obstrue ses cavités. Mais d'où vient cette obstruction dans cette circonstance? Dépend-elle, comme le dit Bichat, de ce que le sang veineux est exprimé du tissu des muscles en plus grande quantité par le fait de la contraction de ces organes? ou bien, ce phénomène n'est-il pas plutôt le résultat de la difficulté qu'éprouvent la respiration, d'une part, et le passage du sang à travers le poumon, de l'autre, pendant que le corps est emporté par un mouvement rapide? Je crois que ces deux causes y concourent; mais si j'étais forcé de choisir entre elles, j'adopterais certainement la seconde. (F. Blandin.)

Anciennes éditions, T. iii, *p.* 382, *lig.* 22 ; — édition Béclard, T. iii, *p.* 476, *lig.* 27 : — « C'est à la permanence de la contractilité organique sensible que sont dues les évacuations de matières fécales et les vomissemens qui surviennent souvent un instant après la mort... »

Ce passage des alimens dans la partie supérieure des voies alimentaires après la mort n'est point un phénomène de contractilité des fibres de l'estomac : il dépend uniquement, comme l'a démontré le professeur Chaussier, d'un mouvement de fermentation qui s'établit, aux dépens de ces matières, dans toute la portion abdominale du canal digestif; fermentation de laquelle résulte immédiatement une production abondante de gaz, et le ballonnement, du ventre ; puis, consécutivement, une résistance passive des parois abdominales tellement forte que l'estomac et les intestins, ne pouvant plus se développer de ce côté, se trouvent comprimés, et que les matières qu'ils contiennent se trouvent refoulées vers les ouvertures naturelles. Dans ce moment, non-seulement les matières alimentaires refluent souvent dans le pharynx, la bouche et les fosses nasales ; mais encore elles arrivent dans le larynx et les bronches, en franchissant l'ouverture de la glotte. Il faut être bien instruit de ces faits, pour ne pas être tenté, dans un examen cadavérique, de les considérer comme le produit de causes qui ont agi avant la cessation de la vie. (F. Blandin.)

Anciennes éditions, T. iii, *p.* 396, *lig.* 21 ; — édition Béclard, T. iii, *p.* 491, *lig.* 19 : — « Chaque muscle organique a son degré de vitesse... »

Tous les muscles de la vie animale jouissent d'une vitesse de contraction assez uniforme ; tous dans l'occasion sont susceptibles de produire des mouvemens également rapides : mais il s'en faut de beaucoup qu'il en soit de même pour les muscles de la vie organique. A la vérité, Bichat, dans cet article, vient d'invoquer l'exemple du cœur pour établir une opinion contraire, et sans doute il a été heureux dans son choix. Toutefois il faut observer que le cœur fait plutôt ici l'exception que la règle. Comparez-le, en effet, à l'estomac, au duodénum, à l'intestin grêle, au gros intestin, à la vessie, à l'œsophage, etc., vous verrez quelle énorme différence existe entre eux sous le rapport de la rapidité des contractions : là vous trouvez, en effet, vitesse et énergie; ici, au contraire, lenteur et débilité. En général, la contraction, dans les muscles organiques, est essentiellement vermiculaire; et cette circonstance imprime un caractère particulier à certaines actions des organes qui en sont tissus.

(F. Blandin.)

Anciennes éditions, T. iii, *p.* 401, *lig.* 25; — édition Béclard, T. iii, *p.* 497, *lig.* 5 : — « Il est probable que la dilatation des muscles organiques est un phénomène aussi vital que leur contraction... »

Sans nier absolument que les muscles intérieurs ou involontaires puissent se dilater, les volontaires s'allonger, par une action vitale propre, analogue à la contraction de ces mêmes muscles, j'observe que la plupart des faits qui tendent à prouver cette action peuvent être expliqués d'une autre manière, et dépendent souvent de causes qui lui sont totalement étrangères, et que n'ont pas vues ceux qui admettent cette action. C'est ainsi que Barthez cite comme des phénomènes de ce genre, dus à une sorte de répulsion active opposée à l'attraction qui domine dans le raccourcissement des fibres musculaires, l'allongement de la trompe de l'éléphant, celui des reptiles, des vers, etc., dans l'action de ramper, celui même de la langue. Il est évident que, dans tous ces cas, l'allongement n'est qu'un effet secondaire du raccourcissement de certains muscles qui, par leur disposition, ne peuvent pas en produire d'autre, plutôt qu'une dilatation réelle. La sangsue, par exemple, a des fibres longitudinales dont l'effet est de la raccourcir, mais en même temps des fibres circulaires qui ne peuvent se contracter sans qu'elle ne soit allongée, l'espace que bornent ces fibres devant évidemment augmenter dans un sens pendant qu'il diminue dans l'autre. Il en est de même des vers, etc. La trompe de l'éléphant contient également deux plans de fibres : les unes, longitudinales, la raccourcissent ; les autres, rayonnées, servent à l'allonger, et ce n'est point à la dilatation des premières qu'il faut attribuer ce dernier effet.

C'est donc faute d'avoir connu la véritable disposition des fibres musculaires dans certaines régions, et d'avoir su apprécier les effets différens de la contraction de ces fibres suivant la direction qu'elles affectent, qu'on a été porté à les revêtir d'une force d'expansion qui ne leur semble nullement inhérente. Ce qui a lieu dans l'intestin confirme cette idée ; il est hors de doute que l'extension et le resserrement alternatifs qui agitent ce viscère dépendent de la contraction alternative de ces fibres longitudinales et circulaires : cependant ce fait est un de ceux qu'on donne en preuve de la dilatation active des muscles.

F. Meckel a présenté quelques considérations nouvelles à l'appui de cette dernière, tirées des états divers où se trouvent les muscles après la mort, des mouvemens qu'on observe dans l'iris, des dimensions variables de la pupille sur le cadavre, etc. ; mais si on en excepte l'iris, dont les mouvemens sont, je crois, assez peu connus, et dont la nature musculeuse est d'ailleurs loin d'être démontrée, la seule contraction des muscles rend parfaitement raison de presque tous les phénomènes dont ils sont le siége. Un seul, déjà cité par Bichat, semble d'abord favorable à l'allongement actif des fibres, en ce qu'il paraît jusqu'à présent inexplicable : c'est la force avec laquelle le cœur se soulève et tend à se dilater, même quand le sang n'aborde plus dans son intérieur. Mais ce fait, pour être obscur, en est-il plus concluant, et ne peut-il pas tenir, comme les autres, à quelque cause particulière qui nous est inconnue? Qui nous dit que la diastole et la systole ne seront pas un jour des phénomènes aussi simples que ceux de la contraction d'un muscle volontaire (1) ?

(Béclard.)

Ainsi que Béclard le fait remarquer dans la note précédente, on a supposé à la fibre musculaire une force particulière de dilatation, dans l'impuissance où l'on était d'expliquer d'une autre manière certaines actions d'organes; mais le temps, qui détruit tout ce qui n'est pas fondé sur la plus sévère observation, a miné petit à petit toute cette théorie, et aujourd'hui on doit la considérer comme totalement ruinée. Les phénomènes de la dilatation du cœur, qui paraissaient à Bichat si concluans, en faveur de la force de dilatation, qui avaient fait créer à Barthez une force *d'élongation active* des muscles, qui embarrassaient encore Béclard, et qui sont considérés comme peu explicables par la plupart des physiologistes, ne sont pourtant que des effets fort simples du raccourcissement ou de la contraction de certains plans musculaires au centre circulatoire. Les notions positives que nous possédons maintenant sur l'anatomie de cet important organe, ne laissent plus le moindre doute à cet égard. Les ventricules, en effet, sont formés de deux ordres principaux de fibres : les unes, superficielles, se contournent autour de l'axe de l'organe en une spirale très-simple, et dessinent, suivant la remarque très-juste de Senac, *un huit de chiffre*; les autres, profondes, se contournent essentiellement de la même manière, mais elles forment des tours beaucoup plus multipliés. Celles-là appartiennent aux deux ventricules à la fois, celles-ci sont particulières à chaque ventricule; toutes sont insérées par leurs deux extrémités sur les zônes fibreuses artérielles et auriculo-ventriculaires de la base du cœur, desquelles elles partent pour décrire leurs spires particulières, et vers lesquelles elles reviennent ensuite. Enfin, les premières, par suite de leurs tours peu nombreux, paraissent obliques sur les deux faces du cœur, et forment des anses assez simples qui embrassent la pointe de cet organe; tandis que les secondes, plus contournées, *plus spirales*, sont presque circulairement disposées autour des ventricules, et représentent comme les lames emboîtées d'un cornet de papier. Or, supposez ces dernières fibres contractées et raccourcies; leurs plans divers se pressent les uns contre les autres, les anneaux qu'elles forment se trouvent resserrés, et leur cornet, en totalité, est rétréci par un mécanisme semblable à celui par lequel on diminue la capacité d'un cornet de papier,

avec cette différence seulement, que, pour obtenir la diminution de la cavité du cornet de papier, il faut augmenter
le nombre des tours de spirale de la lame non rétractile qui le
forme ; tandis que dans le cornet des ventricules du cœur, la
nature obtient le même résultat, sans augmenter le nombre
des tours de spirale des fibres, mais en raccourcissant celles-ci
dans toute leur longueur. Que si, au contraire, les fibres
ventriculaires superficielles viennent à se raccourcir, elles
ne peuvent que produire la dilatation des ventricules, parce que,
rapprochant simplement la pointe du cœur de la base, à l'aide
des anses simples qu'elles décrivent, elles ouvrent sa cavité des
ventricules, comme on ouvre une boutonnière, en poussant l'une
vers l'autre leurs deux extrémités. Ainsi, le cœur est formé de
fibres qui, bien que disposées d'une manière analogue, offrent
cependant sous ce rapport de bien remarquables différences,
comme déjà nous l'avons fait remarquer plus haut, différences qui
leur impriment des actions opposées ; les premières sont les agens
de la diastole ; les secondes sont réservées à la systole. (F. BLANDIN.)

Anciennes éditions, T. III, *p.* 414, *ligne dernière*; — édition Béclard, T. III, *p.* 510, *ligne
dernière.*

ANATOMIE PATHOLOGIQUE DU SYSTÈME MUSCULAIRE.

On peut réunir dans une seule description les altérations
communes aux deux grandes divisions de ce système. Il en est
peu de particulières ; elles seront indiquées à mesure.

§ Ier. *Altérations dans les formes extérieures.*

L'excès de nutrition est commun dans les muscles ; mais ce
n'est guère que dans le cœur et la vessie qu'il constitue, à proprement parler, une maladie : il est caractérisé par un accrois-

sement remarquable de volume et souvent de densité. L'atrophie arrive fréquemment dans les muscles extérieurs par le défaut d'exerce, par la distension ou par toute autre cause. Il s'y joint souvent une décoloration des fibres charnues, qu'on a prise pour un état graisseux, comme Bichat l'a déjà fait observer. La prétendue dégénération graisseuse des muscles ne me paraît pas exister, du moins je n'en connais point d'exemple qu'on ne puisse rapporter à l'état précédent, dans lequel, les fibres charnues disparaissant en partie, la graisse inter-musculaire prédomine et se confond par sa couleur avec le muscle lui-même devenu jaunâtre. Mais on retrouve par l'analyse la fibrine dans ces muscles; en en mettant sur du papier gris, on retrouve les fibres distinctes après que l'huile animale a été absorbée, etc. Dans le cœur, l'atrophie donne lieu à la dilatation de cet organe, à son anévrysme passif.

Les muscles perdent de leur consistance dans beaucoup de circonstances : le cœur est très-sujet à cette altération, qui a été décrite par M. Laennec dans son excellent *Traité de l'Auscultation médiate*, où l'on trouvera un grand nombre de faits intéressans sur les maladies de ce viscère. Le ramollissement des muscles peut amener leur rupture; celle du cœur a souvent été observée en pareil cas, surtout chez les vieillards : elle a été l'objet d'un travail particulier de M. Rostan.

Les fibres musculaires sont quelquefois allongées par l'effet de diverses maladies : il en résulte un affaiblissement plus ou moins marqué dans leur action. Cet allongemeut forcé des muscles coïncide souvent avec le raccourcissement des antagonistes, qui en est alors la cause; il suffit, dans ce cas, de contrebalancer ces derniers pour rendre aux premiers leur faculté contractile : c'est ainsi qu'on parvient quelquefois à remédier à la flexion permanente des doigts, en les redressant jusqu'au point où les extenseurs peuvent se contracter de nouveau; la même chose s'applique à la guérison des pieds-bots, quant il est possible de ramener l'axe du membre à sa direction primitive.

Le raccourcissement n'a pas les mêmes inconvéniens ; il peut être porté très-loin, sans que la contractilité s'en ressente, comme le prouve une pièce recueillie par Hunter, et dans laquelle l'humérus avait éprouvé une perte de substance considérable. Il semble au contraire que cette force en soit augmentée : du moins est-elle alors dans un exercice continuel. Cette sorte de rétraction est très-fréquente, et se lie le plus souvent à une faiblesse des antagonistes. Les contractures du scorbut, certaines inflexions vicieuses du tronc, les pieds-bots, que nous venons de citer, le strabisme, la rétraction des muscles de la jambe par une douleur habituelle dans cette partie, en sont des exemples. Le petit doigt est souvent ainsi rétracté.

On a beaucoup parlé de déplacemens des muscles, de luxations, de hernies de ces organes. On peut voir à ce sujet tout ce qu'a écrit Pouteau.

§ II. *Altérations dans l'organisation.*

L'inflammation du tissu musculaire est encore douteuse. On a bien trouvé des foyers purulens dans diverses régions de ce système, mais ils pouvaient avoir leur siége dans le tissu cellulaire interposé entre ses fibres.

Un muscle coupé en travers se rétracte fortement, comme on l'a vu ailleurs. Mais souvent la partie inférieure est paralysée par cette section, parce que le nerf est resté contenu dans la supérieure, au niveau de laquelle il pénètre ordinairement dans le muscle ; cette dernière conserve au contraire son irritabilité : la rétraction si marquée dans les amputations dépend en grande partie de cette cause. Ce serait l'inverse, et l'inférieure seule se contracterait, si la section avait lieu plus haut. Dans tous les cas, à ces phénomènes succèdent ceux de la réunion. Un tissu fibreux nouveau remplit l'écartement des deux bouts, qu'il unit solidement l'un à l'autre : s'il a peu de longueur, il ne nuit nullement à la contraction, sans que pour cela le muscle ait gagné, comme on l'a dit ; si la substance intermédiaire est longue et extensible, les mouvemens sont plus ou moins gênés.

On n'observe presque point de transformations dans les muscles. J'y ai pourtant rencontré des tumeurs fibreuses et osseuses, qui avaient un aspect pelotonné, analogue à celui des tumeurs de ce genre que l'on trouve dans la matrice. Nous avons vu plus haut ce qu'il faut penser de la transformation graisseuse.

Les dégénérations sont de même fort rares dans ce système. Des hydatides peuvent s'y produire : elles sont communes dans les porcs.

§ III. *Altérations dans le développement.*

On a vu les muscles de la vie animale manquer totalement chez le fœtus ; il n'y avait, au-dessous de la peau, qu'une masse comme graisseuse, formée de tissu cellulaire infiltré plus ou moins consistant : d'autres fois une partie de ces muscles n'existe pas. Le cœur, dans des cas très-rares à la vérité, a également offert cette anomalie, très-fréquente dans certains muscles pris isolément. Rien n'est plus variable, au reste, que la disposition du système musculaire, considéré relativement à ses formes extérieures. Souvent on trouve des muscles surnuméraires, ou bien ceux qui doivent exister s'éloignent, par leur conformation, de l'ordre naturel. Les attaches, la direction, le volume, la structure, présentent une infinité de variétés qui toutes sont du ressort de l'anatomie descriptive. Les muscles de la vie organique ne sont pas exempts de ces irrégularités ; le cœur à lui seul en offre un assez grand nombre.

Quelques auteurs ont parlé de transformations musculaires ; mais les exemples qu'ils ont cités sont trop vagues pour pouvoir être caractérisés. Il semble y avoir un développement accidentel du tissu musculaire dans la matrice, pendant la grossesse, et dans les ligamens.

(Béclard.)

NOTES ET ADDITIONS

AU

SYSTÈME MUQUEUX.

Anciennes éditions, T. IV, *p.* 431, *lig.* 32 ; — édition Béclard, T. IV, *p.* 19, *lig.* 2 : — «Les boutons varioliques ne se manifestent jamais sur les membranes muqueuses profondes... »

C'est une erreur de croire que l'affection variolique ne donne pas naissance quelquefois à des éruptions boutonneuses sur les membranes muqueuses profondes, sur celle de l'estomac, des intestins ou des voies aériennes ; j'ai moi-même directement observé le contraire. Mais ce qu'il faut bien noter, c'est qu'alors les boutons n'ont pas tout-à-fait les caractères qu'ils présentent lorsqu'ils se sont développés sur le tégument extérieur, ou sur les membranes muqueuses près des ouvertures naturelles. Dans ces dernières parties, en effet, la couche épidermique condensée, desséchée, retient quelque temps le produit de l'inflammation sur le point enflammé, et il se forme un bouton saillant ; tandis qu'au contraire, le défaut d'un épiderme consistant sur les membranes muqueuses profondes empêchant que le pus reste circonscrit sur les points malades, l'affection variolique se traduit à l'œil de l'anatomiste seulement par de petites plaques, ou par des mamelons rougeâtres. C'est cette dernière circonstance qui, pour avoir été mal connue, a fait rejeter l'idée que ces membranes pussent devenir le siége de l'affection variolique, et a empêché d'autre part de sentir toute l'analogie qui existe entre les deux grandes divisions du système tégumentaire, soit à l'état sain, soit dans l'état pathologique. (F. BLANDIN.)

Anciennes éditions, T. iv, *p.* 438, *lig.* 4; — édition Béclard, T. iv, *p.* 25, *lig.* 22 : — « Les villosités dont les membranes muqueuses sont partout hérissées ne sont autre chose que des papilles... »

Je crois aussi avec Bichat que l'on doit considérer comme analogues les papilles muqueuses et les villosités ; peut-être même serait-il convenable d'indiquer ces analogies en désignant ces éminences par un nom générique : les unes et les autres, en effet, sont formées par l'expansion à la surface des membranes muqueuses de leur réseau nerveux et vasculaire. Mais je puis affirmer, contrairement à cè qu'avance Bichat, que ces éminences présentent, sous le rapport de la structure, de remarquables différences : dans les unes (celles de la langue, par exemple), le réseau nerveux prédomine ; dans les autres (celles des intestins grêles), l'élement vasculaire est bien plus développé ; les premières, par conséquent, sont devenues ainsi des organes de sensibilité, tandis que les autres sont devenues plus spécialement propres à des fonctions absorbantes. Ce sont ces différences de structure et de fonctions qu'ont d'abord seulement reconnues les physiologistes, et qui faisant considérer comme tout-à-fait distincts les petits organes qui les présentent, leur ont fait attribuer des noms tout-à-fait différens. A l'expression de *papille*, on a surtout attaché l'idée d'organe de tact, à celle de *villosité* l'idée d'organe absorbant. Conservons ces qualifications qui expriment de réelles dissemblances : mais peut-être aussi serait-il logique, comme je l'ai dit en commençant, de chercher un terme pour désigner collectivement ces deux espèces du même genre organique.

(F. BLANDIN.)

Anciennes éditions, T. ɪᴠ, *p.* 439, *lig.* 27; — édition Béclard, T. ɪᴠ, *p.* 27; *lig.* 18 : — « La ténuité des villosités muqueuses en dérobe la structure, même à nos instrumens microscopiques... »

Un assez grand nombre d'observateurs, tant anciens que modernes, s'accordent sur plusieurs points relativement à la disposition de ces villosités : ils diffèrent, à la vérité, sur d'autres, mais il est aisé de voir que souvent le fond de leurs observations est le même, et que toute la différence consiste dans la manière dont ils s'en sont rendu compte. Les villosités intestinales ont été l'objet spécial de leurs recherches. Voici ce qu'il y a de moins obscur sur la nature de ces prolongemens.

Vues au microscope, les villosités des membranes muqueuses ressemblent au chevelu des racines de certains arbres. Cependant leur forme parait plutôt aplatie qu'arrondie, et le nom de *folioles* qu'on leur a donné dans ces derniers temps leur convient peut-être mieux, sous ce rapport, que celui de *villosités*. Lieberkühn leur avait déjà reconnu cette disposition dans l'homme, mais il admettait que celles des animaux sont cylindriques, et par conséquent filamenteuses ou villeuses. Elles se terminent en pointe, ce qui, joint à leur forme aplatie, les a fait comparer, pour l'aspect, aux feuilles des *graminées*. Rudolphi dit que ce sont des lames, de petites écailles qui garnissent tout le dedans de l'intestin ; cela n'est pas fort éloigné de ce que nous venons de dire.

La structure de ces prolongemens est le point le plus contesté. On sait ce que c'était que l'ampoule de Lieberkühn. Cet anatomiste ayant vu que les villosités intestinales se renflaient par l'injection, et que de l'air insufflé s'y répandait et leur donnait une apparence comme spongieuse, crut pouvoir en conclure qu'elles étaient en grande partie formées par une espèce d'ampoule celluleuse, dans laquelle se terminaient les vaisseaux, particulièrement les lymphatiques. Hewson a fait des observations analogues à celles de Lieberkühn, mais il n'en a pas tiré la même conséquence : suivant lui, l'injection fait bien renfler les villosités, et produit en elles un phénomène semblable à celui de l'érection ; mais cela tient à ce qu'elles sont entièrement composées d'un lacis de vaisseaux, d'une sorte de réseau tel que celui qui forme les tissus érectiles. Cette opinion est elle-même rejetée par Rudolphi, MM. Cuvier, Alb. Meckel, et plusieurs autres anatomistes modernes, qui ne veulent pas que ces prolongemens contiennent de vaisseaux, du moins apparens. Une matière visqueuse, une sorte de gelée, de substance amorphe, inorganique, constitue, selon ces auteurs, les villosités, qui ne leur ont offert, au microscope, que cette substance, plus des globules opaques situés au-dessous d'elle. Cette matière serait susceptible de s'imbiber et de devenir alors comme spongieuse ; cette imbibition pourrait se faire par le dedans, c'est-à-dire, du côté des vaisseaux, comme par le dehors, ou à la surface de la muqueuse. Les vaisseaux lymphatiques naîtraient de cette substance, que Alb. Meckel compare à celle qui constitue les végétaux très-jeunes à l'époque de leur développement. Cette description, si elle est exacte, cadrerait assez bien avec les faits précédemment observés, et permettrait d'expliquer comment Lieberkühn voyait une ampoule, comment Hewson trouvait des vaisseaux, etc. Il est encore, suivant Alb. Meckel, une circonstance qui peut rendre raison des formes diverses que l'on a attribuées aux villosités : c'est que les folioles qu'elles représentent sont diversement repliées, contournées sur elles-mêmes, et prennent ainsi un aspect variable qui dépend de leur situation au moment où on les observe. C'est ainsi que Hedwig les dit cylindriques, *digitiformes*, terminées par un sommet obtus ; que d'autres les ont comparées à de petites massues, etc.

Plusieurs anatomistes assurent qu'il existe des ouvertures au sommet des villosités, et que ce sont les orifices des vaisseaux lymphatiques. Ils ne sont pas, à la vérité, d'accord sur le nombre de ces orifices. Bleuland, Hedwig n'en admettent qu'un seul ; Cruikshank, Sœmmering en ont vu depuis six jusqu'à dix. Hewson prétend que ces ouvertures ne deviennent distinctes que quand les villosités sont rendues plus saillantes, comme il arrive par l'injection ; il suppose qu'il en est de même pendant la vie, et explique ainsi l'absorption par l'érection dont il croit ces prolongemens susceptibles. Ceux qui admettent l'opinion exposée en premier lieu rejettent toute espèce d'ouvertures comparables à des orifices absorbans ; la matière molle dont il a été question plus haut en tient lieu dans cette hypothèse.

On pense assez généralement que les villosités reçoivent des nerfs ; mais c'est plutôt par leur analogie présumée avec les papilles et à cause de la sensibilité dont elles sont le siége, que par les résultats de l'inspection. M. Ribes y a injecté des veines par la veine porte ; nous avons vu qu'on pouvait injecter ces prolongemens par les artères ; leurs vaisseaux lymphatiques sont de même évidens : il suffit, pour les voir, de plonger la membrane dans l'alcool ; les fluides qu'ils renferment sont coagulés et les rendent plus apparens. (Béclard.)

Anciennes éditions, T. iv, *p.* 440, *lig.* 19 ; — édition Béclard, T. iv, *p.* 28, *lig.* 11 : — « C'est dans les papilles cutanées que réside la sensibilité : il en est absolument de même aux surfaces muqueuses...»

Dans le tégument extérieur, sans doute, les papilles sont principalement des organes de sensibilité ; mais elles ont aussi des propriétés sécrétoires et absorbantes, comme les villosités dans les intestins. Ainsi, en ré-umé, partout les saillies extérieures du derme, qu'elles appartiennent à la peau ou bien aux membranes muqueuses, ont pour base de composition un réseau nerveux et vasculaire ; partout, par conséquent, elles sont des organes de sensibilité, de sécrétion et d'absorption : mais dans certains points, leur élément nerveux prédominant, elles deviennent plus spécialement organes sensitifs ; tandis qu'ailleurs, l'élément vasculaire prenant une extension remarquable, elles jouissent de fonctions absorbantes et sécrétoires. Au reste, veut-on la preuve que les papilles cutanées, par exemple, ne sont pas seulement des organes de sensibilité ? Elle sera facile à donner : ne sait-on pas que ce sont elles qui sécrètent l'épiderme et les couches diverses du corps muqueux ? Ne sont-ce pas aussi des papilles développées seulement, qui sécrètent la partie cornée des ongles, des poils et la matière dure des dents?   (F. Blandin.)

———

Anciennes éditions, T. iv, *pag.* 442, *lig.* 3 : — édition Béclard, T. iv, *pag.* 30, *lig.* 3 : — « Les glandes muqueuses existent dans tout le système de ce nom... »

Ces espèces de petits sacs sont distingués aujourd'hui des glandes, et décrits sous le nom de *follicules*, qui convient mieux à leur nature. Ils paraissent en effet formés par une sorte de renversement de la membrane dans laquelle ils siégent, et qui, repliée sur elle-même, à leur niveau, au-dessous de sa surface libre, constitue de cette manière un véritable cul-de-sac, terminé par un orifice ouvert sur cette surface. Cette disposition est très-marquée, pour les follicules sébacés, à la peau, avec laquelle les muqueuses ont une si grande analogie. Ces dernières la présentent aussi manifestement à leur origine ; là, comme dans tous les points où leur épiderme est distinct, on peut enlever celui-ci en entier avec les prolongemens qu'il forme dans les follicules. Cela est rendu encore plus évident par les maladies, comme nous le dirons à l'article du système dermoïde.

Ainsi les follicules muqueux doivent avoir une structure analogue à celle des muqueuses dont ils font partie, quoiqu'il soit difficile de bien apercevoir cette structure. Ils n'ont point de conduite excréteur : seulement, lorsqu'ils sont situés au-dessous du chorion, dans le tissu cellulaire subjacent, leur col, plus ou moins allongé, leur forme une espèce de goulot. L'orifice par lequel ils se terminent est constamment plus rétréci que leur fond, et garni de villosités ou folioles semblables à celles des parties voisines. E. Home a donné de très-bonnes figures sur ces différens objets.

La plupart de ces petits corps sont isolés et irrégulièrement disséminés, en plus ou moins grand nombre, dans toute l'étendue du système muqueux. Je dis toute l'étendue, car on a vu

que, même là où ils sont peu apparens, l'analogie porte à les admettre, puisque la sécrétion s'y opère toujours. Joignez à cela
que leur volume étant excessivement variable dans les parties
qui en sont manifestement pourvues, il est tout naturel de penser que si on ne les voit pas dans les autres, c'est parce que ce
volume y offre simplement une variété de plus, suffisante pour
les dérober à la vue. Au reste, ce que le raisonnement indique,
l'inspection l'a déjà en partie prouvé : le microscope a fait voir
des follicules dans plusieurs membranes où on n'en distingue pas
à l'œil nu, notamment dans la pituitaire ; il se produit à la peau
des tannes, tumeurs formées par le développement des follicules, dans des endroits où on n'en reconnaissait pas avant, etc.
Mais, dans quelques parties, les follicules, loin d'être ainsi isolés et souvent difficiles à apercevoir, sont agglomérés, et constituent par leur assemblage des amas diversement configurés, et
dont la disposition varie ; c'est ce qui a fait distinguer des follicules simples, ce sont les premiers, et des follicules composés,
ce sont ceux-ci, parmi lesquels on range la caroncule lacrymale,
les follicules de Meibomius, les glandes aryténoïdes, l'amygdale,
les glandes molaires, buccales, les *glandulæ agminatæ* de l'intestin, la prostate, etc. Tantôt chacun des follicules simples
qui composent ces derniers a son orifice propre ouvert sur la muqueuse, comme on le voit à la caroncule ; tantôt, comme aux
glandes de Meibomius, ils s'ouvrent les uns dans les autres, en
sorte que le dernier verse le produit de la sécrétion de tous. Quelquefois leurs ouvertures se rencontrent au fond d'une sorte de
repli que fait la membrane muqueuse, comme l'amygdale en
fournit un exemple. Les lacunes muqueuses appartiennent encore à ce dernier genre ; on peut les considérer, de même que
les replis muqueux de l'amygdale, de même que le trou borgne
de la langue, comme de grands follicules qui en reçoivent de
plus petits : c'est ce qu'on voit très-bien à l'urètre, par exemple.
Enfin, les glandes molaires, la prostate, ont un véritable conduit excréteur ramifié, de même que les glandes ; aussi ces organes participent-ils de la nature glanduleuse, et la leur semble-t-elle, pour ainsi dire, tenir le milieu entre celle-ci et celle
des follicules proprement dits.

La membrane muqueuse de l'estomac, celle de l'œsophage, de l'intestin grêle, présentent, outre ces follicules, de petites cavités superficielles, des enfoncemens peu profonds que Hewson, qui les a observés le premier, compare aux alvéoles des abeilles, en désignant cette disposition sous le nom de *structure alvéolaire*. Ces alvéoles ont été plus récemment décrits par E. Home : on ne les voit qu'au microscope ; cependant, en quelques endroits, ils apparaissent même à l'œil nu. Ils ne semblent différer des follicules qu'en ce que leur ouverture est plus large que leur fond, le repli de la muqueuse étant peu étendu pour les former ; ce sont, pour ainsi dire, des rudimens de follicules. Leur nombre est peu considérable au bas de l'œsophage, où on commence à les apercevoir, entre les plis de ce canal ; il augmente dans l'estomac, et surtout dans le duodénum : dans cet intestin et dans l'estomac, les enfoncemens ont à peu près la même largeur que leurs intervalles ; ils diffèrent en cela des alvéoles des abeilles, qui sont en effet plus nombreux, et dont les intervalles sont beaucoup plus petits. Leur contour est lisse et arrondi dans l'œsophage et dans la portion voisine de l'estomac ; il devient inégal à mesure qu'on avance vers l'intestin, et se garnit de folioles de plus en plus marquées.

M. Home a examiné au microscope les surfaces digestives de différens animaux. Il résulte de ses observations, que, dans les animaux qui se nourrissent de substances végétales, les follicules de ces surfaces ont une structure plus compliquée, sont pourvus de villosités nombreuses à leur orifice, et sécrètent un suc plus actif ; que les animaux, au contraire, dont la nourriture est prise dans le règne animal, n'ont pour follicules que des enfoncemens alvéolaires ; qu'on peut distinguer, sous ce rapport, trois espèces de follicules, qui présentent trois degrés différens de complication : 1° ceux qui, tels que dans l'autruche, versent un fluide d'une activité très-grande ; 2° ceux de l'homme et des autres omnivores ; 3° ceux dont on trouve le type dans l'hirondelle de Java, laquelle fournit une matière qui ne jouit presque d'aucune faculté dissolvante, et a, en revanche, des propriétés nutritives très-marquées.

La sécrétion qui s'opère dans les glandes muqueuses, constitue, réunie à celle des glandes sébacées, un des trois genres principaux de sécrétion établis par M. Chaussier, dans ses tables synoptiques, la *sécrétion folliculaire*. Elle diffère, en effet, par plusieurs caractères de la sécrétion perspiratoire ou exhalation proprement dite, ainsi que de la glanduleuse, dont elle se rapproche par d'autres : 1° comme dans la première, le fluide sécrété paraît apporté directement par les extrémités des artères ; 2° ce fluide, après avoir séjourné un certain temps dans la cavité du follicule, et y avoir sans doute été élaboré de nouveau, est rejeté, de même que dans la plupart des glandes, par l'action propre de l'organe qui l'a fourni.   (BÉCLARD.)

Anciennes éditions, T. iv, *p.* 445, *lig.* 20 ; — édition Béclard, T. iv, *p.* 33, *lig.* 28 : — « Là où l'épiderme est très-apparent, les fluides muqueux sont peu absorbans... »

Cette remarque de Bichat est d'une grande exactitude ; il n'y a pas d'ailleurs de différences essentielles entre la couche muqueuse de la membrane tégumentaire interne et l'épiderme de la peau : des deux côtés la composition chimique est la même, c'est toujours cette matière connue des chimistes sous le nom de *mucus ;* là seulement elle est à l'état liquide ; ici, au contraire, elle est desséchée ; des deux côtés surtout l'absence complète d'organisation nerveuse et vasculaire est patente.   (F. BLANDIN.)

Anciennes éditions, T. iv, *p.* 446, *lig.* 14 ; — édition Béclard, T. iv, *p.* 34, *lig.* 21 : — « La sécrétion abondante que détermine la présence d'une sonde dans la trachée-artère est une des raisons principales qui doivent y faire renoncer... »

Les raisonnemens et l'expérience invoqués ici par Bichat

témoignent hautement contre l'introduction de sondes dans la trachée, pour rétablir la respiration dans l'angine laryngée, procédé jadis vanté par Hippocrate, et dans ces derniers temps par Desault, mais justement abandonné aujourd'hui par tous les chirurgiens. (F. BLANDIN.)

———

Anciennes éditions, T. III, *p.* 448, *lig.* 29 ; — édition Béclard, T. IV, *p.* 37, *lig.* 8 : — « Pourquoi n'introduirait-on pas une sonde dans la vessie, pour exciter la contractilité de cet organe, dans le cas de paralysie... ? »

On place aussi des sondes dans la vessie dans les cas de rétention d'urine, et souvent, au bout d'un temps variable, on voit la contractilité revenir à cet organe. Sans doute on peut expliquer de plus d'une manière cette heureuse circonstance ; mais la raison qu'allègue ici Bichat nous paraît la plus plausible : la sonde droite, que M. Leroy d'Étioles a conseillé d'employer préférablement dans ces cas, et à laquelle il attribue l'avantage de faire cesser la paralysie en déprimant la luette vésicale, n'agit selon moi qu'en stimulant les fibres de la vessie, contre lesquelles son extrémité appuie inférieurement. (F. BLANDIN.)

———

Anciennes éditions, T. III, *p.* 452, *lig.* 8 ; — édition Béclard, T. IV, *p.* 40, *lig.* 22 : — « La bile, l'urine infiltrée, ne s'absorbent pas... »

Les fluides exhalés, celui de la plèvre comme tous les autres, sont également absorbés ; mais il n'est pas prouvé que leur absorption se fasse autrement que celle des fluides sécrétés, comme Bichat l'assure ici. Rien n'autorise un semblable jugement, si ce n'est l'analogie que l'on assure exister entre quelques-uns des liquides exhalés, celui des membranes séreuses, par exemple, et la sérosité du sang. Mais d'abord cette analogie est-elle entière? Je ne le crois pas ; et la chose fût-elle établie, on ne serait pas encore pour cela en droit d'en tirer la conclusion indiquée. En effet, le sang lui-même, sorti de ses vaisseaux, n'y rentre pas *comme sang* par absorption ; ses élémens divers sont successivement séparés les uns des autres, et attirés dans le torrent circulatoire. Il est plus rationnel et plus conforme aux lois générales de l'absorption de croire que les fluides exhalés, comme tous les autres, sont décomposés en même temps qu'absorbés, et que d'abord leurs parties fluides les plus ténues, ensuite leurs élémens solides, qui sont moins subtils, pénètrent les vaisseaux et sont emportés par les courans sanguins. Qui pourrait soutenir, enfin, que la sérosité, la synovie, etc., peuvent être retrouvées dans les vaisseaux des membranes séreuses ou synoviales, mélangées *de toutes pièces* avec le sang qui y circule? Personne assurément.

L'absorption des divers liquides qui se trouvent en contact avec nos tissus, qu'ils viennent du dehors, ou qu'ils aient été séparés de nos humeurs par un travail particulier, est d'autant plus simple que la composition de ces corps est plus simple elle-même, et qu'ils ont plus d'analogie avec l'eau. Ce liquide seul est absorbé en nature ; les autres sont d'abord décomposés, et leurs élémens disparaissent ensuite plus ou moins promptement, suivant leur plus ou moins grande ténuité.   (F. Blandin.)

Anciennes éditions, T. iii, *p.* 451, *lig.* 20 ; — édition Béclard, T. iii, *p.* 40, *lig.* 2. — «Les fluides séparés par exhalation rentrent seuls dans la circulation... »

Des expériences fréquemment répétées par MM. Dupuytren, Magendie, et plusieurs autres physiologistes, ont démontré, postérieurement à Bichat, que tous les fluides sont susceptibles d'être absorbés, quelque irritans, quelque stimulans qu'ils soient. La bile, l'urine, etc., sans contredit, déterminent d'abord dans les tissus au sein desquels elles sont épanchées une vive irritation, souvent même la gangrène; mais bientôt, mélangées avec les produits inflammatoires, elles deviennent moins âcres, et peuvent se trouver en rapport avec les vaisseaux sans les frapper de mort : alors aussi elles pénètrent ces vaisseaux comme les autres liquides, se mêlent avec le sang qui les parcourt, et circulent dans tout le corps avec le reste de nos humeurs.

Anciennes éditions, T. IV, *p.* 461, *lig.* 22; — édition Béclard, T. IV, *p.* 50, *lig.* 20 : — « Le contact de l'air ne change pas, après la mort, la lividité que le sang veineux donne aux membranes muqueuses... »

Je ne crois pas qu'aujourd'hui on puisse soutenir un seul instant l'opinion à laquelle Bichat a consacré ces paragraphes; pour mon compte, j'ai fait souvent des observations entièrement opposées à celles qu'il vient de citer. Qui n'a vu, sur un animal vivant, la rate et le foie, exposés au contact de l'air, à la faveur de l'incision des parois abdominales, perdre leur couleur brune, pour en revêtir une plus claire et plus ou moins exactement vermeille? Quel médecin n'a fait de semblables observations sur les cadavres soumis à ses dissections? Ne sait-on pas aujourd'hui que tel estomac qui paraît peu coloré ou brunâtre au moment où il est ouvert, peut le lendemain présenter une teinte rouge très-marquée s'il a été laissé à l'air libre? Aussi, hâtons nous de le dire, partout les membranes tégumentaires servent à l'hématose, c'est-à-dire, partout à la périphérie du corps, le sang est modifié par l'air dans ses vaisseaux, lorsqu'il est donné à ce fluide élastique de se trouver avec lui en contact plus ou moins médiat. Dans les membranes muqueuses, cette modification aérienne du sang est plus apparente, parce que l'absence d'épiderme ou la ténuité de cette couche rend le contact moins médiat. Au reste, depuis, les expériences de Jurine ont été variées et répétées par M. Edwards, qui les a trouvées fort exactes pour la plupart, et qui en a déduit d'importantes conséquences pratiques.

(F. BLANDIN.)

Anciennes éditions, T. ɪv, *p.* 467, *lig.* 21 ; — édition Béclard, T. ɪv, *p.* 56, *lig.* 30 : — « L'absorption des membranes muqueuses ne se fait pas d'une manière constante, non interrompue, comme celle des membranes séreuses... »

Il est douteux qu'il règne dans l'absorption des fluides sécrétés qui séjournent dans un réservoir, l'intermittence signalée par Bichat dans ce passage. En effet, pour cela, il faudrait qu'il y eût intermittence dans l'action des circonstances desquelles résulte l'absorption, et c'est ce qui n'a pas lieu : les parois vasculaires ne cessent pas un seul instant d'être perméables, et de posséder les propriétés hygrométriques qui les caractérisent ; par conséquent, dans toutes les circonstances. elles doivent livrer passage aux fluides avec lesquels elles se trouvent en contact, et les absorber. Que si l'on objecte à ce raisonnement les faits incontestables allégués par Bichat, je répondrai que je les adopte aussi, mais en les soumettant à une interprétation différente de celle donnée par Bichat. Tantôt en effet le gland prend ou laisse le virus vénérien : mais cela peut dépendre des conditions diverses de la structure de cette partie, et de l'application du virus ; ainsi, le gland est pourvu d'un épiderme plus ou moins épais suivant les individus, l'application du virus et le contact du gland sur les organes qui en sont imprégnés peuvent être prolongés plus ou moins long-temps. Tel individu résiste certainement à l'action de miasmes délétères qui en tuent un autre ; mais cela ne prouve pas que le premier n'a rien absorbé, tandis que le second est imprégné des émanations putrides : chez l'un, seulement l'économie a réagi suffisamment pour chasser les principes morbifiques par diverses émonctoires, tandis que, chez l'autre, les organes, plus faibles, n'ont pu réagir, ou bien ont été subitement altérés et leurs fonctions anéanties. L'action des purgatifs ne prouve pas davantage la possibilité de la suspension des propriétés absorbantes des membranes muqueuses : ces médicamens excitent seulement la contractilité des intestins, et produisent des contractions rapides, contractions qui ont pour résultat l'expulsion très - prompte des boissons portées dans l'estomac, avant que leur quantité ait été sensiblement diminuée par l'absorption gastro-intestinale. (F. Blandin.)

Anciennes éditions, T. 10, *p.* 471, *lig.* 12 ; — édition Béclard, T. iv, *p.* 60, *lig.* 28 : — « Les tubes muqueux ne contractent jamais d'adhérence dans leurs parois... »

Sans doute les membranes muqueuses adhèrent difficilement à elles-mêmes, mais cependant cela arrive quelquefois, et l'on possède aujourd'hui des exemples de l'oblitération de quelques-uns des canaux tapissés par ces membranes : j'ai vu un vagin complétement oblitéré à sa partie supérieure. Au reste cette oblitération arrive à la faveur d'une inflammation long-temps prolongée des surfaces contiguës, inflammation qui amène d'abord un rétrécissement ; et plus tard, si l'art n'y met obstacle, ou si la nature elle-même ne s'y oppose en forçant quelques fluides à traverser ce point rétréci, l'oblitération finit par arriver : ainsi a-t-on observé l'oblitération de l'urètre, lorsqu'une fistule urinaire large s'était établie derrière le rétrécisement ; tandis que cette oblitération n'est qu'apparente, dans tous les cas où cette fistule manque, et dans ceux où le canal accidentel est de formation récente. (F. Blandin.)

Anciennes éditions, T. iv, *p.* 479, *lig.* 6 ; — édition Béclard, T. iv, *p.* 69, *lig.* 4 : — « Il est probable que l'éjaculation du sperme, tient de la contractilité organique sensible, de la membrane muqueuse de l'urètre... »

De véritables contractions ont certainement lieu dans la portion périnéale de l'urètre, sans que cela dépende de la membrane muqueuse de ce canal, membrane à laquelle toute contraction est étrangère. En effet, des fibres musculaires recouvrent quelques parties de l'urètre, et concourent à former ce canal, spécialement dans sa portion dite *membraneuse ;* mais l'éjaculation, citée ici par Bichat, est le résultat de la pression de l'urètre par les muscles releveurs de l'anus et bulbo-caverneux, et la membrane intérieure du canal est entièrement étrangère à ce mouvement.　　　　　　　　　　　　　　(F. BLANDIN.)

———

Anciennes éditions, T. III, *p.* 479, *lig.* 17 ; — édition Béclard, T. IV, *p.* 69, *lig.* 17 : — « Le conduit de Sténon projette la salive dans la bouche... »

Ce passage mérite deux observations : d'abord le liquide qui s'échappe de la bouche, par un petit jet, pendant l'action de bâiller, ne vient pas du conduit de Sténon, mais bien du conduit de Warthon ; et ensuite son expulsion ne prouve pas la contraction de la membrane muqueuse du canal d'où il sort, mais bien, au contraire, celle des muscles voisins. S'il en était autrement, ce jet salivaire devrait se faire aussi dans l'état de repos des muscles buccaux, ce qui n'a point lieu : ce phénomène arrive toujours pendant le bâillement, ou lorsque l'on ouvre grandement la bouche ; c'est-à-dire dans toutes les circonstances où le conduit de Warthon est soumis à une forte pression de la part du muscle mylo-hyoïdien.　　　　　　　　(F. BLANDIN.)

———

Anciennes éditions, T. IV, *p.* 489, *lig.* 21 ; — édition Béclard, T. IV, *p.* 80, *lig.* 11 : — « Développement du système muqueux... »

La disposition du système muqueux est bien différente, dans les premiers temps de la conception, de ce qu'elle sera par la suite. Ce système paraît se continuer, à cette époque, de même que le cutané, avec les membranes de l'œuf : tel semble

(3²2)

être du moins le résultat des observations de Wolff, de Oken,
Meckel et autres.

Wolff a suivi le développement de l'intestin dans le poulet.
Il a vu que ce canal est d'abord très-court, droit, ouvert par
devant, et continu, dans ce sens, à la membrane vitellaire,
sans qu'une limite bien précise indique l'endroit où finit l'une et
où commence l'autre; que plus tard un rétrécissement désigne
cet endroit, qui s'allonge de plus en plus, à mesure que l'intestin croît aux dépens du vitellus, de sorte qu'à la naissance ces
deux parties ne tiennent plus que par un pédicule étroit, lequel
disparaît complétement quand le jaune a été résorbé en entier.
Or, la vésicule ombilicale paraît remplir chez l'homme, dans
les premières périodes de la vie intra-utérine, les mêmes usages
que le jaune ou la membrane vitellaire chez les oiseaux; plusieurs
faits directs tendent même à prouver qu'elle se comporte alors
comme cette dernière à l'égard de l'intestin, quoiqu'il soit très-
difficile de s'en assurer, parce que ces premières périodes se passent très-rapidement dans les mammifères, et que le fœtus
acquiert bientôt un autre mode d'existence, tout différent de
celui des oiseaux. Cependant, 1° la vésicule ombilicale est
d'autant plus grande relativement au fœtus, et d'autant plus
rapprochée de l'ombilic, que l'embryon est plus jeune; 2° l'intestin est pendant long-temps en partie contenu dans la base du
cordon ombilical, et plus tard envoie quelquefois un prolongement qui se porte à l'ombilic; d'autres fois on distingue un
petit conduit se détachant de la vésicule ombilicale, et se dirigeant du côté de l'ombilic, à une certaine distance, le long du
cordon; 3° divers anatomistes ont vu cette vésicule communiquer avec l'intestin dans des fœtus de mammifères; 4° Meckel
dit avoir rencontré, chez l'homme, une semblable communication.

D'après toutes ces considérations, on peut admettre, avec
Oken, Meckel, etc., que ce qui est manifeste pour les oiseaux,
les reptiles, les poissons, a lieu également chez l'homme, et que
la muqueuse alimentaire, en se confondant avec la vésicule
ombilicale, fait, dans le principe, partie intégrante de l'œuf.
On peut en dire autant de la membrane génito-urinaire, la vessie

ayant des connexions intimes avec l'allantoïde : la peau, de son côté, fait suite à l'amnios. Il résulte de là, 1º que ces organes sont des plus précoces dans leur développement, si même ils ne se forment avant toutes les autres parties ; 2º que l'embryon n'est nullement distinct de l'œuf dans les premiers temps ; 3º que ses deux tégumens, savoir, l'externe, formé par la peau, et l'interne, que représente la muqueuse, au lieu d'imiter, comme l'adulte, un double sac continu et replié sur lui-même à ses extrémités, ne sont pour ainsi dire que deux demi-canaux dont la circonférence manque en devant.

Il reste à déterminer le lieu de l'intestin qui correspond primitivement à la vésicule ombilicale, et qui sert de point de départ au développement du reste du canal. Suivant Oken, c'est le cœcum ; et de ce point la vésicule envoie deux prolongemens qui forment l'intestin stomacal et l'intestin anal. Meckel veut que ce soit l'iléum, parce qu'il en est ainsi chez les oiseaux, parce que cet intestin présente souvent des appendices qu'il regarde comme des restes de la vésicule, et que d'ailleurs le cœcum n'existe pas dans tous les mammifères. Il est évident que ce ne sont là que des conjectures.

Au reste, s'il est vrai que le système muqueux commence par avoir la disposition que nous avons indiquée, une grande obscurité règne encore sur son mode de développement ultérieur, sur la manière dont ce demi-canal, d'une longueur très-bornée, ouvert dans toute son étendue, se complète en devant d'une part, et se change de l'autre en un long tube, ne tenant plus à la vésicule que par un canal étroit et presque imperceptible. Aussi a-t-on cherché à expliquer autrement la formation de ce système. Quelques-uns ont dit que les cavités qu'il tapisse se creusaient de dehors en dedans, et que c'était la peau, en s'enfonçant petit à petit dans la substance de l'embryon, qui donnait naissance aux membranes muqueuses : c'est pour cela, ajoutent-ils, que l'intestin est sujet à offrir des interruptions dans sa continuité, quand ses deux portions, parties, l'une de la bouche, l'autre de l'anus, ne se sont pas parfaitement réunies. Rien ne prouve cette assertion, qui est contraire à beaucoup de faits. Lucae a émis une autre hypothèse, fondée sur ce que souvent la cavité de l'intestin est interrompue en plusieurs endroits : cela prouve, suivant lui, que ce canal est d'abord composé, comme les vaisseaux, de parties isolées, qui vont ensuite les unes au-devant des autres, et finissent par se confondre : les diverticules ou appendices de l'intestin se formeraient quand ces parties, au lieu de se joindre par le bout, s'accoleraient par un de leurs côtés. Tiedemann, Meckel admettent cette opinion jusqu'à un certain point, en la modifiant par celle qui fait procéder l'intestin de la vésicule ombilicale. Au total, on voit que ce point exige de nouvelles recherches : seulement le fait des occlusions du tube intestinal ne me paraît nullement démontrer ce que ces auteurs ont avancé ; ces occlusions ne surviennent qu'après l'entier développement de l'intestin.

Il n'y a point de villosités ni de replis muqueux dans les premiers temps de la conception. Meckel assure que les villosités commencent par des plis longitudinaux, qui se partagent ensuite en petites saillies isolées, pour les former.　　(BÉCLARD.)

Anciennes éditions, T. iv, *p.* 495, *ligne dernière*; — édition Béclard, T. iv, *p.* 86, *ligne dernière.*

ANATOMIE PATHOLOGIQUE DU SYSTÈME MUQUEUX.

§ Iᵉʳ. *Altérations dans les formes extérieures.*

Les conduits muqueux sont dilatés, rétrécis, dans une foule de circonstances : la plupart ont été indiquées à l'article des *Propriétés de tissu* de ce système. Presque toujours ces changemens de dimension, dans les maladies, dépendent d'un obstacle au cours des matières qui traversent ces conduits dans l'état de santé : c'est ce qui est manifeste pour les excréteurs ; les moins extensibles, tels que l'urèthre, peuvent former, dans ce cas, des poches ou dilatations plus ou moins grandes, avant de se rompre :

le fond des lacunes muqueuses paraît être quelquefois le siége spécial de ces dilatations. Tantôt l'obstacle est étranger à la muqueuse, et celle-ci ne se resserre au-dessous que parce que moins de fluides la tiennent écartée : tantôt le rétrécissement occupe primitivement cette membrane, soit qu'il dépende de plaies, d'ulcères, d'inflammations, ou de toute autre cause. Dans l'un et l'autre cas, comme dans celui où les fluides prennent une autre direction, parce qu'une ouverture accidentelle leur livre passage, la portion située au dessous ne s'oblitère point, comme on l'a vu.

Cependant les membranes muqueuses sont susceptibles de contracter des adhérences ; mais il faut pour cela que la sécrétion du mucus y ait été suspendue par l'inflammation, ou que leur épiderme soit détruit, pour celles qui en ont. C'est dans des circonstances analogues qu'on a vu la langue adhérer aux parois correspondantes de la bouche, le vagin disparaître par l'adhésion mutuelle de ses parois, les trompes utérines, celle d'Eustachi, le canal nasal, les conduits lacrymaux, s'oblitérer, etc. Du reste, ces adhérences sont beaucoup moins communes ici que dans le système séreux.

Les membranes muqueuses sont le siége d'épaississemens, de végétations, d'excroissances, qu'on peut regarder comme des accroissemens de leur substance. Les polypes sont une altération de ce genre : on en distingue, comme on sait, de plusieurs espèces ; beaucoup appartiennent autant au tissu cellulaire sous-muqueux qu'à la membrane muqueuse elle-même, qu'ils ne font que soulever ; il en est qui naissent du périoste situé en certains endroits au-dessous de la muqueuse, et qui sont de véritables corps fibreux ; quelques-uns sont formés par un tissu qui diffère plus ou moins du naturel, et rentrent, sous ce rapport, dans les altérations de texture : tels sont ceux qu'on nomme *cancéreux*.

Différens organes que revêtent des muqueuses à l'intérieur sont exposés à des vices de situation et de configuration auxquels participent ces dernières ; mais elles en ont aussi qui leur sont propres, comme les divers déplacemens qu'éprouvent celles du rectum, du vagin, de la vessie, etc., dans les prolapsus, renversemens, hernies muqueuses, etc., de ces organes, en fournissent des exemples. La tunique interne ou villeuse qui double ces viscères à l'intérieur abandonne alors les autres tuniques, et se prolonge seule dans une certaine étendue, soit par une ouverture naturelle, soit à travers une ouverture accidentelle résultant d'un écartement des fibres de la tunique nerveuse. Les anus contre nature sont presque toujours compliqués de ces sortes de déplacemens, auxquels le système muqueux est singulièrement disposé par le peu d'adhérence de son tissu sousjacent (*membrane nerveuse* des anciens) avec la membrane musculeuse des organes qu'il concourt à former.

§ II. *Altérations dans l'organisation.*

L'inflammation produit dans le système muqueux, outre les altérations de couleur et le développement vasculaire qui lui sont propres, des suppurations, des fausses membranes, des ulcérations, des gangrènes, etc. De tous ces phénomènes, aucun n'est plus remarquable que la formation des fausses membranes, analogue à celle qui a lieu dans les séreuses. La conjonctive dans des ophthalmies causées par la vapeur de l'acide hydro-chlorique, le rectum dans des injections irritantes faites chez les animaux, la membrane muqueuse de la bouche et du pharynx, celle des voies aériennes dans le croup, ont offert cette altération, dans laquelle une couche molle, couenneuse, blanchâtre, peu adhérente, revêt plus ou moins uniformément la membrane muqueuse enflammée. Cette couche n'a presque jamais le temps de s'organiser ; elle est rejetée avant, ou l'inflammation est promptement mortelle : Albert l'a trouvée vasculaire dans les croups qui affectaient une marche chronique.

Dans quelques cas, l'inflammation occupe plus particulièrement les follicules muqueux, qui se gonflent et deviennent alors très-apparens : cette variété a été décrite par Rœderer et Wagler. Une autre forme que présente cette affection, quoique moins manifestement qu'à la peau, est celle d'*exanthème :* on l'observe surtout dans les parties de ce système voisines de la surface du corps.

Les solutions de continuité des membranes muqueuses se cicatrisent comme celles de la peau : c'est ce qu'on voit dans certains ulcères de la bouche et du pharynx, après l'excision des végétations qui surviennent aux parties génitales, etc. Le nouveau tissu formé est plus blanc et plus résistant que le premier; il représente quelquefois des brides qui peuvent devenir gênantes.

Dans les cas cités (pag. 13), le système muqueux finit par éprouver la transformation cutanée, comme cela arrive toutes les fois qu'il est en contact avec l'air extérieur; sa surface se dessèche alors, les fluides muqueux cessent de la lubrifier, les villosités disparaissent, une apparence d'épiderme les remplace, la membrane devient, en quelque sorte, plus coriace. Diverses parties de ce système peuvent aussi se changer en cartilage : nous en avons cité des exemples dans le système cartilagineux.

Le cancer est ici très-fréquent; il se présente sous plusieurs formes : 1° il constitue des excroissances semblables, pour l'aspect, aux polypes, mais bien différentes quant à leur nature ; le rectum, les fosses nasales, l'utérus, offrent de ces tumeurs. 2°. D'autres tumeurs sont subjacentes à la muqueuse, qui finit par participer à la maladie, et par s'ulcérer à la surface : les cancers de l'estomac, de l'œsophage, de l'intestin, de la vessie, affectent le plus souvent cette forme. 3°. Enfin, des ulcères cancéreux ont leur siége primitif dans le système muqueux, commencent à sa superficie, et ne gagnent qu'à la longue les parties profondes : peu d'engorgement les accompagne : cette variété est commune aux lèvres, au gland, et surtout au col de l'utérus.

§ III. *Altérations dans le développement.*

Tout système organique peut être considéré de deux manières, comme on a dû le voir dans les systèmes précédemment étudiés, par rapport aux altérations qu'il peut offrir dans son développement : 1° ce développement est quelquefois irrégulier dans les endroits où il doit se faire naturellement ; de là les vices de conformation, les variétés anatomiques, les anomalies de tout genre. 2°. D'autres fois il se fait accidentellement là où il ne devrait pas avoir lieu, il envahit d'autres systèmes ; de là les transformations et productions organiques. Les altérations du premier genre sont produites par des causes encore peu connues , par des obstacles qui ont arrêté le développement naturel à une de ses périodes , et ont ainsi conservé des formes qui devaient n'être que passagères , par des maladies qu'a éprouvées le fœtus dans le sein de sa mère , peut-être , dans certains cas , par une mauvaise conformation première du germe , etc. Celles du second genre arrivent presque toujours dans les maladies ; quelquefois elles sont dues aux progrès de l'âge. Mais , parmi les différens systèmes , il en est qui ne paraissent susceptibles que d'un seul mode d'altérations , ou du moins auxquels celui-là seul est familier , tandis que d'autres éprouvent également l'un et l'autre modes ; de sorte qu'on pourrait , sous ce rapport , les classer en deux ordres : 1º d'un côté seraient le système cellulaire , qui a tant de tendance à se produire accidentellement et si peu à offrir des vices de conformation ; le séreux , le synovial , le fibreux , qui sont dans le même cas ; le nerveux , le musculaire , ell gnduleuxe , pour lesquels c'est l'inverse ; ce qui nécessiterait ici une subdivision ; 2º de l'autre , l'osseux , l'artériel , le veineux , etc. Or , le système muqueux appartient plutôt à ce dernier ordre qu'au premier.

Ses vices de conformation sont nombreux. Tous les conduits muqueux , sans en excepter l'intestin , sont sujets à manquer dans une plus ou moins grande étendue , et à offrir dans leur longueur des interruptions dont le siége varie : tantôt c'est à leur ouverture extérieure qu'ils se trouvent imperforés ; tantôt c'est plus profondément que leur cavité est effacée , soit parce que les parois sont confondues entre elles ou fermées par une sorte de membrane , soit parce que le canal lui-même a entièrement disparu. Ces conduits manquent quelquefois dans une partie de leur circonférence , qui présente alors des ouvertures accidentelles , des fentes , des communications contre nature : c'est de cette manère qu'on voit le vagin ouvert dans le rectum , la vessie , dépourvue de paroi antérieure , ouverte à l'hypogastre , manquant lui-même de paroi , l'urètre ouvert au périnée , la voûte palatine établissant une communication entre la bouche et les fosses nasales , le voile du palais fendu dans son milieu , les lèvres divisées de même dans le bec-de-lièvre, etc. Ces altérations ne sont souvent que des restes du développement naturel, qui ne s'est point achevé ; cela est évident pour le bec-de-lièvre, l'extroversion de la vessie, etc.

Il ne faut pas oublier, dans les anomalies de développement du système muqueux, les prolongemens *digitiformes* ou appendices digitales de l'intestin. Ces prolongemens sont formés par toutes les membranes de celui-ci : nous avons vu plus haut comment on a cherché à expliquer le mécanisme de leur formation. On trouve quelquefois, vers le point de jonction du pharynx et de l'œsophage, de semblables appendices qui retiennent les alimens, ce qui donne lieu à une sorte de rumination : ceux-ci paraissent consécutifs et formés par une hernie de la membrane muqueuse à travers les fibres de la tunique nerveuse. Les calculs de la vessie sont souvent logés dans des cavités produites par le même mécanisme.

On peut considérer comme des membranes muqueuses accidentelles, 1° la membrane qui tapisse l'intérieur des abcès, 2° celle des trajets fistuleux anciens.

La membrane des abcès, quoique appartenant à des cavités fermées de toutes parts, a en effet plus de points de contact avec les membranes muqueuses qu'avec les séreuses : on n'y a pas, il est vrai, décrit de follicules ; mais sa surface est molle, pulpeuse, fongueuse, comme celle des membranes muqueuses ; mise dans l'eau, elle semble, de même que ces dernières, hérissée de filamens. L'analogie de sécrétion est une raison de plus en faveur de ce rapprochement : quoi de plus analogue au mucus que le pus ?

La ressemblance est encore plus marquée dans les sinus et fistules aboutissant à l'extérieur. Hunter avait déjà vu cette ressemblance, sur laquelle Bayle, M. Laennec et autres ont plus particulièrement insisté. La membrane des trajets fistuleux a un épiderme distinct dans le voisinage de la peau ; plus profondément il disparaît, et la membrane devient rouge, molle, fongueuse ; il serait difficile, en cet endroit, de la distinguer d'un lambeau de membrane muqueuse pris dans les sinus, par exemple ; elle n'a point de follicules, mais son fluide est presque de la même nature : au dessous d'elle, le tissu cellulaire est souvent endurci et plus compacte que dans l'état naturel, comme on le voit dans les callosités ; c'est un résultat de l'inflammation : ce tissu est sain quand l'inflammation est peu manifeste. Lorsque rien ne passe plus par la fistule, celle-ci se resserre et le trajet se ferme ; il diffère en cela des conduits muqueux, qui ne s'oblitèrent point dans la même circonstance : mais son oblitération n'est pas toujours facile, surtout au voisinage de la peau, et en général ces sortes de conduits tendent très-peu vers la cicatrisation : aussi cherche-t-on par tous les moyens à y développer l'inflammation ou à détruire la membrane qui les revêt.

Dans les abcès comme dans les fistules, la membrane accidentelle tire son origine du tissu cellulaire, et est due probablement à une exsudation albumineuse, de la nature de celle qui constitue les fausses membranes.   (Béclard.)

NOTES ET ADDITIONS

AU

SYSTÈME SÉREUX.

Anciennes éditions, T. IV, *p.* 496, *lig.* 7; — édition Béclard, T. IV, *p.* 108, *lig.* 7: — « Le système séreux est formé par le péritoine, la plèvre, le péricarde, l'arachnoïde, la tunique vaginale, etc... »

Sans doute, les membranes que Bichat vient de nommer diffèrent beaucoup des synoviales et des bourses muqueuses, sous le rapport du fluide qu'elles séparent; mais elles leur ressemblent quant à la disposition et à la texture, caractères spécialement anatomiques : aussi, en anatomie, ces divers organes ne doivent-ils former qu'un seul et même système; comme on en convient généralement aujourd'hui. Il importe peu d'ailleurs que l'on donne à ce système le nom de *séreux* ou tout autre; mais ce qui est absolument indispensable, c'est de bien définir ce mot, et de le dépouiller tout-à-fait de son acception physiologique, pour lui en donner une qui rappelle seulement l'état statique des membranes dont nous parlons. Le système séreux, ainsi constitué dans l'anatomie générale, comprendra trois genres d'organes : celui des membranes séreuses splanchniques, celui des séreuses articulaires, celui enfin des séreuses des tendons. On pourrait même encore y ajouter un quatrième genre, que formeraient les membranes séreuses sous-cutanées, membranes dont le développement toutefois est variable.   (F. BLANDIN.)

Anciennes éditions, T. iv, *p.* 504, *lig.* 5; — édition Béclard, T. iv, *p.* 116, *lig.* 16 : — « Les membranes séreuses sont constamment une barrière qui s'oppose à la propagation des maladies d'un organe à un autre organe... »

Les membranes séreuses servent-elles bien rigoureusement de barrière entre les organes notés ici par Bichat? Je nie le fait, et je le nie sans restriction aucune. D'abord une foule d'observations pathologiques prouvent que les cancers de l'estomac ou des intestins se propagent facilement vers les organes voisins de ceux-ci, par exemple, le foie, la rate, etc. En outre, il est évident que les membranes séreuses n'ont en elles-mêmes aucune des propriétés isolantes qui leur ont été attribuées : la seule chose qui apporte quelque obstacle aux communications morbides entre deux organes revêtus de feuillets séreux, c'est l'espace qui les sépare, c'est le défaut de continuité cellulo-vasculaire. Au reste, voyez combien cet obstacle lui-même est faible : qu'un tubercule se développe à la surface du poumon, la membrane séreuse qui revêt cet organe s'enflamme, se recouvre de couches pseudo-membraneuses, inorganiques d'abord, mais dans lesquelles l'organisation ne tarde pas à se manifester : ces exsudations établissent des adhérences cellulo-vasculaires entre la paroi thoracique et l'organe pulmonaire, et l'altération organique se propage promptement vers les côtes, les muscles intercostaux et les ganglions lymphatiques de cette région.   (F. Blandin.)

Anciennes éditions, T. iv, *p.* 506, *lig.* 22 ; — édition Béclard, T. iv, *p.* 119, *lig.* 4 : — « Souvent il y a entre les surfaces séreuses des prolongemens, des filamens si régulièrement organisés, que l'on conçoit difficilement qu'ils puissent résulter d'une inflammation... »

Il est avéré aujourd'hui que ces filamens sont des produits

d'inflammations anciennes : 1° parce qu'on ne les rencontre que chez des individus qui ont été affectés, à un degré plus ou moins apparent, de quelques maladies de la membrane séreuse qui les présente ; 2° parce qu'on les trouve d'autant plus nombreux que la vie a duré plus long-temps, d'autant plus par conséquent que les individus ont été plus exposés à l'action des causes inflammatoires ; 3° parce qu'on les développe à volonté chez les animaux, en enflammant leurs membranes séreuses ; 4° enfin, parce qu'on les rencontre souvent au niveau de points où la membrane séreuse a été visiblement irritée par un corps étranger, ou par une formation accidentelle.

(F. BLANDIN.)

Anciennes éditions, T. IV, *p.* 508, *lig.* 28 ; — édition Béclard, T. IV, *p.* 121, *lig.* 15 : — « La vie des membranes séreuses est tout-à-fait isolée de celles des organes correspondans... »

Cette proposition est beaucoup trop générale ; l'inverse, serait plus facile à établir. En effet, il est incontestable que la membrane séreuse qui revêt un organe, reçoit ses vaisseaux des sources qui les fournissent à l'organe lui-même. Qui oserait dire, par exemple, que les vaisseaux nutriciers du poumon, du cœur, etc. ; ne sont pas aussi ceux de la plèvre pulmonaire, du feuillet viscéral du péricarde ? Le fait de l'épiploon, du mésentère, allégué par Bichat, n'est que spécieux : en effet, ces portions du péritoine ne font qu'accidentellement partie de l'estomac et des intestins, et dès-lors rien ne doit étonner, si leurs vaisseaux ne font pas partie du système vasculaire propre de l'estomac et de l'intestin ; mais il en est autrement de la portion de péritoine qui n'abandonne jamais ces organes quelque retrait qu'ils subissent. J'ajoute également que souvent les inflammations séreuses se propagent aux organes sous-jacens. Qui ne sait que souvent la pneumonie est consécutive à la pleurésie ? Qui n'a vu l'inflammation de l'extérieur de l'encéphale suivre le développement de l'arachnitis ? L'exemple même choisi par Bichat, dans les phénomènes que l'on observe après l'opération de l'hydrocèle par injection, est visiblement contraire à la théorie : en effet toujours, ou presque toujours, le testicule se gonfle dans ces cas, loin de rester entièrement intact; et cette tuméfaction, qui montre toutes les relations de vitalité qui lient le testicule à la tunique vaginale, lorsqu'elle est modérée, est généralement considérée comme avantageuse; elle prouve que l'irritation a été excitative au degré convenable pour amener l'oblitération de la poche testiculaire. (F. Blandin.)

Anciennes éditions, T. iv, *p.* 512, *lig.* 26; — édition Béclard, T. iv, *p.* 125, *lig.* 25 : — « La matière des fausses membranes ne paraît être que de l'albumine... »

La matière des fausses membranes diffère tout-à-fait de l'albumine. M. Orfila a démontré qu'elle est presque entièrement formée de fibrine. (F. Blandin.)

Anciennes éditions, T. iv, *p.* 517, *lig.* 6; — édition Béclard, T. iv, *p.* 130, *lig.* 10 : — « Le péritoine est plus sujet à la gangrène que tous les autres organes analogues... »

Depuis Bichat, on a recueilli de nombreuses observations de gangrène du poumon, gangrène tantôt bornée à la profondeur de cet organe, et tantôt étendue à sa surface séreuse : aussi e crois que la plèvre l'emporte sur toutes les autres membranes du même genre par sa disposition à cette grave altération.
(F. Blandin.)

Anciennes éditions, T. IV, *p.* 520, *lig.* 21 ; — édition Béclard, T. IV, *p.* 134, *lig.* 2 : — « Les absorbans s'ouvrent par une infinité d'orifices sur les membranes séreuses... »

Nul doute que des vaisseaux lymphatiques ne se rencontrent dans les membranes séreuses, mais rien ne prouve qu'ils s'ouvrent par des pores sur leur surface, ou qu'ils forment uniquement ces membranes avec de prétendus vaisseaux exhalans; rien ne le prouve, ni l'absorption qu'exercent certainement les lymphatiques, ni les expériences dans lesquelles on a injecté artificiellement ces vaisseaux. (F. Blandin.)

Anciennes éditions, T. IV, *p.* 522, *lig.* 16 ; — édition Béclard, T. IV, *p.* 136, *lig.* 6 : — Je crois probable que les membranes séreuses n'ont à elles que très-peu de vaisseaux sanguins... »

Il est impossible aujourd'hui d'admettre que les membranes séreuses ne sont pas pourvues de vaisseaux sanguins, tout en reconnaissant que ces vaisseaux y sont très-ténus et peu apparens : les injections fines, et la rougeur inflammatoire que plusieurs de ces membranes présentent ne peuvent laisser aucun doute à cet égard. Mais il est une preuve de ce fait que je veux ajouter encore à celles-ci, et que je déduis de la plus simple observation de ces membranes : le grand épiploon, les franges épiploïques du gros intestin, etc., contiennent bien évidemment des vaisseaux sanguins; on les voit, ces vaisseaux, s'épuiser de plus en plus en rameaux, à mesure qu'ils s'avancent vers le bord libre et terminal de ces prolongemens séreux ; or, je le demande, à qui sont-ils destinés , sinon au péritoine qui les entoure? Vainement éleverait-on ici l'objection que l'épiploon et les franges du gros intestin renferment des vésicules adipeuses et du tissu cellulaire, et que les vaisseaux en question leur sont réservés. Nous citerons l'exemple des enfans , chez lesquels la graisse est nulle dans l'épiploon, et à laquelle n'appartiennent point les vaisseaux qui ne manquent pas alors à cette membrane. Au reste, les membranes séreuses, en dernière analyse, ne sont que du tissu cellulaire ; et pourquoi leur refuserait-on une structure vasculaire qu'on accorde au tissu cellulaire lui-même? Qui apporterait à ces membranes leurs matériaux nutritifs? (F. BLANDIN.)

Anciennes éditions, T. IV, *p.* 535, *lig.* 27 ; — édition Béclard, T. IV, *p.* 150, *lig.* 15 : — « Le système séreux s'ossifie... »

Les recherches les plus récentes d'anatomie pathologique établissent au contraire de la manière la plus positive que rarement les membranes séreuses s'ossifient elles-mêmes : ce n'est pas que souvent on ne trouve des ossifications dans le voisinage de ces membranes ; ce n'est pas que souvent aussi ces productions osseuses ne leur aient été attribuées; mais on a constaté que presque toujours elles ont leur siége dans des couches pseudo-membraneuses déposées , tantôt sur la surface libre , tantôt sur la surface adhérente de la membrane séreuse, membrane que l'on peut reconnaître à ses caractères particuliers au delà des limites de l'altération. Au premier abord, certainement, et devant le cadavre , on est tenté d'adopter l'opinion que Bichat professe ici ; mais avec un peu plus d'attention on ne tarde pas à reconnaître la véritable disposition des choses. (F. BLANDIN.)

Anciennes éditions, T. iv, *p.* 536, *ligne dernière;* édition Béclard, T. iv, *p.* 151, *ligne dernière.*

ANATOMIE PATHOLOGIQUE DU SYSTÈME SÉREUX.

Les altérations de ce système sont déjà en partie indiquées par Bichat : voici ce que nous ajouterons à ce qui en a été dit.

§ Ier. *Altérations dans les formes extérieures.*

Les membranes séreuses s'épaississent quelquefois en même temps que leur étendue augmente, comme on le voit surtout dans les hernies et dans les hydropisies : cet accroissement dans tous les sens y suppose alors une augmentation réelle de nutrition ; il faut donc joindre cette cause à toutes celles qui facilitent l'extension de ces membranes, comme leur déplacement, la disparition de leurs plis, leur extensibilité propre (*voyez*, dans le *Système séreux*, l'article *Extensibilité*). Dans d'autres cas, ces membranes perdent tellement de leur épaisseur par la distension, que souvent on les retrouve à peine. Il n'est pas rare de rencontrer cette disposition dans la hernie ombilicale.

Le système séreux est sujet à divers déplacemens, qui altèrent plus ou moins sa configuration. Ces déplacemens ne sont le plus souvent que secondaires, et tiennent à des changemens survenus dans les viscères que revêt ce système, ou dans les parois des cavités qui renferment ces derniers, parois sur lesquelles il se déploie également ; ils sont par conséquent de la même nature que ceux que déterminent diverses fonctions dans l'ordre naturel. Or ces déplacemens se font de trois manières : 1° la séreuse quitte les parois et se porte sur les viscères ; 2° elle abandonne ceux-ci pour recouvrir les premières ; 3° elle se prolonge au dehors des parois, forme une poche ou sac particulier, tenant au sac général qu'elle représente au dedans. Cette poche est constituée par la portion qui tapisse les parois ; mais à la longue, la membrane se détache aussi des viscères, ou les entraîne quand elle leur adhère trop fortement. Le sac dont il est ici question se produit toutes les fois qu'un viscère, poussé à travers les parois de sa cavité, pousse en même temps devant lui le feuillet séreux de ces parois : c'est le sac des hernies ou le *sac herniaire* proprement dit. Mais, dans quelque cas, ce sac préexiste à la hernie, et les viscères ne s'y engagent que consécutivement : c'est ce qui arrive quand de la graisse s'accumule à l'extérieur du péritoine, par exemple, et finit par former une masse, que sa situation et son poids entraînent au dehors, et qui y entraîne également la séreuse, de sorte que celle-ci représente un sac prêt à recevoir les viscères à la première occasion ; disposition assez improprement désignée sous le nom de *hernie graisseuse*. Les déplacemens des membranes séreuses sont importans à connaître dans la pratique, parce qu'ils changent souvent le rapport des parties : le sac des hernies, en particulier, présente une foule de points à étudier.

§ II. *Altérations dans l'organisation.*

La plupart de celles qui sont la suite de l'inflammation dépendent des changemens qu'éprouvent les fluides naturellement exhalés dans les cavités séreuses, changement qui varient selon que l'inflammation est aiguë ou chronique. Ces fluides peuvent être simplement augmentés en quantité, et avoir conservé toutes les qualités des fluides séreux, ou bien ils sont altérés de diverses manières ; depuis cette sérosité simple jusqu'au pus opaque et pourvu de globules comme celui du tissu cellulaire, une infinité de nuances existent. Le plus souvent une matière concrescible se produit ; soit que des flocons albumineux nagent dans le liquide épanché ; soit qu'une couche de la même nature, une *fausse membrane*, distincte de ce liquide, recouvre la séreuse enflammée ; ou que cette couche, interposée entre ses deux feuillets non séparés par un fluide intermédiaire, établisse entre eux une adhérence molle, glutineuse, semblable à celle qui se forme entre les lèvres d'une plaie réunie par première intention. Les fausses membranes commencent par des points isolés de matière albumineuse, déposés d'abord seulement aux endroits les plus enflammés, confondus plus tard, et formant alors une couche continue, dont l'épaisseur et la consistance varient. Cette couche adhère faiblement à la membrane qui l'a fournie; mais on remarque, en l'en détachant, que des sortes d'engrenures, des inégalités réciproques, unissent l'une et l'autre : au dessous d'elle, la séreuse est ordinairement rouge et pénétrée de vaisseaux. De la production de ces fausses membranes, et de l'adhésion molle et couenneuse qui n'en est qu'une légère modification, puisqu'elle n'en diffère que par l'absence d'un liquide propre à maintenir l'écartement des feuillets de la séreuse, dérivent tous les effets secondaires de l'inflammation tant aiguë que chronique, toutes les variétés d'épaississement, tous les modes d'adhérence. La matière albumineuse ou couenneuse des fausses membranes, qui s'épaissit, s'endurcit, s'organise, se pénètre de vaisseaux, donne lieu à ces variétés, par la forme variable qu'elle affecte au moment où elle éprouve ces changemens. Nous ne reviendrons pas sur la manière dont ceux-ci s'opèrent ; le développement des vaisseaux, qui en est le point capital, a été examiné dans le *Système capillaire*. On concevra maintenant comment des granulations miliaires, opaques, blanchâtres, quelquefois p us étendues et tenant par un pédicule étroit, recouvrent les membranes séreuses à la suite de leur inflammation, résultat évident de la concrétion de l'albumine à leur surface : comment des plaques de la même nature se remarquent, dans la même circonstance, sur le péricarde, l'arachnoïde, la tunique vaginale, etc. : comment ses diverses membranes, la plèvre, le péritoine, en particulier, acquièrent souvent, dans l'inflammation chronique, une épaisseur double ou triple de celle qu'elles présentaient auparavant; épaisseur qui n'est due qu'à la présence des fausses membranes, organisées et intimement unies avec ces membranes, et qu'il faut bien distinguer de celle qui dépend d'un accroissement réel de nutrition : comment naissent les adhérences celluleuses, filamenteuses, celles dans lesquelles les deux feuillets sont entièrement confondus, les brides, etc., suivant que la matière albumineuse est peu ou point tiraillée, ou qu'au contraire cette matière a été soumise par les mouvemens de la partie à des distensions fréquentes, suivant que l'inflammation a duré plus ou moins long-temps, et que l'organisation a été plus ou moins parfaite, etc., etc.

Une cicatrice naît du système séreux divisé, quoiqu'on en ait douté pendant long-temps. Linéaire, et par suite imperceptible quand les bords de la plaie sont restés en contact, c'est une membrane celluleuse analogue au tissu qu'elle remplace, lorsque ces bords n'ont pas été convenablement rapprochés : on pourra se convaincre de ce fait en examinant la plèvre d'un animal auquel on aura ouvert cette membrane quelque temps auparavant. Aussi, dans les hernies qui succèdent à d'anciennes plaies pénétrantes de l'abdomen, le péritoine forme, comme à l'ordinaire, un sac aux viscères déplacés, bien qu'on ait long-temps soutenu le contraire : seulement ce sac est plus mince, et semble entièrement formé par la cicatrice restée plus extensible que le tissu voisin.

Les membranes séreuses s'ossifient : aucune n'est exempte de cette altération, qui se présente sous plusieurs formes. Ordinairement ce sont des plaques paraissant plutôt soulever la membrane que lui appartenir en propre ; quelquefois cependant ces plaques sont presque à nu à l'intérieur de celle-ci. La tunique vaginale, la plèvre, le péritoine renferment aussi, dans certains cas, des espèces de concrétions semblables à celles dont le système synovial est le siége, et sur lesquelles nous reviendrons.

Laennec a décrit dans son traité de l'*Auscultation médiate* des tumeurs de la plèvre qu'il rapporte au cancer cérébriforme : ells occupent la face interne de cette membrane, à laquelle elles adhèrent fortement ; leurs environs sont marqués par un peu de rougeur due au développement des vaisseaux sanguins ; elles sont ordinairement en petit nombre. On trouve assez souvent, dans les ulcérations intestinales, particulièrement dans celles qui surviennent chez les phthisiques, de petits tubercules miliaires qui font corps avec la séreuse au niveau de ces ulcérations. Divers auteurs ont parlé de squirrhes des membranes séreuses ; mais ils ont sans doute voulu désigner ainsi des épaississemens résultant de l'inflammation et non une véritable dégénération.

§ III. *Altérations dans le développement.*

Les vices de conformation sont assez rares dans le système qui nous occupe. Le péritoine, la plèvre, le péricarde, au lieu de représenter un sac sans ouverture, sont quelquefois ouverts par devant, et manquent de feuillet extérieur dans une certaine étendue, de manière que leurs viscères sont à nu. L'arachnoïde a une organisation très-imparfaite dans les fœtus anencéphales ; mais ce vice n'est qu'une suite de celui qui existe alors dans le cerveau. Le péritoine a offert, dans des cas rares, une sorte d'ampoule ou de sac secondaire situé dans son intérieur, communiquant avec lui par une ouverture étroite, et contenant une partie des viscères abdominaux.

Bichat a le premier bien prouvé l'analogie qui existe entre les kystes qui se forment accidentellement dans nos parties et les membranes séreuses (*voy*. le *Système cellulaire*, t. 1, et le *Système séreux*, tom. iv,). Il a réfuté l'opinion de Louis sur le mode d'origine de ces kystes, qu'il regarde comme préexistant toujours aux matières qu'ils contiennent. Cependant il faut établir ici une distinction : en effet, 1° il y a des kystes bien réellement préexistans, comme tous ceux qu'on nomme *méliceris*, *athérômes*, *stéatômes* ; mais ceux-là ne sont que des follicules sébacés prodigieusement dilatés, comme nous le verrons dans une autre occasion (*voy*. le *Système dermoïde*) : les kystes de l'ovaire sont peut-être aussi dans ce cas, en ce qu'ils ne paraissent dus qu'à un développemment de vésicules préexistantes ; 2° il en est de consécutifs évidemment, qui se forment autour de divers corps venus du dehors, du sang dans l'apoplexie, du pus dans les abcès chroniques ; 3° l'origine est obscure pour un grand nombre, auxquels s'appliquent parfaitement les considérations présentées par Bichat.

D'un autre côté, quoiqu'en général ils appartiennent au système séreux, l'organisation des kystes est loin d'être la même. Certains sont mous et presque fluides, pour ainsi dire ; il semble qu'ils soient le résultat d'une simple exsudation : on en trouve de cette espèce dans le cerveau. D'autres fois c'est une membrane peu différente du tissu cellulaire ; dans quelques cas, au contraire, c'est une vraie cavité séreuse, très-distincte de ce tissu, comme on le voit au cou, au cordon des vaisseaux spermatiques. Il en est dont la structure se rapproche de celle des membranes muqueuses ; d'autres ont une ressemblance grossière avec la peau. Ces kystes sont d'ailleurs susceptibles de diverses transformations : ils deviennent fibreux, cartilagineux, osseux ; les dégénérations cancéreuses et autres s'y rencontrent également.

Les substances contenues dans ces poches accidentelles varient à l'infini. Des corps étr ngers solides, du sang, une sérosité limpide, une matière visqueuse, gélatineuse, muqueuse, des fluides séreux joints à de l'albumine concrescible et non concrescible ; des matières grasses fluides, ou à divers degrés de consistance, une substance pultacée, pierreuse ou crétacée, des concrétions plus ou moins dures, peuvent y être renfermées. Les auteurs se sont beaucoup occupés d'expliquer ces différences, qui s'observent souvent dans des kystes analogues pour la structure. Elles ont été attribuées, en général, à des causes purement mécaniques. C'est ainsi que Bostock, qui a examiné la matière de plusieurs kystes trouvés dans l'intérieur du bassin, après avoir loué Cullen de rejeter ces explications, en propose lui-même une de ce genre, d'après laquelle, suivant l'état du cœur et les modifications qui en résultent dans son action, suivant celles qu'éprouve la chaleur animale ou la disposition des petits vaisseaux, il passerait par ces derniers tantôt de la sérosité du sang presque pure ; tantôt cette sérosité, plus de l'albumine, soit à l'état fluide, soit à l'état concret ; tantôt ces deux matières unies à des matières grasses sous diverses formes : toutes substances qui existent en effet dans les kystes. Il est évident que le mécanisme des exhalations nous est trop peu connu pour que ces explications puissent être exactes : les causes énoncées doivent sans doute concourir à la production du phénomène, mais assurément elles ne le constituent pas à elles seules.

Les hydatides ressemblent aux kystes par leur structure apparente, bien que très-différentes par leur nature : cela est si vrai que les auteurs ne sont souvent pas d'accord sur ce qu'il faut ap-

peler *kyste* et *hydatide*. Voici pourtant les principaux caractères à l'aide desquels on les distingue : 1° les kystes tiennent
aux parties environnantes par du tissu cellulaire et des vaisseaux ; les hydatides sont, au contraire, parfaitement libres : il
est vrai que, dans certains cas, on trouve des kystes à peine
adhérens ; mais ces cas sont rares. 2°. Les parois du kyste ont toujours plus ou moins de consistance ; l'hydatide n'a que celle du
blanc d'œuf cuit. 3°. Celle-ci offre souvent, dans un point quelconque de sa surface, comme de petits grains qu'on y aperçoit
à l'œil nu ou armé d'une loupe, et qui semblent être les rudimens d'autres hydatides : les kystes ne présentent jamais rien de
semblable. Malgré ces différences, qui sont tranchantes, il y a
des cas où il est difficile de décider à quel genre de production l'on
a affaire : c'est ce qui a presque toujours lieu, par exemple, pour
les vésicules du plexus choroïde, et plus encore pour les amas
du même genre qui ont leur siége sur le placenta, et dont la
nature est jusqu'à présent fort douteuse.   (BÉCLARD.)

NOTES ET ADDITIONS

AU

SYSTÈME SYNOVIAL.

Anciennes éditions, T. IV, *p.* 543, *lig.* 15 ; — édition Béclard, T. IV, *p.* 169, *lig.* 6 : — « Diverses considérations prouvent que la synovie n'est point le produit de la transsudation de la moelle des os longs à travers les pores de leurs extrémités... »

'A ces considérations on doit ajouter la suivante, qui suffirait à elle seule, au besoin, pour établir que la synovie articulaire n'est pas le produit de la transsudation de la moelle à travers l'extrémité de l'os, et par les pores du cartilage diarthrodial : la composition de ces deux fluides, la graisse médullaire et la synovie, n'offre aucune analogie. La graisse médullaire est formée, comme tous les corps gras, d'*élaïne* et de *stéarine :* la synovie, au contraire, ne renferme rien de semblable; on y trouve de *l'eau,* de *l'albumine,* du *mucus ou de la matière coagulable regardée par quelques chimistes comme de la gélatine mucilagineuse,* de la *matière filandreuse, considérée comme de la fibrine par les uns, et comme une espèce d'albumine par les autres, de la soude, du muriate de soude, du phosphate de chaux et une matière animale que l'on dit être de l'acide urique.*

(F. BLANDIN.)

Anciennes éditions, T. IV, *p.* 549, *lig.* 9; — édition Béclard, T. IV, *p.* 174, *lig.* 5 : — « Jamais je n'ai vu de fausses membranes inflammatoires ni de sérosité lactescente sur les surfaces articulaires...»

Cette proposition est beaucoup trop générale ; car on pourrait citer aujourd'hui beaucoup de cas dans lesquels de fausses membranes et de la sérosité lactescente ont été trouvées dans des articulations enflammées.　　　　　　　　　　(F. Blandin.)

Anciennes éditions , T. ɪv , *p.* 549, *lig.* 15 ; — édition Béclard , T. ɪv , *p.* 175 , *lig.* 15 : — « Les membranes synoviales se déploient sur tous les organes des articulations...»

Les membranes séreuses articulaires passent—elles bien sur les cartilages diarthrodiaux ? C'est là un point d'anatomie obscur, et sur lequel les zootomistes sont encore partagés : Bichat comme on le voit, et Béclard après Bichat, se sont prononcés pour l'affirmative ; et cette opinion, soutenue par ces hommes célèbres, a généralement prévalu, mais non pas sans opposition : MM. Magendie et Cruveilhier, en effet, ont adopté une manière de voir différente, manière de voir que j'adopte entièrement , fondé sur les raisons suivantes : 1° jamais la surface libre du cartilage ne s'injecte de vaisseaux dans l'inflammation aiguë ou chronique des articulations ; 2° lors qu'une surface diarthrodiale reste exposée à l'air pendant plusieurs jours, comme cela arrive dans certaines plaies, ou bien à la suite des amputations articulaires , jamais on ne voit des bourgeons charnus s'élever sur le cartilage ; dans ces cas , comme dans les tumeurs blanches, on a bien vu souvent l'extrémité de l'os couverte de fongosités , mais après la séparation du cartilage ; et dès lors ces fongosités n'avaient point pour base la membrane synoviale ; 3° l'expérience dans laquelle , après avoir entamé obliquement la surface d'un cartilage articulaire, on soulève le lambeau qu'on a formé pour le fracturer vers sa base, ne prouve rien , si ce n'est que le cartilage est formé de lames inégalement fragiles ; et ce que l'on a considéré, dans cette expérience, comme la membrane synoviale, n'est qu'une couche mince de cartilage, comme l'observation le démontre aisément. Au reste, en ceci, comme en toutes choses anatomiques, il importe de bien fixer les conditions du sujet sur lequel on fait ses recherches : dans l'état sain jamais on n'a vu la synoviale passer sur les extrémités cartilagineuses des os ; et dans l'état pathologique, lorsque l'on a rencontré quelque chose qui paraissait établir l'opinion contraire, on a pris pour la membrane synoviale réfléchie sur l'os, tantôt une couche pseudo-membraneuse déposée sur son cartilage, et tantôt des fongosités nées de l'os lui-même, le cartilage diarthrodial ayant disparu. (F. Blandin.)

Anciennes éditions, T. iv, *p.* 556, *lig.* 31 ; — édition Béclard, T. iv, *p.* 183, *lig.* 10 : — « La rougeur de quelques prétendues glandes synoviales ne leur est pour ainsi dire qu'accidentelle, et n'indique pas une nature glanduleuse... »

Ce qui est dit ici des paquets graisseux si improprement nommés *glandes de Havers*, il faut le dire exactement des franges synoviales qui surmontent ces paquets, et dont la structure vasculaire ne prouve pas davantage qu'elles soient des conduits excréteurs. Ces franges, fort bien décrites et figurées par Monro, sont des replis de la synoviale flottant dans l'articulation, et parfaitement analogues, sous ce rapport, aux épiploons des membranes séreuses, aux appendices épiploïques de l'intestin. Ces replis sont sillonnés à leur surface, ont leur bord libre découpé de diverses manières, comme on le voit très-bien en les faisant flotter dans l'eau, et ressemblent en quelque sorte à des franges; de là le nom qui leur a été donné, et qui peut être conservé, quoiqu'il n'exprime nullement leur nature. Entre les deux lames de ces replis, et dans ces lames elles-mêmes, existent un très-grand nombre de vaisseaux, artères, veines, exhalans, et sans doute aussi absorbans : aussi la synoviale est-elle bien plus rouge là que partout ailleurs. C'est à la présence de ces vaisseaux, des exhalans en particulier, qu'est dû le phénomène suivant, qui a pu en imposer à Havers : si on presse ces replis, on en fait suinter de la synovie, laquelle provient évidemment des orifices exhalans béans à leur surface, et non de conduits particuliers.

Toutes les synoviales ont de ces prolongemens, tant celles qui appartiennent aux tendons que celles destinées aux articulations, bien qu'ils soient plus marqués dans ces dernières que dans les premières : parmi celles-ci, celles en forme de vésicules en ont plus constamment que les vaginales. Les grandes articulations, comme celles du genou, de la hanche, renferment les plus considérables : dans les petites, ils ne sont souvent que des points rougeâtres, légèrement saillans. Ils sont, en général, situés près de l'endroit où la synoviale se réfléchit autour du cartilage articulaire, et correspondent ordinairement au tissu adipeux des paquets synoviaux, en partie contenu dans leur épaisseur : ceux des synoviales tendineuses ont souvent entre leurs lames, au lieu de ce tissu, des corps mollasses et comme gélatineux, les paquets graisseux analogues aux articulaires dits *glandes de Havers* manquant dans plusieurs de ces membranes.

Les franges synoviales, en raison du grand nombre de vaisseaux qu'elles contiennent, sont le siége spécial de la sécrétion de la synovie. Cette sécrétion est perspiratoire, et manifestement du genre des exhalations : seulement elle a lieu là plus que dans tout autre point de la membrane, parce que les exhalans y sont plus abondans.

Ainsi, 1° des vaisseaux sanguins entourés d'un tissu cellulaire et adipeux plus ou moins abondant; 2° des replis qui les embrassent et dans lesquels ils se terminent particulièrement ; replis plus ou moins nombreux, plus ou moins étendus, et dont la surface verse en abondance la synovie : voilà l'idée qu'il faut avoir des franges et paquets synoviaux.

Le système muqueux présente quelque chose d'analogue aux franges des membranes synoviales dans les replis qui existent au dessous de la langue, sur les côtés du frein de cet organe : ces replis sont de véritables franges sécrétoires, destinées à augmenter l'étendue du système exhalant.   (Béclard.)

Anciennes éditions, T. IV, *p.* 564, *lig.* 13 ; — édition Béclard, T. IV, *p.* 191, *lig.* 12 : — « L'espèce d'hydropisie des synoviales tendineuses connue sous le nom de *ganglion* n'existe jamais dans les synoviales des doigts... »

On trouve rarement sans doute, mais pourtant on trouve parfois des ganglions formés par une véritable hydropisie de la membrane synoviale des doigts ; au moins j'ai eu une fois occasion de faire semblable observation. La tumeur qui caractérisait cette maladie était apparente au-devant des articulations phalangiennes, lieu, en effet, où la membrane qui forme la gaîne des tendons fléchisseurs des doigts est faible et réduite à quelques trousseaux fibreux entrecroisés crucialement. En outre, le liquide qu'elle contenait communiquait avec celui d'une poche synoviale bien plus développée, et que l'on apercevait dans la paume de la main ou l'aponévrose palmaire. (F. Blandin.)

Anciennes éditions, T. IV, *p.* 568, *lig.* 3 ; — édition Béclard, T. IV, *p.* 195, *lig.* 12 : — « Il y a plusieurs synoviales dont l'existence est variable, et à la place desquelles on ne trouve souvent qu'un amas cellulaire... »

Sous ce rapport, savoir, que certaines parties de ce système manquent quelquefois et sont alors remplacées par du tissu cellulaire, le système synovial des tendons se confond, plus peut-être que le séreux et le synovial articulaire, avec le cellulaire. Mais, en outre, ce dernier se rapproche en beaucoup d'endroits, par sa disposition, des bourses muqueuses ou membranes synoviales des tendons. Partout où se passent de grands mouvemens, le tissu cellulaire est lâche, lamelleux, abreuvé de fluides ; ses lames sont séparées par de larges intervalles, imitant plus ou moins exactement la cavité des membranes séreuses ou

synoviales, de sorte qu'on peut dire réellement que ces membranes existent en rudiment partout où ces sortes de mouvemens
s'opèrent. C'est ce qu'on voit à la cuisse, entre le tendon du droit
antérieur et celui du triceps, entre le biceps et le brachial antérieur au bras, etc. Il y a même une sorte de gradation suivant la
mobilité des parties, dans cette disposition du tissu cellulaire : les
tégumens du dos de la main, ceux qui recouvrent la face antérieure de la rotule, l'apophyse olécrâne, l'acromion, ont au-
dessous d'eux, à cause de leurs glissemens fréquens, un tissu
cellulaire qui ressemble déjà à celui que l'on trouve autour des
tendons, quelquefois même de véritables bourses muqueuses.
Enfin là où les frottemens sont très-marqués, comme entre les
tendons et les os, celles-ci sont à peu près constantes. On les
trouve même presque constamment, à un degré de développement plus ou moins grand, entre la peau et les os, dans les endroits
où ces parties ont des mouvemens fréquens, comme au coude, au
genou, en sorte qu'il y a le plus souvent des bourses muqueuses
sous-cutanées, comme il y en a de tendineuses.

Il est une circonstance qui peut encore influer sur l'existence
et le nombre des synoviales tendineuses ; c'est que certaines sont
tantôt isolées, tantôt confondues entre elles, comme on le voit
pour celles qui tapissent les gaînes des tendons, suivant que ces
gaînes sont elles-mêmes séparées ou confondues.

Pour bien observer ces membranes quand elles existent, on
soulève le tendon au-dessous duquel elles se rencontrent, on les
ouvre dans une très-petite étendue, et on pousse par cette ouverture de l'air ou la matière de l'injection ; elles se distendent et
deviennent alors très-apparentes, et distinctes du tissu cellulaire
environnant : ou bien on se contente de les ouvrir avec précau-
tio ; l'humide et le poli de leur surface servent à les distinguer.

Les synoviales tendineuses présentent quelques différences
dans leurs formes, outre la division générale en *vésiculaires* et
vaginales indiquée plus haut. Leur cavité, au lieu d'être simple,
est souvent multiloculaire, divisée par des prolongemens qui se
détachent de leur intérieur : ces prolongemens sont mous ordinairement, mais fibreux dans certains cas. Les bourses muqueuses
vaginales ont une de leurs extrémités divisée en manière de digi-

tations, lorsque plusieurs tendons, réunis d'abord dans une gaîne unique, se séparent ensuite, etc.

Ces membranes ont, comme nous l'avons dit, des franges et même quelquefois des paquets synoviaux à leur intérieur. Four-croy et Koch y ont vu des villosités. Les synoviales vésiculaires sont d'un tissu plus dense, plus serré que les vaginales, et comme fibreuses dans quelques points.

Leur fluide est jaunâtre, quelquefois rougeâtre; mais alors cette teinte est accidentelle, et le plus souvent un résultat de la trans-sudation qui a lieu après la mort. Il paraît plus ténu dans les synoviales de peu d'étendue, et qui n'éprouvent pas de frotte-mens considérables, plus épais, plus visqueux dans les autres, dans celle qui recouvre le grand trochanter, par exemple, et dont les mouvemens sont très-marqués. Ce fluide n'a pas été analysé; il paraît formé d'eau, d'albumine, de soude, et peut-être de quelques sels; il est miscible à l'eau en toute proportion; la chaleur et les acides le coagulent; il verdit le sirop de violette; desséché, il se transforme en une espèce de lame cornée, très-mince, qui brûle comme du blanc d'œuf également desséché.

Les bourses muqueuses sont très-extensibles, comme on le voit lorsqu'on les insuffle; leur hydropisie en fournit également la preuve. Elles reviennent sur elles-mêmes quand elles cessent d'être distendues. (F. BLANDIN.)

Anciennes éditions, T. iv, *p.* 568, *ligne der-nière; — édition Béclard*, T. iv, *p.* 195, *ligne dernière.*

ANATOMIE PATHOLOGIQUE DU SYSTÈME SYNOVIAL.

§ Ier. *Altérations dans les formes extérieures.*

La distension des synoviales articulaires par un amas de sy-novie constitue l'*hydarthrose*, affection peu commune et qu'on observe surtout au genou, qui, en général, offre les exemples les plus fréquens de toutes les maladies des articulations. La quantité de fluide accumulée varie, de même que la nature de ce fluide : celle-ci est subordonnée aux diverses complications qui peuvent exister, comme à l'inflammation en particulier. La distension est ordinairement plus marquée dans un ou plusieurs points, là où la synoviale est le moins soutenue par les parties environnantes.

Dans les bourses muqueuses, l'hydropisie prend le nom d'*hygroma* quand son fluide est séreux, incolore, limpide; et celui de *ganglion* quand c'est une matière rougeâtre, épaisse, visqueuse, et plus ou moins semblable à de la gelée de groseilles. L'un et l'autre n'ont pas toujours leur siége dans les bourses muqueuses naturelles; ils sont quelquefois des tumeurs accidentelles, des espèces de kystes. C'est ainsi que les ganglions se forment sur le dos de la main, quoiqu'il n'y ait pas de bourses muqueuses en cet endroit. L'hygroma est fréquent au-devant de la rotule, à l'épaule, au coude, endroits où le tissu cellulaire a tant de rapport avec les synoviales; il survient surtout chez les personnes qui ont ces parties soumises à une pression habituelle.

L'ankylose présente, comme on sait, plusieurs variétés. Dans celle qu'on appelle *fausse*, et qui devrait faire une maladie à part, toutes les parties qui entrent dans la composition des articulations sont épaissies. Mais l'ankylose proprement dite affecte spécialement la membrane synoviale. Tantôt des brides d'une étendue et d'une consistance variables traversent l'articulation et unissent les deux feuillets opposés de cette membrane revêtant les surfaces articulaires; une sorte d'amphiarthrose existe alors; une articulation peu mobile et à surfaces continues remplace celle très-mobile et à surfaces contiguës qui existait auparavant : c'est à cette première variété qu'on pourrait donner le nom de *fausse ankylose*, si l'on voulait conserver cette distinction. Tantôt l'adhérence est intime entre les deux surfaces, la synoviale disparaît ou se change en tissu cellulaire, les os se soudent et finissent même par se dépouiller de la lame de substance compacte qui recouvre leur extrémité : c'est là l'ankylose vraie. Ces deux genres d'adhérences supposent ici, comme dans les systèmes précédens, une inflammation antérieure.

§ II. *Altérations dans l'organisation.*

Outre ces adhérences, l'inflammation des membranes synoviales y produit quelquefois l'ulcération, quoique cela soit assez rare : M. Brodie en rapporte deux exemples. Dans d'autres cas, cette inflammation se termine par résolution, et il en résulte seulement un peu de raideur et de gêne dans les mouvemens, dues à l'épaississement des parties. Elle peut encore être suivie de suppuration et d'épanchemens de diverse nature, quoique ces épanchemens s'observent moins souvent que dans le système séreux.

Les synoviales tendineuses offrent dans leur inflammation, heureusement assez rare, les deux modes d'adhérences dont il a question, savoir, des brides et des adhérences proprement dites. Elles suppurent aussi d'autres fois, et alors le plus souvent leurs tendons s'exfolient.

Les corps étrangers des articulations, que les uns ont pris pour des concrétions formées dans leur intérieur, que d'autres regardent comme des portions d'os ou de cartilage rompues et détachées, sont toujours situés, dans le principe, en dehors de la synoviale. Ce sont des productions osseuses ou cartilagineuses déposées d'abord dans le tissu cellulaire, poussées ensuite peu à peu, soit dans les divers mouvemens, soit par toute autre cause, dans la cavité de cette membrane, dont ils s'enveloppent, et qu'ils allongent prodigieusement à mesure qu'ils s'en éloignent; elle finit par ne plus leur former qu'une sorte de pédicule qui s'amincit à la longue, et se rompt enfin : quand cette rupture a eu lieu, le corps est libre dans la cavité articulaire. L'état qu'il présente alors varie ; sa consistance est quelquefois très-molle et comme albumineuse, d'autres fois cartilagineuse ou osseuse : dans certains cas le même corps offre ces différens états. Le séjour prolongé de ces corps et la pression qu'ils exercent déterminent souvent sur le cartilage articulaire des espèces d'empreintes ou de cavités dans lesquelles ils se logent : ces empreintes ont pu faire croire à une perte de substance du cartilage, dontun morceau séparé aurait donné naissance au corps étranger ; mais on ne

conçoit aucune cause capable de produire une semblable sépara‑
tion; et, d'ailleurs, l'inspection ne confirme nullement cette idée.

Des corps d'une autre nature se développent dans les bourses
muqueuses, et quelquefois aussi dans les synoviales articulaires.
Ils sont ordinairement extrémement nombreux, du volume d'un
gros pepin, aplatis en divers sens, d'une couleur blanchâtre. On
les a crus animés, mais ils paraissent inorganiques ; leur origine
est peu connue. Monro a encore trouvé dans les bourses mu‑
queuses de petits corps d'une nature particulière. Le même au‑
teur dit y avoir rencontré des plaques cartilagineuses.

Dans les *tumeurs blanches*, mot impropre par lequel on con‑
fond diverses dégénérations et l'inflammation chronique de la
membrane synoviale, celle-ci devient souvent le siége d'une dé‑
génération particulière, son tissu est épaissi, grisâtre, lardacé,
homogène, surmonté de fongus ou champignons mollasses, dont
la présence au‑dessous des tégumens peut en imposer pour un ab‑
cès, à cause d'une sorte de fluctuation obscure qu'on croit y sentir.

§ III. *Altérations dans le Développement.*

Les membranes analogues aux synoviales qui se rencontrent
dans les articulations supplémentaires, à la suite des luxations
non réduites, sont en partie formées par les débris de l'ancienne
rompue, et en partie par la production réelle d'un nouveau tissu.
Les fractures non réunies ont quelquefois une capsule qui sem‑
ble également appartenir au système synovial, en ce qu'elle
contient un fluide séreux, comme nous l'avons dit ailleurs.

Les kystes synoviaux dont il a été fait mention au commen‑
cement de cet article sont des bourses muqueuses accidentelles.

L'absence de quelques synoviales tendineuses, dans certaines
circonstances, est le seul vice de conformation propre à ce sys‑
tème.   (BÉCLARD.)

NOTES ET ADDITIONS

AU

SYSTÈME GLANDULEUX.

Anciennes éditions, T. IV, *p.* 569 , *lig.* 14 ; — édition Béclard, T. IV, *p.* 210, *lig.* 17 : — « Les auteurs ont donné le nom de *glandes* à des organes auxquels il ne convient nullement, etc... »

Puisque, d'après la définition de Bichat, définition généralement adoptée, on ne qualifie *glandes* que les organes *sécrétant du sang un fluide spécial*, *qu'ils versent ensuite sur une surface à l'aide d'un ou de plusieurs conduits excréteurs*, il est évident que les organes qui sécrètent l'humeur de Méibomius et le cérumen n'appartiennent pas à la classe des glandes, et que ce sont de simples follicules ; tandis que d'autre part la prostate et les glandes muqueuses ne sont autre chose que des groupes de follicules qui forment bien, si l'on veut, le passage entre les follicules simples et les glandes, mais qui cependant ne sont pas encore munis d'un véritable conduit excréteur. Ce n'est pas toutefois, que j'adopte l'opinion qu'il n'y a pas de grandes analogies entre tous les organes sécréteurs, depuis la simple membrane qui exhale, jusqu'à la glande la plus composée ; loin de là ; mais comme, en anatomie, le mot *glande* est employé dans une acception bien déterminée, j'ai dû la rappeler avec d'autant plus d'empressement que Bichat, après l'avoir établie en général, s'en est écarté dans les applications particulières.

Non-seulement l'anatomie démontre une grande analogie entre les divers organes sécréteurs, quelque différens qu'ils paraissent au premier abord, mais la nature elle-même a pris soin, en quelque sorte, de nous révéler ce rapport, et de nous montrer les modifications nécessaires qu'elle a fait subir à une simple membrane exhalante pour en faire les appareils de sécrétion les plus complets. Le follicule simple, qui n'est autre chose qu'une dépression de l'une des membranes tégumentaires ; le groupe de follicules dans lequel on trouve un certain nombre de follicules simples venant s'ouvrir dans une lacune commune, lacune qui s'ouvre elle-même sur une membrane tégumentaire ; la glande dans laquelle les granulations représentent autant de follicules groupés autour des ramifications d'un canal simple ; tels sont les états intermédiaires entre les organes secréteurs les plus simples, et ceux dont la complication a le plus embarrassé les anatomistes.

(F. BLANDIN.)

Anciennes éditions, T. IV, *p.* 572, *lig.* 18 ; — édition Béclard, T. IV, *p.* 213, *lig.* 26 : — « Les proportions sont toujours rigoureusement gardées dans les organes de la vie animale : si un côté du cerveau se développait plus que l'autre, l'entendement serait troublé... »

Déjà, dans plusieurs notes précédentes, j'ai fait remarquer ce que présente de peu rigoureux l'opinion de Bichat relativement à la symétrie parfaite des organes de la vie de relation, et à l'irrégularité des organes nutritifs : je ne dois pas revenir sur ce sujet. Il n'est pas plus exact de dire que *l'entendement, l'ouïe, l'odorat, seraient inévitablement troublés, si un côté du cerveau se développait plus que l'autre côté, si une oreille, une pituitaire se prononçaient davantage que leurs organes correspondans :* ce raisonnement est tout au plus applicable à l'œil, car le strabisme, dans quelques cas, paraît résulter du défaut de développement égal des deux yeux ; mais il est inadmissible dans les autres cas. Quant à ce qui concerne l'entendement en particulier, si la chose pouvait paraître douteuse, je me contenterais de citer l'exemple de Bichat, dont le cerveau était remarquable, comme on le sait, par l'inégalité de ses deux lobes ;

après cela, je suppose bien que personne ne serait tenté de croire que l'inégalité de développement des deux moitiés de l'encéphale nuise en quoi que ce soit à la force et surtout à la droiture du jugement.   (F. BLANDIN.)

Anciennes éditions, T. IV, *p.* 577, *lig.* 10; — édition Béclard, T. IV, *p.* 218, *lig.* 2 : — « Ne cherchons pas quelle est la nature intime du système glanduleux... »

La communication est-elle directe entre les artères et les conduits excréteurs, ou bien y a-t-il un intermédiaire entre ces deux ordres de vaisseaux? Les résultats obtenus par Ruysh et par Malpighi à cet égard, quoique opposés, sont pourtant également fondés sur des faits; ce ne sont pas de simples conjectures. Seulement ces anatomistes, tous deux également recommandables, me paraissent avoir fixé leur attention sur des glandes de structure différente. En effet, il est aisé de voir, par la description même du système glanduleux, que les organes qui y sont compris, même si l'on restreint le plus possible le nom de *glandes*, et si on ne l'applique qu'aux parties auxquelles il convient exclusivement, par conséquent en mettant de côté et les follicules ou glandes muqueuses et sébacées dont nous avons parlé à l'article du *Système muqueux*, et les organes glandiformes, comme le thymus, la thyroïde, les capsules surrénales, etc., il est aisé de voir, dis-je, que ces organes varient dans leurs propriétés les plus essentielles, et qu'ils possèdent tout au plus quelques caractères qui les rapprochent les uns des autres. Ainsi, pour la structure, dont nous avons à nous occuper ici, l'opinion de Ruysh semble-t-elle parfaitement applicable à quelques-unes de ces glandes, comme le foie, le testicule, les reins; tandis que dans d'autres, telles que les glandes lobulées ou conglomérées en général, la doctrine de Malpighi réunit plus de probabilités en sa faveur. Au reste les recherches expérimentales peuvent seules ici faire luire la vérité : or elles nous apprennent que là ce tissu est remarquable par son extrême vascularité, tandis qu'ici cette organisation est beaucoup moins apparente ; que d'un côté le passage dans les vaisseaux excréteurs, de la matière poussée par les artères, est rapide, facile et constant, tandis que de l'autre il est lent, difficile, et qu'il manque souvent. Il serait donc possible que dans celles-ci les granulations qu'on aperçoit fussent réellement de petits corps intermédiaires aux artères aux veines, et aux excréteurs, comme le pensait Malpighi, des espèces de follicules dans lesquels se terminent les unes et d'où partent les autres ; tandis que tout serait vasculaire, selon l'hypothèse de Ruysh, dans les glandes de l'autre genre. Peut-être ai-je, par là, donné la raison de l'apparition plus fréquente des excrétions sanguinolentes dans ces dernières, dans le rein surtout, que dans les premières. (F. Blandin.)

Anciennes éditions, T. IV, *p.* 582, *lig.* 15 ; — édition Béclard, T. IV, *p.* 224, *lig.* 9 : — « Il faut distinguer les glandes en trois classes... »

Un appareil de sécrétion glandulaire peut être plus ou moins complet comme Bichat le fait remarquer dans ce passage ; le plus haut degré de complication consiste, comme il le dit, dans l'existence d'une poche qui contient le fluide sécrété pendant quelque temps avant son excrétion au dehors. Suivant M. Blainvillé, un appareil complet de sécrétion glandulaire se compose de quatre élémens : 1° d'une glande ou organe formateur ; 2° d'un conduit vecteur ; 3° d'une cavité de dépôt du fluide ; 4° d'un canal excréteur. (F. Blandin.)

Anciennes éditions, T. IV, *p.* 583, *lig.* 27 ; — édition Béclard, T. IV, *p.* 225, *lig.* 22 : — Les vaisseaux lactifères gardent le lait dans leurs cavités, et même ce fluide n'a pas d'autre réservoir... »

Les ramifications d'origine des conduits excréteurs de

certaines glandes ne peuvent être considérées comme les analogues de la cavité de dépôt, que l'on trouve dans certains appareils de sécrétion ; car dans ces derniers, outre l'organe de dépôt,
le canal excréteur commence également par des ramifications, dans
lesquelles on trouve en plus ou moins grande abondance le fluide
de la glande. Bichat invoque à l'appui de cette théorie anatomique
très-peu soutenable, à mon avis, ce qui arrive aux conduits excréteurs du sein, qui gardent, dit-il, le lait dans leur cavité jusqu'à
ce qu'il soit évacué, et même il ajoute : « Le lait n'a pas d'autres
réservoirs. » Cet exemple est mal choisi ; ou plutôt c'était le seul
qui pût être invoqué ici, et cependant il dépose entièrement contre la théorie que je combats, et il ne lui est favorable qu'en apparence : en effet, l'appareil de la sécrétion lactée est un appareil
complet, et très-complet ; non-seulement on y rencontre les
quatre parties essentielles, mais encore il présente plusieurs
organes de dépôt : l'organe formateur est la glande mammaire ; les conduits vecteurs sont les conduits lactifères qui naissent de cette glande ; les organes de dépôt sont les *sinus* placés à la base du mamelon ; enfin les conduits excréteurs véritables sont les canaux dont l'ensemble forme le mamelon.

(F. Blandin.)

Anciennes éditions, T. iv, *p.* 584, *lig.* 17 ; —
édition Béclard, T. iv, *p.* 226, *lig.* 6 : — « L'u-
rine coule continuellement par les uretères... »

L'écoulement continu de l'urine dans la vessie par les uretères, est une de ces propositions que tous les auteurs répètent à
l'envi, et que tous les médecins considèrent comme un des axiômes
scientifiques les mieux établis. Long-temps j'ai partagé cette
opinion ; eh bien ! cependant rien n'es moins exact. Quelques expériences que j'ai faites sur des animaux, et l'observation directe
sur l'homme, m'ont démontré de la manière la plus évidente, 1° que
le fluide urinaire ne pénètre dans la vessie que dans certains instans, assez rapprochés les uns des autres ; 2° que les parois de l'ouverture de l'uretère dans la vessie sont, dans certains momens,

affaissées les unes sur les autres , et qu'alors l'urine ne coule point du tout; mais que bientôt, l'ouverture devenant subitement béante, l'urine la distend , et se répand en nappe sur le bas-fond de la vessie, jusqu'à ce que l'écoulement s'arrête , et que l'ouverture se resserre. Sur un animal vivant , en ouvrant la vessie , on observe facilement ces phénomènes. J'en ai été témoin plusieurs fois sur des individus affectés d'*exstrophie de la vessie.* Tout récemment surtout, on m'a amené à l'hôpital Beaujon un enfant sur lequel j'ai fait constater ce fait aux élèves qui m'entouraient.

(F. BLANDIN.)

Anciennes éditions , T. IV, *p.* 589, *lig.* 9; — édition Béclard , T. IV, *p.* 231 , *lig.* 8 : — « Je ne doute pas que, dans les résorptions purulentes , le pus ne circule en nature dans le système sanguin... »

Déjà il a été question dans plusieurs notes des résorptions purulentes ; mais je dois y revenir ici, d'une part, à cause de l'importance du sujet , et d'un autre côté, parce que Bichat émet, dans ce passage en particulier , relativement à l'absorption du pus et à sa *circulation en nature* dans les vaisseaux, des idées qui me paraissent contestables. Nul doute que du pus bien pur n'ait été souvent trouvé dans le système vasculaire, nul doute que l'on ne puisse aisément en démontrer la présence , nul doute aussi, selon moi, que le pus en nature ne circule quelquefois au sein de notre corps, mêlé intimement avec le sang; mais ce dernier point est difficile à mettre en lumière : pour cela il faudrait que la chimie nous apprît à séparer du sang les élémens constitutifs du pus , ce qu'elle n'a pas fait , et ce qu'elle ne me paraît pas capable de faire de long-temps. Mais en supposant cette importante question résolue à tout jamais, il resterait encore à déterminer, si le pus qui circule quelquefois *en nature* avec le sang , a été porté dans les vaisseaux par absorption , ou bien s'il y a été formé de toutes pièces , sous l'influence d'un travail inflammatoire intérieur. Sur ce point, les pathologistes diffèrent entre eux complétement : pour moi, je crois que les vaisseaux absorbent le pus comme les autres fluides; mais je crois fermement que jamais ils ne l'absorbent *en nature*, et qu'au contraire, ils le font disparaître élément par élément, comme il arrive pour l'absorption de tous les fluides composés; et cela me paraît si peu contestable, que je n'hésite point à dire que l'absorption du pus par les vaisseaux n'est pas, et ne peut pas être chose nuisible. En effet, les élémens absorbables de ce fluide ne sont, après tout, que de l'eau, de l'albumine, etc., substances qui concourent aussi à la composition de presque toutes nos parties, et du sang lui-même, seulement dans des proportions qui varient à tout instant. Or, qui ne voit que l'absorption du pus, non altéré cependant, ne modifie pas le sang autrement que l'absorption des différens élémens de nos tissus propres dans les mouvemens nutritifs de décomposition? Qui pourrait nier que l'on eût fait faire à la thérapeutique chirurgicale des abcès un remarquable progrès, si, au lieu de donner issue au dehors à la matière qu'ils contiennent, on trouvait le moyen de faire absorber plus ou moins lentement cette matière par les vaisseaux? N'a-t-on pas vu souvent des collections purulentes considérables, survenues à la suite de bubons, disparaître par résorption sous l'influence de frictions mercurielles sur la tumeur, ou de tout autre traitement approprié, sans qu'il survînt le moindre accident susceptible d'être attribué à cette résorption? Je pourrais à l'infini multiplier ces citations, et invoquer les exemples de la résorption de collections purulentes de la plèvre, du péritoine, de certains abcès souscutanés; mais tous ces faits sont si vulgaires, et si bien appréciés que la chose serait superflue. Si l'absorption du pus, semblable à celle du sang et des autres fluides composés, n'arrive point en nature, mais élément par élément; et si, d'autre part, cette absorption exercée par les vaisseaux autour desquels le pus s'est formé n'est point nuisible, quelle est donc la cause des accidens formidables qui font si souvent irruption tout à coup chez les individus affectés de vastes suppurations dans un point du corps? Déjà, nous l'avons dit p us haut, à l'occasion du système veineux, ces phénomènes nouveaux et graves sont le résultat d'une phlegmasie de l'un des deux ordres des vaisseaux *centripètes*, dans un point plus ou moins voisin de celui où la suppuration indiquée a son

siége ; et le pus que, dans ces cas, l'on trouve dans le système vasculaire n'y est point arrivé par absorption , mais au contraire il s'y
est formé de toutes pièces. Les circonstances dans lesquelles on
voit survenir les accidens attribués faussement à la résorption purulente, témoignent hautement, selon moi, en faveur de leur véritable cause, c'est-à-dire l'inflammation des veines ou des vaisseaux lymphatiques. En effet, 1° on ne les observe jamais à la
suite des abcès chroniques, entourés d'une faible inflammation, si ce n'est lorsque ces abcès ont été ouverts, et que l'air
s'étant insinué dans leur foyer, a vivement irrité au loin leurs
parois ; 2° ils sont communs à la suite des opérations qui ont nécessité un certain nombre de ligatures vasculaires ; 3° on doit les
redouter d'autant plus que la suppuration s'est établie dans une
partie plus remarquable par le développement de ses veines ;
4° l'inflammation des aréoles veineuses des tissus érectiles, lorsqu'elle se termine par suppuration , entraîne inévitablement et
constamment des accidens semblables ; 5° enfin, la phlébite bien
caractérisée , celle sur la nature de laquelle on peut le moins
élever de doute, se traduit à l'extérieur par un appareil de symptômes complétement semblables à ceux que l'on regarde, à tort,
comme caractéristiques de la résorption du pus ; elle est l'occasion
du développement rapide, dans les viscères intérieurs, d'altérations
tout-à-fait identiques à celles que l'on attribue à la résorption.

En résumé, dans un certain nombre de cas, trop souvent,
malheureusement, bien plus souvent surtout que ne le croyaient
nos devanciers, du pus circule *en nature* dans nos vaisseaux ,
mélangé avec le sang ; mais loin d'être arrivé à cet état par voie
de résorption dans le système vasculaire, il s'y est formé de
toutes pièces, sous l'influence d'un travail inflammatoire intérieur, travail que les veines en particulier sont susceptibles de
concevoir avec la plus grande facilité. La résorption du pus se
fait tout autrement qu'on ne le croit généralement ; jamais ce
fluide n'est absorbé comme pus, et sans être décomposé. Enfin
l'absorption du pus dans le lieu où il a été formé , et par les vaisseaux qui en ont fourni les élémens, n'est pas, et ne peut pas être
nuisible, si préalablement il n'a pas été altéré dans sa composition.

(F. Blandin.)

Anciennes éditions, T. IV, *p.* 592, *lig.* 14 ; — édition Béclard, T. IV, *p.* 234, *lig.* 19 : — « La nature semble bizarre et capricieuse dans la production des phénomènes vitaux... »

La nature semble à tout instant bizarre, capricieuse, inconséquente dans la production des phénomènes, parce que l'essence des lois qui président à ces phénomènes n'est point la même que celle des lois physiques. Cette cause est-elle bien réelle, ou bien cette variabilité des actions vitales ne nous apparaît-elle pas seulement parce que nous ne savons pas encore apprécier les conditions diverses, tant intérieures qu'extérieures, des êtres organisés ? C'est là une question ardue, sur laquelle il est difficile, pour ne point dire impossible, de se prononcer dans l'état actuel de la science. Déjà, dans plusieurs des notes que j'ai ajoutées à l'introduction de cet ouvrage, sans décider la question encore en litige de l'essence des lois vitales, j'ai cependant dû faire remarquer que les faits cités généralement à l'appui de la doctrine de leur séparation absolue des lois physiques, sont loin d'être aussi concluans qu'ils le paraissent au premier abord, circonstance aperçue, au reste, par plusieurs physiologistes, et telle, qu'elle motive suffisamment le doute philosophique dans lequel nous persisterons, sous ce rapport, jusqu'à ce que l'on ait fait luire de nouvelles clartés sur cette matière.

(F. Blandin.)

Anciennes éditions, T. IV, *p.* 592, *lig.* 22 ; — édition Béclard, T. IV, *p.* 234, *lig.* 27 : — « Les injections dans les veines sont toujours mortelles lorsque des fluides irritans sont poussés du côté du cerveau par la carotide... »

On sait parfaitement aujourd'hui que, dans les injections faites sur un animal vivant, du tronc de la carotide vers le cerveau, l'animal périt bien plutôt par suite de l'effort que l'on exerce sur le système capillaire encéphalique, et à cause des ruptures et compressions qui en sont la conséquence, qu'en raison de l'action délétère de ces substances sur la pulpe nerveuse. Cela es' si vrai, que l'eau, qui est très-pénétrante, et qui par conséquent traverse aisément le système capillaire cérébral, ne produit presque pas d'accidens, tandis que les autres liquides sont d'autant plus nuisibles, en général, que leur miscibilité au sang et leur ténuité sont moins grandes. (F. Blandin.)

Anciennes éditions, T. iv, *p.* 593, *lig.* 20 ; — édition Béclard, T. iv, *p.* 235, *lig.* 27 : — « L'enveloppe extérieure de l'urètre est de nature spongieuse et aréolaire... »

Cette proposition n'est vraie que pour la portion *bulbospongieuse* de l'urètre. En effet, au niveau des portions membraneuse et prostatique, il en est autrement. Dans le premier point, la membrane muqueuse est doublée par des fibres charnues, tandis que dans le second, le tissu dense de la prostate remplit les mêmes fonctions. (F. Blandin.)

Anciennes éditions, T. iv, *p.* 600, *lig.* 26 ; — édition Béclard, T. iv, *p.* 243, *lig.* 13 : — « Les veines de plusieurs glandes..., celles de la prostate, versent leur sang dans le système à sang noir abdominal... »

Les veines de la prostate ne se rendent point vers la *veineporte ;* elles forment autour du col de la vessie un plexus remarquable, dans lequel se jettent les veines vésicales et celles qui reviennent du dos de la verge, plexus qui se termine par quelques grosses branches dans la veine hypogastrique. (F. Blandin.)

Anciennes éditions, T. IV, *p.* 602, *lig.* 18 ; — édition Béclard, T. IV, *p.* 245, *lig.* 9 : — « Le sang change-t-il de nature en arrivant aux glandes, etc.. ? »

Tout ce qui est relatif à l'action propre des glandes est en général très-peu connu, comme tous les phénomènes qui se passent dans l'intimité des organes. Tout ce qu'on sait sur ceux de la sécrétion glanduleuse se borne à peu près à ceci : du sang contenant les matériaux de la sécrétion arrive aux glandes par les artères, excepté pour le foie, qui le reçoit des veines et des artères. Ce sang, en traversant les glandes, y éprouve des changemens par suite desquels un liquide totalement différent de lui est produit. Mais ces changemens se font-ils brusquement ou lentement, et à mesure que le sang avance dans son cours, et quelle est leur nature? Sont-ils simplement un résultat de la configuration des parties et un phénomène purement mécanique? est-ce une action chimique ou galvanique qui les détermine, doctrine qui, pour le dire en passant, règne aujourd'hui dans beaucoup d'écoles? est-ce une suite de l'influence nerveuse, ou enfin toutes ces causes y concourent-elles à la fois? Voilà ce qu'on ignore.

Quant à cette dernière influence, celle des nerfs dans les sécrétions, il est probable qu'elle existe, comme le dit Bichat, quoiqu'il soit très-difficile de s'en assurer directement. La section de tous les nerfs d'une glande, imaginée par Bordeu, est presque partout impraticable. On trouvera sans doute peu concluantes les expériences rapportées plus haut par Bichat. En voici d'autres qui ne le sont peut-être guère plus, mais dans lesquelles pourtant les résultats semblent un peu plus prononcés, et paraissent d'ailleurs d'autant plus remarquables qu'ils sont en contradiction manifeste avec les premiers : ces expériences sont dues à M. Brodie.

1°. Le cerveau ayant été enlevé, la respiration étant entretenue artificiellement afin que la circulation ne s'arrête pas, et que l'animal continue de vivre, l'urine n'a plus été sécrétée. Ce fait ne prouve pas positivement, il est vrai, que l'action cérébrale influe sur la fonction qu'a le rein de sécréter l'urine ; car il se pourrait que la circulation fût affaiblie da..s ce cas au point de rendre la sécrétion moins active ; néanmoins c'est une forte présomption pour croire à cette influence.

2°. Pour pouvoir apprécier le mode d'influence des nerfs de la huitième paire sur la sécrétion muqueuse de la face interne de l'estomac, sécrétion trop peu abondante dans l'état naturel pour qu'on obtienne des résultats bien tranchés, on a cherché à en augmenter les produits en donnant à un animal l'arsenic et d'autres substances vénéneuses de la classe des poisons corrosifs, lesquels produisent, entre autres phénomènes, une accumulation des fluides muqueux et autres versés habituellement à la face interne de l'estomac : les nerfs de la huitième paire ont ensuite été coupés. A la mort de l'animal, on n'a point trouvé cet amas de fluides qui ne manque jamais dans toute autre circonstance. Il semble résulter de là que l'intégrité de ces nerfs est nécessaire pour que les glandes ou follicules muqueux de l'estomac répondent aux excitans qui leur sont directement appliqués.

(BÉCLARD.)

Anciennes éditions, T. IV, *p.* 6o4, *lig.* 11 ; — édition Béclard, T. IV, *p.* 247, *lig.* 4 : — « Il n'existe jamais de ganglions dans l'intérieur des glandes... »

Le ganglion sous-maxillaire décrit par M. Hippolyte Cloquet fait exception à cette règle ; il est placé entre les deux lobes principaux de la glande dont il porte le nom.

(F. BLANDIN.)

Anciennes éditions ; T. IV, *p.* 612, *lig.* 17 ; — édition Béclard, T. IV, *p.* 255, *lig.* 26 : — « La même glande, en changeant seulement de modifications dans ses forces vitales, peut être la source d'une infinité de fluides différens... »

Ce passage de l'*Anatomie générale* nous fournit une preuve

curieuse du peu de fondement de la doctrine du vitalisme physiologique, en nous montrant la plus remarquable application de
cette doctrine. Oui sans doute, si vous placez toute la physiologie dans les propriétés vitales et hors de l'organisation, oui, *la
même glande, sans changer de tissu, et en changeant seulement
pe modification dans les propriétés vitales qui lui appartiennent,
peut sécréter une foule de fluides différens, quel que soit le sang
qui y aborde; ainsi le rein revêtant les propriétés vitales du foie
pourrait sécréter la bile en nature, etc.* Quelle erreur! quel con-
tre-sens! Eh bien! voilà cependant à quelles conséquences conduit
ce principe : que les propriétés vitales sont indépendantes de la
matière organisée, qu'elles la dominent et déterminent son existence dans certaines conditions. Retournez cette proposition, et
dès lors au contraire les choses vous apparaîtront sous leur véritable
jour; vous verrez les forces vitales soumises à l'organisation et en
découler immédiatement; vous verrez enfin que pour donner au
rein les propriétés vitales du foie, il faudrait auparavant lui avoir
attribué la nature de celui-ci, ou, pour parler plus exactement,
dès l'instant que le rein aura revêtu la structure hépatique, il
posséderait comme conséquence les propriétés du foie, et sans
nul doute alors il pourrait sécréter la bile.

Au reste, un seul mot suffit pour ruiner cette théorie du vitalisme physiologique appliqué aux sécrétions : si les propriétés vitales des glandes sont indépendantes de l'organisation, si, suivant
telle ou telle dose de ces propriétés, et sans que son état anatomique ait besoin d'être changé, la même glande peut sécréter telle
ou telle substance, comment se fait-il que la nature, qui se fait
remarquer par la simplicité de ses procédés, ait donné une
structure particulière à chaque glande? la chose est incompré-
hensible.

Le système nerveux a certainement une grande influence
sur les sécrétions, comme le prouvent les exemples cités par Bichat; mais quelle est la nature de cette influence? quelles sont les
conditions de l'organe sécréteur qui éprouvent alors des modifications? on l'ignore; mais de ce qu'on l'ignore, est-ce une raison
pour en inférer que ce n'est pas l'organisation de la glande qui
ressent la secousse nerveuse, et que les seules propriétés vitales

de l'organe sont modifiées ? Non assurément ; et puisque nous entrons ici dans le champ des hypothèses, j'aime bien mieux supposer que, dans les cas cités par Bichat, l'agent nerveux, quelle que soit son essence, qui entre pour quelque chose dans la substance de la glande, a été modifié, et qu'ainsi encore l'altération des propriétés vitales n'a été qu'une conséquence de l'altération de l'organisation. (F. BLANDIN.)

Anciennes éditions, T. IV, *p.* 617, *lig.* 16 ; — édition Béclard, T. IV, *p.* 260, *lig.* 31 : — « On connaît les dépôts au foie, dans les plaies de tête... »

Déjà j'ai fait remarquer que ces abcès se développent beaucoup plus rarement que le disaient les anciens ; mais je dois ajouter ici, qu'ils ne sont pas plus communs après les plaies de la tête qu'après celles des autres régions. (F. BLANDIN.)

Anciennes éditions, T. IV, *p.* 639, *ligne dernière*; — édition Béclard, T. IV, *p.* 284, *ligne dernière.*

ANATOMIE PATHOLOGIQUE DU SYSTÈME GLANDULEUX.

L'extrême diversité qui règne dans ce système fait qu'il est presque impossible de décrire d'une manière générale les altérations pathologiques des glandes ; il y a trop de particularités appartenant à l'anatomie descriptive, trop peu de points communs ; il faudrait presque autant de divisions qu'il y a d'organes compris sous le nom de *glandes ;* c'est comme pour la description de ce tissu considéré dans l'état naturel : ce que nous allons en dire en sera une preuve.

§ Iᵉʳ. *Altérations dans les formes extérieures.*

L'accroissement de volume a été indiqué (page 211) pour les glandes paires, ainsi que les circonstances dans lesquelles il a lieu : les glandes impaires, comme le foie, l'éprouvent rarement sans qu'il s'y joigne une altération de tissu.

L'atrophie survient de deux manières, savoir : 1° par compression ; comme par une pression extérieure long-temps continuée, ou lorsqu'une tumeur a détruit peu à peu l'intérieur de l'organe (page 255) ; 2° par défaut d'exercice, comme cela arrive pour certaines glandes par les progrès de l'âge.

On connaît toutes les variétés de consistance, toutes les différences de couleur que présente le foie dans les maladies. Le testicule, le rein, en offrent aussi quelques-unes ; les autres glandes sont beaucoup moins sujettes à ce genre d'altération.

Des déplacemens s'observent dans ceux de ces organes situés dans la cavité abdominale, quelques-uns d'entre eux, tels que la rate, pouvant être attirés dans des hernies.

§ II. *Altérations dans l'organisation.*

L'inflammation des glandes affecte plutôt celles à tissu compacte, serré, que les granulées ; cependant la mamelle y est particulièrement disposée. Au reste, il faut distinguer cette inflammation de celle du tissu cellulaire et des glandes lymphatiques voisines, comme cela est important surtout pour la parotide, que l'on croit souvent enflammée, tandis que son tissu est sain et que e cellulaire qui l'environne est seul affecté. Cette inflammation amène rarement la gangrène ; au contraire, la suppuration, l'induration, en sont des suites fréquentes.

Quelques glandes placées à l'extérieur, comprises dans des plaies, deviennent la base d'une cicatrice celluleuse ; mais le tissu glanduleux ne produit point.

L'extrême fréquence des transformations de tout genre, dans le système qui nous occupe, a déjà fixé l'attention de Bichat (page 264). Cependant il est encore indispensable d'établir une

distinction sous ce rapport. En effet, 1º la plupart de ces transformations ont été observées dans le foie, le rein, le testicule,
la mamelle, soit qu'elles soient formées de tissus analogues à ceux
qui existent dans l'état naturel, soit que des tissus totalement
étrangers à l'économie, hors l'état de maladie, les constituent;
2º qui ne sait, au contraire, combien elles sont rares dans les
glandes lacrymales, dans les salivaires, et même jusqu'à un certain point, dans le pancréas?

§ III. *Altérations dans le développement.*

Malgré les nombreuses irrégularités de formes que peuvent offrir
les glandes, il ne faut pas cependant prendre à la lettre tout
ce qui a été dit de la fréquence de ces irrégularités, comparée
à leur rareté dans les organes de la vie animale. La différence n'est pas, à beaucoup près, aussi tranchée que Bichat l'a
prétendu : nous avons vu ailleurs que le cerveau n'a pas toujours
exactement la même conformation dans ses deux hémisphères,
que Bichat en était lui-même une preuve. Son crâne présente en
effet cette singularité, que le front est beaucoup plus saillant à
droite qu'à gauche, et qu'une disposition inverse existe à l'occiput, d'où devait résulter une inégalité de volume à droite et à
gauche, dans les lobes antérieurs et postérieurs du cerveau. Les
os, les muscles, les nerfs, offrent des variétés analogues. D'un
autre côté, les glandes ne sont pas tellement variables que cela
puisse fournir un caractère suffisant pour les distinguer des organes précédens. Leurs variétés sont souvent insignifiantes : de
même que, sur un os, un sillon, un trou vasculaire, une empreinte tendineuse, n'ont pas toujours exactement la même position, la même étendue, la même direction; de même que,
dans un muscle, la longueur des fibres charnues, la hauteur à
laquelle se prolonge le tendon, la situation et le nombre des
intersections, etc., varient à l'infini, peu importe que, dans
une glande, un lobe soit un peu plus gros, un bord plus ou
moins échancré, une extrémité plus ou moins prolongée, etc.

Au reste, les formes glanduleuses sont plus ou moins constantes, suivant les organes dans lesquels on les examine. Le

rein présente à lui seul presque autant de variétés que toutes les autres glandes ensemble : tantôt unique ou réuni à celui du côté opposé, tantôt divisé, comme dans le fœtus, en plusieurs lobes, tantôt situé dans le bassin ou au devant de la colonne vertébrale, il est peu de sujets qui l'aient parfaitement semblable. Le foie, les salivaires, les lacrymales, etc., offrent moins de ces différences.

Le tissu glanduleux ne se produit jamais accidentellement.

(Béclard.)

NOTES ET ADDITIONS

AU

SYSTÈME DERMOÏDE.

Anciennes éditions, T. IV, *p.* 641, *lig.* 1 ; — édition Béclard, T. IV, *p.* 295, *lig.* 6 : — « Les limites des systèmes dermoïde et muqueux sont constamment marquées par une ligne rougeâtre... »

Cette ligne de démarcation est loin d'exister partout. On l'observe, sans doute, sur le bord libre des ouvertures palpébrales et buccale, mais elle manque tout-à-fait en dehors des organes génitaux et de l'anus. Dans ces derniers points, au contraire, on voit graduellement la membrane tégumentaire extérieure prendre sous le rapport de la couleur, comme sous tous les autres, les caractères muqueux ; et en réalité il y a impossibilité de dire précisément le lieu où finit la peau, et celui où commence la membrane muqueuse.

(F. Blandin.)

Anciennes éditions, T. IV, *p.* 651, *lig.* 15 ; — édition Béclard, T. IV, *p.* 306, *lig.* 9 : — « On parle mal quand on dit que les cheveux sont plantés obliquement... »

Sans doute les poils sont toujours perpendiculairement implantés sur le fond de leur bulbe ; mais cela n'empêche pas leur direction oblique à la surface de la peau, parce que ce bulbe lui-même participe à l'obliquité du poil ; conséquemment, on ne doit pas admettre avec Bichat que l'obliquité des poils se manifeste seulement à leur passage à travers le derme, c'est-à-dire au goulot de leur follicule particulier. Au reste, tous les poils ne sont pas obliquement dirigés sur le plan de la peau, comme je le ferai remarquer plus loin (*Voy.* Système pileux).

(F. BLANDIN.)

Anciennes éditions, T. IV, *pag.* 664, *lig.* 17 : — édition Béclard, T. IV, *pag.* 319, *lig.* 31 : — « Il faut distinguer deux portions dans le système capillaire extérieur au chorion : l'une est remplie de la substance colorante de la peau... »

La matière colorante de la peau forme, dans le nègre, une couche distincte, non-seulement du chorion et de l'épiderme, dans lequel Riolan la croyait placée, mais encore des autres parties du corps muqueux, avec lesquelles Malpighi l'a confondue. Cette matière existe aussi, quoique moins apparente, chez le blanc, qui, sans elle, ne différerait point de l'*albino* : celui-ci en est entièrement dépourvu. Le corps muqueux, que Malpighi regardait comme un simple enduit, une sorte de vernis recouvrant les papilles, vernis que Bichat a remplacé par un corps réticulaire essentiellement formé de vaisseaux, et divisé en deux portions indépendantes l'une de l'autre, paraît en effet contenir plusieurs parties distinctes, observées dans la peau du nègre par M. Gaultier, dans celle des quadrupèdes par M. Dutrochet.

Si on coupe la peau du talon d'un nègre un peu obliquement à son épaisseur et transversalement à la direction des lignes que représentent les papilles, on distingue sur le bord divisé les objets suivans : 1°. Immédiatement au dessus des papilles, et faisant corps avec elles, se trouve une série de petits faisceaux vasculaires, désignés par M. Gaultier sous le nom de *bourgeons sanguins*. 2°. Entre ces bourgeons et l'épiderme, on voit une ligne noire ondulée, placée entre deux lignes blanches, dont l'une la sépare de la première couche, et forme la *couche albide profonde*, composée, suivant M. Gaultier, de vaisseaux blancs.

3º. La ligne noire qui est au dessus, ou la couche colorée, prend le nom de *gemmules*, à cause de ses ondulations, qui la font paraître comme composée d'une infinité de petits corps concaves embrassant le sommet des papilles; chacun de ces petits corps reçoit deux bourgeons sanguins, le sommet des papilles étant bifurqué, comme nous le dirons plus bas. 4°. Enfin, immédiatement au dessous de l'épiderme est la seconde couche non colorée, ou *couche albide superficielle*, formée de vaisseaux séreux, comme la première.

Il y aurait donc, d'après cela, quatre parties dans le corps muqueux, et, en joignant les deux couches blanches aux deux portions admises par Bichat, et qui seraient alors regardées comme de vraies couches isolées, on aurait la véritable structure de ce corps. Mais parmi ces couches, la première, formée par les bourgeons sanguins, n'appartient réellement pas au corps muqueux; elle n'est autre chose que la terminaison des vaisseaux ramifiés dans les papilles, et fait partie de ce qu'on appelait autrefois *corps papillaire*; de sorte qu'on peut réduire à trois le nombre des couches qui constituent le corps muqueux : c'est ce qu'a fait M. Dutrochet dans l'analyse qu'il a donnée de la structure de la peau chez les quadrupèdes. Il a reconnu l'existence de ces couches, telles que les a décrites M. Gaultier : seulement il les a désignées de la manière suivante. La peau se compose, suivant lui, 1º du derme; 2º des papilles; 3° de la membrane épidermique des papilles, qui est la couche albide profonde de M. Gaultier; 4º d'une couche colorée; 5º d'une couche cornée, qui répond à l'albide superficielle; 6º de l'épiderme.

L'existence d'un corps muqueux intermédiaire au derme et à l'épiderme, composé au moins de trois couches superposées, semble démontrée par les résultats que nous venons d'exposer. Cependant tous les anatomistes n'admettent pas cette existence. Suivant M. Chaussier, la peau n'a que deux parties distinctes, le derme et l'épiderme; l'un renfermant tous les élémens organiques de cette membrane, sans qu'on puisse établir de limite entre ces élémens, l'autre en étant la portion inorganique ou non vivante. Déjà Haller, Camper, Blumenbach, etc., penchaient à rejeter le corps muqueux dans la peau du blanc, et à n'admettre son existence que pour celle du nègre.

(374)

Lorsqu'on enlève l'épiderme par la macération sur une portion de peau très-noire, sur celle du scrotum chez le nègre, par exemple, la matière colorante reste en partie sur le derme, en partie sur l'épiderme, plus pourtant sur ce dernier ; mais si on prolonge la macération, cette matière se détache de l'un et de l'autre, et se dépose au fond du vase, où on peut alors la recueillir : elle présente beaucoup d'analogie avec la matière colorante du sang. Cette matière ne paraît pas formée dans la couche colorée ou les gemmules, où elle a son siége ; les papilles en sont les organes sécréteurs, ainsi que de cette couche elle-même. Quand on produit par un vésicatoire la séparation de l'épiderme et des trois couches subjacentes du corps muqueux, le derme dénudé, rouge d'abord et privé de sa matière colorante, la reprend ensuite : lorsque le vésicatoire se dessèche, cette matière se reproduit sous la forme de petits points noirs qui s'agrandissent peu à peu et finissent par se confondre ; en sorte que la cicatrice est noire, quoique le corps muqueux ait été enlevé. M. Gaultier attribue principalement aux poils la fonction de sécréter cette matière, parce qu'elle est plus abondante là où des poils existent, et à cause de la forme qu'elle affecte dans le cas dont nous venons de parler : mais, puisqu'on la rencontre dans tous les points de la peau, il n'est pas probable que sa source soit différente suivant le lieu qu'elle occupe.

Au reste, la matière colorante de la peau n'est point simplement en stagnation dans le corps muqueux ; les modifications qu'elle éprouve dans une foule de circonstances la montrent sans cesse apportée et reprise par les vaisseaux, soumise, par conséquent, à une circulation réelle. Ainsi divers auteurs citent-ils des exemples de changemens presque subits survenus dans la coloration de la peau, de femmes devenues noires pendant la grossesse, d'hommes ayant subi la même altération par les progrès de l'âge, par de violens chagrins ; ainsi les nègres blanchissent-ils plus ou moins dans les maladies, la vieillesse, etc. A la naissance, le nègre n'est point coloré ; sa peau, semblable à celle du blanc, est rouge, comme dans celui-ci, et seulement légèrement jaunâtre. Ce n'est qu'après la naissance qu'un cercle brun entoure les ongles, les yeux, le mamelon, les parties génitales ;

le troisième jour ces parties seules sont noires ; le reste du corps n'est encore que basané. Le septième, la coloration est générale ; mais le noir est pâle, sale, pendant l'enfance : son intensité augmente graduellement dans l'âge adulte , sans acquérir pourtant la même nuance partout ; les premières parties colorées restent en général les plus foncées. Ces changemens successifs, qu'on observe également dans les autres races , sont autant de preuves manifestes du mouvement dont la matière colorante est le siége.

Cette matière a le plus grand rapport avec celle qui teint les cheveux, l'iris , la choroïde : aussi toutes ces parties subissent-elles le même sort que la peau, quand celle-ci se trouve décolorée, comme on le voit chez les albinos, par un défaut d'organisation.

Les deux autres parties du corps muqueux , savoir la couche cornée et la membrane épidermique des papilles , ou les deux couches albides , sont moins bien connues que la couche colorée. Cependant , outre que ces couches sont apparentes dans le nègre, elles se manifestent dans plusieurs circonstances. Ainsi les bulbes des poils présentent à l'intérieur des espèces de flocons qui paraissent formés par l'épiderme des papilles : quand l'ongle se sépare des papilles qui sont au dessous de lui, comme cela peut arriver à la suite d'un coup, ces papilles se couvrent d'une matière concrète qui n'est autre chose que cette couche épidermique. La couche cornée , par son développement extraordinaire , donne lieu à toutes les productions cornées qui recouvrent la peau , soit dans l'état naturel, telles que les cornes des animaux , les écailles des poissons et des serpens , les ongles , etc. , soit dans l'état de maladie, comme les cornes qui surmontent quelquefois la peau de l'homme : ces productions , toutes situées au dessous de l'épiderme, appartiennent évidemment à la couche dont il est ici question.

Les bourgeons sanguins, comme nous l'avons vu , se confondent avec les papilles ; celles-ci font partie du derme ou chorion, dont elles occupent la face externe, et ne doivent pas en être distinguées, comme on l'a fait , sous le nom de *corps papillaire*. Leur disposition est remarquable ; les rugosités qu'elles représentent forment des lignes régulières séparées par des sillons très-apparens ; et de plus, un autre sillon, moins profond que les premiers, ayant la même direction, divise chacune de ces lignes près de son sommet en deux élévations secondaires; de sorte que, quand on coupe la peau en travers perpendiculairement à la direction de ces lignes, l'espèce de filet tremblé qu'on aperçoit le long du bord divisé présente des ondulations alternativement grandes et petites; il résulte de cet arrangement que chaque ligne saillante, simple à sa base, semble composée à son sommet d'une double rangée de papilles.

La structure de ces aspérités du derme est presque toute vasculaire; leur analogie avec les papilles de la langue et les phénomènes qu'on y observe y font admettre des nerfs en grand nombre, et une disposition veineuse propre, analogue à celle des tissus érectiles. C'est à cette disposition très-marquée, ainsi que la structure nerveuse, pour celles de la langue, que les papilles doivent l'espèce d'érection dont elles paraissent susceptibles. Cette érection est manifeste à la langue. Molles, couchées, et peu distinctes hors le temps de la digestion, les papilles de cet organe se redressent et deviennent plus apparentes pendant la mastication. On voit quelque chose de semblable à la peau des doigts; la pulpe de cette partie acquiert souvent, dans l'exercice du toucher, une tension, une fermeté, et en même temps une rougeur particulières.

C'est dans les papilles que se passent la plupart des phénomènes de vitalité dont la peau est le siége; c'est là que s'exercent le tact et le toucher; c'est là que sont sécrétées toutes les parties plus superficiellement situées, là que se forme la matière colorante, que se produisent les poils, les ongles, les plumes, les cornes, les écailles, etc. Ne nous étonnons plus, d'après cela, de la quantité de vaisseaux qui s'y terminent : tout le système capillaire de la peau y est appelé par la nature des fonctions qu'elles remplissent. Cependant il ne faut pas exagérer cette idée, et croire qu'il n'y a des vaisseaux que là, que plus profondément le tissu du chorion en est dépourvu, que tous se portent à sa surface : le derme est souvent injecté dans toute son épaisseur, soit à la suite de l'inflammation, soit dans les injections fines : seulement alors la surface semble l'être un peu plus. En prenant, sur un morceau de peau injecté et rendu transparent par l'immersion dans l'essence de térébenthine, une lanière mince, coupée dans le sens de l'épaisseur de la membrane, et en la regardant contre le jour, on n'y voit pas sensiblement plus de vaisseaux du côté externe que de l'interne. Enfin, si tous les vaisseaux du derme étaient renfermés dans une couche superficielle, on devrait, en râclant à sa surface externe une portion de peau injectée, détruire ces vaisseaux, et enlever au derme presque toute sa couleur rouge : or, cela n'a point lieu.

(Béclard.)

La note précédente, de Béclard, établit suffisamment la composition laminaire du corps muqueux ; mais quelle est la nature intime de cette partie? Est-elle un simple assemblage de vaisseaux, comme Bichat l'indique? Sa substance est-elle analogue à celle du système nerveux, comme Gall le pensait? voilà ce que Béclard ne dit point, et ce qu'il importe cependant de savoir. Or voici, à cet égard, l'opinion que je professe, et les preuves sur lesquelles je l'appuie :

1°. Le corps muqueux, cette couche organique placée entre le corps papillaire et l'épiderme, qui contient la matière colorante particulière de la peau, et que les recherches de M. Dutrochet nous ont montrée formée de trois couches secondaires, est entièrement dépourvue de vaisseaux et de nerfs. 2°. Il est le produit de la sécrétion des papilles, comme l'épiderme ; il constitue un second épiderme, plus profond et plus mou que le véritable. Ce qui prouve que le corps muqueux, comme l'épiderme, est sécrété par les papilles, c'est qu'ils sont reproduits l'un et l'autre à la suite de toutes les lésions de la peau qui n'ont atteint qu'eux seuls, sans comprendre les papilles ; ce qui prouve en particulier que le corps muqueux n'est pas vivant et qu'il manque de vaisseaux et de nerfs, c'est la facilité et la promptitude avec laquelle il est détruit comme l'épiderme : voyez les agens vésicans, ils ne bornent pas leur action au soulèvement de l'épiderme, mais ils détruisent en outre les couches diverses du corps muqueux : témoin la dénudation des papilles à la suite de l'application d'un vésicatoire ; témoin l'enlèvement de la couche de matière colorante dans les mêmes circonstances. 3°. Le corps muqueux n'est pas plus vivant que les poils et les ongles, qui en sont des modifications ; non qu'il ne subisse de notables changemens, sous l'influence de l'absorption , mais d'une absorption se fait en dehors de lui par les vaisseaux du chorion et des papilles. 4°. Enfin , sous le rapport de la composition chimique et sous le point de vue anatomique, il n'y a aucune analogie entre la matière nerveuse et la matière du corps muqueux, qui ne paraît être , comme celle de l'épiderme, qu'un mucus plus ou moins desséché ; anssi l'opinion de Gall à cet égard est—elle entièrement hypohétique. (F. Blandin.)

———

Anciennes éditions, T. iv, *p.* 670, *lig.* 4 ; — édition Béclard , T. iv, *p.* 326, *lig.* 2. — « L'action du calorique sur la peau présente des phénomènes très-différens, selon son intensité... »

Bichat, comme on le voit, avait parfaitement observé les phénomènes variés de l'action du calorique sur la peau , et d'après cela il avait divisé la brûlure en quatre degrés , suivant sa plus ou moins grande profondeur, et suivant les couches de la peau qui ont été altérées dans cette théorie. Le premier degré est caractérisé par une *simple rubéfaction ;* dans le second , il y a formation de *phlyctènes , vésication ;* dans le troisième , *crispation des fibres du chorion ;* dans le quatrième et dernier degré , au contraire, on observe la *carbonification du derme.* Comme on le voit, cette classification des degrés de la brûlure offre la plus grande analogie avec celle de M. Dupuytren. Ce professeur, comme Bichat , n'admet que quatre degrés de la brûlure de la peau : 1° *rubéfaction ;* 2° *vésication ;* 3° *destruction de l'épiderme , du corps muqueux et de la partie externe du derme ;* 4° *carbonification du derme.* Seulement Bichat avait considéré comme une simple crispation des fibres du derme , cet état que l'on observe dans le troisième degré de la brûlure ; tandis que M. Dupuytren a plus justement observé qu'alors la surface extérieure du derme a été détruite par le calorique. Au reste , dans sa classification , le professeur que j'ai cité a embrassé non—seulement la brûlure cutanée , mais celle du tissu cellulaire et des parties les plus profondes , et il a ajouté deux degrés aux quatre de Bichat : le cinquième, dans lequel le tissu cellulaire sous-cutané a été détruit avec la peau, et le sixième, qui a pour caractère la destruction complète et profonde de la partie du corps affectée.   (F. BLANDIN.)

Anciennes éditions, T. IV, *p.* 695, *lig.* 11 ; — édition Béclard, T. IV, *p.* 353, *lig.* 1 : — « Les absorptions cutanées portent un caractère d'irrégularité remarquable..... Elles sont niées par quelques auteurs... »

Cette absorption est beaucoup moins marquée que celle des membranes muqueuses ; elle n'est réellement évidente que lorsqu'il y a friction, ébranlement de la peau, que l'épiderme est ouvert, soulevé, ou en partie détaché, et ne paraît pas s'exercer au simple contact ; du moins il y a plus de faits contre que pour ce dernier mode d'absorption. Bichat explique ces faits, contradictoires en apparence avec ceux où l'absorption est manifeste, par les variétés de sensibilité que présente la peau ; mais il n'a pas fait la distinction que nous venons d'établir, et il est facile d'observer que c'est quand la peau n'est qu'en simple contact avec la substance soumise à son absorption que celle-ci est le plus douteuse. Ainsi l'eau appliquée à la surface des tégumens n'est-elle point le plus souvent absorbée, comme Bichat en a déjà fait la remarque, et Symson, qui prétend avoir vu un bain de pieds sensiblement diminué après l'usage qu'en avait fait un malade, a-t-il été contredit par tous ceux qui ont depuis répété cette expérience. Celle de Mascagni, dont les glandes inguinales se sont gonflées dans la même occasion, ne présente de même qu'un fait isolé, et qui peut d'ailleurs ne pas dépendre de l'absorption du liquide. On assure, il est vrai, qu'en tenant une main plongée dans une cuve remplie de mercure, et en plaçant dans l'autre quelque portion d'un métal susceptible d'être attaqué par celui-ci, comme d'or ou d'argent, on voit ce dernier noircir comme s'il était en contact direct avec le mercure ; d'où l'on a tiré cette conséquence, que le mercure, absorbé d'un côté, était alors porté dans le sang, qui le transmettait ensuite au côté opposé ; mais le fait est-il bien certain, et en a-t-on bien observé toutes les circonstances? Des expériences faites avec la plus grande exactitude par M. Rousseau, physicien de Philadelphie, prouvent, au contraire, que l'huile essentielle de térébenthine, dont l'absorption est si rapide, comme on le sait, quand elle s'opère par les surfaces muqueuses, ne produit point dans l'urine cette odeur caractéristique, indice non équivoque de son absorption, lorsqu'on se contente de l'appliquer sur la peau, en ayant soin de ne point en laisser introduire par la respiration. Attendons donc que de nouvelles expériences aient démontré la réalité de l'absorption au simple contact, pour admettre cette absorption.

Quant à l'irrégularité que Bichat attribue aussi à l'autre espèce d'absorption, fondée sur ce que l'insertion des virus n'est pas toujours suivie de succès, il est possible qu'en effet ces virus ne soient point absorbés dans ce cas ; mais il faut aussi prendre garde de confondre leur passage dans le sang avec leur effet apparent, surtout quand cet effet est purement local : le premier pourrait fort bien avoir lieu, et l'autre ne pas exister.

La même réflexion est applicable à ce que la plupart des auteurs disent de la facilité plus grande de l'absorption pendant le sommeil, pendant la faim, et en général, dans tous les états qui disposent à la faiblesse. Les miasmes contagieux et autres ne sont peut-être plus actifs dans cette circonstance qu'à cause de la susceptibilité plus grande dans laquelle ils trouvent les organes.

Quelques auteurs ont parlé d'une absorption gazeuse s'exerçant habituellement sur les tégumens, et dont ils ont cherché à apprécier le résultat; suivant d'autres, la peau est le siége d'une exhalation de la même nature. Il est évident que si ces deux fonctions y existent, leur effet doit se confondre, et qu'il est impossible, en recueillant les gaz, l'air atmosphérique, par exemdle, qui auront séjourné à la surface de la peau, de distinguer si les changemens de proportion qu'on y observe tiennent à une diminution de certains de leurs principes ou à une augmentation des principes contraires, et de faire, par conséquent, la part de l'exhalation et de l'absorption. C'est donc à tort que Fourcroy a

dit que la peau fournissait de l'azote : la nature de cette exhalation, si elle a lieu, est fort difficile à déterminer. Au reste, la
preuve que donnait Fourcroy de son existence, tirée des bulles
qui se dégagent de la surface du corps quand on se plonge dans
un bain, ne me paraît point réelle. Ces bulles ne sont autre
chose que l'air resté adhérent aux tégumens et raréfié par la
chaleur du bain ; quand une fois tout cet air s'est échappé, le dégagement s'arrête : on ne voit point ces bulles se former dans le
bain froid, l'air n'y ayant point, par le manque de dilatation, la
même tendance à quitter la surface de la peau.   (BÉCLARD.)

Anciennes éditions, T. IV, *p.* 706, *lig.* 25; — édition Béclard, T. IV, *p.* 365, *lig.* 3 : — «Je crois qu'il
y a autant de probabilité pour l'exhalation que pour
la sécrétion de l'huile cutanée... »

C'est là une pure dispute de mots; en effet, quelle différence y a-t-il essentiellement entre l'exhalation et la sécrétion? L'exhalation n'est-elle pas une sécrétion d'une nature particulière? et parce que l'organe formateur dans ce cas est une
simple membrane, le fluide qu'il sépare du sang est-il moins
un produit de sécrétion que celui qui s'écoule d'une glande?
non, sans doute.

Mais ici la question qu'il faut véritablement débattre après
Bichat, parce qu'il ne l'a pas résolue convenablement, c'est celle
de la partie qui forme le fluide graisseux de la peau. Aujour-
d'hui il n'est plus permis de mettre en doute le fait de la formation de ce fluide par des follicules, sortes de dépressions
cutanées analogues à celles qu'on trouve dans les membranes
muqueuses. En effet, cette matière est abondante là où ces follicules sont très-abondans : à la face, dans les aisselles, aux aines,
derrière l'oreille, etc. Elle est plus abondante encore là où se
trouve une grande quantité de poils, parce que là aussi on
trouve réunis les follicules simples de la peau et ceux que la

nature a placés au goulot de chaque bulbe pilifère , comme je le dirai plus tard.

Les follicules cutanés , autrefois peu connus et mal analysés dans leur structure , ont été appelés glandes cutanées ; mais , en réalité, ils sont constitués par une simple dépression en cul-de-sac de la peau, dépression au niveau de laquelle la membrane tégumentaire devient plus vasculaire et plus mince , mais sans cesser de conserver une composition très-analogue à celle qu'elle présente partout ailleurs. Cette composition est facile à observer dans certaines loupes que l'on désigne par le nom de tannes , et qui ne sont autre chose que des follicules dilatés d'une manière anormale par la rétention de la matière qui y est secrétée. On a vu quelquefois s'élever des poils au fond de ces follicules , et plus rarement des cornes y ont pris naissance. Un fait de ce genre a été cité par Home. Moi-même j'ai vu à Bicêtre un vieillard qui portait sur le nez une corne en forme de stylet , qui naissait évidemment du fond d'un des follicules nombreux de la peau de cette région. L'individu sur lequel j'ai fait cette observation venait de temps en temps à l'infirmerie réclamer de M. Murat , chirurgien en chef de cet hospice , la section de cette singulière excroissance.　　　　　　　　　　(F. Blandin.)

Anciennes éditions, T. iv , *p.* 711 , *lig.* 31 ; — édition Béclard, T. iv , *p.* 370 , *lig.* 17 : — « Le *tact* ne dépend pas d'une modification particulière de la sensibilité; il n'est autre chose que cette propriété considérée en exercice... »

Ce passage de l'*Anatomie générale* contient évidemment l'exposition de la théorie des organes des sens si bien développée dans ces derniers temps par M. Blainville. Ainsi, les organes placés à la périphérie de l'organisation ne sont autre chose que des modifications plus ou moins avancées de la membrane tégumentaire générale. Comme cette membrane, ils jouissent de la propriété de recevoir les impressions générales des corps, impressions qu'ils transmettent ensuite au centre du système nerveux, où elles sont transformées en sensations ; mais, en outre, ces organes sont sensibles encore à certaines excitations spéciales, suivant la modification particulière de texture qui les caractérise. Bichat ici a seulement envisagé la question sous le point de vue physiologique ; il restait à montrer, ce que l'on pouvait facilement prévoir, que la chose est également vraie lorsqu'on l'envisage sous le rapport de l'anatomie ; c'est ce qu'ont fait les anatomistes modernes, M. Blainville au premier rang.   (F. BLANDIN.)

———

Anciennes éditions, T. IV, *p.* 712, *lig.* 9 ; — édition Béclard, T. IV, *p.* 370, *lig.* 32 : — « Le toucher n'a rapport qu'à des modifications particulières des corps : il diffère essentiellement des quatre autres sens... »

Sans doute il existe de grandes différences entre le toucher et les autres sens : mais ces différences ne sont point aussi absolues que Bichat le dit ici ; et même, à vrai dire, ces différences ne sont que du plus au moins ; tous enfin sont des modifications plus ou moins grandes du système tégumentaire. Dans l'échelle de ces modifications, la peau des doigts occupe un rang très-inférieur, tandis que l'œil et l'oreille sont dans une position toute différente. Au reste, examinons successivement les diverses raisons alléguées par Bichat en faveur de son opinion :

1°. Je puis assurer, contrairement à Bichat, que la peau des doigts et des orteils a subi des *modifications particulières* de texture, et par suite de sensibilité : les nerfs en effet y sont plus considérables que dans les autres parties de la peau, ils se résolvent en papilles plus nombreuses et plus grosses ; ces papilles sont entourées d'un réseau vasculaire veineux qui leur donne une véritable érectilité étrangère en partie aux autres organes du même genre ; en un mot *la peau du ventre déployée sur les phalanges,* ne remplirait point entièrement, comme Bichat l'assure , les fonctions de la peau si nerveuse et si réellement érectile des doigts ; la chose ne saurait être contestée.

2°. Il existe certainement beaucoup de différences entre les excitans des organes spéciaux du toucher et l'œil, l'oreille, etc.; mais cela ne détruit point les analogies remarquables qui rapprochent anatomiquement et physiologiquement tous ces appareils.

3°. Les organes du toucher, pas plus que l'œil, l'oreille, etc., ne sont mis en jeu sans la participation de l'intelligence ; en effet, pour qu'une impression soit reçue par la rétine ou le nerf auditif, il faut que l'attention tienne toutes ces parties dans une sorte d'érection. Que d'objets passent inaperçus devant nos yeux ! que de bruits sont venus frapper nos oreilles sans avoir été entendus ! Sous ce rapport, par conséquent, il en est pour l'œil, pour l'oreille, etc. , comme pour les doigts, qui peuvent très-bien embrasser un corps de toutes parts, sans nous donner la conscience de ses qualités tactiles, sans être touché enfin, suivant l'acception physiologique de ce mot. D'autre part , combien de fois ne nous arrive-t-il pas d'exercer notre toucher avant que nous y ayions été excités par un autre sens? Est-ce qu'un homme qui serait à la fois sourd et aveugle ne pourrait point encore exercer avantageusement ses doigts sur la surface extérieure des corps? Est-ce que le sens si parfait du toucher ne lui serait point encore fort utile pour reconnaître ces corps? Si assurément. Il y a plus même, l'observation a démontré que, dans les cas que je viens de supposer, le toucher se perfectionne de plus en plus , qu'il semble susceptible d'être exercé par une partie plus grande de la membrane tégumentaire , et que l'homme auquel il ne reste de ses cinq sens que celui du toucher peut encore avec quelque connaissance de cause se transporter d'un lieu dans un autre , en évitant les obstacles qui sembleraient devoir l'arrêter.

4° Enfin il est bien établi, contre l'assertion de Bichat, que la membrane tégumentaire, pour devenir organe spécial du toucher, a besoin d'une modification anatomique particulière, et qu'il n'eût point suffi de la placer seulement sur des appendices susceptibles par leurs mouvemens variés de la mettre plus exactement en rapport avec les divers points de la surface extérieure du corps. En un mot, je le répète, *la peau du ventre substitué. à celle des doigts n'aurait point constitué des organes du touchere*

(F. BLANDIN.)

____

Anciennes éditions, T. iv, *p.* 744, *lig.* 5; — édition Béclard, T. iv, *p.* 404, *lig.* 16: — « Rien de semblable à l'humeur qui enduit la peau du fœtus, ne suinte de la peau de l'enfant qui a vu le jour... »

Une humeur du genre de celle qui recouvre, en certains endroits, la peau du fœtus, est fournie après la naissance par les follicules cutanés; seulement alors cette matière ne se trouve jamais en aussi grande quantité que pendant la vie intra-utérine, parce qu'elle est promptement enlevée, soit par les frottemens extérieurs, soit par les soins de propreté. Au reste, c'est tout-à-fait par oubli que Bichat nie ici l'analogie de ces deux produits; car, quelques lignes plus haut, il a reconnu qu'ils sont sécrétés par les mêmes organes, les *glandes*, ou *follicules sébacés*.

(F. BLANDIN.)

____

Anciennes éditions, T. iv, *p.* 756, *ligne dernière;* édition Béclard, T. iv, *p.* 418, *ligne dernière.*

ANATOMIE PATHOLOGIQUE DU SYSTÈME DERMOÏDE.

§ Ier. *Altérations dans les formes extérieures.*

La peau distendue éprouve divers changemens (voy. *Propriétés de tissu du système dermoïde*). Lorsqu'elle l'est pendant long-temps, les fibres du derme ne sont pas seulement écartées, elles s'éraillent en divers endroits; de là les stries blanchâtres de la peau du ventre chez les femmes qui ont eu une ou plusieurs grossesses : ces stries, souvent importantes en médecine légale, parce qu'elles sont constantes, sont de véritables cicatrices. Quand la distension a été plusieurs fois répétée ou portée très-loin, la peau, ayant perdu en partie sa tendance à revenir sur elle-même, conserve plus d'étendue qu'il ne lui en faut pour recouvrir les parties subjacentes, et reste lâche, molle, ou forme des plis, comme on' e voit encore à la peau du ventre : c'est le même phénomène que celui qui produit les rides chez les vieillards qui perdent leur embonpoint, comme il a été dit ailleurs. Au reste, la peau varie, sous ce rapport, suivant les individus : telle femme après la première grossesse a la paroi abdominale plus relâchée que telle autre, dont cette paroi est presque lisse et unie, quoiqu'elle ait eu plusieurs enfans. L'âge y est aussi pour beaucoup. Les mêmes différences existent dans les maladies, quand une tumeur, par exemple, a fortement écarté la peau des tissus voisins : de là des modifications dans la quantité de peau à conserver, lors de l'ablation de ces tumeurs, suivant l'âge, le sexe, les individus, le volume et l'ancienneté de la tumeur, etc.

La surface externe de la peau est défigurée par une foule de productions de nature très-diverse. Les unes sont un produit manifeste de l'inflammation : il en sera question tout à l'heure. Les autres constituent des dégénérations particulières, et seront de même examinées plus bas. Mais il en est qui ne paraissent dépendre que d'un accroissement accidentel de quelqu'une des couches dont est composée la peau. Ainsi la couche cornée s'élève sur les tégumens en forme d'excroissances dures, en tout semblables à des cornes ; le réseau vasculaire des papilles soulève l'épiderme aminci, et donne lieu à des exubérances plus ou moins rouges, telles que les végétations de la syphilis ; l'épaisseur du derme lui-même végète et se reproduit à la surface de la peau pour former les verrues.

Les productions cornées, dont il existe aujourd'hui une foule d'observations, ne dépendent pas toujours simplement de la cause que nous venons d'indiquer : on peut en distinguer de trois sortes. 1°. A la suite des plaies, des ulcères, il se forme souvent sur les cicatrices des productions de cette nature. 2°. Les follicules sébacés sont aussi quelquefois l'origine de ces cornes, comme A. Cooper et Home en citent des exemples : elles ont alors des couches concentriques telles qu'on en trouve dans les arbres. 3°. Enfin, il y a des cornes qui naissent irrégulièrement sur tous les points de la peau, sans qu'on puisse les rapporter à l'une des deux espèces précédentes : ce sont celles-là surtout qui semblent avoir leur siége dans la couche cornée de la peau, et n'être autre chose que le résultat d'une sécrétion plus abondante de cette couche, par l'irritation des papilles subjacentes. Les cors aux pieds ont une source à peu près semblable ; ils sont formés par un petit corps dur et arrondi, né au milieu de la substance cornée de la peau, et que des lames d'épiderme recouvrent : seulement cette espèce d'amas de matière cornée est enfoncée par la pression dans l'épaisseur du derme, et quelquefois jusqu'au dessous de lui, au lieu de croître à sa surface.

L'accroissement des follicules sébacés de la peau produit des tumeurs particulières auxquelles on donne le nom de *tannes*. Quand cet accroissement est peu considérable, la tumeur, à peine sensible, n'est indiquée à la surface de la peau que par un point noir, d'où l'on peut faire sortir par la pression la matière sébacée qui y est contenue, laquelle, se moulant sur l'ouverture du follicule, s'échappe sous forme d'un petit ver, et a même été prise quelquefois, à cause de cela, pour une larve d'insecte : ce point noir est dû aux corpuscules qui voltigent dans l'air et qui salissent l'entrée du follicule. Lorsque la matière s'accumule en plus grande quantité, la tumeur est plus saillante, et constitue, suivant que l'orifice du follicule subsiste ou que cette ouverture a disparu, les tannes proprement dites, si fréquentes à la face, à la peau du nez surtout, ou les loupes souscutanées qu'on observe dans diverses régions du corps. Celles-ci ne dépendent jamais d'une autre cause. Tous ces prétendus mélicéris, athérômes, stéatômes, qui se développent à la tête, sous le cuir chevelu, dans le tissu cellulaire sous-cutané des membres, de la poitrine, de l'abdomen, et qui ne diffèrent que par le degré de consistance de la matière qu'ils renferment, comme le signifient les noms qu'on leur a donnés, sont d'abord situés dans l'épaisseur de la peau, ainsi qu'il est aisé de s'en convaincre en les examinant dans leur principe. Souvent même on peut observer sur le même sujet l'espèce de gradation que ces tumeurs suivent dans leurs progrès ; c'est quand il en existe plusieurs : les plus petites présentent alors une ouverture très-apparente à

la surface de la peau , tandis que les autres s'éloignent de plus
en plus des tégumens , auxquels elles tiennent pourtant encore ,
dans le plus grand nombre des cas , par un filament creux , qui
est le goulot du follicule allongé par la distension. Il n'y a de
vraies loupes que les tumeurs graisseuses. Aussi la matière de
celles dites *enkystées* ressemble-t-elle parfaitement à la matière
sébacée des follicules : aussi ces sorte de tumeurs ont-elles ,
comme ces derniers , un épiderme intérieur. Ces derniers caractères suffiraient presque à eux seuls pour établir l'identité de ces
tumeurs avec les follicules , quand bien même leur connexion
avec la peau dans le principe ne serait pas démontrée. L'ouverture des follicules , au lieu de s'oblitérer , est quelquefois tellement agrandie , dans les tannes , que leur fond est presque
entièrement à découvert : leur surface interne , en contact avec
l'air , se dessèche alors ; la tumeur cesse de croître ; et il reste
simplement , à l'endroit qu'elle occupait , une espèce de cul-de-
sac continu à la peau , qui paraît là comme repliée sur elle-même.
Cette disposition rend très-évidente la s'ructure des follicules.

Tout le système cutané est le siége d'une sorte d'atrophie ,
dans le marasme qui succède aux maladies lentes : la matière
colorante disparaît dans cette circonstance ; le derme se dessèche, s'amincit ; les papilles se flétrissent ; la peau devient ru-
gueuse par la saillie des bulbes des poils qui sont au dessous d'elle.
On peut opposer à cet état la surabondance de vie si commune
aux tégumens de la face , surtout chez les ivrognes , et qu'an-
nonce le bourgeonnement vasculaire de cette partie. Une irritation long-temps prolongée peut aussi épaissir le derme , comme
on le voit souvent autour des anciens ulcères.

§ II. *Altérations dans l'organisation.*

Les phlegmasies cutanées forment une classe nombreuse en
pathologie ; mais leurs nuances infinies se confondent en grande
partie aux yeux de l'anatomiste. Les altérations de tissu qu'elles
font éprouver à la peau sont toujours, au fond, à peu près les
mêmes , quelque multipliées que soient les éruptions dont elles la

couvrent. Plus de sang dans le réseau capillaire, et par là un développement plus grand de ce réseau, soit uniformément, soit par points plus ou moins exactement isolés ; un fluide différent du sang soulevant l'épiderme ou répandu à sa surface et y formant des croûtes variées ; l'épiderme lui-même altéré de diverses manières, sa production régulière souvent empêchée : ce sont là des caractères communs à la plupart des exanthèmes tant aigüs que chroniques. Ces affections ne diffèrent essentiellement que par le degré d'excitation qui les détermine, la structure différente de la peau dans les parties qu'elles occupent, la disposition particulière des individus qui en sont atteints ; toutes circonstances qui apportent des modifications dans leurs produits. Cependant ce sujet mériterait peut-être de nouvelles recherches. C'est ainsi que le siége de ces maladies dans le tissu cutané ne paraît pas toujours être le même ; que la teigne, par exemple, semble naître plus spécialement des follicules sébacés ; que certaines éruptions paraissent se borner aux couches les plus superficielles de la peau, tandis que, dans d'autres, toute l'épaisseur de cette membrane est profondément altérée, etc. En général, tous ceux qui ont écrit sur les maladies de la peau se sont plus attachés à décrire minutieusement les formes qu'elles affectent sur cette membrane qu'à rechercher les changemens qu'elles déterminent dans son organisation.

Au reste, les suites ordinaires de l'inflammation ont été observées ici. La peau suppure, non-seulement quand son épiderme est enlevé, comme dans le vésicatoire, mais même lorsque son tissu est intact, à la manière du tissu cellulaire ; le pus est ordinairement rassemblé dans de petites cavités qui soulèvent l'épiderme, comme on le voit dans les pustules de la petite-vérole. L'ulcération est fréquente dans cette membrane, moins pourtant que dans le système muqueux ; elle se joint quelquefois à la suppuration, comme on l'observe communément dans la petite-vérole : d'autres fois elle est le produit d'une cause particulière, telle que la syphilis. Il faut, au reste, distinguer ces cas dans lesquels l'ulcération procède du dehors au dedans, de ceux où la peau distendue, d'abord seulement amincie, finit par s'enflammer et se détruit du dedans au dehors, ainsi qu'il arrive dans les abcès, les anévrysmes, etc.

Les plaies simples de la peau guérissent promptement, et sans qu'il y ait formation de bourgeons charnus. Une couche plastique, analogue à celle qui se forme entre les autres tissus divisés, et que M. Brachet a trouvée composée de gélatine et d'albumine, réunit d'abord mollement les bords de la plaie, qu'on peut séparer de nouveau les premiers jours, sans causer presque de douleur, ni sans renouveler l'écoulement du sang, dont cette couche n'est pas encore pénétrée. Des vaisseaux se produisent ensuite dans cette matière, qui prend en même temps plus de consistance, et la cicatrice existe. Cette cicatrice ne tarde pas à se confondre avec le tissu de la peau, dont on finit par ne plus pouvoir la distinguer.

Les phénomènes sont également fort simples quand la peau n'est détruite que dans ses couches superficielles, et que le derme est simplement dénué ; l'épiderme se reproduit alors avec une grande rapidité dans toute l'étendue de la plaie : c'est ce qu'on voit dans les vésicatoires, la brûlure au second degré, les écorchures légères, etc. Cependant, si l'irritation est vive, comme dans la brûlure, la suppuration survient, et la guérison n'est pas aussi prompte ; mais il ne se forme de bourgeons charnus que quand cette suppuration se prolonge, comme dans les vésicatoires.

Ces bourgeons existent, au contraire, nécessairement, lorsqu'il y a perte de substance complète de la peau, et que les lèvres de la plaie restent écartées ; ils précèdent toujours, dans ce cas, la formation de la cicatrice, qui prend alors naissance des divers tissus mis à nu, du cellulaire particulièrement.

La peau est peu sujette aux transformations organiques. Elle acquiert dans quelques circonstances tous les caractères des membranes muqueuses ; c'est lorsque, dans un contact prolongé avec elle-même, elle est privée pendant long-temps du séjour de l'air à son extérieur : une moindre épaisseur du derme, une rougeur plus grande de sa surface, qui verse un fluide muqueux abondant, un amincissement extrême de l'épiderme, remplacé par des villosités très-prononcées, se font remarquer dans ce cas, dont Hébréard a cité un exemple, dans lequel cette altération a été produite dans le creux du jarret, chez un paralytique, par la flexion constante de la jambe sur la cuisse. Nous avons vu, dans le système cartilagineux, que la peau éprouve quelquefois la transformation cartilagineuse.

Le cancer de la peau revêt une forme particulière qu'on n'observe que dans cette membrane et dans le système muqueux ; il constitue le plus souvent des ulcérations autour desquelles le tissu voisin est peu altéré, de sorte que, sous le rapport anatomique, il n'y a aucune ressemblance entre ces ulcères dit *carcinomateux* et les autres affections cancéreuses. Il s'élève aussi sur les tégumens, dans certains cas, des excroissances analogues aux polypes cancéreux des membranes muqueuses. Dans les tumeurs cancéreuses sous-cutanées, la peau est affectée consécutivement de deux manières différentes : tantôt elle contracte une consistance très-grande, une sorte de dureté remarquable, en même temps qu'elle adhère intimement aux parties qu'elle recouvre ; tantôt elle s'ulcère du dedans au dehors, comme cela a lieu dans la terminaison ordinaire du cancer.

§ III. *Altérations dans le développement.*

Les vices de conformation du système dermoïde sont 1° l'absence de la peau dans une certaine étendue, là où elle devrait exister dans l'ordre naturel ; ce qu'on n'observe guère que lorsqu'il y a en même temps défaut des parties subjacentes, comme quand les cavités des membranes muqueuses présentent des ouvertures accidentelles ; 2° la présence de divers prolongemens que forme le tissu de la peau, et dont la surface de cette membrane est pour ainsi dire hérissée ; 3° les taches de naissance ou *nævi materni :* celles-ci sont tantôt simplement une altération de la matière colorante, tantôt une affection du réseau vasculaire ; et deviennent le plus souvent, dans ce dernier cas, après la naissance, des tumeurs dites *variqueuses,* et ayant beaucoup d'analogie avec les tissus érectiles. Ces taches sont souvent surmontées de poils.

De nouveaux tégumens se produisent accidentellement toutes les fois que les parties naturellement recouvertes par la peau sont privées de cette enveloppe commune, comme à la suite des plaies, des ulcères, des abcès, des gangrènes, etc. ; le nouveau tissu qui se forme dans ces circonstances est ce qui constitue *la cicatrice*. Je remarque, à ce sujet, que ce mot sert à désigner tous les modes d'union qui ont lieu entre nos parties divisées : or il est plusieurs de ces modes, et par là plusieurs espèces de cicatrices. 1º Il y a celles qui succèdent aux ruptures intérieures qu'éprouvent divers organes, la peau qui les recouvre étant restée intacte : celles-là ont été examinées, pour les différens systèmes, dans chacun d'eux en particulier ; nous avons vu qu'elles participent, en général, plus ou moins de la nature des tissus dans lesquels elles siégent, quoique une cause analogue, une exsudation de matière concrescible, préside le plus souvent à leur formation dans le principe. Il n'y a point de bourgeons charnus quand ces cicatrices se font. 2º La réunion des plaies par première intention fournit un second genre de cicatrices qui ressemble beaucoup au précédent, qui n'en diffère même qu'en ce que les tissus divisés communiquent d'abord à l'extérieur, circonstance que leur contact mutuel rend bientôt nulle ; de sorte que ce cas rentre alors dans le premier. La peau et le tissu cellulaire jouent le plus grand rôle dans cette réunion, qui s'opère, comme la précédente, sans que des bourgeons charnus se produisent. 3º Enfin, la cicatrisation proprement dite est le mode de guérison des plaies, et, en général, de toutes les solutions de continuité apparentes à l'extérieur, dont les bords voisins restent écartés, soit parce qu'ils ont souffert une perte de substance trop considérable, soit parce qu'on n'a pas remédié aux effets de la contractilité de tissu, ou parce que la structure de ces bords rend leur rapprochement impossible, comme dans les plaies des os. Il y a, dans ce cas, le seul qui doive nous occuper ici, suppuration, formation de bourgeons charnus, et, par suite, d'une membrane analogue à la peau. Cette membrane est partout la même, quel que soit le tissu dénudé, comme le prouvent les cicatrices homogènes qui succèdent aux amputations, aux plaies du crâne, de la poitrine, dans lesquelles des parties très-différentes par leur nature sont intéressées : les cartilages sont les seuls organes qui ne puissent concourir à sa formation.

On peut distinguer deux périodes dans la cicatrisation d'une plaie : 1° cette plaie se recouvre de bourgeons charnus ; 2° un épiderme se forme sur ces bourgeons, pour donner naissance à la cicatrice. Il serait facile d'en établir un plus grand nombre ; mais celles-là suffisent pour bien concevoir le mécanisme de la production des cicatrices : nous allons les passer rapidement en revue.

Première période. Les petits corps si improprement appelés *bourgeons charnus*, qu'on a encore nommés *caroncules, granulations, bourgeons celluleux et vasculaires*, naissent à mesure que la suppuration s'établit, mais avec une rapidité différente pour les différens tissus : dans une amputation, par exemple, ils se développent en premier lieu sur le tissu cellulaire qui occupe l'intervalle des autres parties, en second lieu à la surface des muscles divisés, un peu plus tard sur les organes fibreux, et plus tard encore dans les os ; le plus souvent, dans ces derniers, seulement après qu'une lame mince s'en est détachée : ils se produisent, en général, d'autant plus vite que les tissus sont plus celluleux et vasculaires. Le volume de ces bourgeons varie ; leur disposition est d'autant plus régulière qu'ils sont plus petits, et la cicatrisation en est aussi plus prompte. La membrane qu'ils forment par leur réunion a au dessous d'elle un tissu cellulaire compacte, paraissant comme pénétré de fluides albumineux concrets. Cette membrane contient des vaisseaux sanguins ; car les bourgeons saignent au moindre contact et rougissent ou pâlissent par diverses causes. Les absorbans n'y sont démontrés que par l'absorption que ces bourgeons exercent, et par l'ulcération, à laquelle ceux-ci sont tellement disposés que souvent, par un écart de régime, on les voit disparaître totalement, en moins de deux heures, à la surface d'une plaie ; leur extrême sensibilité fait de même supposer qu'il y a des nerfs, quoiqu'on ne les y ait point vus. La membrane des bourgeons charnus est douée d'une contractilité très-prononcée, qui explique son resserrement, et la diminution réelle des plaies d'autant plus marquée que la peau est tout à la fois plus mobile et plus extensible. La nature celluleuse de cette membrane a été démontrée ailleurs : beaucoup d'auteurs la regardent, avec Fabre, comme une simple extension du tissu cellulaire ; mais l'opinion de Hunter, développée depuis par

Home, est plus vraisemblable. Cette opinion, que j'ai exposée dans les additions aux systèmes cellulaire et capillaire, consiste à la considérer, non comme un tissu cellulaire préexistant, mais comme une production nouvelle, ne pouvant se former que là où il existe du tissu cellulaire et des vaisseaux, et offrant dans son développement des phénomènes analogues à ceux du développement naturel des organes.

Deuxième période. Lorsque les bourgeons charnus se sont rétractés autant que l'a permis la résistance des tégumens aux environs de la plaie, ils se recouvrent d'épiderme, ce qui constitue la seconde période de la cicatrisation, la formation de la cicatrice. Le nouvel épiderme commence à se former à la circonférence de la plaie, endroit où il se continue manifestement avec l'épiderme voisin, et s'avance ensuite petit à petit vers son centre; quelquefois, comme dans certains ulcères larges et anciens, il se produit en même temps par places dans le milieu, et les divers points où il existe vont ensuite à la rencontre les uns des autres : le pus cesse d'être sécrété à mesure que l'épiderme le remplace. La cicatrice existe quand toute l'étendue de la plaie est couverte d'épiderme. Mince d'abord, molle, rougeâtre à cause du peu d'épaisseur de l'épiderme qui la recouvre, plus adhérente et moins solide que la peau, cette cicatrice devient à la longue tout-à-fait analogue à cette membrane. Le tissu cellulaire qui est au dessous d'elle regagne peu à peu toute son extensibilité, à moins que la cicatrice ne repose sur un os : elle reste adhérente dans ce dernier cas.

A son développement parfait, le tissu cutané nouveau présente les caractères suivans. 1° Ce tissu est plus dense que celui de la peau et se rapproche davantage des tissus fibreux; moins de vaisseaux le pénètrent, de là la couleur blanche des cicatrices et la rareté de leur rougeur accidentelle. 2° Le derme qui s'y rencontre a des aréoles moins marquées, des fibres et des lames moins distinctes que celui de la peau : ce derme est, en général, dépourvu de papilles, comme l'indique l'aspect lisse et reluisant de sa surface. 3° L'épiderme est très-apparent dans les cicatrices, et se confond avec celui de la peau environnante. 4° L'existence du corps muqueux y a été niée par Camper; mais ce corps y est démontré , chez les nègres , par la coloration dont leurs cicatrices sont le siége. Cette coloration a lieu dans presque tous les cas : seulement il faut un temps assez long pour qu'elle se développe , et la teinte qu'elle présente est presque toujours plus pâle que celle des tégumens : cependant , dans des cas rares , on a vu cette teinte être plus foncée. Les cornes qui naissent sur les cicatrices y indiquent la présence de la couche cornée. 5° Le tissu de la cica- trice est plus disposé à s'ulcérer que la peau proprement dite ; les ulcères qui atteignent en même temps ces deux membranes font des progrès bien plus rapides sur la première que sur la se- conde.   (BÉCLARD.)

NOTES ET ADDITIONS

AU

SYSTÈME ÉPIDERMOÏDE.

Anciennes éditions, T. IV, *p.* 757, *lig.* 10 ; — édition Béclard, T. IV, *p.* 447, *lig.* 12 : — « Je place dans le système épidermoïde ; 1° l'épiderme extérieur ; 2° celui des membranes muqueuses ; 3° les ongles... »

Les ongles et l'épiderme sont choses essentiellement distinctes. Les ongles doivent être rangés dans la classe à laquelle appartiennent les poils, les cornes des ruminans, les écailles des poissons, etc. Les ongles, d'ailleurs, sont recouverts à leur origine par une couche d'épiderme ; et ils naissent primitivement dans la couche la plus superficielle du corps muqueux, par conséquent au dessous de l'épiderme.　　　(F. BLANDIN.)

Anciennes éditions, T. IV, *p.* 759, *lig.* 4 ; — édition Béclard, T. IV, *p.* 449, *lig.* 7 : — « Il est impossible de distinguer dans les pores cutanés, les orifices des absorbans avec ceux des exhalans... »

Aujourd'hui, il est inutile de faire remarquer que les porositésde l'épiderme n'appartiennent pas à des vaisseaux, puisque cette couche protectrice de la peau est un produit, et non une partie douée de la vie.　　　(F. BLANDIN.)

Anciennes éditions, T. iv, *p.* 572, *lig.* 18 ; — édition Béclard, T. iv, *p.* 449, *lig.* 16 : — « En isolant l'épiderme, par la macération, on voit à sa surface interne une foule de petits prolongemens qui l'unissent au corion... »

La nature des prolongemens intermédiaires au derme et à l'épiderme, et qu'on ne voit qu'en séparant ces deux parties l'une de l'autre, n'est pas facile à déterminer. Kaaw-Boerhaave, W. Hunter ont dit, à peu près comme Bichat, que c'étaient les vaisseaux de la sueur ou de la transpiration cutanée. Mais les injections ne parviennent point dans ces prolongemens ; l'inflammation, qui rend la peau toute vasculaire, ne colore pas sensiblement les prolongemens dont il s'agit. Cruikshank regarde ces filamens comme de la substance épidermique qui s'enfonce dans les aréoles du derme. Mais ces prolongemens existent–ils réellement quand l'épiderme est adhérent au derme ? Rien ne le prouve. On doit plutôt les considérer comme des espèces de tractus muqueux qui se forment par l'écartement de la substance intermédiaire au derme et à l'épiderme, rendue fluide et visqueuse par la putréfaction ou la coction qu'on fait éprouver à la peau, afin de pouvoir en isoler l'épiderme.

L'existence des pores eux-mêmes, tels du moins qu'on se les figure ordinairement, est loin d'être rigoureusement démontrée. Des considérations physiologiques, et même les injections de Haase, porteraient à croire que les embouchures des vaisseaux pénètrent jusque dans les dernières couches de la peau, c'est-à-dire jusqu'à l'épiderme ; mais l'observation microscopique, qui mérite plus de confiance que des conjectures physiologiques, ne fait point découvrir de pores dans l'épiderme. On voit bien, en regardant contre le jour l'épiderme d'une portion de peau dont on a enlevé la majeure partie des poils, des endroits transparens qui ont été regardés comme des ouvertures. Leuwenhoeck croyait même avoir aperçu des pores dans l'épiderme, et il en a donné la figure dans ses *Arcana naturæ.* Mais comme ce grand observateur ne se servait que de simples lentilles, qui ne grossissent qu'environ cent soixante fois, il a peut-être pris les trous des poils pour des pores. Fontana, dans son ouvrage sur le venin de vipère, parle d'un tissu composé de vaisseaux serpentans qu'il a vus à l'aide du microscope ; mais M. de Humboldt, qui a fait sur l'épiderme humain des observations avec un microscope grossissant 35,200 fois, affirme que les cylindres serpentans sont des plis et non des vaisseaux ; dans des observations faites sur l'épiderme grossi 312,400 fois, il n'a pu y découvrir de pores. J'ai bouché l'extrémité d'un tube avec un lambeau d'épiderme, que j'ai chargé d'une colonne de mercure de plus de deux pieds : aucun atome de métal n'a traversé l'épiderme.

On pourrait conclure de ces diverses observations qu'il y a à la surface de la peau une barrière non vasculaire entre l'organisation et l'atmosphère, et que, soit pour sortir, soit pour entrer, les substances doivent pénétrer cette barrière par une sorte d'imbibition, ce qui rapprocherait cette partie extrême de l'organisation des corps les plus simples de l'un et l'autre règne organique, lesquels sont dépourvus de vaisseaux. En effet, comme nous venons de le dire, il n'y a ni vaisseaux, ni pores, ni même aucune ouverture apparente au microscope, soit que l'implantation oblique des poils cache celles qui leur livrent passage, soit que l'épiderme leur fournisse une gaîne qui subsiste après leur arrachement et remplisse les trous dont il est percé. On ne peut pourtant pas nier absolument, d'après la seule inspection microscopique, l'existence des pores ; car si l'on fait un trou à l'épiderme avec une aiguille très-fine, on ne retrouve plus cette ouverture au microscope, comme l'a expérimenté Cruikshank : la même chose a lieu pour une lame mince de gomme élastique ou caoutchouc, à laquelle on pratique une ouverture très-étroite : au contraire, l'ouverture subsiste quand on se sert d'épiderme parfaitement desséché ; le papier à filtrer offre la même différence suivant qu'il est sec ou humide. Ce point, sur lequel les auteurs ont beaucoup discuté, ne me paraît pas suffisamment éclairci. (Béclard.)

(399)

Anciennes éditions, T. IV, *p.* 772, *lig.* 15 ; — édition Béclard, T. IV, *p.* 463, *lig.* 10 : — « Les cors et certaines indurations sèches et inertes, prouvent que l'épiderme est dépourvu de sensibilité orgaque... »

Les cors ne sont pas, rigoureusement parlant, des productions épidermiques ; et sous ce rapport, on peut les comparer aux ongles, aux poils, etc. : comme eux, ils sont le résultat de l'expansion de la couche *albide superficielle* ou *cornée* du corps muqueux. (F. BLANDIN.)

Anciennes éditions, T. IV, *p.* 744, *lig.* 23 ; — édition Béclard, T. IV, *p.* 465, *lig.* 23 : — « La pellicule des cicatrices diffère essentiellement de l'épiderme... »

L'épiderme n'est pas vivant, et conséquemment il ne possède en lui-même aucune force de régénération ou de reproduction ; détruit, il est reproduit, comme il avait été formé primitivement, et comme il s'accroît, c'est-à-dire, par une sécrétion des papilles cutanées ; et s'il ne se forme pas sur les cicatrices, c'est parce que les cicatrices manquent de papilles. (F. BLANDIN.)

Anciennes éditions, T. IV, *p.* 776, *lig.* 3 ; — édition Béclard, T. IV, *p.* 467, *lig.* 5 : — « Développement de l'épiderme... »

L'épiderme est essentiellement formé de mucus ; il est sécrété par les papilles, et se dessèche continuellement à leur surface ; sans cesse détruit par les frottemens, il conserve son épaisseur intacte, parce que la sécrétion papillaire l'augmente dans une proportion égale vers sa face adhérente. (F. BLANDIN.)

Anciennes éditions, T. IV, *p.* 782, *lig.* 3 ; - édition Béclard, T. IV, *p.* 473, *lig.* 20. — « L'existence de l'épiderme des surfaces muqueuses profondes me paraît très-incertaine. S'il n'existe pas partout, où commence-t-il? s'il existe partout, où commence-t-il à être apparent... » ?

Quand on réfléchit à la composition chimique de l'épiderme, et à ses usages relativement à la membrane qui le sécrète, on ne peut s'empêcher d'admettre que tout le système tégumentaire est pourvu de cette couche inorganique, et que les membranes muqueuses les plus profondes ne font pas exception à cette règle ; en effet, partout, le corps papillaire a besoin d'être protégé contre les atteintes des substances qui sont habituellement en rapport avec lui, et partout ce corps papillaire sécrète du mucus ; seulement, là où les membranes tégumentaires reçoivent le contact de l'air d'une manière plus ou moins forte, ce mucus se dessèche en membranes, tandis que là où le contact de l'air est nul et la sécrétion papillaire très-abondante, le mucus reste fluide ; mais cette dernière circonstance ne saurait suffire pour empêcher de reconnaître l'analogie qui rapproche naturellement l'épiderme desséché de la peau et la couche muqueuse ou l'épiderme demi-fluide des membranes muqueuses.   (F. Blandin.)

Bichat laisse deux questions indécises : 1° savoir si les surfaces muqueuses profondes ont un épiderme ; 2° à quel endroit cet épiderme cesse ou change de nature. L'état mou et pulpeux des membranes muqueuses prises profondément, la ressemblance très-grande qui existe entre la composition du mucus et celle de l'épiderme, la présence des villosités là où celui-ci est peu apparent, portent à penser qu'en effet il manque profondément. D'un autre côté, ceux qui l'y admettent citent les cas de renversement du rectum, de l'intestin grêle, dans les anus contre nature, de la matrice, etc., dans lesquels un épiderme distinct revêt à la longue ces parties ; ils se fondent encore sur les excrétions membraneuses, qui, selon eux, n'ont pas d'autre source. Ces raisons ne sont nullement péremptoires ; rien ne prouve que l'épiderme des anus contre nature, par exemple, existe primitivement, et qu'il ne se forme pas en entier par suite du contact de l'air. Quant aux membranes rendues dans les phlegmasies de l'intestin, de la vessie, etc., l'analogie doit les faire regarder comme des pseudo-membranes du même genre que celles qui recouvrent dans la même circonstance l'œil, la bouche, le pharynx, etc. Cependant il serait possible qu'un épiderme très-mince, et que sa mollesse rendrait encore plus difficile à apercevoir, se rencontrât sur les surfaces muqueuses profondes : cette première question ne peut donc guère être résolue autrement qu'elle ne l'a été par Bichat, qui d'ailleurs penche beaucoup vers la négative.

La seconde mène à quelque chose de plus positif. Dans plusieurs parties du système muqueux, il existe une ligne de démarcation bien tranchée entre la portion de ce système placée près de l'extérieur et celle profondément située. Cette ligne est due à la présence de l'épiderme de la première, qui cesse où la seconde commence. Faites bouillir la muqueuse de l'estomac et celle de l'œsophage ; l'épiderme, soulevé sur cette dernière, formera bientôt un bourrelet répondant exactement à l'ouverture du cardia, et au delà duquel cet épiderme cessera de devenir apparent. C'est même ce qui a fait dire qu'il y avait à cet endroit une interruption dans le système muqueux, et que la muqueuse de l'estomac n'était point une suite de celle de l'œsophage. Mais l'épiderme seul établit cette limite ; le reste de la membrane se continue parfaitement. Cela est si vrai, que, dans les animaux, la ligne de démarcation ne correspond pas toujours au cardia, que souvent cette ligne empiète plus ou moins sur l'estomac, comme le montrent des figures de Home, dans lesquelles on la voit s'approcher de plus en plus de l'orifice pylorique, suivant l'espèce d'animal. La membrane muqueuse du vagin se comporte de la même manière par rapport à celle de l'utérus ; son épiderme finit au col de ce viscère, dont l'intérieur n'en est pas moins tapissé par une membrane muqueuse propre, ne différant de la première que par cette circonstance, par une épaisseur moindre et par la présence des villosités. Même disposition au

26

col de la vessie, comme le prouve l'expérience indiquée plus haut, faite sur ce viscère et sur l'urètre qui s'y insère. Cette remarque s'applique, en général, à tous les conduits muqueux ouverts à l'extérieur, et aboutissant à un réservoir membraneux.

(Béclard.)

Anciennes éditions, T. iv, *p.* 784, *lig.* 8; — édition Béclard, T. iv, *p.* 476, *lig.* i.— « *Connexion de l'ongle avec la peau...* »

Malgré les détails fort étendus dans lesquels Bichat vient d'entrer pour montrer les connexions de l'ongle avec le reste de la peau, je crois utile d'ajouter ici quelques mots à sa description. L'ongle, production cornée de la peau, est bien distinct de l'épiderme qui recouvre la peau des doigts, et lui est évidemment sous–jacent à son extrémité adhérente. Il est immédiatement appliqué sur le derme par sa face profonde; et offre même, à cet effet, sur cette face un certain nombre de sillons longitudinaux dans lesquels sont logées les séries longitudinales des papilles, sur lesquelles il se développe. Sa face superficielle est recouverte en arrière par un prolongement épidermique, prolongement qui ne se rencontre plus en avant, où il est détruit par les frottemens ; son extrémité libre est plus ou moins allongée ; elle a de la tendance, lorsqu'elle est abandonnée à elle–même, à se recourber en crochet vers la pulpe du doigt ; son extrémité postérieure et la moitié correspondante de ses bords sont enfoncées dans un sillon cutané, que l'on est convenu d'appeler *matrice de l'ongle ;* expression impropre cependant, et qui tend à induire en erreur relativement à la formation de l'ongle, comme j'aurai occasion de le faire remarquer plus tard. Pour former cette prétendue matrice de l'ongle, voici d'ailleurs comment la peau se comporte : elle s'avance, dans l'étendue de deux lignes environ, sur la face convexe de l'ongle ; puis elle se retourne en s'adossant à elle–même; près de l'extrémité adhérente de l'ongle, le derme de la peau passe sous celui-ci, et y acquiert une remarquable vascularité, tandis que l'épiderme se réfléchit sur le dos de l'ongle, l'accompagne pendant quelque temps , et disparaît , non en s'identifiant avec lui , comme le croyait Bichat , mais parce qu'il est usé et détruit par les frottemens.   (F. Blandin.)

Anciennes éditions, T. iv, *p.* 787, *lig.* 1 ; — édition Béclard, T. iv, *p.* 479, *lig.* 1 : — « Une lame unique occupe toute la surface convexe de l'ongle ; à mesure qu'on avance en devant, on voit des lames nouvelles s'ajouter successivement à sa surface concave... »

Il existe une erreur réelle dans ce passage : en effet , les ongles sont bien formés de couches superposées et se recouvrant par imbrication ; leurs lames sont , à la vérité , comme Bichat le remarque, nombreuses en avant, tandis qu'en arrière une seule se rencontre : mais ce n'est pas sur la face convexe de l'ongle que l'on trouve une lame unique ; au contraire, c'est au niveau de la face adhérente. Pour s'en convaincre, il suffit de porter son attention sur l'ongle du gros orteil , dont le développement est considérable, et surtout de l'observer sur quelques-uns de ces malheureux infirmes qui pendant long-temps ont négligé de couper cet ongle, et chez lesquels il a pris par suite un accroissement très-grand ; car alors il est facile de constater sur la face dorsale de cette production cornée , l'échelonnement successif des lames diverses qui ont été, de plus en plus, repoussées en avant par la formation de nouvelles couches sur la surface du derme ; comme, sur la surface extérieure des cornes des taureaux , on peut même estimer, jusqu'à un certain point, le nombre des lames emboîtées. Ces lames des ongles ont toujours les mêmes dimensions, parce que toutes se sont formées sur un même moule, dans une même *matrice*, représentée par cette portion du derme de la peau des doigts qui s'étend depuis le sinus que l'on désigne ordinairement sous le nom de *matrice onguéale* jusqu'à l'extrémité libre du doigt. Les ongles de la main se prêtent moins facilement à

ces observations que celui du gros orteil , mais ils sont absolument dans le même cas.   (F. BLANDIN.)

Anciennes éditions , T. IV , *p.* 787, *lig.* 16;—édition Béclard , T. IV , *p.* 479, *lig.* 15 : — « Les lames des ongles me paraissent presque identiques à
l'épiderme... »

Sans doute il y a beaucoup d'analogie entre les lames
épidermiques et celles des ongles, car les unes et les autres sont
des produits de l'organisation , mais des produits qui ne jouissent
en rien des propriétés de celle-ci, et qui sont essentiellement
formées de mucus desséché; mais l'ongle prend naissance plus
profondément que l'épiderme, c'est une expansion du corps muqueux; on trouve réunies en lui les couches albides superficielle
et profonde du do teur Gautier, et aussi la couche de pigmentum de la peau , toutes parties qui n'entrent pas dans la composition de l'épiderme.   (F. BLANDIN.)

Malpighi regardait les ongles comme un produit du desséchement des papilles du derme. Ludwig a dit que c'était de la
substance nerveuse desséchée. L'examen des parties cornées des
animaux montre qu'ils sont formés par une substance cornée de
la même nature que celle qui constitue les sabots, les cornes, les
écailles, etc. , de divers animaux. L'épiderme ne fait que recouvrir ces parties, qui appartiennent toutes à la couche cornée qui
lui est subjacente : quand il manque à leur surface, c'est que le
frottement l'a détruit, ou qu'il se confond avec leurs lames superficielles, comme on le voit, en particulier, pour les ongles.

Considérés chez les animaux, ceux-ci sont de deux espèces.
1°. Il en est qui ressemblent à ceux de l'homme, ce sont les
onguicules; 2° d'autres en diffèrent par leur disposition, et ont
reçu le nom d'*ongules*; ils comprennent les sabots de divers
quadrupè es. On pourrait y joindre les cornes, dont l'origine est
absolument semblable à celle des ongles et des sabots. Cependant
il faut distinguer parmi celles-ci les cornes des cerfs, plus particulièrement désignées sous le nom de *bois*, et les cornes propre-

ment dites, ou celles des ruminans. Les premières sont entièrement osseuses, et soulèvent la peau, au lieu de siéger à la surface de cette membrane : les secondes seules appartiennent à cette surface ; seulement elles surmontent ordinairement des prolongemens osseux, auxquels elles servent, pour ainsi dire, de gaînes. Les ongles de l'homme ne sont point colorés ; ceux des animaux et leurs cornes le sont au contraire assez souvent ; leur matière colorante paraît résider, en général, dans la substance cornée elle-même.

Les ongles et les cornes se forment par le même mécanisme. Lorsqu'une corne est arrachée sur un animal, les papilles éminemment vasculaires qui ont été mises à nu versent une matière fluide qu'on peut voir d'abord filer entre les doigts, si l'on peut s'exprimer ainsi, et qui s'épaissit et s'endurcit ensuite par degrés : au dessous de cette première couche, il s'en fait bientôt une seconde qui pousse celle-ci, puis une troisième, et ainsi de suite, de sorte qu'une nouvelle corne résulte de cet emboitement successif ; cette corne continue à croître à sa base de la même manière, les nouvelles couches poussant toujours les anciennes. Or, la même chose se remarque dans les sabots, ainsi que dans la reproduction des ongles chez l'homme. La forme seule diffère, parce que les parties sécrétant 'e fluide sont diversement configurées. Quand l'ongle vient à être arraché, les papilles, après avoir saigné abondamment, et paraissant à nu quoiqu'ayant encore au dessus d'elles la couche albide profonde, se recouvrent d'une lame molle, blanchâtre, dont la consistance augmente graduellement ; puis de nouvelles lames se produisent au dessous, d'autant plus courtes qu'elles sont plus éloignées de la racine, et donnent au nouvel ongle l'épaisseur qu'il doit avoir. L'accroissement ultérieur dépend de ce que de la substance cornée est versée continuellement à l'extrémité de chacune des lames, ce qui fait que la totalité de l'ongle est poussée en devant. On peut comparer ce mode de développement à ce qui se passe dans le ver à soie, dont le fluide, sans cesse reproduit à mesure qu'il prend de la consistance, pousse sans cesse au-devant de lui le fluide qui l'a précédé. Ainsi l'ongle croîtrait indéfiniment s'il n'était habituellement coupé, ou usé par les frottemens.

Les stries longitudinales que les ongles présentent à leur surface ne sont point l'indice d'une structure fibreuse; ces stries paraissent dépendre de l'arrangement des papilles subjacentes.

(Béclard.)

Anciennes éditions, T. iv, *p*. 790, *lig*. 24; — édition Béclard, T. iv, *p*. 483, *lig*. 1 : — « *Développement et accroissement des ongles...* »

L'accroissement des ongles est un point d'anatomie fort curieux, et qui a souvent été mal compris et mal expliqué par les auteurs. Cet accroissement est tout-à-fait semblable à celui des cornes des taureaux, des béliers, etc. ; il se fait par addition de couches successives à l'intérieur des premières formées, et de telle façon, que celles-ci sont sans cesse soulevées et poussées en avant vers l'extrémité libre de l'ongle. Observez, en effet, ce qui arrive lorsqu'un ongle est tombé à la suite d'un panaris sous-onguéal simple : d'abord le corps papillaire sous-jacent à l'ongle, *véritable matrice* de cette lame cornée, est à nu, circonstance qui est la source de vives douleurs pour le malade; bientôt une matière muqueuse sécrétée par les papilles se durcit à leur surface, et forme un ongle mince, transparent, et qui ne garantit encore qu'incomplètement le doigt contre les influences extérieures; alors, en effet, cet ongle n'est formé que d'une seule lame recourbée légèrement près de l'extrémité terminale du doigt, comme la matrice sur laquelle elle s'est moulée; mais bientôt une seconde lame, une troisième, une quatrième, etc., sont sécrétées successivement sous la première, elles la soulèvent, et en s'emboîtant dans son extrémité antérieure recourbée, elles la poussent successivement en avant, et en même temps font sortir l'extrémité opposée de la dépression ou sinus cutané qui la recevait d'abord. En un mot, l'ongle est une corne qui ne garnit qu'une partie de la circonférence de l'extrémité terminale des doigts. Or, son accroissement est semblable à celui d'une corne de taureau, que des circonstances particulières auraient forcée à se développer seulement sur un des côtés de l'axe osseux qu'elle entoure ordinairement. Beaucoup de personnes se sont figuré que l'ongle prend son origine uniquement dans la dépression cutanée qui se trouve à sa base; mais l'erreur ici est évidente, et deux choses ont concouru à la propager : 1° le nom de *matrice onguéale*, improprement attribué au repli de la peau qui entoure l'ongle; 2° l'observation de ce qui arrive lorsque l'ongle est tombé à la suite de certaines maladies connues sous le nom d'*onyxis*, ongle entré dans les chairs; dans ce cas, souvent on voit végéter du fond de la *prétendue matrice* de l'ongle, des lames, quelquefois des filamens cornés qui entretiennent l'inflammation du doigt par l'irritation que déterminent leur extrémité irrégulière. Vainement alors arrache-t-on ces végétations; elles se reproduisent continuellement, et deviennent une cause continuelle d'irritation et de douleurs ; tandis que cet état cesse, au contraire, promptement lorsqu'à l'aide de la cautérisation, ou par une ablation, on a détruit le repli cutané onguéal.

Mais loin de déposer contre la théorie de l'accroissement des ongles que nous avons proposée, les phénomènes précédens la fortifient d'une manière toute particulière. En effet, à la suite de l'onyxis compliqué, l'inflammation ayant détruit l'organisation des papilles sous-onguéales, la matière d'un nouvel ongle n'est plus sécrétée de ce côté; seules, les papilles cachées dans le repli cutané qui n'est pas toute la matrice de l'ongle, mais qui cependant en fait partie, sont encore intactes quelquefois, et seules aussi dans ce cas elles peuvent sécréter, non point un ongle complet, car pour cela il faut l'intégrité de toute la matrice onguéale, mais des filamens cornés, qui n'offrent ni la forme, ni l'étendue de l'ongle, et dont l'ablation est nécessaire à la guérison du malade; tout cela n'aurait point lieu, si l'ongle entier se formait dans le repli qui en entoure la base.   (F. BLANDIN.)

Anciennes éditions, T. IV, *p.* 791 , *ligne dernière;* — édition Béclard, T. IV, *p.* 484, *ligne dernière.*

ANATOMIE PATHOLOGIQUE DU SYSTÈME ÉPIDERMOÏDE.

Les parties comprises dans ce système n'ayant point, à proprement parler, d'organisation, ne sont sujettes qu'à un petit nombre d'altérations, qui même ne leur sont point inhé–hérentes, et tiennent uniquement aux changemens qu'éprouve la vitalité de la peau, leur support commun. Il en est de ces parties comme des différens liquides versés sur les surfaces muqueuses, séreuses, synoviales, etc., et dont les altérations dépendent entièrement de celles des organes qui les fournissent.

L'épiderme s'épaissit, s'amincit, se soulève à la surface du derme, se détruit par diverses causes déjà examinées pour la plupart. Il prend la forme de vésicules, d'ampoules, d'écailles furfuracées, de larges plaques, lorsqu'il est soulevé ou presque entièrement détaché. Sa reproduction, ordinairement facile, devient quelquefois impossible par la vive irritation dont la peau est le siége, comme dans la brûlure, le pemphigus chronique, et alors les malades souffrent beaucoup, le corps muqueux étant à nu. D'autres fois la peau, rouge, tuméfiée, fournit, au lieu du fluide qui lui donne naissance, une matière croûteuse, écailleuse, jointe à un fluide séreux suintant en abondance, comme on le voit dans certaines espèces de dartres.

Les excroissances des ongles sont surtout fréquentes dans les dartres sèches, où la peau prend cette apparence qu'on a comparée aux lichens des arbres, où l'épiderme s'épaissit, se fendille dans diverses directions. Elles surviennent encore aux orteils, par une cause analogue à celle qui y produit les cors Dans quelques cas, elles semblent dues aux progrès de l'âge.

Les ongles deviennent mous , cassans, chez les individus scrophuleux, chez les teigneux. Ils présentent en outre, dans certains cas, une altération particulière que les auteurs ne me paraissent point avoir décrite. Elle consiste dans une sorte d'inflammation chronique de la peau qui entoure la racine de l'ongle : un cercle brun , douloureux à la pression , se forme en cet endroit ; l'ongle devient en même temps mince et comme membraneux. Buzzi a cité quelques exemples de cette affection , que j'ai observée plusieurs fois chez les enfans , et quelquefois sur des adultes.

L'expression très-impropre d'*ongle entré dans les chairs* sert à désigner un état dans lequel la peau environnant l'ongle sur les bords ou près de son extrémité le dépasse et s'avance plus ou moins sur sa face libre. Il en résulte des douleurs plus ou moins aiguës par la pression qu'exerce le bord tranchant de l'ongle. Cette incommodité n'arrive guère qu'au gros orteil , où la constriction des chaussures la détermine souvent. L'arrachement de l'ongle en est le remède le plus efficace.   (BÉCLARD.)

NOTES ET ADDITIONS

AU

SYSTÈME PILEUX.

Anciennes éditions, T. IV, *p.* 792, *lig.* 1 ; — édition Béclard, T. IV, *p.* 496, *lig.* 1 : — « *Système pileux...* »

Les poils, comme l'épiderme, comme les ongles, etc., sont des produits de l'organisme, placés conséquemment en dehors de lui, et totalement étrangers intrinséquement aux phénomènes si variés et si remarquables de la vie ; ces faits, aujourd'hui connus de tous les savans, ne permettent plus de placer sur deux lignes parallèles les systèmes cellulaire, vasculaire, nerveux, etc., et les parties épidermoïdes, pileuses, etc., comme Bichat l'a fait dans l'*Anatomie générale ;* les poils, en particulier, sont des produits de sécrétion de certaines portions modifiées de la membrane tégumentaire, comme je le montrerai plus loin. (F. BLANDIN.)

Anciennes éditions, T. IV, *p.* 796, *lig.* 5 ; — édition Béclard, T. IV, *p.* 500, *lig.* 20 : — « Les poils ont, comme les ongles, un accroissement déterminé qu'ils ne dépassent pas... »

Les ongles et les poils croissent, au contraire, d'une manière indéfinie ; seulement à une certaine époque leur allongement devient moins rapide, quoique toujours continu. Tout cela résulte de l'organisation même de la *matrice* des uns et des autres : déjà j'ai décrit cette organisation dans les ongles ; pour les poils, elle sera indiquée plus bas. Or il a été facile de remarquer que jamais, quelque développement que l'on suppose à l'ongle, sa matrice ne se trouve comprimée et gênée dans ses fonctions; que jamais par conséquent, à moins de maladies ou d'autres circonstances anormales, elle n'est mise, par le fait de l'accroissement de l'ongle, dans l'impossibilité de sécréter de nouvelles couches de matière cornée en dedans des premières; qu'ainsi cette sécrétion continue, et que l'ongle s'accroît par le mécanisme indiqué plus haut. Les dents de l'homme, qui s'accroissent, comme les ongles et les poils, c'est-à-dire par addition de couches sécrétées à l'intérieur, ont une papille ou matrice disposée autrement que la leur, et le terme de leur accroissement est bornée. Cette papille dentaire, en effet, est soutenue par un pédicule rétréci, vers lequel s'avancent les couches de la dent. De la sorte, enveloppée bientôt de toutes parts, elle ne peut plus accroître la dent qu'aux dépens de la cavité de celle-ci; mais elle-même, d'abord à l'aise dans la cavité qui la protège, ne tarde pas à y être comprimée et atrophiée, comme je l'ai déjà fait remarquer plus haut; et successivement, la dent cesse de croître, elle devient vacillante, et abandonne son alvéole. Ainsi ces deux faits, l'accroissement défini des dents, l'accroissement indéfini des ongles et des poils, bien que contraires, se fortifient réciproquement, et reconnaissent évidemment pour cause, l'un et l'autre, une disposition spéciale, mais différente, dans les deux cas, de la partie qui produit. (F. BLANDIN.)

Anciennes éditions, T. IV, *p.* 809, *lig.* 10; — édition Béclard, T. IV, *p.* 514, *lig.* 26 : — « Tous les auteurs disent qu'à l'endroit de l'épiderme le poil ne le perce point, mais le soulève seulement... »

Lors de leur éruption, les poils soulèvent l'épiderme, et forment sous lui une petite tumeur cônique, au sein de laquelle ils s'allongent d'abord, en se contournant en spirale, mais qu'ils percent un peu plus tard; conséquemment, s'il est inexact de soutenir que les poils ne font que soulever l'épiderme , il ne le serait pas moins de nier ce fait complètement. (F. Blandin.)

———

Anciennes éditions ; T. iv, *p.* 810, *lig.* 5 ; — édition Béclard , T. iv, *p.* 515 , *lig.* 21 : — « Le poil est creusé d'un canal qui s'étend depuis le renflement de l'extrémité dermoïde jusqu'a l'opposée... »

Un poil se compose de deux choses, d'un prolongement corné et d'un bulbe ou matrice ; le prolongement corné, qui constitue le poil proprement dit , est un produit complètement inorganique , comme je l'ai déjà dit pour les ongles ; il est creusé, à son extrémité adhérente, d'une cavité cônique, dans laquelle se loge une papille, également cônique ; enfin il est plus ou moins allongé, plus ou moins irrégulier à sa partie moyenne , et tantôt simple, tantôt divisé à son extrémité libre. Mais il n'y a pas dans l'intérieur des poils un canal qui s'étendrait, comme le croyait Bichat, *de l'extrémité dermoïde à l'extrémité opposée ;* il n'y a point non plus cette substance intérieure, cette moelle que leur ont attribuée les auteurs ; seulement dans le poil, le pigmentum de la peau est associé à la matière cornée, et on peut le considérer lui-même comme une expansion locale considérable des couches albides superficielles du corps muqueux.

D'autre part, le bulbe ou la matrice des poils est tout simplement un follicule cutané, soutenu par un pédicule nerveux et vasculaire, follicule au goulcau duquel sont groupés en cercle neuf follicules sébacés plus petits, et dont le fond enfin donne naissance à une papille cônique considérable, qui est reçue dans la cavité de la base du poil , et qui produit celui-ci par sécrétion.

(F. Blandin.)

———

Anciennes éditions, T. IV, *p.* 810, *lig.* 25; — édition Béclard, T. IV, *p.* 516, *lig.* 13.: — « L'enveloppe épidermoïde des poils est blanche, quel soit la couleur des poils... »

Si les poils examinés contre le jour paraissent blancs en dehors et p us foncés à l'intérieur, ce n'est là qu'un effet de lumière; en effet le bord est plus mince, par conséquent il doit plus facilement laisser passer la lumière, et la couleur doit y paraître moins intense. (F. BLANDIN.)

Anciennes éditions, T. IV, *p.* 813, *lig.* 30; — édition Béclard, T. IV, *p.* 519, *lig.* 21 : — Je crois que rien ne peut prouver l'existence des vaisseaux dans les poils... »

Les poils sont tout-à-fait dépourvus de vaisseaux : leur absorption n'est qu'une simple imbibition ; et les phénomènes de la plique polonaise, maladie moins commune qu'on ne l'a dit, résultent tout simplement de l'inflammation de la papille pilifère, et d'une tuméfaction telle de cette partie, qu'elle s'élève au dessus du gouleau du bulbe en refoulant le poil au dehors, et qu'elle peut être intéressée avec le poil, lorsque l'on coupe celui-ci près de la peau. Mais dans ce cas, il est bien clair que ce n'est pas le poil proprement dit qui saigne, pas plus que ce sont les plumes des très-jeunes oiseaux qui répandent du sang, quand on les coupe près de la peau. (F. BLANDIN.)

Anciennes éditions, T. IV, *p.* 815, *lig.* 20;—édition Béclard, T. IV, *p.* 521, *lig.* 12 : — « Si l'effroi peut faire dresser les cheveux, faut-il s'étonner que le chagrin et la douleur changent subitement les fluides qui s'y trouvent... »

Sans doute, il est incontestable que sous l'influence de la

peur et d'autres impressions morales vives, les cheveux ont souvent changé presque subitement de couleur; toutefois ces faits sont difficiles à expliquer, et ne peuvent aucunement être comparés, sou ce rapport, à ceux de l'érection des cheveux et des autres poils dans certaines circonstances. En effet cette érection est un produit très-simple de contraction musculaire : les fibres des muscles peauciers ont quelques insertions sur les bulbes des poils, et, en se contractant, elles impriment nécessairement des mouvemens au bulbe et au prolongement corné qui en naît; c'est par un semblable mécanisme que les piquans du hérisson se dressent suivant la volonté de cet animal.   (F. BLANDIN.)

Il n'est pas de fables absurdes qui n'aient été débitées à l'occasion de la plique polonaise; cette opinion peut à tous égards être rangée dans cette classe.   (F. BLANDIN.)

Anciennes éditions, T. IV, *p.* 817, *lig.* 30; — édition Béclard, T. IV, *p.* 523, *lig.* 34 : — « Les douleurs de tête qu'on éprouve lorsqu'on s'est fait teindre les cheveux, prouvent leur vitalité... »

Les substances que l'on emploie pour teindre les cheveux peuvent bien affecter douloureusement la tête, sans que cela prouve la vascularité de ces poils; car dans tout état de chose, les cheveux sont très-hygrométriques, comme on sait; dès lors, il s'imbibent aisément des substances que l'on emploie pour les teindre; et ces substances, qui viennent se mettre en rapport avec la papil·e, partie bien distinctement vasculaire, peuvent être, là seulement, prises par les vaisseaux, de façon à impressionner nos organes d'une manière fâcheuse.   (F. BLANDIN.)

Anciennes éditions, T. IV, *p.* 821, *lig.* 31 ; — édition Béclard, *p.* 528, *lig.* 5 : — « Les cheveux devancent les autres poils dans leur accroissement... »

Le duvet lanugineux qui recouvre la peau du jeune fœtus tombe vers l'époque de cinq mois de la vie intra-utérine, et il

est remplacé par des poils plus forts ; l'eau de l'amnios et le méconium , produit de la digestion de l'eau de l'amnios , selon toute
apparence, contiennent de ces poils caduques. (F. Blandin.)

Anciennes éditions, T. iv, *p.* 828, *ligne dernière;* — édition Béclard, T. iv, *p.* 535, *ligne
dernière.*

ANATOMIE PATHOLOGIQUE DU SYSTÈME PILEUX.

L'altération la plus commune des poils est la canitie ou blancheur accidentelle. On parle beaucoup de cheveux qui ont blanchi tout à coup , et dans toute l'étendue du crâne à la fois : Bichat a même cité des exemples de ce fait. Mais ces cas ont-ils été
suffisamment observés? Il est permis, je crois, d'en douter,
surtout lorsqu'aucun d'eux n'est rapporté avec les détails nécessaires, jusqu'à ce que de nouvelles observations viennent confirmer ou détruire les premières. Si ces faits sont exacts , ils ten-
draient à prouver qu'il se fait une circulation dans les cheveux.
Ceux bien connus établissent seulement qu'une apparence de décoloration subite peut avoir lieu , quand les cheveux tombent et
sont remplacés par d'autres différemment colorés. C'est ce qu'on
voit souvent chez les phthisiques qui ont des intervalles de santé
presque parfaite ; il arrive alors que leurs cheveux , qui avaient
blanchi pendant le paroxysme, tombent et repoussent noirs,
comme ils l'étaient auparavant : le docteur Chaumeton présenta
ce phénomène peu de temps avant sa mort. Cela peut se répéter
plusieurs fois de suite, et les cheveux peuvent être ainsi alternativement colorés et incolores suivant l'état général de l'individu.
Dans les cas ordinaires, le changement de couleur ne se fait
point dans tous les cheveux à la fois , mais successivement dans
chacun d'eux ; il commence à la racine , et gagne petit à petit, à
mesure que celle-ci se prolonge et que le sommet est usé par
l'action des corps extérieurs : il s'explique facilement par le
changement survenu dans la sécrétion opérée par les bulbes.

L'alopécie ou chute des cheveux est accompagnée , dans certaines circonstances et non dans d'autres, comme on l'a vu, d'une sorte d'atrophie de leurs bulbes. Cette lésion est quelquefois la suite d'une irritation long-temps prolongée, comme dans la teigne ; d'autres fois, quoique rarement aujourd'hui, elle dépend de la syphilis ; mais une infinité d'autres causes peuvent également la produire. On n'a pas recherché quel est l'état des bulbes dans ces différens cas.

La plique est une affection encore peu connue dans sa nature. Les meilleurs observateurs ne sont pas d'accord sur ce qui se passe dans cette maladie : suivans les uns, les cheveux acquièrent de la sensibilité et se pénètrent de vaisseaux ; d'autres assurent qu'ils ne font que se feutrer. Il serait possible de concilier ces deux opinions en admettant que les cheveux deviennent simplement vasculaires à leur base, par un accroissement extraordinaire de la papille contenue dans leurs bulbes, accroissement qui éleverait cette papille au dessus du niveau de la face externe de la peau, et dont l'irritation primitive ayant causé la maladie, ou celle secondaire résultant de la malpropreté, du tiraillement des racines des cheveux, etc., pourrait aisément rendre raison. La plique produirait alors un phénomène analogue à celui qu'on observe dans les plumes, chez les jeunes oiseaux : les papilles de ces plumes dépassant le niveau des tégumens, elles saignent lorsqu'on les coupe.

On rencontre des poils accidentels, outre les circonstances indiquées, à la surface de la peau, à la suite de l'inflammation de cette membrane : M. Boyer citait dans ses cours l'exemple d'une femme dont la cuisse se recouvrit de poils rudes et longs à la suite d'un érysipèle. Il faut noter, parmi les kystes qui renferment des poils, ceux situés dans la paupière supérieure, auprès du sourcil ; leurs poils ressemblent tout-à-fait à ceux du sourcil, et semblent n'être autre que ces derniers déviés de leur direction accoutumée. Les poils contenus dans les kystes de l'ovaire sont fins, soyeux, faiblement colorés, ordinairement libres de toute adhérence (1), quelquefois renflés à une de leurs extrémités. Il est extrêmement rare que des poils naissent dans les kystes formés dans d'autres parties. On trouve quelquefois des poils dans le méconium des enfans nouveau-nés ; leur origine est peu connue : on suppose qu'ils existaient primitivement sur la peau du fœtus.

(Béclard.)

Souvent au contraire, les poils des kystes ovariens ont une extrémité adhérente sur un point du kyste, ou sur un mamelon plus ou moins saillant à l'intérieur de celui-ci ; ce qui conduit tout naturellement à penser que ces kystes pilifères sont des débris d'ovules fécondés, et que le point vers lequel les poils sont fixés dans de véritables bulbes n'est autre chose qu'une portion du *cuir chevelu* dont la vie a continué malgré l'atrophie générale de l'embryon auquel elle appartenait. Mon ami le docteur Reynaud a publié un exemple remarquable de ces productions ; et dans ce moment, j'ai sous les yeux un kyste du volume du poing, dans lequel des poils longs de plusieurs aunes, pelotonnés et mélangés avec de la matière grasse jaunâtre, sont implantés sur un des points de la surface extérieure d'une masse informe adhérente aux parois de la poche ; masse au sein de laquelle on trouve entre autres choses une dent grosse molaire et quelques pièces d'un squelette atrophié ; tout concourt, par conséquent, dans ce cas particulier, à prouver que le kyste qui a été trouvé dans l'ovaire est le reste d'un fœtus irrégulièrement développé dans cette partie. Quoi qu'il en soit, dans les kystes de ce genre, il est bien certain que l'on trouve aussi des poils libres par leurs deux extrémités : mais certainement ces poils avaient été primitivement fixés comme les autres, et ils ne sont devenus libres que consécutivement, comme on voit la chose arriver, dans l'état ordinaire, aux cheveux et aux autres productions du même genre.

(F. Blandin.)

TISSUS ACCIDENTELS.

Il nous reste, pour compléter l'indication sommaire des principaux changemens qu'éprouve la texture organique dans les maladies, à parler des dégénérescences communes à tous les systèmes
précédemment étudiés, et qui, n'appartenant par leur nature à
aucun d'entre eux, n'ont pu être examinées dans leur histoire
particulière. La description de ces dégénérescences sera en même
temps une sorte de complément à l'Anatomie générale, dont les
différens tissus simples n'ont embrassé, outre les organes naturels
de l'économie, que les productions accidentelles ayant de l'analogie avec ces organes. En effet, les dégénérescences, bien que
résultant toujours d'une espèce de transformation ou de dégénération qui affecte les tissus naturels par suite des phénomènes
morbides dont ces tissus sont le siége, sont réellement, une fois
formées, indépendantes, jusqu'à un certain point, de ces tissus;
ont au milieu d'eux leur vie propre; semblent (pour ainsi dire,
des organes nouveaux surajoutés à tous les autres, tant est grande
l'altération de ceux qui leur ont donné naissance); et méritent
par leur structure et leurs propriétés particulières de former une
classe, ou, si l'on veut, un système à part, sous le nom de *tissus
morbides* ou *accidentels*.

Considérés sous ce point de vue, ces tissus offrent un certain
nombre de caractères communs, qui les différencient en même
temps des tissus naturels de l'économie. 1°. Leur structure est en
général homogène; et quoiqu'ils semblent contenir divers élémens organisés, comme des vaisseaux, du tissu cellulaire, on
n'y voit point ces fibres et ces lames qui caractérisent la plupart
des tissus organiques. 2°. Ils n'ont point, comme ceux-ci, une
organisation constante; leurs propriétés les plus importantes,
telles que la couleur, la consistance, changent dans leurs différentes périodes : en général durs et fermes dans le commencement, ils se ramollissent et se liquéfient même en partie à une
époque plus avancée; ce qui est exactement l'inverse des autres tissus. 3°. Loin de pouvoir remplir des usages en harmonie

avec les autres fonctions, comme le font même quelquefois les tissus naturels accidentellement développés là où ils ne doivent point exister, leur présence détermine toujours des dérangemens plus ou moins notables dans l'action des organes ; souvent l'amaigrissement, la fièvre lente et la mort en sont résultat. 4°. Ils n'ont point dans l'économie une existence permanente, mais tendent constamment à se détruire à une certaine époque. Quelquefois, à la vérité, cette époque est tardive, et ils restent long-temps dans le même état, faisant partie de l'organisation comme les tissus naturels : c'est surtout à l'époque de leur destruction qu'ils altèrent la santé. 5°. Les maladies qui les affectent y ont une marche et des effets particuliers ; ainsi l'inflammation y produit constamment les plus grands désordres et une destruction rapide, qui se propagent aux parties environnantes.

Les divers tissus accidentels peuvent se rencontrer dans presque tous les organes ; mais il en est qu'ils affectent plus particulièrement : souvent, chez le même sujet, on les trouve répandus à la fois sur un grand nombre de points. Ces tissus augmentent fréquemment le volume des parties qu'ils occupent, et forment des tumeurs saillantes à l'extérieur. Leur situation apparente, par rapport aux organes, présente, en général, deux variétés : dans l'une, ils semblent interposés entre les tissus qui composent ces derniers ; dans l'autre, ces tissus ont disparu, et sont remplacés par la production accidentelle.

Comment ces tissus se produisent-ils dans l'économie animale ? Bayle et Laennec attribuent leur développement à une disposition particulière inconnue dans sa nature, qui existe chez certains individus, et ne regardent les causes extérieures qu'on lui assigne communément tout au plus que comme des circonstances occasionelles favorisant l'action de cette cause occulte. M. Broussais fait jouer, au contraire, à ces causes le rôle principal : suivant lui, ces productions sont constamment un résultat de l'inflammation, et ont lieu lorsque, dans celle-ci, les vaisseau blancs et la lymphe qu'ils contiennent sont spécialement affectés, l'irritation n'étant pas suffisante pour appeler la partie rouge du sang ; l'albumine diversement combinée avec les tissus, selon la nature de ceux-ci et le degré de l'excitation, serait la

base de ces productions. J. F. Meckel appelle la cause prochaine
dé ce genre d'altérations, comme en général de toutes les altérations de tissu, une *aberration du procédé végétatif* : il explique toutes ces lésions de la même manière, comme J. Hunter et
Abernethy, par l'épanchement d'une matière fluide albumineuse,
prenant diverses formes et acquérant un mode particulier et imparfait d'organisation. D'autres les considèrent comme des productions analogues aux végétaux cryptogames, et qui se nourri-
raient et s'accroîtraient soit par imbibition, soit par une véritable
circulation vasculaire. Laissant de côté ces théories plus ou moins
fondées, nous nous occuperons seulement des caractères anatomiques des tissus accidentels : quelle que soit l'origine de ces
tissus, il importe de les connaître.

Or, ils présentent sous ce rapport une foule de différences, qui
cependant ne sont pas tranchées, mais se confondent par des
nuances insensibles. De plus, les parties dans lesquelles ils siégent, quoique n'influant pas absolument sur leur nature, les
font pourtant varier un peu, de sorte que leur étude en devient
très-difficile : aussi les auteurs ne s'accordent-ils point dans les
classifications qu'ils en ont données. Quelques-uns ont fait plusieurs tissus de la même production prise à des époques différentes de son développement : nous avons déjà indiqué cette cause
d'erreur. Une autre, non moins réelle, c'est que souvent plusieurs de ces altérations sont réunies, soit qu'elles forment diverses parties distinctes d'un même tissu, ou qu'elles s'entremê-
lent intimement dans ce tissu. Cette union peut avoir lieu non-
seulement entre les tissus morbides proprement dits, mais encore
entre ceux-ci et les tissus accidentels ayant des analogues dans
l'économie : les productions osseuses, fibreuses, par exemple,
se joignent souvent aux premiers, comme on le voit surtout dans
l'ovaire, la thyroïde, etc. Il résulte de là qu'il s'en faut de beaucoup que tous ces tissus soient également bien connus ; que l'observation journalière montre des productions qui ne ressemblent à
aucune de celles décrites jusqu'à ce jour, qu'enfin il est des altérations très-communes, comme les polypes des membranes muqueuses, les fongus de la dure-mère, etc., qu'on ne sait où classer, et qui paraissent consister tantôt en une simple hypertrophie,

tantôt en une vraie dégénérescence. Les seuls tissus accidentels qui aient des caractères un peu tranchés sont, 1° les tubercules ; 2° le squirrhe ; 3° le cancer ; 4° la mélanose. Nous allons les examiner successivement.

§ Ier. *Des Tubercules.*

Les tubercules, ou tubercules scrofuleux, ainsi nommés d'après leur figure communément arrondie et leur cause la plus fréquente, existent sous plusieurs formes, qui sont autant de degrés de cette dégénérescence, et qu'on peut toutes renfermer en deux périodes, l'une de crudité, dans laquelle ils sont à l'état solide, l'autre de ramollissement. M. Broussais regarde cette dernière comme un véritable mode de suppuration propre à ce tissu, et résultant, comme la suppuration ordinaire, de l'inflammation qui s'y développe.

Première période. Des granulations grisâtres, demi-transparentes, assez fermes, du volume d'un grain de millet à un grain de chènevis, irrégulièrement disséminées, constituent ordinairement les tubercules dans leur principe. Bayle, qui en avait observé dans le poumon à cet état, a cru que c'était une altération différente des tubercules ; Laennec a prouvé qu'il n'en est pas ainsi. Ces grains, en grossissant, prennent un autre aspect : souvent ils se réunissent les uns aux autres, et forment des masses plus ou moins volumineuses ; toujours ils deviennent opaques, jaunâtres, d'abord dans leur centre, puis à leur circonférence, à peu près comme les cartilages qui s'ossifient, et acquièrent en même temps la consistance des fromages durs. Cet état, qui est proprement celui du tubercule *cru*, n'est pas toujours distinctement précédé par le premier, dans lequel le tubercule est dit *miliaire ;* il se fait quelquefois primitivement une sorte d'infiltration ou d'imprégnation de la matière tuberculeuse, qui envahit tout-à-coup une certaine étendue de l'organe affecté, devenu grisâtre, plus dense, et demi-transparent : des points jaunes et opaques se manifestent ensuite dans cette étendue, et y amènent le second état.

Le tissu tuberculeux adhère le plus souvent au tissu sain qui l'environne, quelquefois même semble se continuer avec ce tissu, d'autres fois, au contraire, s'en isole avec une grande facilité.

Dans certains cas, une membrane en forme de kyste entoure le tubercule : c'est surtout lorsque celui-ci s'est développé lentement. Cette membrane n'est pas toujours de la même nature : tantôt molle et pour ainsi dire couenneuse, tantôt plus consistante, elle devient quelquefois cartilagineuse, et même osseuse : elle paraît être le résultat d'une exsudation.

Les vaisseaux sont écartés ou oblitérés par la substance tuberculeuse ; on n'en voit point dans les masses qu'elle représente.

Deuxième période. Les tubercules se ramollissent et se fondent pour ainsi dire du centre à la circonférence ; ils se convertissent tantôt en une matière opaque, épaisse, jaunâtre, et qui ressemble beaucoup à de la crême, tantôt en un liquide clair et transparent, dans lequel nagent des flocons semblables à de la matière caséeuse. L'évacuation de ces produits a ensuite lieu, comme dans les abcès, soit au dehors, soit au dedans ; le foyer, que tapisse ordinairement une membrane de nouvelle formation, analogue au kyste dont nous avons parlé plus haut, se cicatrise, ou subsiste, et entraîne la suppuration, l'ulcération du tissu qui en forme les parois, ou enfin persiste indéfiniment, mais reste revêtu par une membrane demi-cartilagineuse sèche, comme Laennec l'a observé le premier.

§ II. *Du Squirrhe.*

Le tissu squirrheux est plus ferme que le précédent : sa consistance varie depuis celle des cartilages jusqu'à la mollesse des fibro-cartilages inter-vertébraux ; il crie sous le scalpel. Sa couleur est blanche, légèrement bleuâtre : coupé par tranches minces, il paraît demi-transparent. Il forme des masses plus irrégulières que le tissu tuberculeux : il se ramollit de même, et se change alors en une matière transparente, grisâtre, ou rougeâtre quand un peu de sang la colore, offrant l'aspect d'une gelée ou d'un sirop.

On doit regarder comme des variétés du squirrhe les sarcômes pancréatoïde, mammaire (ou analogue au tissu de la mamelle), et tuberculeux d'Abernethy. Dans ce dernier, dont la dénomination est impropre, puisqu'on est convenu d'appeler *tubercules* un genre de tissu particulier et non une variété de forme, la masse squirrheuse est divisées en lobes distincts.

(423)

§ III. *Du Cancer*.

On désigne sous ce nom, en pathologie, des altérations diverses, parmi lesquelles on comprend souvent le squirrhe, que
nous venons d'examiner. Nous entendrons seulement par
tissu cancéreux ce que quelques-uns ont appelé *cancer mou :*
c'est la matière cérébriforme ou encéphaloïde de Laennec,
l'inflammation fongueuse de Burns, le fongus hématode de Hey
et Wardrop, le sarcôme médullaire d'Abernethy, etc.

Ce tissu a moins de consistance que le squirrheux, quoiqu'il
en ait plus que la substance cérébrale ; il est d'un blanc laiteux,
interrompu, quand on le coupe, par des points rouges formés
par les vaisseaux divisés : ceux-ci y sont, eu effet, très-nombreux ; mais leurs parois sont très-minces, et supportent à peine
l'effort de l'injection. Les masses que forme ce tissu sont divisées
à leur surface en lobes contournés à peu près comme ceux du
cerveau : un tissu cellulaire très-mou remplit l'intervalle de ces
lobes. Ces masses n'occupent d'abord qu'une étendue très-cir-
conscrite, et se propagent ensuite dans tous les sens : c'est ce
qu'on voit, par exemple, à l'œil, qui est fréquemment le siége
de cette altération, et dans lequel elle n'occupe le plus souvent,
dans le principe, qu'un seul point de la rétine, d'où elle envahit
la totalité de l'organe.

Dans la période de ramollissement, qui survient de bonne
heure dans ce tissu et y affecte une marche très-rapide, il prend
l'aspect de la substance cérébrale ramollie, et forme une sorte
de bouillie de couleur rosée, à cause du sang qui s'y mêle ; souvent même la rupture des vaisseaux qui le traversent donne lieu à
de véritables hémorrhagies, et à des épanchemens de sang ayant
quelque analogie avec ceux que la même cause produit dans le
cerveau ; il se fait quelquefois, à la suite de ces exsudations,
une membrane en forme de kyste, comme dans les apoplexies.

Au reste, la ressemblance n'est pas parfaite entre le tissu cancéreux et celui du cerveau, et l'on ne doit pas encore admettre
l'opinion de ceux qui regardent ces tissus comme identiques, et
en concluent qu'il y a épanchement de substance nerveuse dans
la production du premier.

§ IV. *De la Mélanose.*

Cette production, ainsi nommée par M. Laennec, est réunie à la précédente par J. F. Meckel. M. Broussais veut que ce soit un tissu tuberculeux, dont la couleur noire est due à l'âge avancé des individus qui le présentent ; mais il n'est pas prouvé que les vieillards en soient plus souvent affectés. Le même auteur fait un rapprochement plus exact, peut-être, entre cette couleur et celle des membranes où le sang a séjourné long-temps, comme à la suite de certaines phlegmasies très-anciennes.

Il faut distinguer la mélanose de la matière noire des poumons. Celle-ci, que l'on rencontre chez la plupart des sujets après l'âge de douze à quinze ans, qui augmente progressivement avec l'âge, et qui teint les glandes bronchiques, la surface des poumons, et les intervalles des lobules, ne constitue pas une maladie.

La couleur noire de ce tissu est parfaite et entièrement opaque ; sa consistance est assez grande : il résiste à la déchirure. Il s'amasse quelquefois en masses d'un certain volume ; d'autres fois, il forme des stries ou des plaques plus ou moins larges. Son intérieur paraît homogène ; on n'y découvre aucune espèce de structure. Cette matière se ramollit rarement ; quand cela a lieu, il en résulte une sorte de bouillie noire ou un liquide séreux, mêlé de grumeaux de la même couleur.

La mélanose est, beaucoup plus que les autres tissus morbides, compatible avec l'état de santé ; sa nature paraît aussi différente de celle de ces tissus. J'ai fait récemment examiner par M. Barruel, chef des travaux chimiques de la Faculté de Médecine, de la mélanose extraite d'une jument qui en présentait en grande quantité dans les muscles, dans plusieurs viscères, et surtout sous la peau du périnée et des mamelles ; il résulte de son examen que la mélanose doit être considérée comme un amas de matière colorante du sang et de fibrine, l'une et l'autre dans un état particulier, et dans lequel on rencontre un peu d'albumine, trois matières grasses distinctes et beaucoup de phosphate de chaux et de fer.

(BÉCLARD.)

Planche A.

———

Globules dont sont formés, selon M. Milne Edwards, tous les solides et tous les fluides du corps humain ; globules qui sont toujours les mêmes, quel que soit l'organe ou l'animal dont on examine les tissus, et qui ne diffèrent que par la longueur plus ou moins grande et la direction plus ou moins sinueuse des séries qu'ils forment.

Ces globules sont grossis de deux cents fois leur volume.

Fig. 1. Globules du tissu cellulaire.

2. — Du chorion des membranes tégumentaires.

3. — Du tissu musculaire.

4. — Du tissu fibreux.

5. — De la membrane moyenne des artères.

6. — De la membrane interne des artères.

7. — De la substance médullaire des centres nerveux.

1

2

3

4

5

6

7

Planche B.

Plexus nerveux.

———

Fig. 1. Portion du plexus brachial, donnée comme exemple des grands plexus extérieurs des nerfs. 1, 2, 3, 4, cinquième, sixième, septième et huitième nerfs cervicaux ; 5, premier nerf dorsal ; 6, nerf sus-scapulaire ; 7, nerf circonflexe ; 8, nerf radial ; 9, nerf musculo-cutané ; 10, nerf médian ; 11, nerf cubital ; 12, nerf cutané moyen.

Fig. 2. Portion du nerf sciatique, dont les filets ont été écartés, pour montrer leur entrelacement en plexus à l'intérieur de ce nerf.

Fig. 3. Ganglion cervical supérieur du grand sympathique, préparé et disposé de manière à montrer les filets qui le parcourent, et le plexus qu'ils y forment.

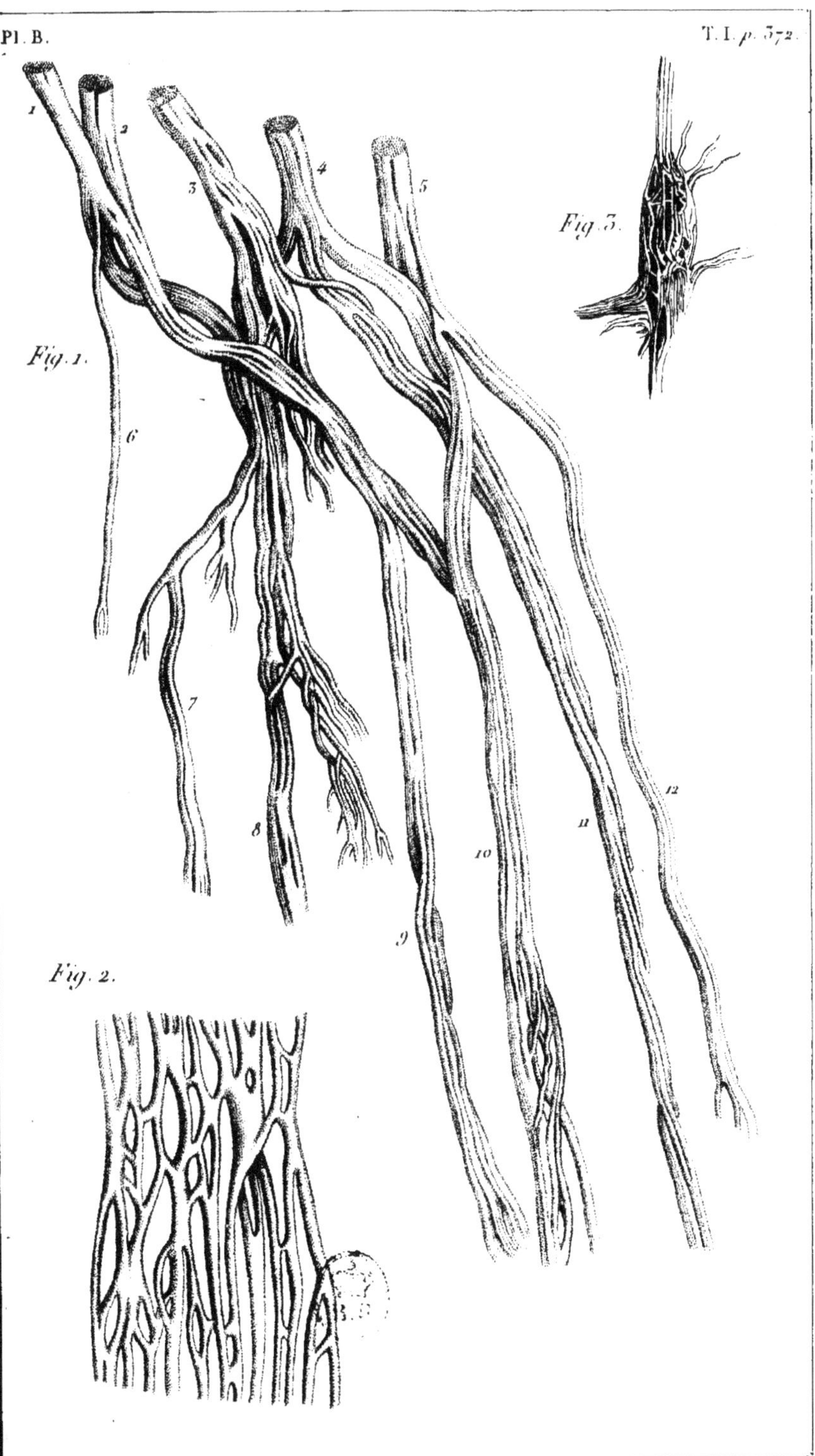

Pl. B.
T. I. p. 372.
Fig. 3.
Fig. 1.
Fig. 2.
Dessiné par Chazal.
M.me Marchand sculp.

millimètres; il a une position horizontale; ses extrémités A et B sont liées aux branches horizontales A C et B F de deux tubes de verre A C D E D F G H, dont les branches E D, C D et F G sont verticales; la branche G H est inclinée, et forme avec la verticale un angle à peu près égal à cinquante degrés : dans la partie K G L du tube F K G H se trouve du mercure dont les niveaux sont K et L ; la partie L H est remplie d'eau, et en H est un robinet qu'on ferme après avoir introduit de l'eau depuis le niveau L du mercure jusqu'à l'extrémité H. Ce tube B F G H a un petit diamètre, trois millimètres, par exemple ; de K vers G se trouve une échelle divisée en millimètres ; le long de L H est aussi une échelle dont on connaît le rapport des divisions avec les millimètres d'une troisième échelle verticale M' N'. La partie B F K du tube B F G H, l'artère A B, et le tube A C D E (il porte en A un robinet) sont remplis d'eau. Par l'orifice E on introduit du mercure, l'eau de D C A, poussée par le mercure, monte dans l'artère A B, et transmet aux parois artérielles qui cèdent, une pression qui augmente au fur et à mesure qu'on fait entrer du mercure ; dès qu'on a introduit une quantité suffisante de ce métal, en égard à la pression qu'on désire obtenir, on ferme le robinet placé en A; par là toute communication est interceptée entre l'artère A B et le tube A C D E. Au moyen d'échelles verticales placées le long des branches D E et C D, on peut calculer la pression à laquelle sont soumises les parois de l'artère. M et N sont les niveaux du mercure dans ces deux branches; la différence des niveaux est égale à quatre-vingt-cinq millimètres ; la partie E M, qui est remplie d'eau, a deux cent soixante-dix-huit millimètres, et C N, aussi remplie d'eau, cent quarante-huit : on a alors la force qui dilate l'artère exprimée par la hauteur d'une colonne de mercure égale

$$\text{à } 85 \overset{\text{mill.}}{} + \frac{278 - 148}{13} = 85 \overset{\text{mill.}}{} + \frac{130}{13} = 85 \overset{\text{mill.}}{} + 10 = 95 \overset{\text{mill.}}{}$$

(Les densités de l'eau et du mercure dont s'est servi M. Poiseuille étaient entre elles comme 1 est à 13.)

Cela posé, on ouvre le robinet placé en H; l'artère, en vertu de son élasticité, revient alors subitement sur elle-même; le mercure est déprimé de K en I, et s'élève alors de L en O; et comme nous avons $KI = 63^{\text{mill.}}, 25$, $KF = 50^{\text{mill.}}$

$PN' = 39^{\text{mill.}}$ $PM' = 216^{\text{mill.}}, 12$, on obtient la force de contraction de l'artère exprimée par la hauteur d'une colonne de mercure égale à $63, 25^{\text{mill.}} + 39^{\text{mill.}}$

$$+ \frac{216.12 + (506 + 3,25)}{13} = 102 \overset{\text{mill.}}{}, 25 + \frac{102,87}{13} = 102 \overset{\text{mill.}}{}, 25$$

$$+ 7 \overset{\text{mill.}}{}, 91 = 110 \overset{\text{mill.}}{}, 16.$$

(Pendant toute l'expérience on a soin de tenir l'artère dans un milieu chaud, au moyen d'eau à trente-six degrés.)

En comparant ce résultat au précédent, on voit que la force de contraction toute passive de l'artère, par suite de l'élasticité de ses parois, mise en jeu par la dilatation, est *supérieure* à la force qui la dilate de 15, mill. 16 de mercure.

PLANCHE C.

Fig. 1. Appareil imaginé par M. Poiseuille pour constater la dilatation des artères, dans la circulation.

M N est un tube de fer-blanc de deux décimètres de longueur, et de trente-cinq millimètres de diamètre ; dans la surface convexe se trouve pratiquée une ouverture D E F G, qui occupe toute sa longueur, et qui est fermée par une sorte de porte D G K I ; les extrémités N et M présentent des sillons (voir l'extrémité M) ormés par deux plaques H L E R Q, D O P S T, distantes l'une de l'autre d'environ un centimètre, et échancrées à leur centre de manière à offrir un segment de cercle de douze millimètres de diamètre ; la porte I D G K supporte deux plaques I D V U, K G U' V', dont les bords V U, V' U' sont taillés circulairement, de telle sorte qu'étant fermée, ils concourent à former des cercles entiers avec les segmens correspondans T X S, T' X' S'. Cette porte présente en son milieu B un orifice circulaire de deux centimètres de diamètre, et dont l'usage nous sera bientôt connu.

En un point A de la surface du cylindre, est une ouverture de vingt millimètres de diamètre, destinée à admettre un bouchon de liége, recevant lui-même un petit tube de verre de trois millimètres environ de diamètre à l'intérieur ; une échelle divisée en millimètres y est fixée ; ce tube est presque horizontal.

On découvre l'artère carotide primitive d'un cheval ; dans une étendue de trois décimètres, par exemple, on applique des ligatures à chacun des rameaux qui en naissent, afin d'isoler l'artère dans tout son contour ; on ouvre le cylindre, et on y place la portion d'artère découverte, et qui tient toujours à l'animal par ses extrémités ; on ferme la porte I D G K, on coule dans chacun des sillons un mélange de suif et de cire, on lute les joints que présente la porte ; alors la cavité du cylindre ne communique avec l'extérieur que par l'ouverture B et par le tube de verre A C ; par cet orifice B on introduit de l'eau à 36° environ ; une portion de cette eau entre dans la cavité du tube A C, jusqu'en C', par exemple ; le cylindre étant rempli d'eau, ne contenant plus d'air, on ferme l'orifice B à l'aide d'un bouchon. Tout étant ainsi disposé, l'artère se trouve encaissée dans le cylindre, et le sang se meut dans son intérieur comme dans l'état ordinaire ; si on examine le tube A C, on voit l'eau changer de niveau, de C' venir en K' et réciproquement, et cela à chaque contraction du cœur. Dans l'expérience que nous rapportons, la distance des deux points C' et K' était de soixante-dix millimètres, ainsi notre artère ayant neuf millimètres de diamètre, les deux décimètres de longueur, par suite de leur dilatation à chaque contraction du cœur, offraient une augmentation de volume égale à la solidité d'un cylindre dont la hauteur était C' K' et dont le diamètre de la base était celui du petit tube A C, ou trois millimètres.

Fig. 2. Appareil imaginé par M. Poiseuille pour mesurer la contractilité des parois artérielles.

Puisqu'il est prouvé que les artères se dilatent, il est évident que leurs parois sont alors distendues ; et comme leur tunique moyenne est éminemment élastique, en revenant sur elles-mêmes elles donnent naissance à une force ; c'est cette force de contraction toute passive, due à l'élasticité des parois artérielles, mise en jeu par leur dilatation, que M. Poiseuille a mesurée.

A B est un tube artériel de deux cent cinquante millimètres de longueur (mesure sur le vivant, avant d'être extrait de l'animal), appartenant à la carotide primitive, qu'on vient de détacher d'un cheval vivant ; son diamètre est de neuf

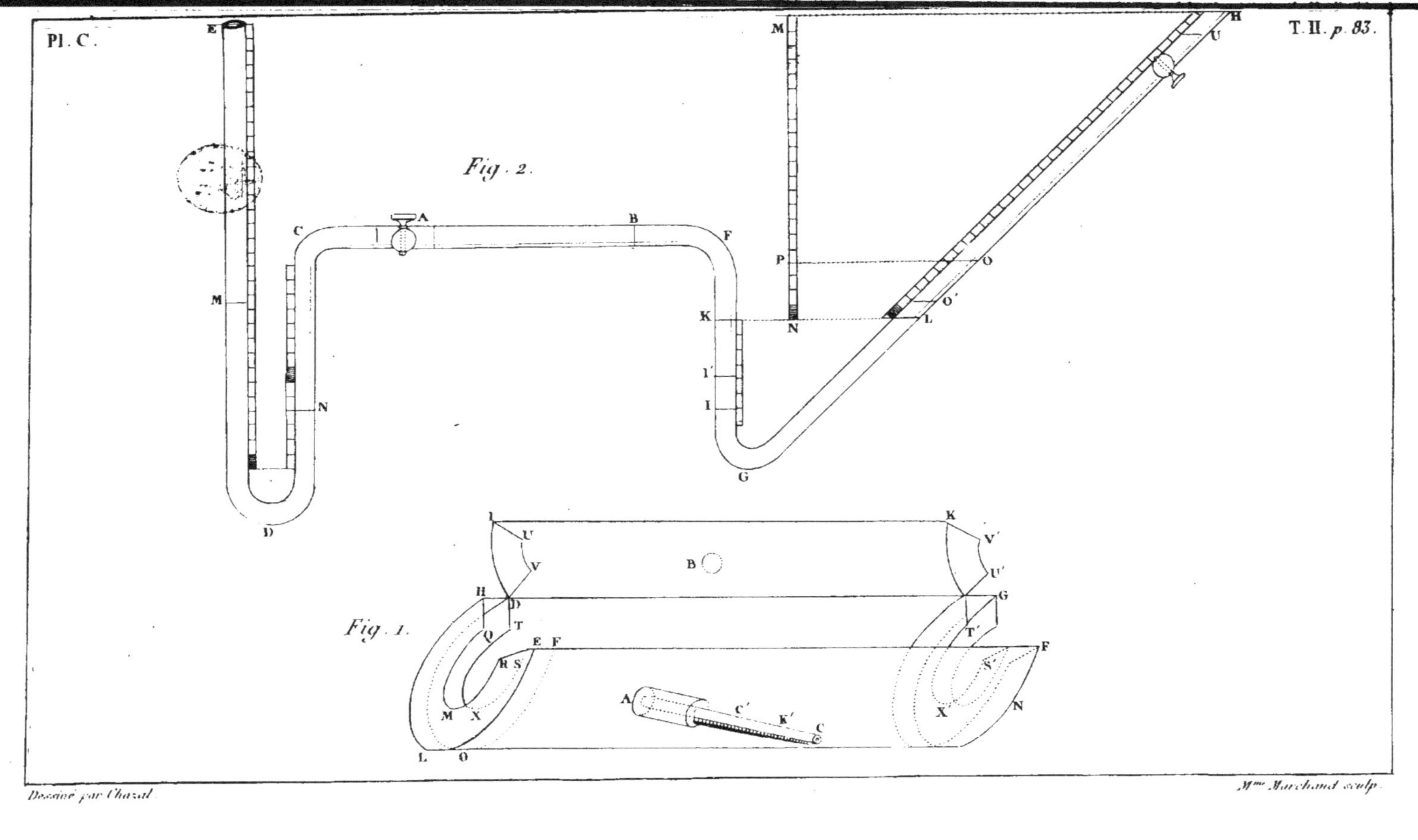

Pl. C.
T. II. p. 83.
Fig. 2.
Fig. 1.
Dessiné par Chazal.
Mme Marchand sculp.

Planche D.

Valvules des veines.

Fig. 1. Portion de veine ouverte, pour montrer la forme et la disposition des valvules.

Fig. 2 et 3. Veines du pli du coude injectées de manière à dessiner par des renflemens les lieux occupés par les valvules.

Fig. 4. Veines superficielles du pli du coude, où l'on voit que les nodosités valvulaires sont éloignées les unes des autres par de grands intervalles.

Fig 5. Veines profondes du pli du coude, où l'on voit que les nodosités valvulaires sont plus rapprochées que dans les précédentes.

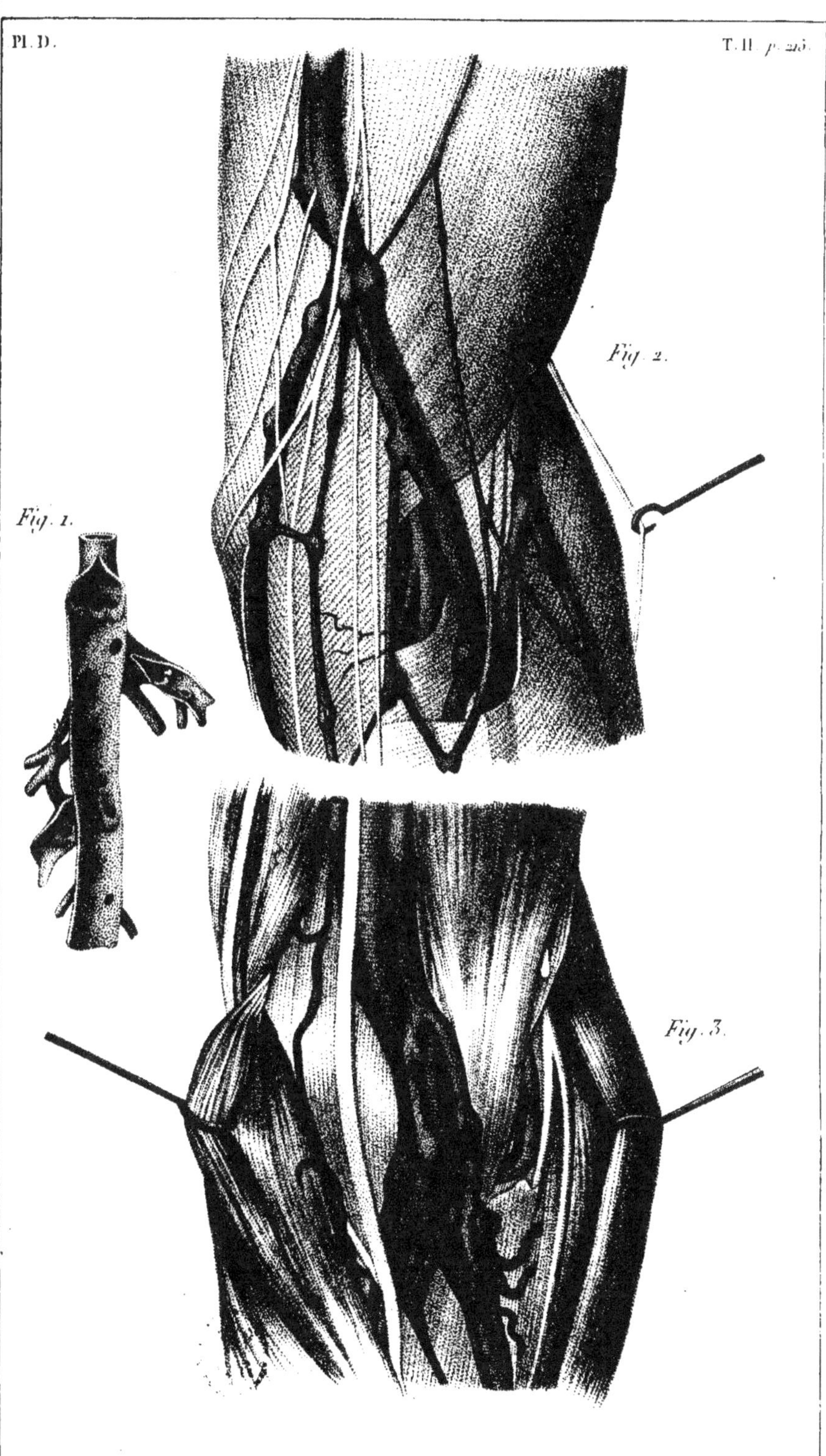

Dessiné par Chazal.

A. H. Lefèvre sculp.

(Tom II, pag. 242).

Planche E.

Vaisseaux et ganglions lymphatiques.

Fig. 1. Portion de la cuisse droite, sur laquelle on a mis à découvert les vaisseaux lymphatiques superficiels et les ganglions inguinaux, pour montrer leur forme et leur disposition.

Fig. 2. Vaisseau lymphatique ouvert pour montrer la forme et la disposition des valvules de ces vaisseaux.

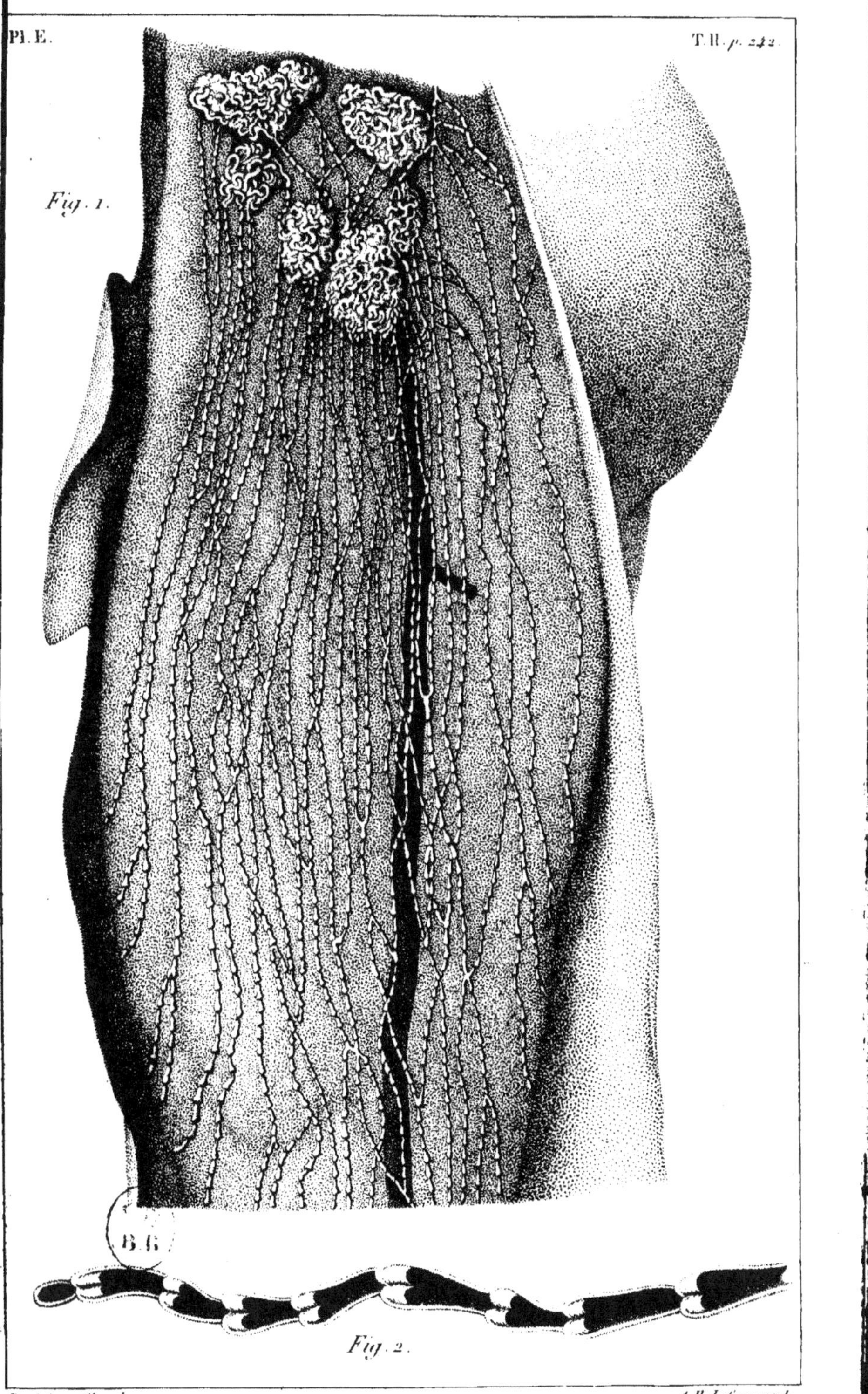

Pl. E.
T. II. p. 242.
Fig. 1.
B. 6.
Fig. 2.
Dessiné par Chazal.
A. H. Lefèvre sculp.

(Tom. III, pag. 4[illegible]).

Planche F.

Canaux veineux des os.

Fig. 1. Canaux veineux du front.

Fig. 2. Quelques-uns des canaux veineux de l'occiput.

Fig. 3. Coupe horizontale d'une vertèbre, pour montrer les canaux veineux de ces os.

Fig. 4. Coupe perpendiculaire et antéro-postérieure d'une vertèbre faite dans le même but.

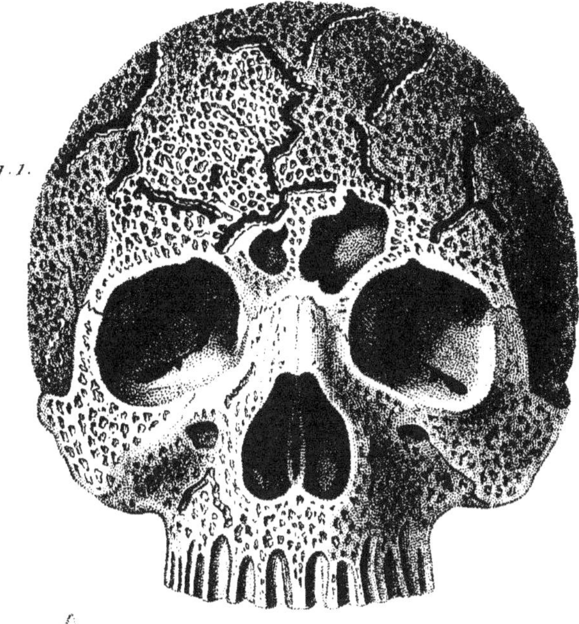

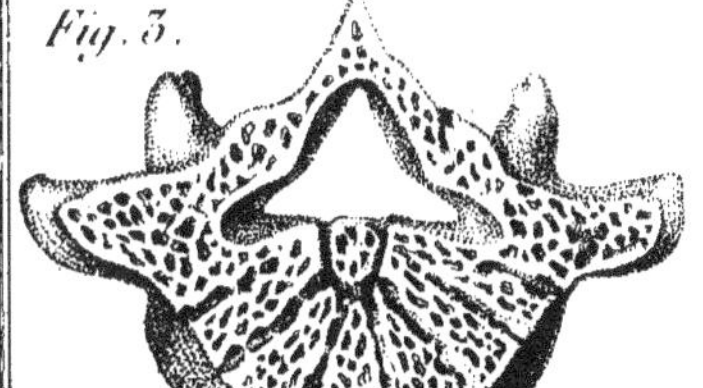

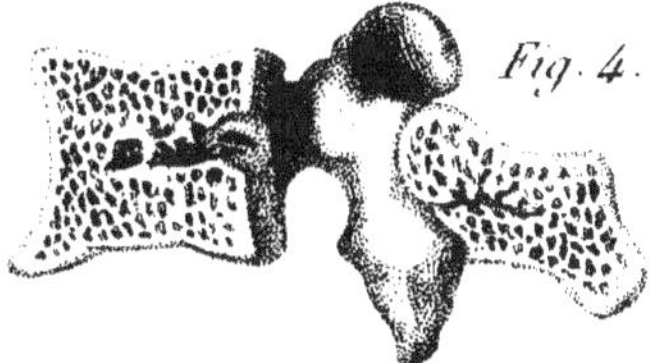

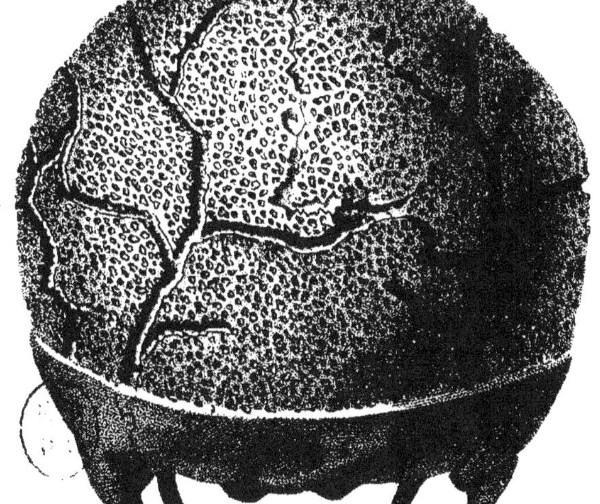

Dessiné par Chazal.   Mme Marchand sculp.

apparente ; la canine *c* et les deux petites molaires *d* , *e* , sont encore au-dessous des dents qu'elles doivent remplacer ; la première grande molaire persistante est sortie ; la deuxième *g* est encore dans son follicule ; la troisième *h* est encore loin de sortir ; l'artère dentaire *i* se distribue aux dents de l'une et de l'autre dentitions.

Fig. 11 et suiv. Phénomènes et progrès de la destruction des dents de la première dentition à mesure que celles de la deuxième prennent de l'accroissement. — A. La dent temporaire *a* est encore intacte ; la dent de deuxième dentition *b* est encore enveloppée dans le follicule, qui se prolonge jusqu'à la gencive. — B. La racine de la dent temporaire *a* est en partie détruite ; le sommet de la dent de remplacement pointe déjà hors de l'*iter dentis*. — C. La racine de la dent temporaire est presque entièrement usée ; la couronne de la dent de remplacement est hors de l'alvéole. — Aa , Bb , Gc , phénomènes de la destruction progressive des cloisons alvéolaires dans les cas précédens. — D , E , F , G , les mêmes phénomènes de destruction des racines des dents temporaires considérés relativement aux dents molaires. — *a*, *a*, *a*, *a* ; dents molaires de remplacement se développant entre les racines de la dent temporaire correspondante, et finissant par chasser la couronne.

Planche G.

———

Fig. 1. Dent incisive coupée suivant sa longueur, pour faire voir la cavité papillaire *a*.

Fig. 2. Dent canine coupée suivant sa longueur dans le même but.

Fig. 3. Dent molaire coupée transversalement et dans le même but. *a* La cavité, *b* l'émail.

Fig. 4. La même coupée perpendiculairement.

Fig. 5. Germe d'une dent molaire renfermée dans son follicule qu'on a distendu, et présentant les premiers noyaux osseux.

Fig. 6. Coupe d'une dent molaire pour faire voir la structure du follicule dentaire, et la manière dont la membrane extérieure s'introduit dans la cavité, d'après Bichat.

Fig. 7. Coupe verticale d'une dent canine avec la disposition de ses membranes, d'après M. Delabarre.

Fig. 8. Dent molaire sciée verticalement, pour montrer la pulpe qui remplit sa cavité et la distribution de ses vaisseaux et nerfs.

Fig. 9. Mâchoire inférieure d'un enfant chez lequel la première dentition est complète. On voit derrière le bord alvéolaire des trous (*iter dentis*) qui communiquent avec les alvéoles de la deuxième dentition.

Fig. 10. Moitié de la mâchoire inférieure d'un enfant de sept ans. La dent incisive moyenne de la deuxième dentition est entièrement sortie; l'incisive latérale *b* est déjà très-

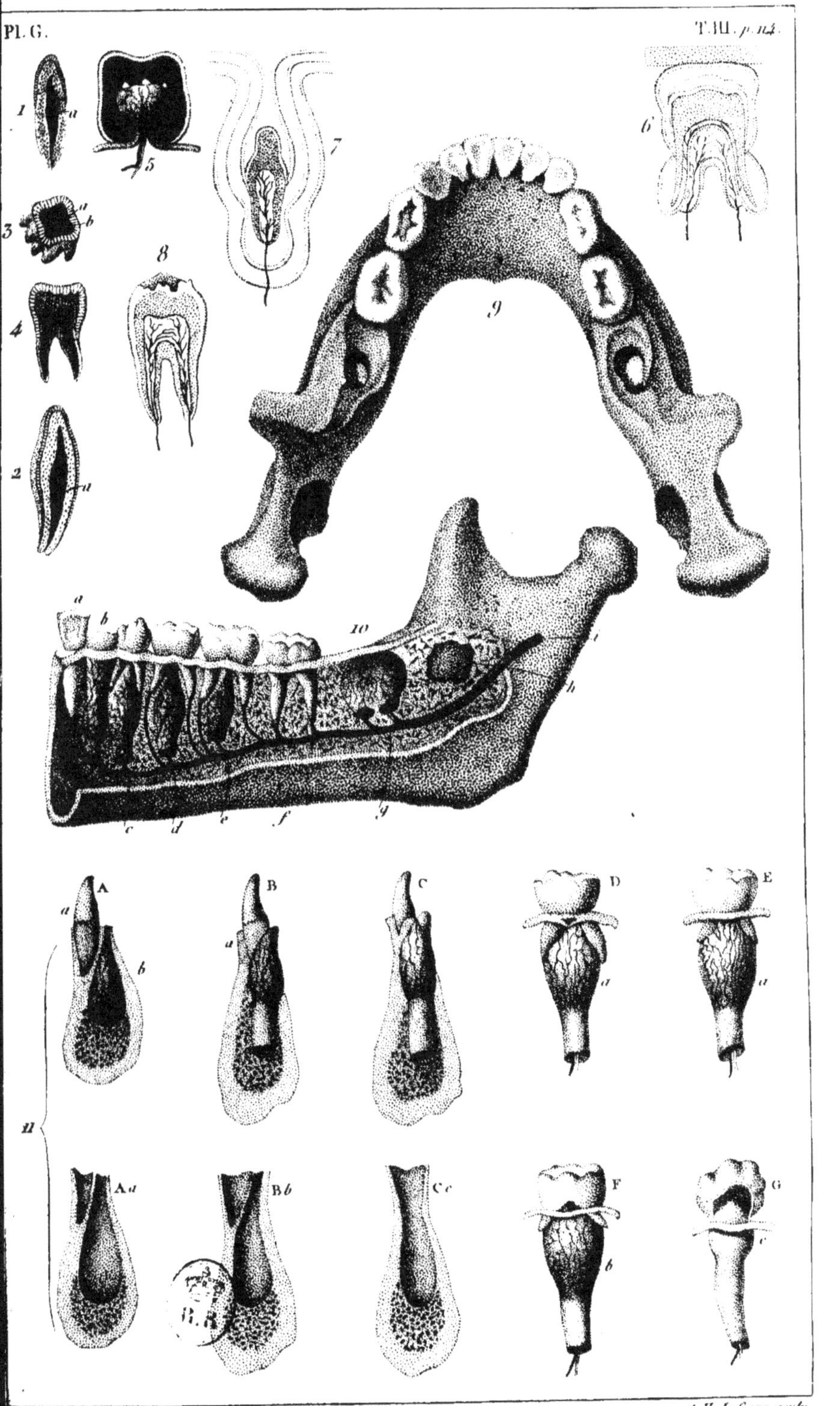

Pl. G.
T. III. p. 114.
1
2
3
4
5
6
7
8
9
10
11
A
B
C
D
E
F
G
Dessiné par Chazal.
A. H. Lefèvre sculp.

Fig. 7. Portion de peau coupée verticalement pour faire voir ces follicules (environ double de grandeur naturelle) (*ibid.*).

Fig. 8. Section perpendiculaire d'une portion de doigt, pour faire voir la matrice de l'ongle (pag. 379 et suiv.).

Fig. 9. Poil avec son follicule. 1o Le poil fendu ; 2o membrane folliculaire ; 3° vaisseau s'introduisant dans le follicule par son orifice, et allant à la base du poil ; 4° cavité du poil dont la base repose sur un petit corps conoïde rougeâtre ; 5° la racine du follicule formée par des filets nerveux ; 6° petits poils ; 7° follicules sébacés qui garnissent l'entrée du bulbe (pag. 512 et suiv.).

Fig. 10. Poils fendus, dont la base est creusée d'une cavité qui recevrait l'organe générateur des poils, selon M. Gaultier (*ibid.*).

Fig. 11. Coupe transversale d'un poil au niveau de la peau, pour montrer la disposition du goulot du follicule. 1o Capsule du poil ; 2o follicules sébacés qui entourent le poil ; 3o le poil coupé. (*ibid.*)

Fig. 12. Coupe horizontale d'un follicule pilifère, pour faire voir les couches organiques qui forment ses parois (*ibid.*).

PLANCHE H.

Fig. 1. Portion de peau du talon vue par sa face interne. Le tissu adipeux a été enlevé, afin de laisser voir les fibres du derme, et les alvéoles ou cellules alvéolaires qu'elles laissent entre elles (pag. 322 et suiv.).

Fig. 2. La même portion de peau coupée verticalement pour faire voir les alvéoles dans ce sens (*ibid.*).

Fig. 3. Section du derme, de sa face profonde à sa face superficielle, pour montrer les sillons et les aspérités de la dernière de ces faces, d'après M. Gaultier. 1° Face profonde; 2° aspérités du derme, creusées chacune d'un léger enfoncement; 3° sillons qui séparent les aspérités du derme (*ibid.*).

Fig. 4. Portion du derme considérablement grossi pour faire voir la disposition des quatre couches dont est formé, selon M. Gaultier, le corps muqueux réticulaire. 1° Le derme hérissé de ses aspérités; 2° les aspérités surmontées chacune de deux bourgeons charnus; 3° couche albide profonde recouvrant les bourgeons sanguins, et s'enfonçant dans leurs intervalles; 4° les gemmules représentant une sorte de membrane excavée à sa face interne par laquelle elle correspond à la couche albide profonde; 5° couche albide superficielle recouvrant les gemmules; 6° face externe de la peau (*ibid.*).

Fig. 5. Bourgeons sanguins vus isolément. (*ibid.*)

Fig. 6. Le nez dépouillé de l'épiderme pour laisser voir les orifices des follicules sébacés (pag. 376 et suiv.).

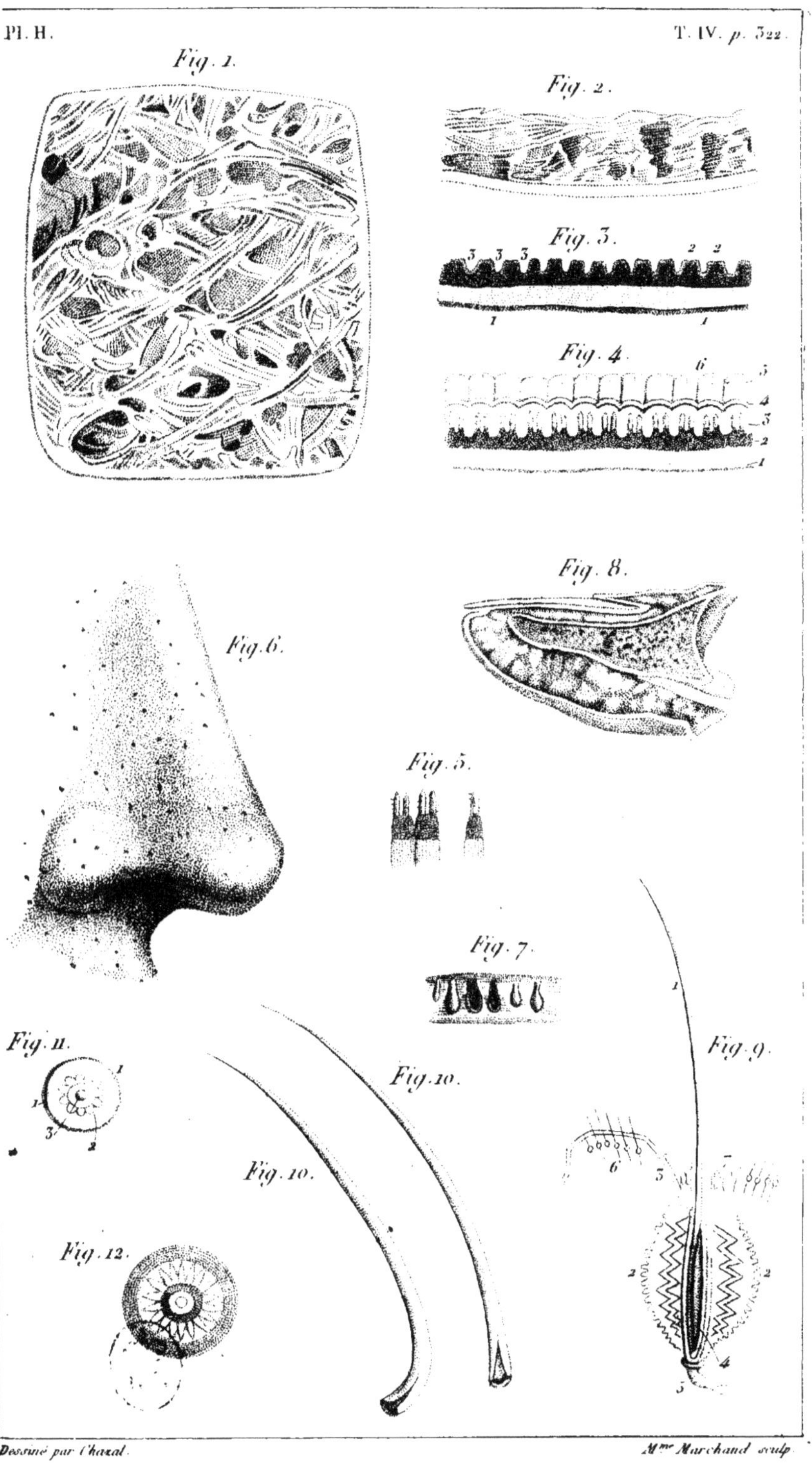

Pl. H.
T. IV. p. 322.
Fig. 1.
Fig. 2.
Fig. 3.
Fig. 4.
Fig. 5.
Fig. 6.
Fig. 7.
Fig. 8.
Fig. 9.
Fig. 10.
Fig. 11.
Fig. 12.
Dessiné par Chazal.
M.me Marchand sculp.